一定要做个
快乐妈妈哟!

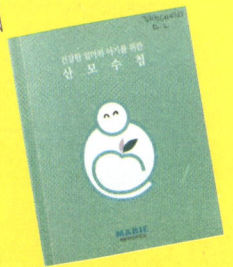

산모수첩

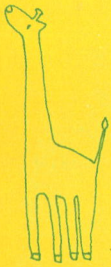

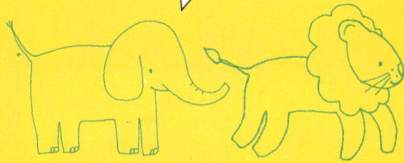

恭喜您啊！

_____献给
您和您可爱的小宝贝！

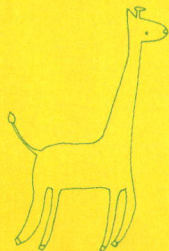

著作权合同登记 图字: 01-2009-4342号

Kim Hee Sun's Happy-Mom Project By Kim Hee Sun
Copyright©2009 By Kim Hee Sun
All rights reserved
Simplified Chinese copyright©2009 By China Sino Star Media Co., Ltd
Simplified Chinese language edition arranged with L Company
中文简体版由北京出版社出版

图书在版编目 (CIP) 数据

金喜善快乐妈咪手记/ (韩)金喜善著; (韩)安
静娥整理; 赵群, 卢艳译.—北京: 北京出版社, 2009.8
 ISBN 978-7-200-07925-8

 Ⅰ.金… Ⅱ.①金…②安…③赵…④卢… Ⅲ.婴幼儿—
哺育—基本知识 Ⅳ.TS976.31

中国版本图书馆CIP数据核字 (2009) 第138254号

金喜善快乐妈咪手记
JIN XISHAN KUAILE MAMI SHOUJI
(韩)金喜善 著 (韩)安静娥 整理
赵群 卢艳 译

*
北京出版集团公司
北京 出 版 社 出版
(北京北三环中路6号)
邮政编码: 100120
网址: www.bph.com.cn
北京出版集团公司总发行
新 华 书 店 经 销
北京日邦印刷有限公司印刷
*
787×1092 16开本 26.25印张 140千字
2009年10月第1版 2009年10月第1次印刷
印数 1—50 000
ISBN 978-7-200-07925-8/TS·242
定价: 49.00元
质量监督电话: 010-58572393

新手妈妈怀孕&分娩圣经！

金喜善

快乐妈咪手记

（韩）金喜善 著
（韩）安静娥 整理
赵群 卢艳 译
金燕志 张文荣 审订

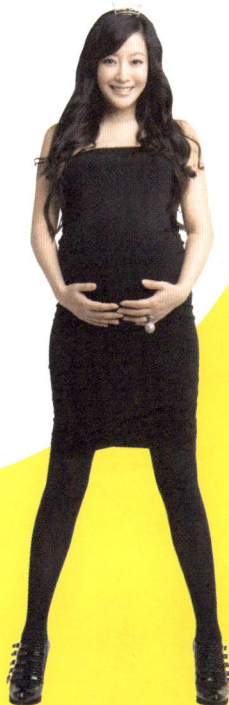

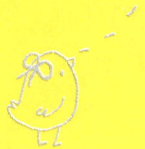

北京出版集团公司
北京出版社

前言

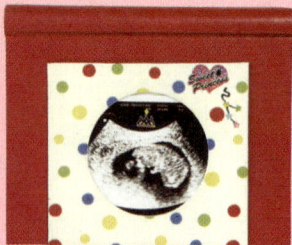

我在个人网站上羞涩地公开"我怀孕了"的当天，真可以说是闹得天翻地覆。

当时有两万多名网友向我表示祝贺，连服务器都有些"体力不支"了。抑制不住激动心情的我低头在想：这世上又不是只有我一个人怀孕，有什么特殊的呢？可是瞬间之后，一股暖流涌上心头。让我感到骄傲的是，突然体会到即将当妈妈的心情，洋溢着感动和幸福……

在此，谨以此书向当时给我发来祝福留言的所有朋友表达我最诚挚的谢意。你们带给我的祝福，真的令我很感动。

看到我在个人网站上的羞涩"表白"，一个与我熟悉的"过来人"姐姐还给我寄来了祝福的礼物，是她在怀孕期间所看过的所有关于怀孕&分娩的书籍，竟然有12本之多！认真仔细的姐姐居然在每本书上，对于她认为内容很好或者很有帮助的地方作了标注，并贴上了标签！

刚开始，我只是觉得太感谢姐姐的细心和热情了。但在仔细读过这几本书籍之后，才明白她为什么要作如此细心的标注。一本500多页的书却只有十几页的内容有帮助，而大部分是无聊、不必要或者专业性太强的内容……我也只好这样，东拼西凑，摘读着每本书里有用的信息。

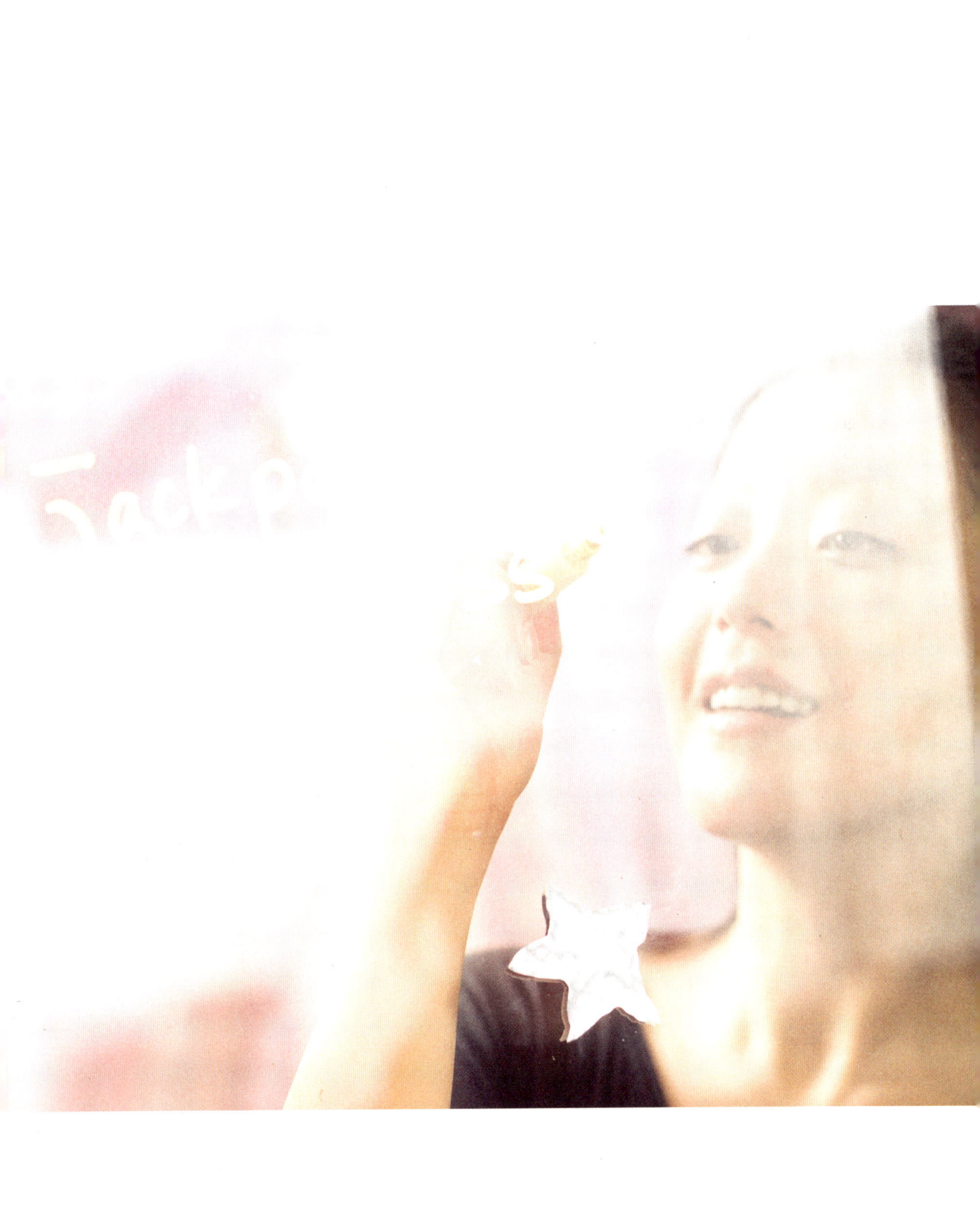

jackpot

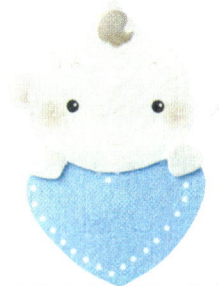

突然冒出了想把这些书籍里的精华内容都编在一本书里的念头。

另外，我还有这样一个小想法：现有的关于怀孕&分娩的书都太闷了。准妈妈们应该是比任何人都积极、乐观、幸福的！但因为读了一些沉闷的孕期教科书之后，她们害怕分娩、对照顾宝宝忧虑重重，甚至有人还得了产后抑郁症。

所以，我要写一本最乐观最积极最快乐的书！为了准妈妈们和可爱宝宝们的健康！也为了给那些不愿意输给别人的准妈妈们提供最最新的有益信息！

迎来一生中最大变化和最大慌乱的准妈妈们，对所有事情都充满新奇、毫无头绪的新手妈妈们，快来看我的亲身体验和专家们的超级建议吧！

记得，一定要成为快乐妈妈哟！

2009.3
快乐妈妈 金喜善

目录

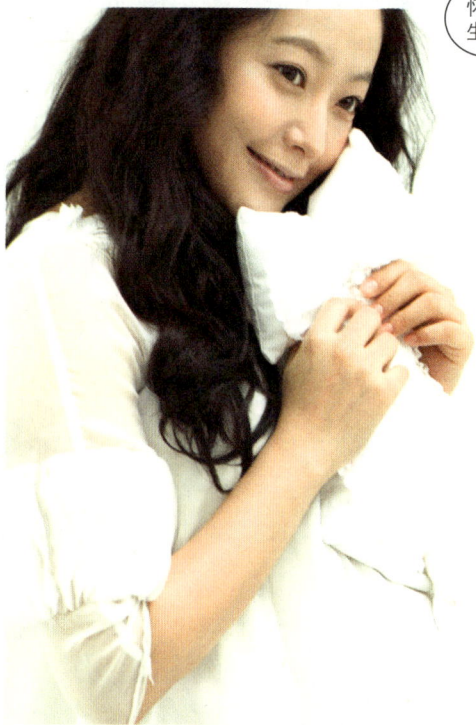

怀孕&分娩是女人一生中最幸福的时刻!

1

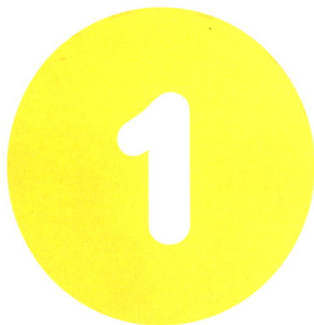

忐忑心情，当个新手妈妈

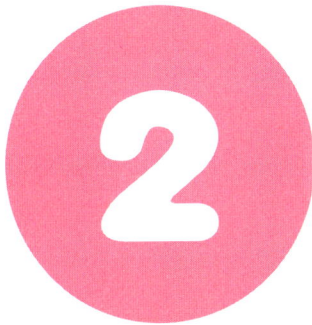

2

喜善公主的名牌胎教

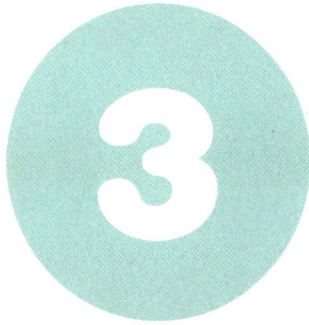

3

为了完美的D形身材，加油

4

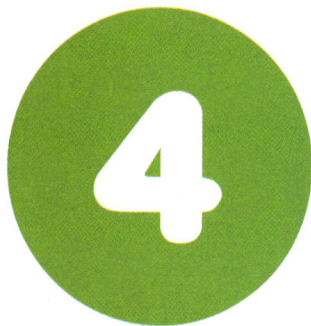

正确饮食，健康胎教

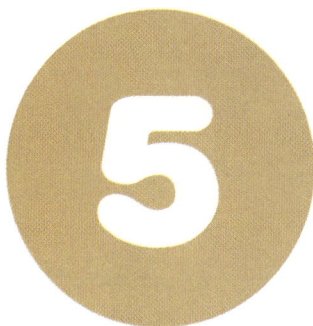

5

妈妈的健康就是宝宝的健康

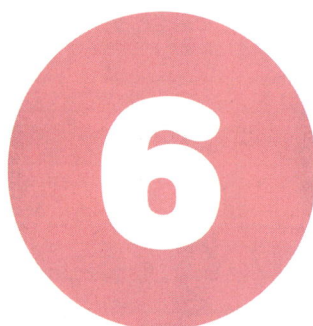

6

时尚妈妈诞生记

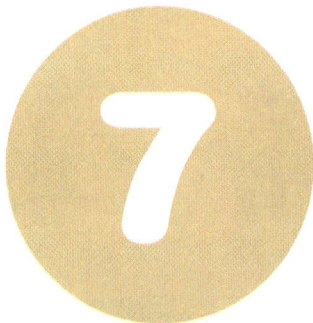

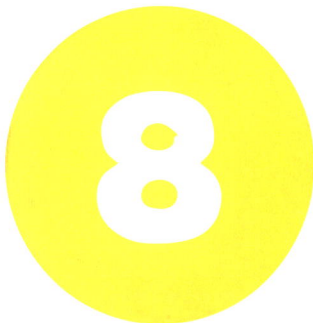

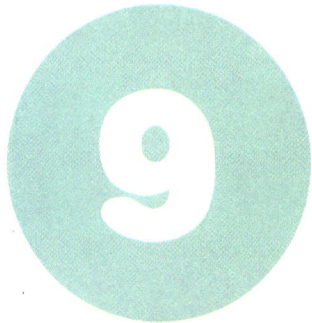

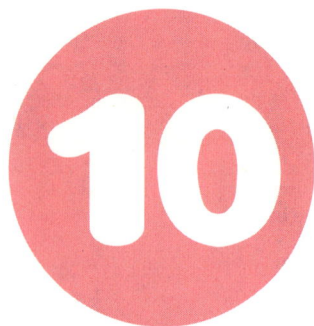

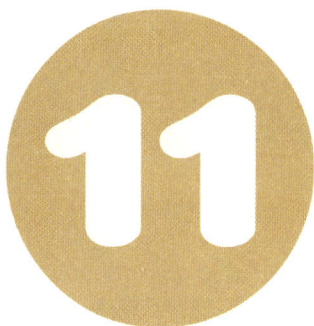

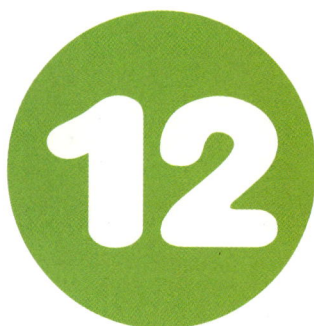

13

分娩让我终于见到了漂亮宝宝

14

女王级待遇的产后调理法

15

像超级妈妈一样照看新生宝宝

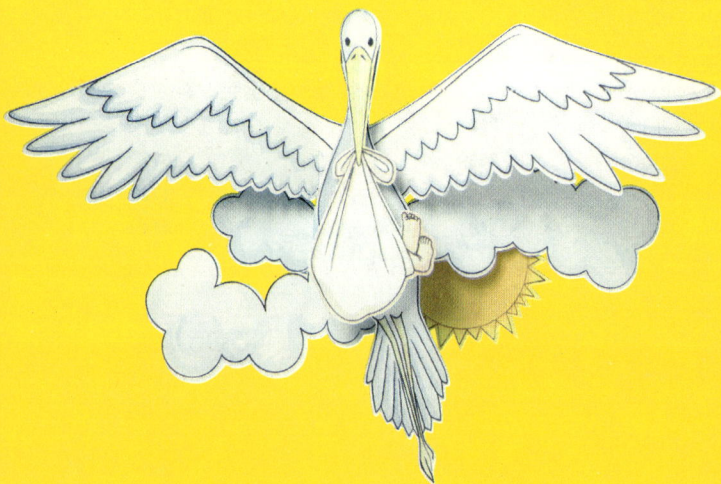

我

怀孕啦！

5月25日　星期天

妈妈36岁那年，

正经历了两次流产的痛苦，并深深地陷入忧虑之中，

而姥姥又在那时去世了。

姥姥去世时留下了遗言，她告诉妈妈不要担心，

自己去天堂后会送来一个可爱的孩子。

于是第二年，我出生了……

33年后，

我也收到了上天送给我的最珍贵的礼物，

我和我的丈夫，我亲爱的家人们一直翘首以盼的——

我们的孩子妍儿。

而我，能给一个男人，以及我亲爱的家人们

带来这个令人愉快的"礼物"，

对我来说是另外一种欢喜和满足。

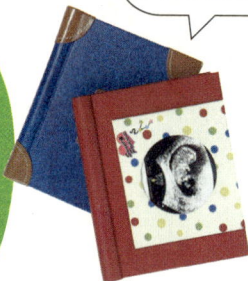

忐忑心情，当个新手妈妈

为了宝宝这个世上最珍贵的礼物！为了女人一生中最闪耀的时刻！
新手妈妈金喜善在怀孕期间，
每天都细心体味准妈妈基本百科常识！

1.要对自然分娩有信心

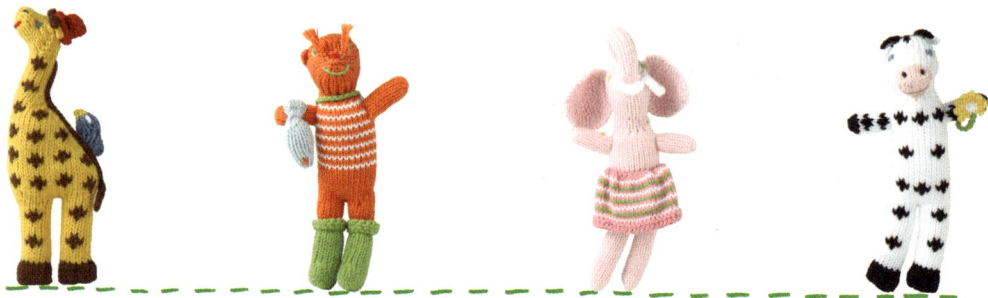

啊！我怀孕了！这是一个既令人激动又有点怕怕的瞬间。

平静了心情之后，我认真写下了数十件需要做的事。这些事是为了我的宝宝的健康，也是为了自己成为一位幸福妈妈而必须要去做的。

首先要购买含适量叶酸的孕妇维生素（一般综合营养补剂的叶酸含量可能不适合）、将化妆品全部换成孕妇专用化妆品、准备胎教日记本、逛逛有机食品商店、走访妇产科&产后调理院，等等。

咦，忙完了这些，肚子一点变化都没有啊，是不是我有点太心急了？

其实，对于准妈妈们来说，未雨绸缪的姿态是非常重要的。

因为，当胎儿在妈妈的肚子里"安家落户"后，产生嗅觉、视觉、味觉、听觉和触觉的时期都不相同，提前计划自然很重要啦。

你看，宝宝最先拥有的是嗅觉（怀孕初期～17周），之后是听觉（6～20周）、视觉（8～27周）、味觉（12～34周）和触觉（24～26周）。所以说，宝宝在出生之前就能感受到所有的一切。因此，从宝宝在妈妈肚子里"安家"时起，父母就要为他/她区分好的和坏的。"只看美好的，只吃营养的"这句流传下来的胎教老话是绝对没错的。

胎儿会在无意识中记住在妈妈肚子里的生活和出生时的情况，这种潜移默化的记忆对宝宝将来思维的成长起着至关重要的作用。**所以胎教和分娩时期，是对宝宝后来的人格培养起重要作用的时期。**但在此之前，要先让准妈妈们正确了解怀孕&分娩，一定要对自然分娩有信心！

对产妇和胎儿最无压力的分娩方法就是自然分娩法了。要了解这是对宝宝，对自己最好的方法！有信心，无压力，这也是成为快乐妈妈最重要的一点。

挑选好的妇产科医院和医生也很重要。但毕竟怀孕&分娩的"主人公"是我，要有我和老公一起准备迎接宝宝的想法才行（老公要做的事情也很多哦）。妈妈的思想一定要积极、乐观！我、老公，还有宝宝3个人的幸福就全在于此时此刻妈妈的想法了！

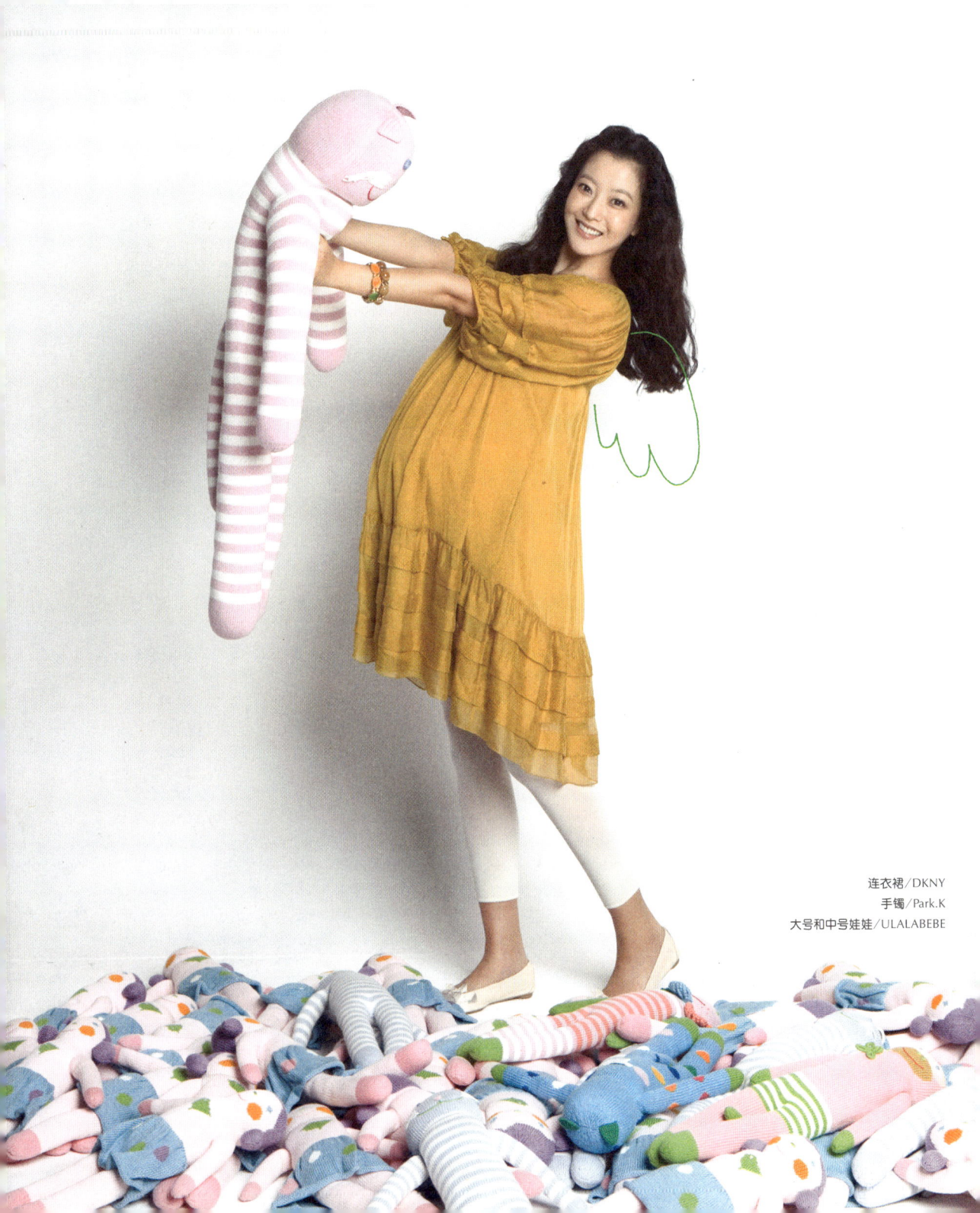

连衣裙／DKNY
手镯／Park.K
大号和中号娃娃／ULALABEBE

280天

	胎儿的大小	妈妈身体的变化	胎儿的成长	注意事项和该做的事
1月 1~4周	**子宫大小** 鸡蛋大小 **胎儿大小** 高约0.2厘米 重不足1克	一般常见的表现是慵懒困倦，发低烧，像得了感冒一样发冷。子宫大小跟怀孕前并无太大区别，但变得更加敏感，子宫内膜为保护胎儿而变得柔软、厚实。	受精卵在子宫内膜着床，继续进行细胞分裂，胎盘开始成形。但胚胎只有小点般大小，很难看到。	切忌随便服用药物，对身体无益的烟酒也不宜尝试。最早第三周就可能开始出现孕吐。要避免房事。为预防胎儿神经系统畸形，鼓励服用叶酸。
2月 5~8周	**子宫大小** 柠檬大小 **胎儿大小** 高约2厘米 重约4克	出现呕吐等妊娠反应，还会突然感到倦乏，这段时期是最难熬的。另外，在此时期非常容易流产，必须特别注意！乳房开始发胀，排尿次数增多。	胎儿的大脑和神经细胞的80%会在此时期内形成。可以分辨出头部和身体，小尾巴消失，手足等器官形成。心脏发育，开始跳动。眼耳的神经发达。	为避免造成意外流产，要注意不要过量或剧烈运动以及长途旅行。如因呕吐食欲不振，要注意摄取足够的水分以防脱水。
3月 9~12周	**子宫大小** 拳头大小 **胎儿大小** 高约9厘米 重约20克	变大的子宫开始压迫膀胱，造成尿频。乳房和下腹部更加发胀，阴道的乳白色分泌物增多。这段时期过后妊娠反应会慢慢减弱。	此时胎儿已有人形，手指、脚趾等身体器官逐渐形成，嘴唇、下巴、腮，甚至眼皮等清晰可见，羊水开始形成。	胎盘还不够稳定，仍容易流产。此时较容易产生便秘，要注意适量摄取富含纤维素的食物。
4月 13~16周	**子宫大小** 孩子头部大小 **胎儿大小** 高约16~18厘米 重约110克	胎盘进入稳定期，慢慢完成发育。随着子宫的不断变大，连接子宫和骨盆的韧带变长。孕吐现象逐渐消失，食欲逐渐恢复，乳房突然开始胀大。	进入安定期后，胎儿完全具备了人的特征。皮肤不再透明并开始长出胎毛。胎儿开始通过脐带吸收养分。身体器官的发育基本完成，胎儿体内开始有血液流动。	由于胎儿是通过胎盘吸收营养的，保持均衡的饮食和充足的睡眠是最基本的。可以进行一些分娩体操等轻度运动或练习呼吸法。分泌物和汗液增多，注意保持身体的清洁。
5月 17~20周	**子宫大小** 成人头部大小 **胎儿大小** 高约20~25厘米 重约300克	已经对怀孕状态基本适应，身心开始有舒服畅快的感觉。比较敏感的孕妇可能会感觉到胎动。小肚子明显变大，臀部和全身开始有脂肪堆积。阴道白色分泌物会增多。	胎儿开始长头发，心脏的脉动增强。视网膜开始发育，对光的刺激有反应。骨骼和肌肉日渐发达，手足可自由活动。	可以做一些瑜伽、游泳等有助于分娩的运动。食欲开始转好，饮食要注意保持营养和热量的均衡。肚子开始凸显，体重也不断增加，要提前准备好孕妇专用内衣和服装。

孕期月历

胎儿的大小	妈妈身体的变化	胎儿的成长	注意事项和该做的事	
子宫大小 20～24厘米 **胎儿大小** 高约26～28厘米 重约650克	肚子明显胀大、凸显，子宫变得更大，造成尿频。消化不良、下肢静脉曲张、妊娠纹等各种症状可能会更严重，但一般不会感到特别不便。	头发变得浓密，眉毛和睫毛开始长出。羊水量变多可以让胎儿活动自由，听觉能力增强，可以听见声音。	要注意每天的用餐量和种类。能明显感到胎动，要随着胎动多说温情可爱的话。记得要加大力度进行音乐胎教和对话胎教哦。	**6**月 21～24周
子宫大小 24～28厘米 **胎儿大小** 高约28～30厘米 重约1千克	产妇体重迅速增加，上腹部明显突出，常会有腰酸背痛的感觉。腿部会发麻肿胀。可以坚持做一些轻松的产前体操。	胎儿的生长速度加快，可以听到父母的声音。皮下脂肪尚未充足，脸部皱纹多，形同老人。	腰痛严重时，可以通过孕妇体操、游泳、按摩等缓解肌肉的僵硬。注意避免摄入过多高热量的食物，不然会使宝宝超重不利于自然分娩，这点要格外注意。	**7**月 25～28周
子宫大小 26～30厘米 **胎儿大小** 高约40厘米 重约1.5千克	肚子和乳房变大变硬，外阴部和乳头的颜色变深。	可以区分不同的声音，睁着眼睛进行对焦练习。肺部机能尚未完成，但开始进行呼吸练习。为等待分娩，此时头部开始转向骨盆下方。	开始出现浮肿。避免过多摄入盐分和热量，食用富含蛋白质和维生素的食物来预防先兆子痫（一种妊娠带来的特殊疾病）。	**8**月 29～32周
子宫大小 27～32厘米 **胎儿大小** 高约45～46厘米 重约2.3～2.6千克	肚子越来越大，开始压迫胃部，导致食欲不振、气喘加剧，刺激膀胱，排尿次数增多。但有的产妇已经适应，可能觉得更舒服。	此时胎儿已经成婴儿形态。肺部机能调整完成，开始长指甲。通过外部刺激，身体活动激烈。胎儿的头部开始朝下。	为去除对分娩的恐惧感，可以练习呼吸法和分娩体操。此时胎儿五感日趋成熟，动作激烈，可以同时进行美术、音乐、芭蕾等多种胎教。	**9**月 33～36周
子宫大小 29～35厘米 **胎儿大小** 高约50厘米 重约3千克	阴道组织趋于软化，分泌物增加。	胎儿头部嵌于母体骨盆内，屈背，手足向前收聚，呈自然分娩姿势。	心情安定，保持身体清洁，做好随时住院分娩的充分准备。记得要让老公参与分娩准备哦。	**10**月 37～40周

2.第一次孕检，怎样选择医院

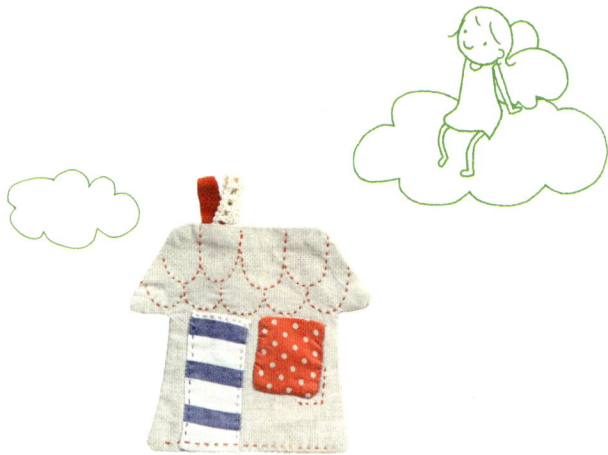

在韩国，怀孕过程中，孕妇去妇产医院做检查的次数一般是13~15次。1~7个月每月孕检一次，8~9个月时每月孕检两次，最后一个月应该每周去一次，检查子宫的状况。

由于怀孕的全部过程不是一两次孕检就能搞定的，所以，一定要选择一家值得信赖的医院。准妈妈们从怀孕的初期开始，就要选择一家适合自己的妇产医院，慢慢地准备妈妈和宝宝的幸福相遇。

随着孕检的开始，准妈妈们就面临着两种选择：是选择妇产专科医院呢，还是选择综合性大医院呢？

答案是这样的：有妊娠并发症，或通过产前检查发现胎儿有异常的孕妇，自然要首选综合性大医院！但能进行正常分娩的健康产妇，可以选择妇产专科医院。

如果通过定期的产前检查，确认了产妇和胎儿的状况良好，一般是不会在分娩过程中出现意外情况的，那就不要犹豫，直接选择妇产专科医院吧。

刚刚得知怀孕消息的夫妻，总是被"应该选择什么样的医院和什么样的医生"所左右。其实，面对这样的质疑，要看到：怀孕&分娩最重要的不是依靠医院，也不是依赖医生，而是靠自己和老公来共同完成的！也就是说，当我和老公在孕期的280天里，真正懂得孕期保健和夫妻关系对宝宝的影响，一切就会变得很顺利。从怀孕的那一瞬间开始，选择妇产医院对准妈妈们来说就是一件超级慌乱的事情。因为新手妈面对怀孕——这一生中第一次，也是最大一次变化，或许能依靠的也就只有医院了。其实，这是对怀孕&分娩的误解。分娩实际上是产妇与胎儿的一种最自然的生命互动，是一种自然法则。产妇只要相信自己，顺其自然就可以了。如果对自然分娩有了正确的理解和看法，怀孕&分娩的整个过程就会轻松、顺利，绝对难不倒我们！

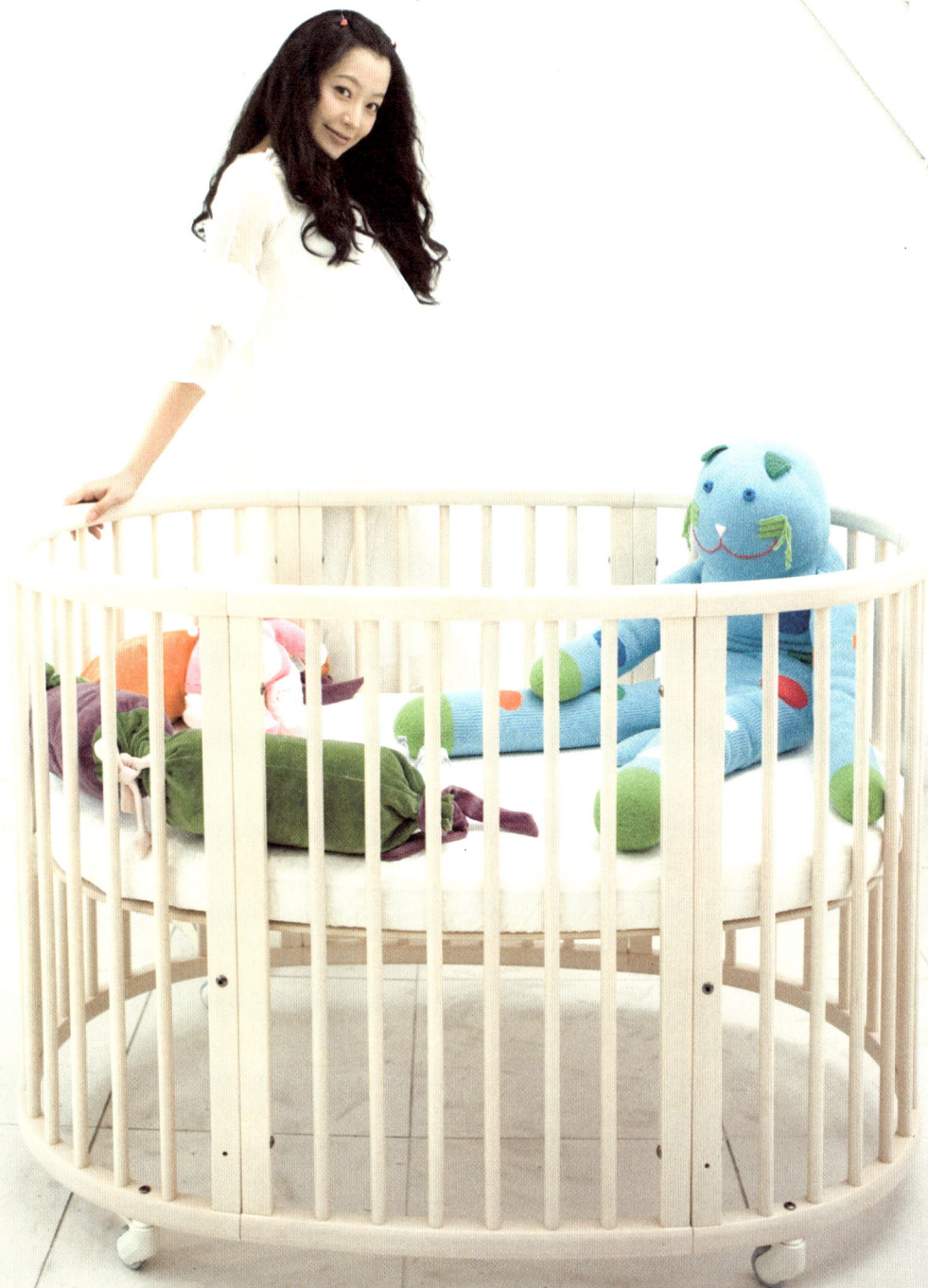

（1）"幸福10月"的妇产医院选择法

❶ 从家里或单位，方不方便去这家医院呢?

从怀孕到分娩，去医院的次数可不少，如果再加上孕妇出现妊娠反应，肚子又日渐变大……每次光出门就是件苦差事。半夜里一旦开始阵痛，或发生紧急情况，就必须马上到医院妥善处理，再考虑到产后检查……所以，一家离家近的医院一定是首选啦! 若是上班的话，还应该考虑到单位的距离。

❷ 那里的医生值得信任吗?

怀孕期间，身体的每一个细微变化都会让自己忐忑不安。特别是新手妈妈们，会满脑子充满疑问："我怎样才能做好当妈妈的准备呢?"此时，孕妇最需要的就是一个可以倾听疑问，热情解答的医生。但无论他/她是多么有名的医生，如果因为预约过多，不能尽全力查看我的情况的话，对我来说就不能算是好医生! 所以我们要找的是一个适合自己的，值得信赖的医生。为了能找到好的医生，首先，要虚心向周围的妈妈们打听，然后可以通过上网搜索，列出诊所医院的名单，一一查访!

❸ 这家医院可以接生吗?

一般人都会认为既然是妇产科门诊就一定可以接生。但实际上，有些地方虽然规模很大，但却没有分娩用的设备和仪器，所以必须要做事先确认。但这并不意味着一定要在做产检的医院进行分娩，这也充分说明了孕检的重要性。

❹ 这家医院可以提供多种分娩法吗?

孕妇需要了解这家医院是否能进行多种分娩法，比如现在流行的水中分娩法，用来辅助自然分娩的勒博耶分娩法、拉玛泽减痛分娩法，或催眠分娩法等。选择不同的分娩法，需要作不同的准备和分娩模拟。即使最终有可能迫于无奈地选择剖腹产，但至少之前可以通过尝试各种自然分娩法来提高正常分娩的概率。

（编者注：在我国，分娩方式的选择较少，建议孕妇了解医院是否能进行分娩镇痛。）

❺ 那里的产前教育课程怎么样?

一些医院设有专门的产前教育课程，来帮助孕妇培养对怀孕&分娩的正确态度，并为孕妇提供准确信息。如果能通过产前教育来加深对怀孕&分娩的理解，也会增加自然分娩率。

10

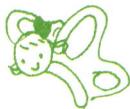

❻ 孕检&分娩费用会不会太贵？

　　一般来说，大型医院会比私人诊所收费低一些。当你打电话向医院咨询费用时，医院也很难告知具体费用。因为当你在大型医院选择某一位医生时，便会加收特别诊疗费；不同规模的医院，也会收取不同的附加费。另外，即使是相同的自然分娩，如果增加一项无痛分娩之类的项目，就会加收费用。所以，很难计算具体费用。当然，剖腹产要比自然分娩贵，特殊分娩法又比剖腹产要贵。

❼ 医院对自然分娩持什么态度？

　　曾有一段时间，韩国妇产医院因比其他国家更多地选择剖腹产而引起争论。目前，韩国保健福利部也正在向公众揭露倾向剖腹产的医院的"黑名单"。以我个人经验来说，如果产妇足够健康，尽可能选择自然分娩，因为"瓜熟蒂落"的说法，本身就是符合自然生理规律的。

❽ 医护人员的态度怎么样？

　　医院护士和其他工作人员的服务态度也是一个需要考虑的因素。他们要有在下班时间也能随时回答准妈妈们的各种疑问的关怀之心。

❾ 是否允许老公在分娩时进入产房？

　　不管在这怀胎10月内作多么充分的准备，对于准妈妈们来说，进入产房的一刻还是感觉怕怕的。所以，作为我的人生伴侣，作为宝宝的爸爸，他一定要一同经历这一神圣的一刻。注意，有些医院是不允许家属进入产房的，所以提前确认这一点是必要的。

（2）根据孕妇的状况来选择妇产医院

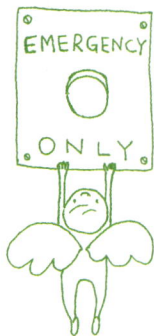

❶ 孕妇患有疾病或者是高龄孕妇

　　患有疾病的孕妇和高龄孕妇都被称为高危孕妇。高危孕妇一定要进行系统全面的产前检查，并在分娩前进行适当的培训。最重要的是在早期及时发现孕妇的各种病症，并通过恰当的治疗把孕妇和胎儿的危险率降到最低。因此，平时有痼疾或年龄超过35岁的孕妇需要进行系统全面的产前检查，以确保安全。

❷ 怀有多胞胎的孕妇

　　怀有多胞胎的孕妇，出现孕期并发症的概率会更高，也属于高危孕妇群体。所以要找一家设施齐全，可以应对胎盘异常、早产等特殊情况的综合医院。

❸ 上班族孕妇

　　如果孕妇在怀孕期间上班，可能会因工作中的压力、办公室通风不好等情况出现疲劳、浮肿……所以，在进行定期孕检时，需要更加细心地确认健康情况。目前，5天工作制基本上已经普及，上班族准妈妈们一般会选择周末问诊。但在周末去大医院，可能需要等待很长时间。所以，如果单位附近没有好医院，可以在晚上到家附近的医院或诊所问诊。

（编者注：我国医院的产科，一般没有周末/夜间门诊。）

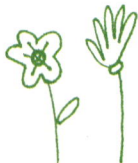

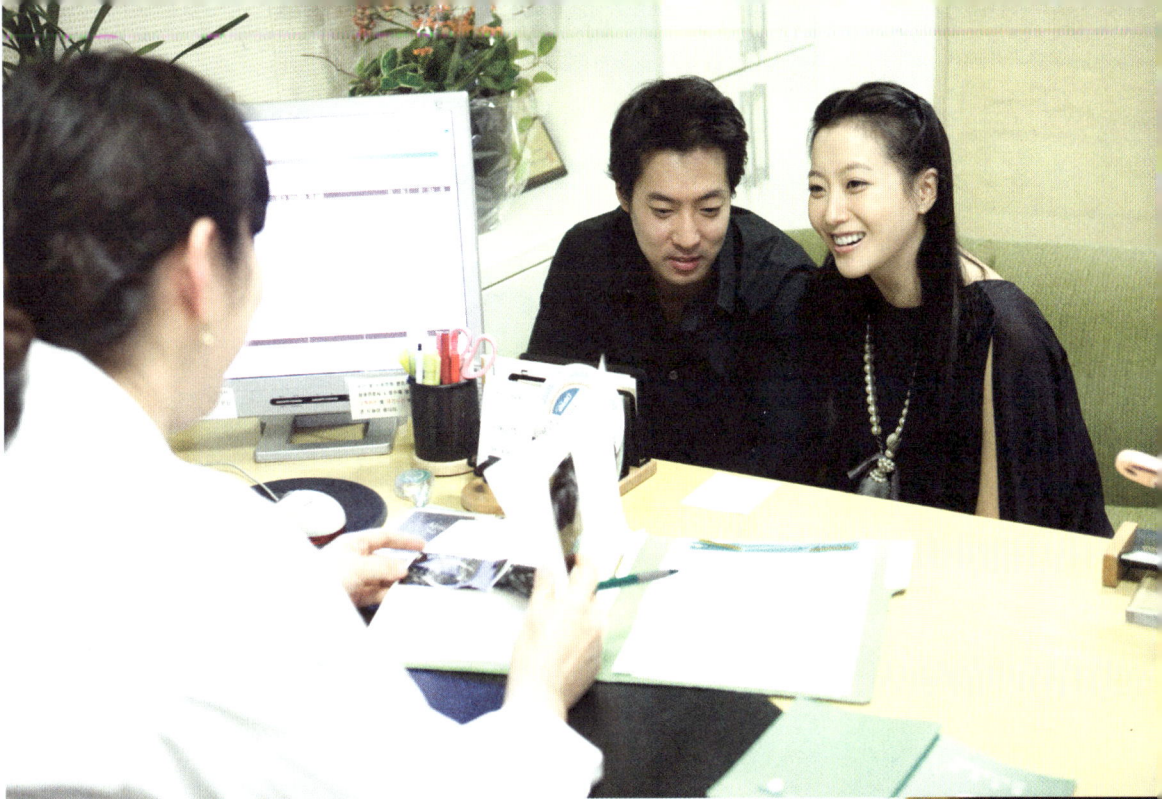
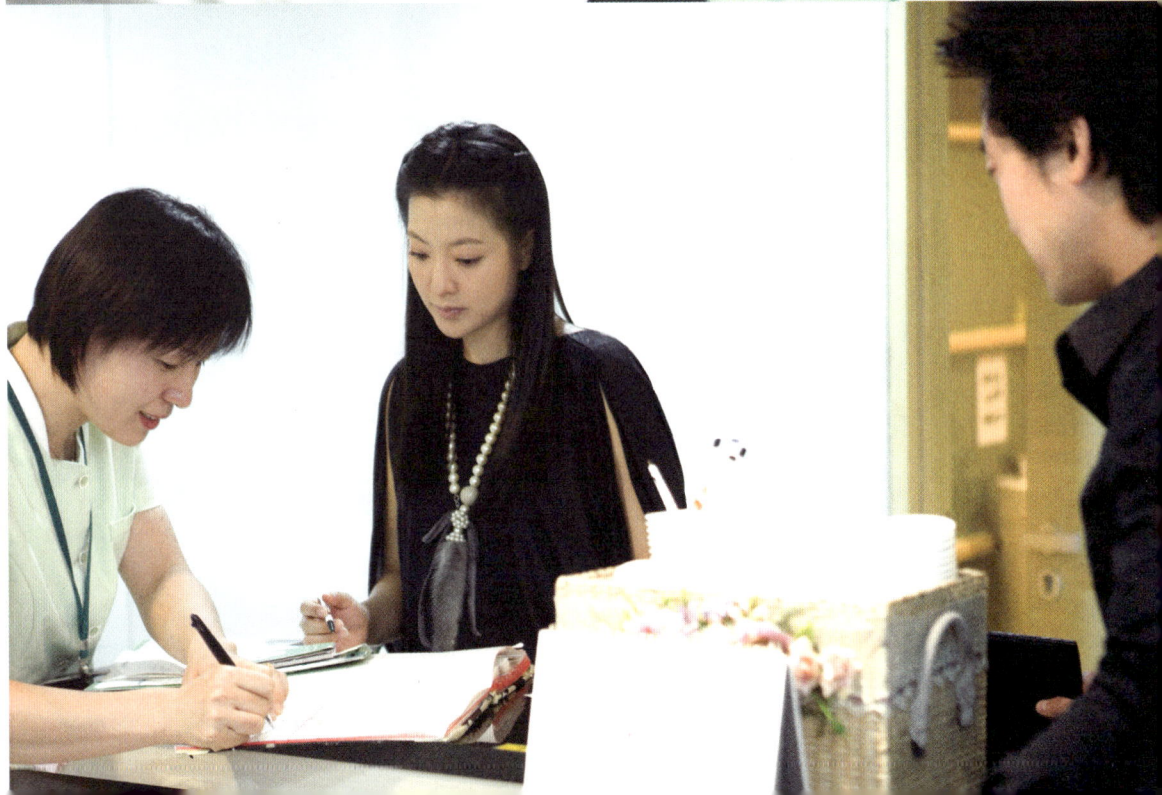

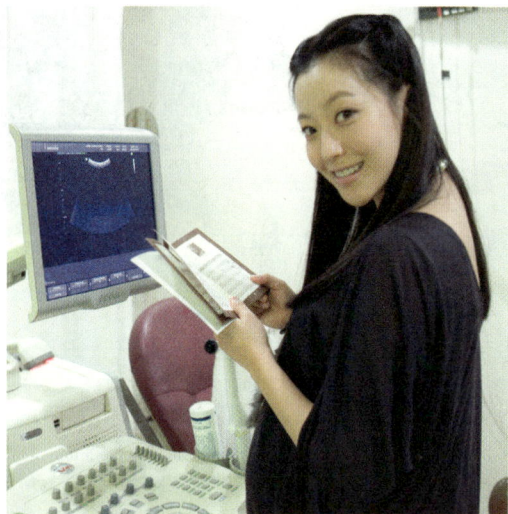

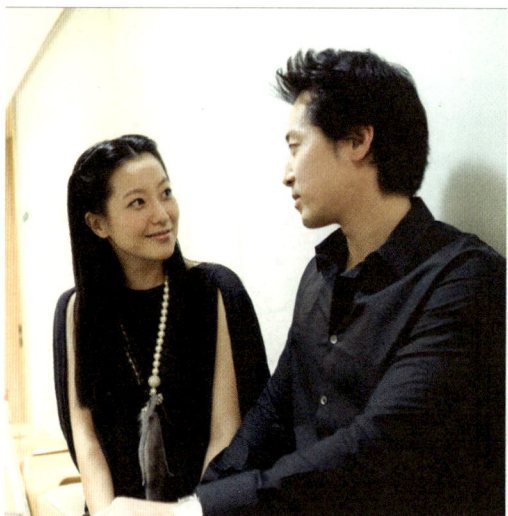

14

3.第一次孕检要做什么呢

对于大多数第一次怀孕的女性来说，妇产科是陌生的。但从确认怀孕的那一瞬间开始，这就是一个需要定期访问的地方。那就让我们一起来看看，第一次去妇产科这个既陌生又让人害怕的地方时需要做的事情吧！

❶第一次孕检需要做的各项检查

通过B超确认子宫的状态和孕妇是否属于正常怀孕。如果确认为正常怀孕，再诊断怀孕&分娩是否存在问题，确认胎儿的状态及预产期，制订孕期计划表。

此时要做的检查有子宫颈细胞检查、血尿的常规检查（血红蛋白、红血球沉降率、血小板、异常红血球抗体检查）、血型检查（ABO、Rh）、风疹抗体检查、梅毒血清检查、乙肝及艾滋病检测、肝肾功能检查、血糖检查等。

这些检查确认了孕妇自身的健康状况，并且通过检查孕妇是否患有风疹或乙肝，来确定胎儿的健康状况。

具体检查内容如下：

A. 身高、体重等基本检查
确认是否体重过重、营养失调、血压高等。

B. 妇科检查
检查阴道、生殖器官有无构造上的异常或疾病。

C. 盆腔超声波检查
计测胎儿的大小，观察子宫、卵巢、输卵管等盆腔内部器官。

D. 血液检查
确认是否有贫血、梅毒、肝炎、糖尿病、风疹等症状，检测有无艾滋病。

E. 尿检
检查是否患有泌尿系统疾病。

4.愉快地接受每一次孕检吧

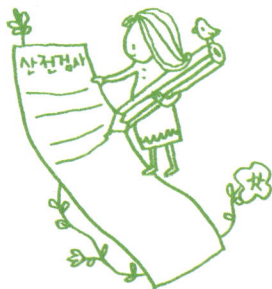

分娩前要做的检查怎么这么多啊……

怀孕初期每月孕检一次。通过检查身高、宫高、体重、血压等来了解孕妇的健康状况和胎儿的发育情况；通过验血确认孕妇有无贫血、性病、以及血型情况。如果孕妇是Rh（－）血型，而胎儿是Rh（＋）血型，胎儿要在产下72小时内接种适量的RHIG（Rh免疫球蛋白），此情况的孕妇在怀孕＆分娩过程中要格外注意出血的情况。通过尿检确认是否有尿道、膀胱和肾脏的感染。除此以外还要进行子宫颈癌、梅毒、衣原体性病和艾滋病感染检查。**怀孕中期也是每月孕检一次。**这段时期的孕检重点是查看胎儿是否畸形。怀孕15~18周时，化验孕妇血液进行此项检查，如果发现异常，可以再通过检查羊水中胎儿的染色体来进一步确认。怀孕21~23周时，可以通过B超检查胎儿有无身体结构上的异常。24~28周时，孕妇需要做孕期糖尿病检查，首先服用约50克葡萄糖，一小时后检测血液。如果发现有孕妇糖尿病倾向，需要再次进行75克葡萄糖的检测，来确定是否有妊娠期糖尿病。如果有，需要通过饮食疗法和药物进行治疗。**怀孕后期孕检更加频繁。**初期做的测体重、量血压、尿检及胎儿发育测试等都是必须要做的基本检查。在怀孕第8~9个月期间，需要每两周做一次孕检，最后一个月需要每周做一次孕检。特别是在怀孕的最后一段时间，要检查孕妇骨盆是否够大，确认胎儿的位置以及子宫颈的状态。如果怀疑有孕期糖尿病、先兆子痫等并发症或有早产征兆，还需要通过监测胎儿心跳来进一步了解胎儿状态和子宫收缩程度。

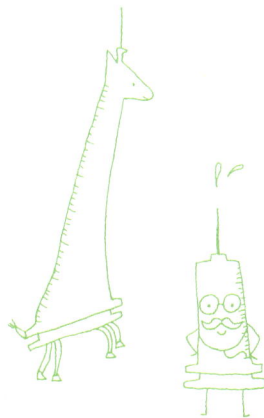

细说必检的项目

❶ 血型检测

　　血型检测分为ABO型和Rh型两种。这项检查是为孕妇在怀孕或分娩期间出现突然出血状况而提前准备的，因为输血时要同时符合ABO型和Rh型两种。如果孕妇是Rh（-）型血，而胎儿是Rh（+）型血，孕妇的身体就会自动把胎儿当成异物排斥，并释放抗体。这种抗体会破坏胎儿的红血球，使胎儿患上严重的贫血，甚至会死于腹中，也可能导致胎儿出生后出现严重的黄疸而引起核黄疸。如果父母双方都是Rh（+）型或Rh（-）型时则不会产生问题，但如果妈妈是Rh（-）型，爸爸是Rh（+）型，胎儿是Rh（+）型的可能性高达90%，要格外注意。

　　有此情况的准妈妈们也不要太紧张了，因为怀头胎时，母体一般是不会产生抗体的，所以不会有太大问题。

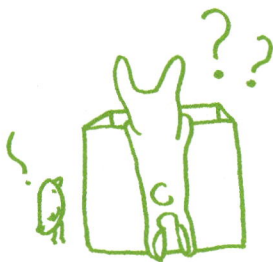

❷ 贫血测试

身体健康的孕妇也可能在怀孕后出现贫血症状。如果孕妇贫血，输送给胎儿的铁和各种营养成分就会减少。所以，贫血测试十分重要。孕妇可以通过服用补血药物来降低分娩时输血的概率。

❸ 肝炎检测

没有肝炎抗体的孕妇是不能在怀孕期间进行预防注射的，只能在分娩后预防接种。已经感染肝炎的孕妇，为了不传给新生儿，可以向医生咨询，在分娩时接种免疫球蛋白和（或）疫苗。而且，感染肝炎的母亲如果不是在肝炎活动期也是可以进行母乳喂养的。

❹ 梅毒检测

如果孕妇患有梅毒，很有可能通过胎盘传染给胎儿。一旦胎儿被感染，便容易出现流产或早产现象，也很有可能导致婴儿低能、发育不良等先天性残障。所以，为了确保胎儿健康，孕妇一般在怀孕前或怀孕14周内要进行梅毒检测。

❺ 风疹检测

如果孕妇在妊娠初期感染风疹病毒，很可能生出患有听力障碍、白内障、心脏病和发育不良等症状的先天性畸形儿。近年来，人们很少患风疹，即使没有抗体，只要不在妊娠初期感染就不会有多大问题。如果是计划怀孕，那最晚也应该在怀孕前3个月接受风疹疫苗。降低各种风险的概率是幸福妈妈的准则!

❻ 血液检查

通过进行血液检查来筛查畸形儿。通过检测胎盘、胎儿身上分泌的3~4种特殊物质可以检查出患有染色体异常（唐氏症）或者胎儿神经系统缺陷的概率。通过这项检查可以筛查出85%的唐氏症和80%的开放性神经管缺损的（无脑儿、脊柱裂）胎儿。

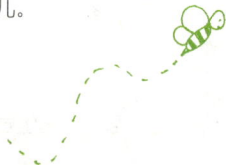

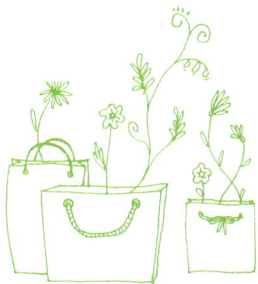

❼ 羊水穿刺

在血液检查中发现异常，或者年龄高于35岁的孕妇，为检测胎儿的染色体需要进行羊水穿刺。抽取少量孕妇子宫内的羊水，通过检查羊水中胎儿的细胞或特定物质判断是否有异常。

❽ 绒毛活检检测

怀孕10～12周时进行这项检测，可以十分精确地测出先天性畸形儿染色体的异常。高龄孕妇、曾分娩过先天性畸形儿的孕妇或家庭中有畸形成员的孕妇，应该选择做此项检查。

（编者注：此项检查在我国属于非常规检测，只有高危孕妇需要在早孕期，即进行产前诊断时才应用。）

❾ 高清晰度精密（高层次）超声波检测

这项检测的对象包括35岁以上的高龄孕妇、曾怀过或生过畸形儿的孕妇、在怀孕15～19周的畸形儿检测中发现异常的孕妇、怀孕过程中服用过禁忌药物的孕妇、怀双胞胎的孕妇等。怀孕21～23周时用高清晰度精密超声波查看胎儿，可以清晰地看到胎儿的内脏器官呢。

❿ 脐带血穿刺

提取胎儿脐带中的脐带血进行检查。可以在通过超声波不能确认胎儿的状况时，或在怀孕中期检测染色体出现异常时接受此项检查。

⓫ 孕期糖尿病筛查

孕期糖尿病可以诱发胎儿先天性畸形、死亡、低血糖等症状，早期发现十分关键。服用50克的葡萄糖溶液，一个小时后检测血液中的葡萄糖浓度，如果检测值超过140mg/dL，可以判定为筛查阳性，需要进一步检查是否有糖尿病。

⓬ 胎心动检测（NST检测）

通过心音检测仪器将胎儿20～30分钟内的心动情况绘成图表，可以检测胎儿是否出现并发症。一般在临近预产期或超过预产期还未出现阵痛的情况下，通过这项检查可确认胎儿的健康状况。

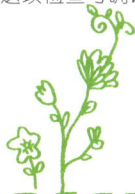

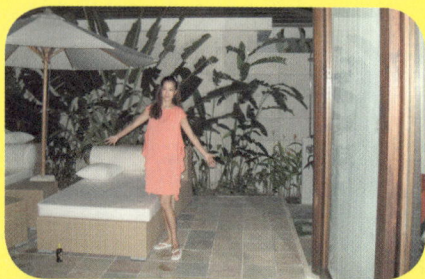

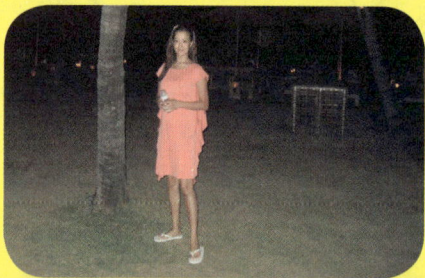

20

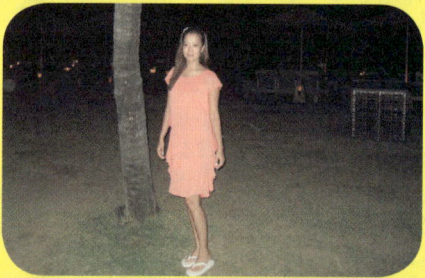

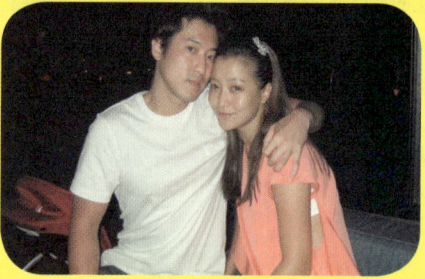

知道小宝贝Jackpot要降生在我们家的那天，
我们夫妻兴奋至极，
因为我们俩都十分想要个孩子。
所以在接受产前检查时，
我们心里没有丝毫的慌乱，
只知道感恩和幸福！

孕检列表

基本检查	必要检查	基本常识		基本检查	必要检查	基本常识

1月 1~4周

| | | | 6月 21~24周 | 体重、血压、尿检 | 中期精密B超检查，通过血糖检查确认孕妇是否患有孕期糖尿病。 | 通过B超可以看到胎儿的眼、鼻、嘴，特别是可以观察到脑和心脏，可以发现心脏有无异常。 |

2月 5~8周

体重、血压 | 问诊,尿检、血液、风疹,B超、子宫颈细胞检查。 | 第一次产检时要通过B超检查子宫，从末次月经第一天算起，第6周后去医院就行了。

7月 25~28周
体重、血压、尿检 | B超、孕期糖尿病、血液检查。 | 为及时发现先兆子病，检查孕妇的尿蛋白和浮肿情况。

3月 9~12周
体重、血压 | | 可以看到胎儿的四肢，具有了人的样子。

8月 29~32周
体重、血压、尿检 | 尿检、B超 | 胎儿在此期间会超过1kg，开始每两周做一次产检。

4月 13~16周
体重、血压 | 初期精密B超检查，通过测定胎儿的后颈厚度检查是否出现畸形。 | 此时可以分辨出胎儿的头部和躯体，可以确认是否为无脑儿。可以查看到胎盘的位置是否正常。

9月 33~36周
体重、血压、尿检 | 血液、后期精密B超检查。 | 通过B超检查胎儿的位置、大小、呼吸等健康状况。胎儿的位置情况在此时期很重要。

5月 17~20周
体重、血压、尿检 | 通过血液检查检测染色体是否异常和胎儿神经系统缺陷的概率。 | 胎儿的内脏器官大部分已形成，可以诊断是否为畸形儿。

10月 37~40周
体重、血压、尿检 | 内诊、B超、胎动检查。 | 通过尿检和血检确认孕妇的健康状况。通过B超确认胎儿的健康状况。此时期，羊水的量格外重要。

5. 妊娠反应？虽然难受但还OK

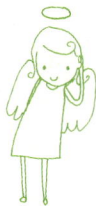

目前妊娠反应的原因尚未清楚，科学上并没有明确的解释，只是猜测说这与孕期激素有关系。虽然这是怀孕的象征，但对遭遇到它的准妈妈们来说却是一件十分辛苦的事。此时此刻，老公们就需要变身为"贤内助"了。一般来说，妊娠反应会从怀孕第2个月开始，第3个月最严重，到第4个月后慢慢减弱。

很多孕妇一直担心因为妊娠反应不能"大饱口福"而影响胎儿吸收营养，其实这点根本不用担心，只要孕妇平时身体健康，一般是不会在怀孕初期造成胎儿营养不良的。所以，比起怀孕早期忙着补充各种营养，还不如多吃些自己想吃的，努力把这种孕吐反应控制住。但如果妊娠反应过大，连续10天以上不能进食，身体无力，到了连喝水也会吐出胃酸的程度，那就需要到医院进行防脱水治疗了。

有人说妊娠反应与孕妇的个性有关，这是没有科学根据的。可能的原因是，孕妇在怀孕初期，因为对怀孕&分娩的不安而产生精神上的压力，会对妊娠反应产生一定影响，这一点已经得到了公认。但是，可爱的准妈妈们，为了胎教，为了宝宝的健康，一定要赶快丢掉那该死的不良情绪，调整好心情，这才是预防妊娠反应的捷径！

22

贴士 改善妊娠反应的食疗法

枣树皮茶：枣树叶、竹笋表皮有抑制呕吐的作用。可以从中药房买一种叫"竹茹"的中药材（枣树皮），抓一把放入水中煮沸，煮出一种清亮的绿色汤水，代替平时的大麦茶来饮用吧。

竹笋茶：买来罐制或者新鲜的竹笋，剥下表皮洗净，倒入热水，泡2~3个小时后饮用。或者将竹笋泡在温水中，煮沸后饮用。

生姜片和生姜茶：生姜性温，特别适合体寒的孕妇。可以将姜切成薄片，拌糖后风干，吃生姜片。也可以煮生姜水饮用。

梅子饮料：取出两三颗用蜂蜜泡过的梅子，煮水，当饮料饮用。也可用干梅子泡水做梅子茶喝。

改善妊娠反应的小绝招

尽量避开引起呕吐的气味或物体，保持适当的室内温湿度，保持舒服的生活环境，保证充足的睡眠。当然，有规律的生活习惯和适量运动也是很有必要的哦！

❶ 少食多餐，拒绝空腹感

在空腹的状态下妊娠反应会更加严重。不要顾虑用餐的次数，想吃就吃，但一次不要吃得太多。食用含碳水化合物丰富的食物，氨基酸中的色氨酸成分能被大脑吸收，帮助缓解紧张情绪。

也可以食用饼干、点心、吐司、米糕或者巧克力来充饥应急。

❷ 水分，需充分供给

如果持续呕吐，要及时饮用水、果汁、牛奶和米汤等防止出现脱水现象。如果实在难以忍受，可以喝一点爽口的冷饮，但注意少量，否则会造成钙和铁等成分的流失。

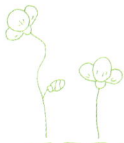

❸ 凉菜是个不错的选择哦

凉拌菜的口味清淡，对那些对食物气味更为敏感的孕妇来说，黄瓜或番茄沙拉都是不错的选择哦。

❹ 用酸爽清口的菜来"吊吊胃口"吧

比如在拌海蜇里滴入少量的醋或柠檬汁，酸爽的口味极有可能勾起食欲，特别在妊娠反应强烈时效果更佳。

❺ 让胃部减小负担

酸辣口味的拌冷面似乎可以安抚妊娠反应时胃部的"翻腾"，是很多孕妇的最爱。但吃得太辣可就不好了，虽然嘴上过瘾了，但会对胃部产生刺激，最终导致妊娠反应更加严重。记住了，妊娠时期，对胃部刺激小，好消化的食物才是上上之选。

抑制胃部"翻江倒海"的妊娠期生活指南

❶ 应少食多餐，不要总是想着按时吃饭，每餐尽量少吃。

❷ 不去理睬那些消化不良的食物，不要一次吃大量的肉类或油腻的食物。

❸ 测体重时，如果体重减轻1~2kg，也不要有压力，不要为此突然增加食量。

❹ 服用孕妇专用营养补剂。

❺ 准备好薄脆饼干或鱿鱼丝等零食随身携带。

❻ 不要起身过猛。慢慢起床，慢慢从座位上起来，动作要舒缓。

❼ 沉的东西让老公去拎吧，我们要避免劳累。

❽ 淡定，淡定！不要发火，不要让自己有压力。

❾ 一边享受安静的音乐，一边嚼着有营养的零食吧。

❿ 早晨起床后第一餐不要太贪嘴哦，要少吃。

⓫ 饭后简单散步，嚼嚼口香糖也能促进消化。

⓬ 晚上睡觉前尽量吃顿正餐，补充容易流失的蛋白质。

⓭ 多喝酸甜口味的果汁，冷冻后饮用也可以。

⓮ 呕吐后注意休息，暂时只补充水分。

⓯ 呕吐严重时，食道容易受损，胃部难受，可以喝些温和的茶水、饮料或服用抑制胃酸分泌的药物（要遵照医嘱）。

⓰ 胃口好的时候也不要"猛吃"哦。

⓱ 妊娠反应严重时会出现口干或脱水症状，可以多喝水或到医院输液。

⓲ 佩戴针对妊娠反应制作的手镯。这种手镯通过刺激手腕部的神经，通过大脑减少胃部蠕动。

⓳ 一旦开始吃药就很难停止了，所以不到万不得已，尽量避免服用抑制呕吐的药物。

⓴ 孕前服用含有维生素B_6的复合维生素，能有效抑制孕吐。

㉑ 妊娠反应严重时，多吃酸的拌冷面，尽量避开油腻或辣味的食物。

㉒ 生姜茶或用生姜自制的开胃饮品可以缓解呕吐症状。

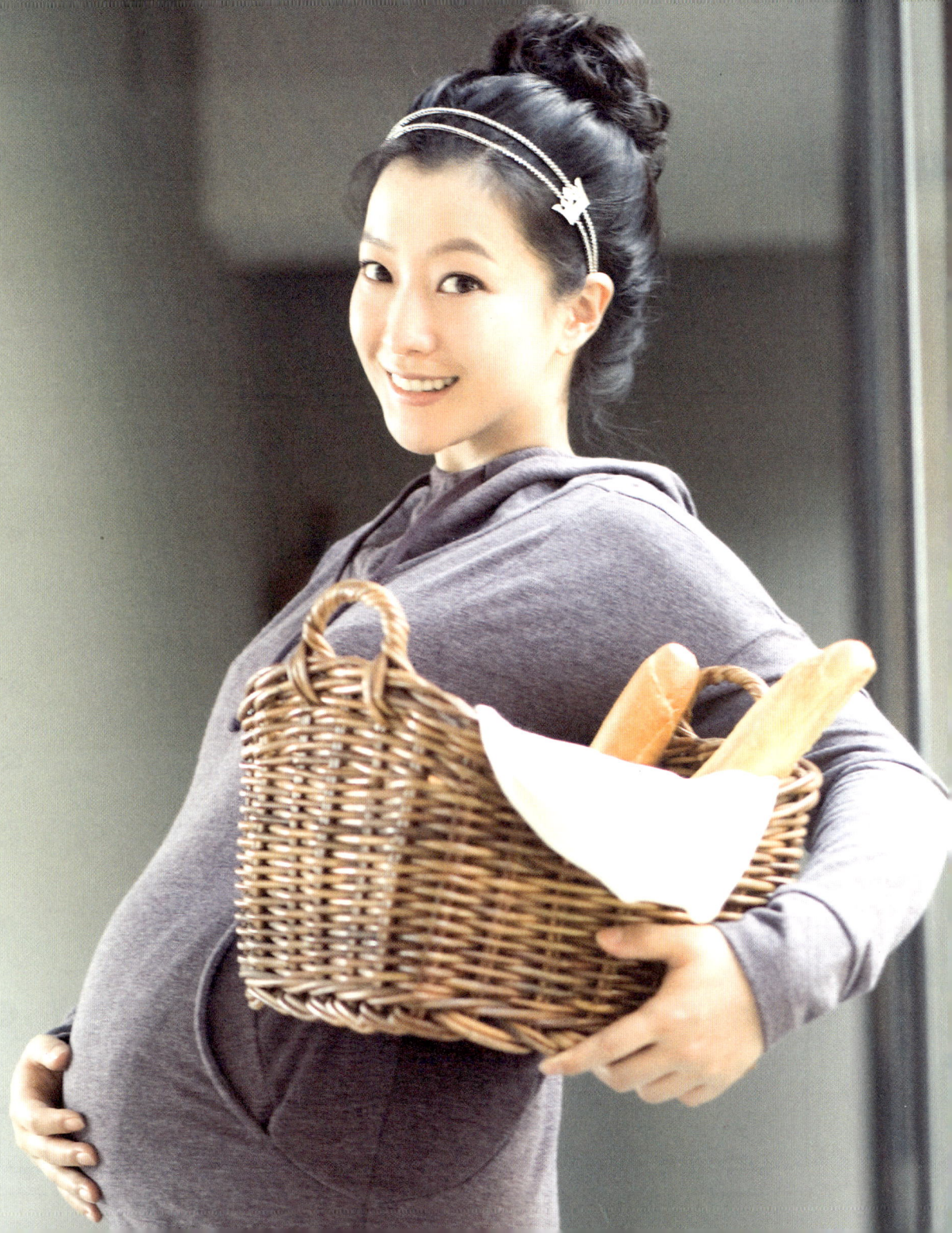

Q&A

关于妊娠反应所有的一切!

Q 妊娠反应的原因是什么? 从什么时候开始, 什么时候结束?

A 目前妊娠反应的原因尚未清楚,科学上没有明确的解释,只是猜测说这与孕期激素有关系。每个人开始和结束的时间都不同,**大体上会从怀孕第2个月开始,第3个月最严重,到第4个月慢慢减弱。**

Q 早晨的妊娠反应尤为严重,会不会有危险?

A 并不是这样。有人把孕吐反应又称为"晨吐",其实是孕妇在清晨空腹的状态下,反应更为严重。晚上睡觉时,在枕边放几块喜欢吃的饼干或其他松软的零食,早上起床前吃几块饼干或喝一杯热牛奶,30分钟后再慢慢起身,会很好地缓解孕吐症状。

Q 听说有种中药可以缓解妊娠反应,是什么中药呢?

A 中医把妊娠反应称为"恶阻症",认为原因是此时孕妇脾胃虚弱,胎气上逆,胃胀产生气体,导致出现妊娠反应。一般从怀孕第5周开始,到第16周渐渐消失。但如果症状持续无缓解,中医可根据孕妇的不同症状开出小半夏加茯苓汤、保生汤、安胎芩术汤等中医药方。如果孕妇忌讳服用中药,可以尝试针灸治疗,这也是个不会给胎儿带来影响的安全疗法。可以在手腕内侧正中央上方3厘米处的内关穴下针。在家时,老公耐心地按摩这个穴位20秒左右也会有所帮助。

26

Q 因为妊娠反应几乎不能进食，会不会影响胎儿的成长？

A 胎儿在怀孕初期只需要很少的营养成分，**如果孕妇平时身体健康，几乎不会造成胎儿营养不良。**

Q 需要治疗的妊娠反应症状有哪些？

A 如出现以下3种脱水症状，应及时就医。**第一**，10天以上无法进食，也没有任何想吃的食物。**第二**，身体难以支撑自身重量，一整天只喝水也会连胃液都吐出来。**第三**，体重比怀孕前下降了5千克以上。就医时，一般通过液体注射而不是吃药治疗，但如果情况极其严重，可以进行激素、肠胃检查，并辅以药物治疗。

Q 是不是宝宝的性格很特别，妊娠反应会更严重？

A 妊娠反应与宝宝的性格**没有任何关系**，是孕妇为了适应胎儿、胎盘产生的多种孕期激素而出现的一种现象。

Q 听说妊娠反应与孕妇的个性有关系，是不是这样呢？

A 对这个问题没有准确的答案。每位孕妇的反应差别很大，但根据以往的经验，可以确认的一点是，怀孕初期孕妇对怀孕&分娩的不安感可能对此产生影响。但即使是为了胎教，也要**赶快丢掉不良情绪，调整心情**，这才是预防妊娠反应的捷径！

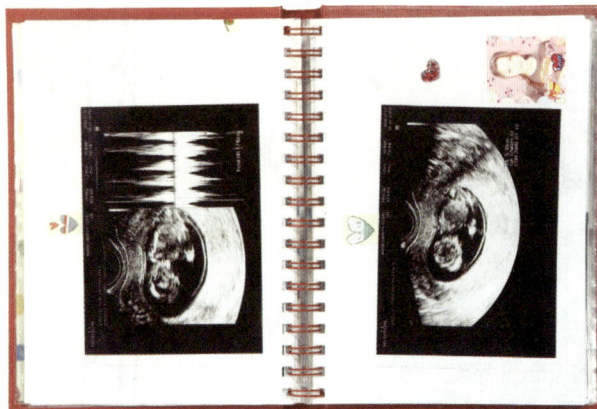

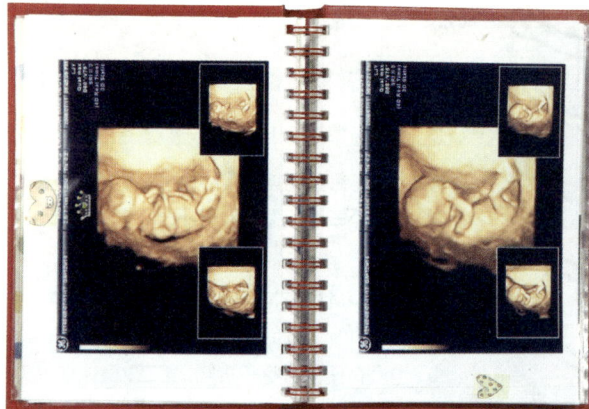

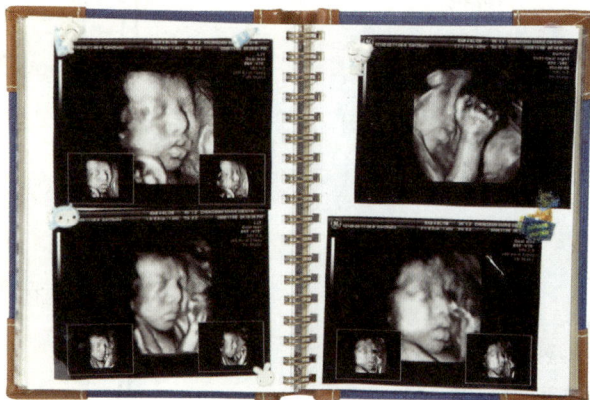

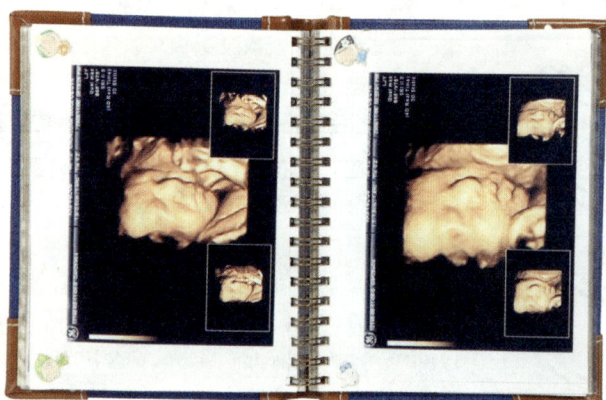

贴士 精密超声波检查 VS 3D立体超声波检查

　　最近有很多医院为了更仔细地观察胎儿外形上的形态而进行精密超声波检查。虽然这项检查比一般B超的费用高，但的确是一项非常重要的检查。在怀孕后期可以通过它确认胎儿的大脑、心脏等主要器官的结构，甚至连胎儿的眼、鼻都能看得清清楚楚。而3D立体超声波检查可以看到胎儿脸部和身体的立体图像，与实际的样子十分相似，所以很受准妈妈们的欢迎。

6.幸福充电，教你如何看超声波照片

超声波是一种对人体没有任何危害的高频声波，它们遇到体内器官时会反射回来，这些反射回来的声波经过处理后变成图像，显现出胎儿和器官的样子。通过超声波检查，可以在怀孕第5周时确认子宫的状态；第6周时检查胎儿的心跳、胎儿的位置和大小和有没有流产的可能性；在第11、12周左右还可以通过颈部的超声波检查预测胎儿是否畸形等。怀孕初期做这项检查时没有什么要特别准备的，但在中后期，孕妇在检查前要喝大量的水，憋尿，将膀胱充盈，有利于超声波检查更清晰、顺利。

难懂的超声波关键词

· GS(Gestational Sac)｜胎囊或妊娠囊。

· CRL(Crown-rump Length)｜胎儿从头顶到臀部的长度，简称头臀长。在怀孕第8~11周测定。

· FL(Femur Length)｜胎儿股骨长度。FL、BPD和AC都被测量出来的话，超声波仪器可以自动算出胎儿的胎龄和体重。

· BPD(Biparietal Diameter)｜胎儿胎头双顶径。测量头部两侧顶骨间的距离。

· HC(Head Circumference)｜胎儿头围。

· AC(Abdominal Circumference)｜胎儿腹围。

· EDC｜预产期。

· AGE｜怀孕周数和日数。

· OFD｜枕额径。胎儿头部从后到前的距离。

· AFI｜羊水指数。

· HR｜胎儿心率。

· EFW｜胎儿体重。

超声波检查中算出的预产期和实际计算的预产期会有一些出人，这是因为它只是用超声波测出的数值来计算。所以，只需要知道开始算出的预产期就行了。

Q&A

提前了解这些
非常有帮助的
小知识！

Q 妊娠期中，危险的征兆有哪些？

A 孕妇出现以下症状时，需要去医院就诊。

❶ 出血。伴随着腹痛的早期出血有可能导致流产，所以最好在确认妊娠状态后接受安全治疗。妊娠中期以后的出血可能是出现了胎盘早剥、胎盘前置等现象，须格外注意。

❷ 腹痛或有规律的子宫收缩症状。

❸ 呕吐、腹泻引起的脱水症状。小便量和次数下降，口干头晕。

❹ 发高烧、咳嗽、有痰等感冒症状持续不愈。

❺ 超过一天没有感到胎动。

❻ 严重浮肿（按大腿部皮肤不能马上回弹时）。

❼ 眼睛发昏，看不清楚东西。

❽ 子宫持续每10~20分钟收缩一次，腹部胀紧。

❾ 流羊水。

Q 必须穿孕妇专用内衣吗？

A 从怀孕到分娩，孕妇的乳房会增加两个罩杯以上，腰部增加23厘米以上，体重增加10~20kg。这些变化从怀孕第4~5个月时明显出现，这时穿着伸缩性较好的孕妇专用内衣可以保持身形。如果内衣穿得过紧，可能会阻碍血液循环，引起浮肿；如果穿得过松，会让怀孕期间冒出的肉肉在分娩后也不舍得离去。最好选择不刺激皮肤的棉质弹性内衣。

Q 产前腹带对孕妇和胎儿有什么好处呢？

A 腹带可以缓解因日渐变大的腹部而导致的腰椎扭曲或腰痛，并有腹部保温效果，在分娩后还可以帮助子宫收缩。建议选择不太紧、可以护住腹部的聚氨酯弹性腹带。

Q 高跟鞋真的是孕妇的天敌吗?

A 即使不是孕妇，普通人穿高跟鞋也可能引起腰部和腿部的不适，对健康无益。如果是孕妇，更有可能因为变大的腹部加重腰部的负担而导致失去平衡摔倒。所以孕妇要尽量穿平底鞋，如果必须要穿有跟鞋，选择3厘米左右的跟比较适当。

Q 电脑对孕妇和胎儿有多大危害呢?

A 现在有很多孕妇担心使用电脑会危害胎儿的健康，但目前为止，还没有这方面的科学证明。因为电脑产生的电磁波并不很多，但如果长时间使用，造成疲劳则不利于身体健康，所以尽量避免长时间使用电脑，并与电脑保持一定的距离（建议：50厘米以上）。

Q 怀孕就要对宠物们Say Goodbye 吗?

A 宠物不会直接对胎儿产生太大影响。但猫猫们的便便中有一种叫"弓形虫"的寄生虫，如果传染给孕妇，可能会通过胎盘传染给胎儿。另外，如果育龄女性养宠物，需要在怀孕前检查是否感染了弓形虫，并服药除虫。弓形虫也能通过生肉传染，所以在触摸或食用生肉时也要格外注意。

Q 真的不能做美甲和烫、染发吗?

A 在怀孕初期和胎儿的成长时期最好避免烫发、染发和美甲等。因为它们所使用的药剂具有很强的挥发性，会通过皮肤吸收进体内。虽然还没有报告显示烫发会对胎儿产生不良影响，但孕妇仍应该尽量避免在怀孕前、中期烫发。

Q 怀孕期间能做美容护肤吗?

A 可以补充维生素或做按摩。去角质、除皱或激光保养时，则需咨询医生的意见。

Q&A

Q 孕妇不能吃什么?

A 孕妇最好不要食用含酒精的食品或饮品、导致过敏的食物、生鱼片等生海鲜，或者寿司等生食（如不新鲜会引起各种问题）；平时服用的治疗便秘、失眠的药物也要丢掉；避免吸烟或吸二手烟。在服用非一般食物的保健食品或药品时，一定事先咨询医生。

Q 眼药会有害吗?

A 向医生咨询后可以使用。若非必须使用，尽量不要使用眼药。

Q 阿司匹林安全吗?

A 阿司匹林有延迟血液凝固的副作用，在孕期不能服用。在阵痛或发烧时可以服用含有乙酰氨基酚（扑热息痛）成分的泰诺（tylenol）止痛消炎片，但也不可经常服用。

Q 可以注射保胎防流产的针剂吗?

A 这是在怀孕早期为帮助稳定胎盘的着床而进行的辅助性注射。但正常怀孕的孕妇不需要特意为防流产而注射。

Q 孕妇不可以吃蜂蜜吗?

A 并不是所有的药都经过了孕期测试，也不是所有的药都可以长期安全使用，食物也是一样。蜂蜜富含糖分，可能给胰岛素分泌和血糖调节带来问题，患有孕期糖尿病的孕妇要格外注意饮用。

Q 绿茶等各种茶的成分也是有害的吗?

A 咖啡和绿茶中富含的咖啡因成分会刺激母体，阻碍母体对铁和钙的吸收，也会通过胎盘影响胎儿对营养成分的吸收。而且绿茶中的单宁酸成分会阻碍肠胃蠕动，因此要尽量避免饮用。

Q 可以蒸桑拿吗?

A 最好不要去那些会让体温急速上升的桑拿房。尤其是在怀孕初期，持续高温容易使孕妇产下脑部或脊椎异常的宝宝，洗桑拿也会加大孕妇肾脏的负担。另外，还会增大孕妇患霉菌性阴道炎的概率。孕妇一定不要直接坐在澡堂或桑拿房的地板上。

Q 可以喝碳酸饮料吗?

A 可以偶尔饮用。但是，碳酸饮料中含有色素、糖分、咖啡因、等多种有害物质，可能会引起不良反应。

Q 可以喷香水吗?

A 在怀孕第8~12周期间，大量使用香水会影响胎儿雄性激素的分泌，从而导致生殖器异常，因此也要少用香水。

Q 可以使用加湿器和蒸汽吸尘器吗?

A 可以使用超声波或加热式等降低细菌繁殖率的加湿器或蒸汽吸尘器，一般的加湿器则要特别注意除菌和清洁。

Q 空调吹出来的风对孕妇和宝宝有危害吗?

A 尽量用空调调节室温，不要直吹。开空调时要注意通风换气，开电风扇时要把风向冲着墙壁，且旋转而不能直冲腹部吹。

Q 阴道洗液用起来放心吗?

A 怀孕期间阴道容易红肿且分泌物增多，总想洗干净。但此时清洗阴道很容易引起细菌感染，使阴道黏膜变薄变软，容易受伤，因此需要避免使用刺激性强的阴道洗液。

Q&A

Q 孕妇需要特别注意的药物有哪些?

A 一般药物的使用说明书上都会写有"孕妇慎用"或"孕妇禁用"的字样。其实,所有药物都有副作用,孕妇需要特别注意的原因是人们无法获得正确全面的副作用介绍。根据药物对胎儿的作用把药物进行了分级,对胎儿有明确毒性作用的药物是不能用的。需要用药时应咨询主治医生。

Q 无法解决尿频吗?

A 随着胎儿的不断成长,变大的子宫压迫膀胱造成尿频。感到有尿意时不要强忍,及时排尿可以预防膀胱炎。另外,为了减少夜间去厕所的次数,睡前1~2个小时内尽量不要饮水。如果小便时感到火辣辣的疼痛,有可能是膀胱炎导致,需要及时告知主治医生。

Q 感到肚子发硬时该怎么办呢?

A 怀孕初期会感到下腹部又酸又重,也可能会有挤向一边的感觉,但这其实是子宫变大后的一种自然现象。此时要注意不能过于劳累,注意休息的话会慢慢好转。

Q 腰部出现像要断开一样的剧痛时该怎么办呢?

A 怀孕中期以后,子宫的部分重量要由骨盆和脊柱来承担,所以容易引起腰痛。此外,胎盘分泌的激素使韧带或骨盆变得疏松,也会加剧疼痛。怀孕后急剧减少运动量也是引起腰痛的一个原因。预防腰痛重要的一点是要注意坚持日常运动,另外还要保持正确的运动姿势。

Q 便秘太痛苦了，我该怎么办？

A 孕期分泌的妊娠激素会抑制黄体酮在体内排出水分，而且，在怀孕初期，母体需要大量的水分。因此，孕妇应该摄入足够的纤维素和水分。通过每天做体操、走路来简单运动一下身体也会缓解便秘的痛苦。

Q 贫血让我头很晕，对胎儿有什么影响？

A 孕妇血液循环变缓，可能因血虚导致眩晕。血虚是流向脑部的血量一时减少而引起的现象，不会给胎儿带来不良影响，不需要太过紧张。如果长时间保持一个姿势或者突然行动就会引起眩晕，要尽量小心慢行才是预防眩晕的上上策。

Q 子宫出血是怎么回事？

A 怀孕初期，20%的孕妇会出现子宫出血的症状，这是很常见的一种症状。出血的原因有很多种，受精卵在子宫内壁着床时会出现轻微出血、阴道感染、子宫颈长出息肉或宫外孕时都容易出现出血现象。受精卵着床引起的出血会在一两天后自然消失，无须担心。但除此以外的情况都会给胎儿带来危险，需要格外注意。

Q 好痒，好痒，妊娠性皮肤瘙痒症很严重，如何是好呢？

A 这是孕期经常出现的症状，一般在胸部、腹部及腿部的皮肤容易产生瘙痒或出疹子。有的只像麻疹一样肿痒，但有的会起水泡，破裂后变成湿疹。平时注意保持身体清洁，避免睡眠不足和过度劳累，并保证摄入均衡的营养，就可以预防皮肤瘙痒。另外，尽量少用含化学成分的香皂、化妆品及洗液，尽量穿着有机棉制内衣。

5月20日 星期二

我怀孕了？！

实在不敢相信！接连做了3次测试……

两条，还是两条！

于是，马上跟着妈妈、老公，还有基雨姐去了医院。

紧张得步子都迈不动了。

……

生平第一次看到了我的子宫。

有一个小小的生命在我的肚子里成长着……

"小家伙很健康很漂亮啊！"

医生一句话后，妈妈欣慰地看着我，

而我也终于体会到了一点所谓妈妈的心情，

两个人抱头大哭。

妈妈，从现在开始，

您就不用担心了，可以放心地睡了。

谁说妈妈流产了好几次，我也会一样？

我会像医生说的那样，让小宝宝健健康康地成长，

所以妈妈您一定不要再担心了。

妈妈曾有过两次流产经历，所以总觉得这个也会遗传……

妈妈，一直为我操劳的妈妈，

我现在才多多少少明白了您的心情啊！

用有机棉线织的脚套／
The Organic Cotton

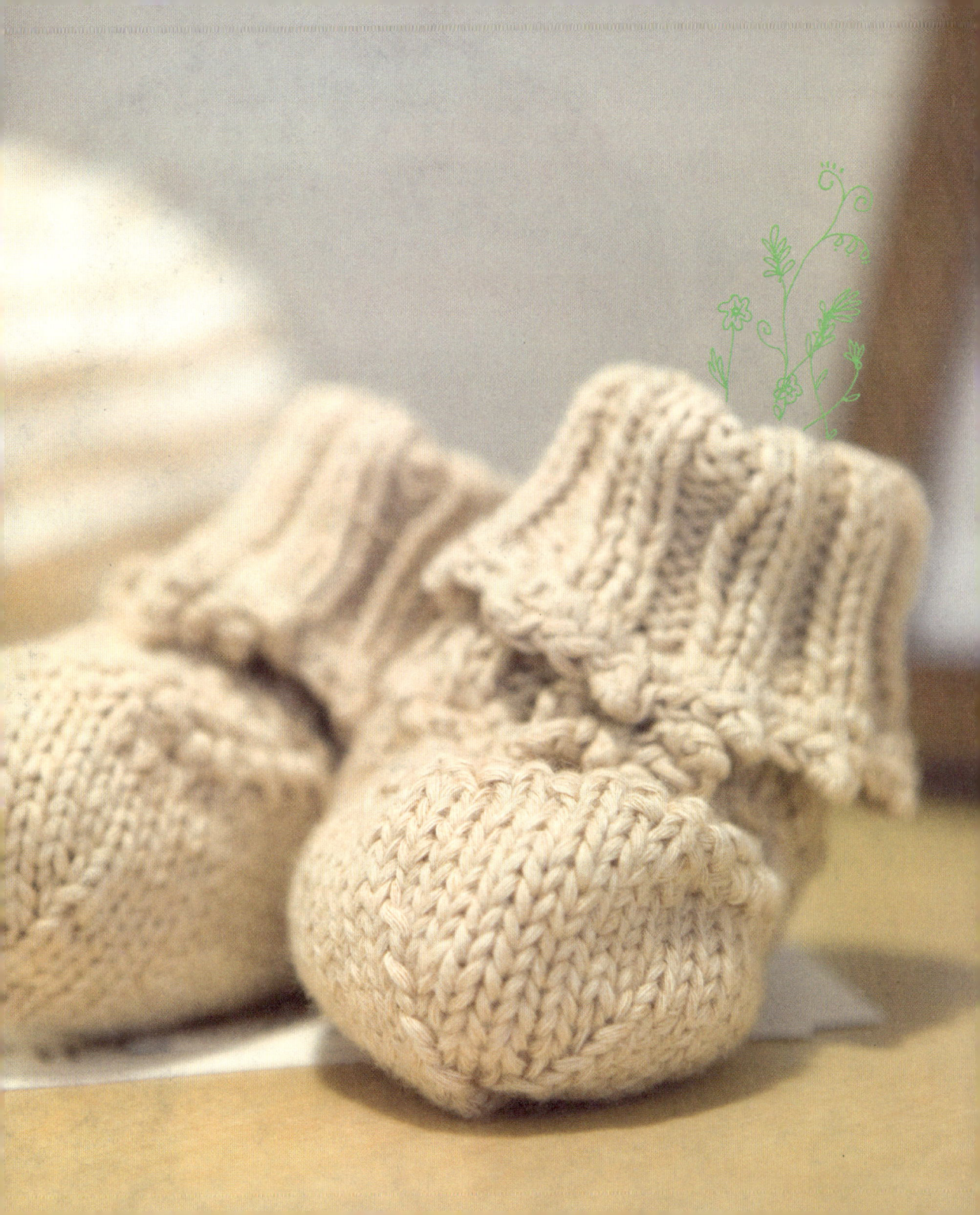

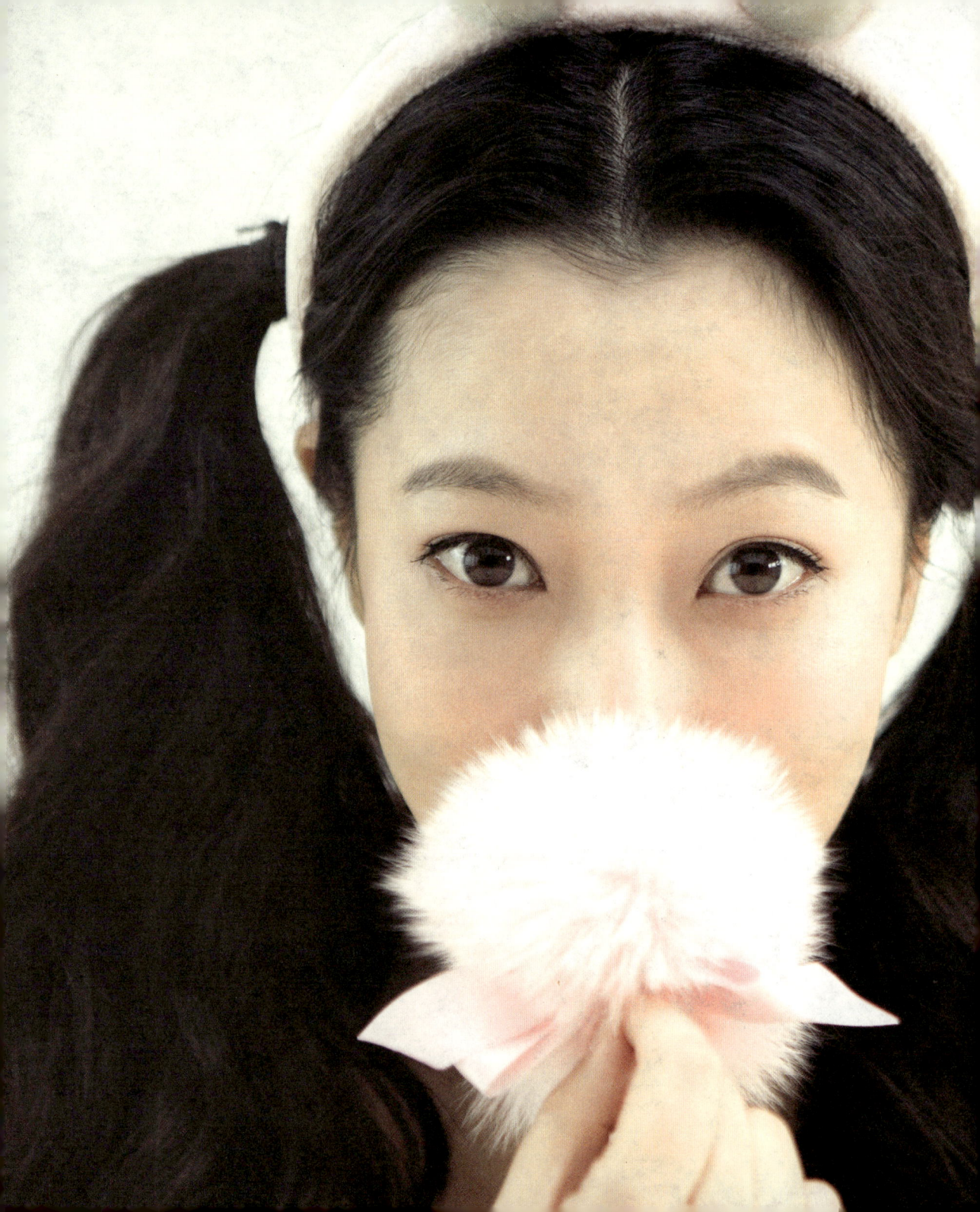

5月22日　星期四

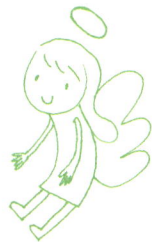

我也和所有的妈妈们一样，在冰箱上贴上了怀孕日程表。

和我熟悉的演艺工作日程表不同，这对我来说是全新的。

看来看去都感觉还在云里雾里……

但现在我已经不怕去妇产科了，

因为快要见到我那漂亮的宝贝了！

5月23日　星期五

选择妇产医院真是件头疼的事！
只有怀孕之后才能真正地体会到。
不能随便去家医院，
也不能只相信
医院的名声
就马上作决定，
头痛，头痛……

虽然怀孕不是去看病，
但这是我和小宝宝的人生大事啊！
所以
当我细心地
向周围的妈妈们打听医院时，
她们都笑着看着我说：
"金喜善也变成大婶了。"

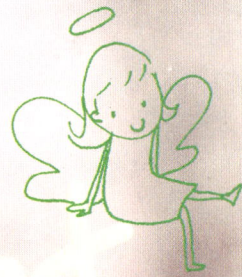

Jackpot !
princess

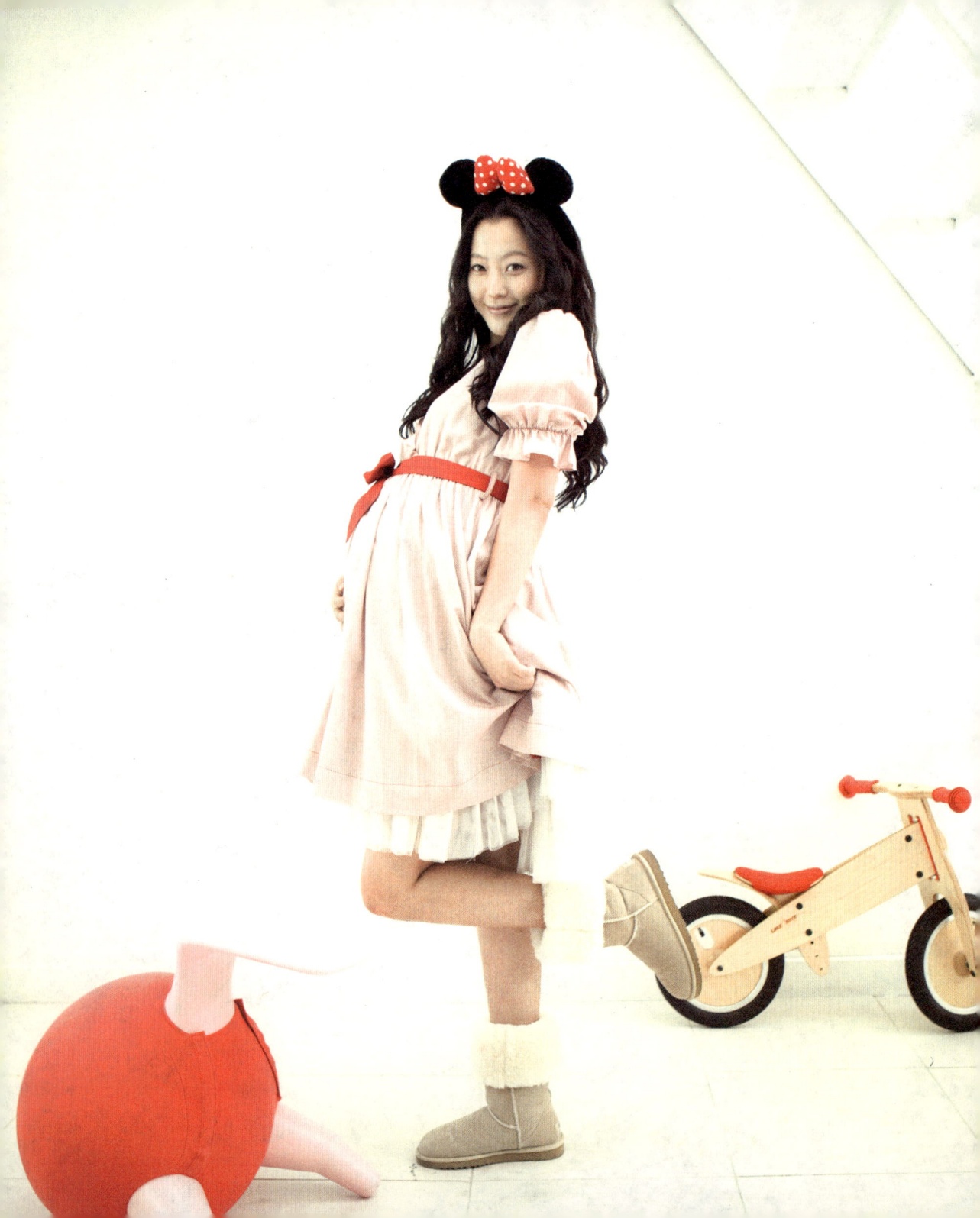

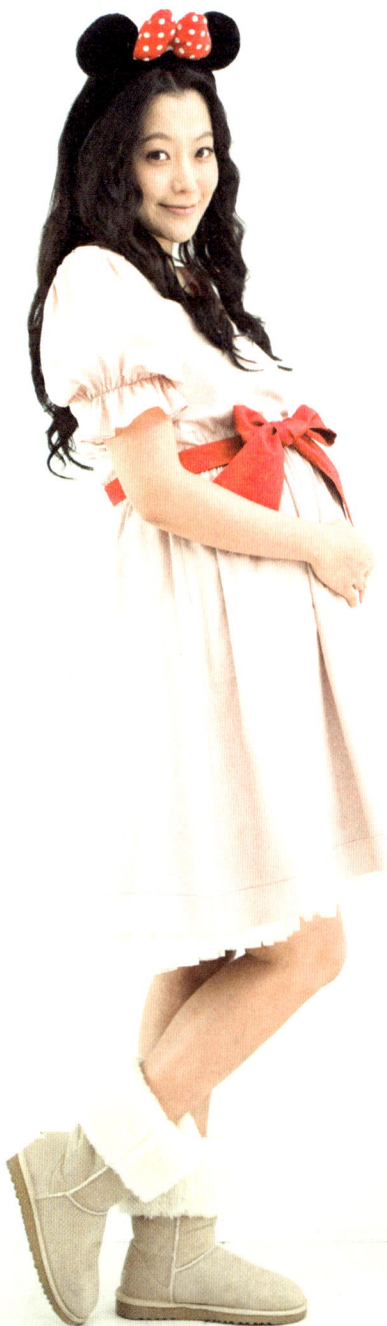

6月10日 星期二

最近老公总是笑我：

"你是怀孕体质，嗯，不对，应该是多胞胎体质吧？"

感谢带给我福气的小宝贝，

我没有出现过一次害喜症状，健康地度过了怀孕初期。

虽然肚子渐渐大了起来，但身体却比以前更轻盈，

心情更是变好了不知有多少倍，

让我对小小一件事都感到幸福。

感恩……

我的小宝贝，

真是有福的小宝贝。

当我抱着沾沾自喜的心情，

装模作样地向医生询问害喜到底是什么样子时，

可爱的医生居然还一板一眼地向我解释起来……

系丝带的连衣裙/Jina Kim的740612
羊剪绒短靴/UGG
木制自行车/Like a Bike by hauolinl.com

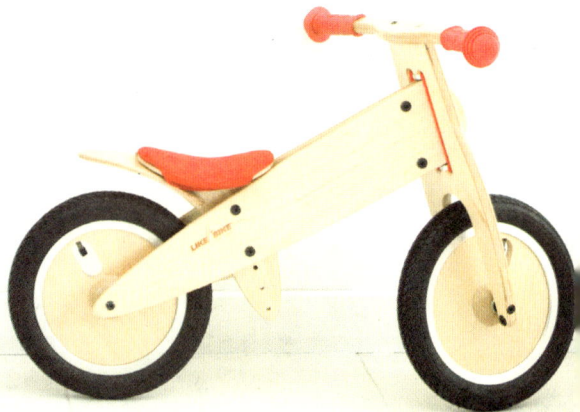

6月4日　星期三

过去的这两个星期里，我过得是小心又小心，生怕小宝贝受到伤害。
虽然她只有1.98厘米长，一节手指那么大，
但我却能清晰听到她"咚咚"的心跳声，
我惊讶地发现，这真是一个小生命，有旺盛的生命力！
我的小宝贝，在妈妈的肚子里找到最好的位置待着，
你已经是个知书达理的小家伙啦！

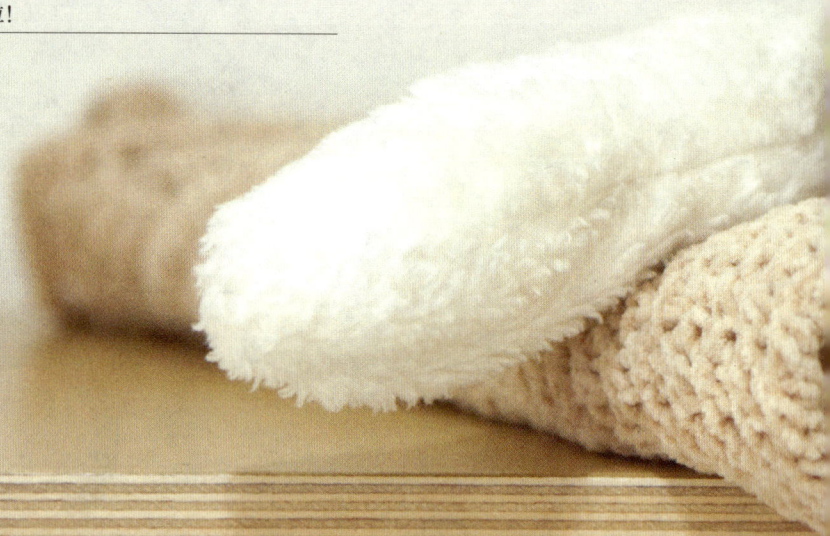

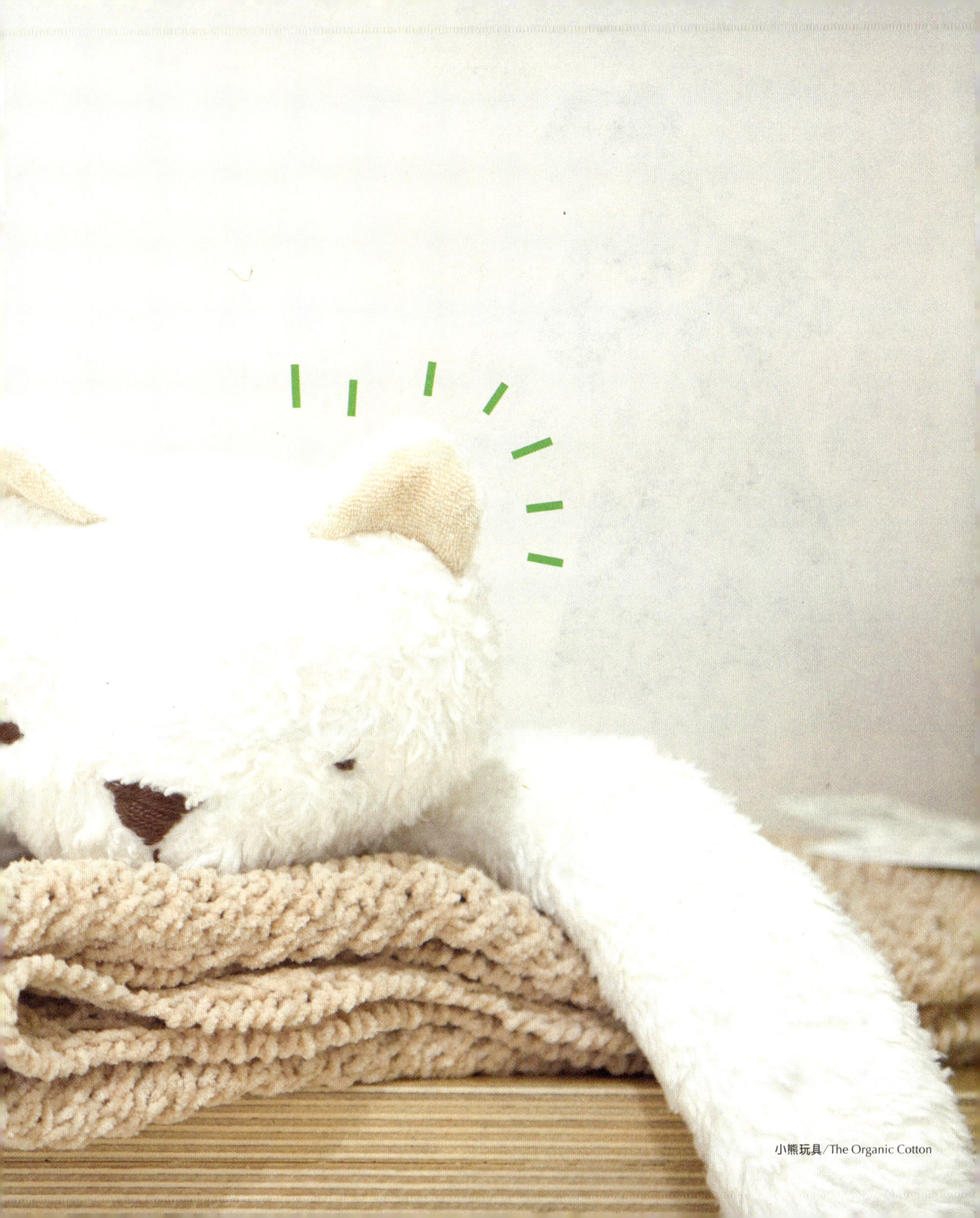

小熊玩具／The Organic Cotton

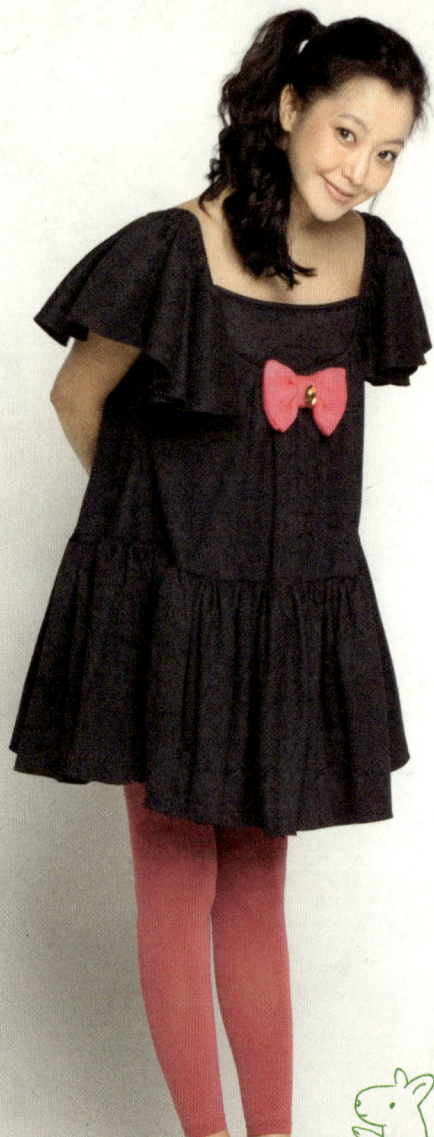

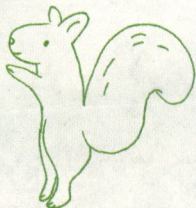

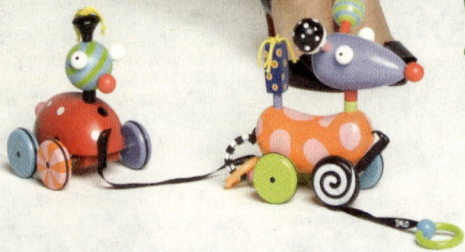

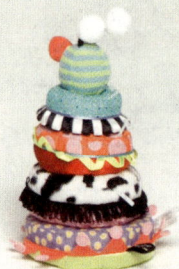

6月12日 星期四

怀孕也是一件痛苦的事情，痛苦的孕吐，难看的妊娠纹，

还有不能说的秘密 —— 便秘和痔疮，再加上女人的天敌 —— 肥胖，

我的天！

但从另一方面来说，这也是一个改掉不良习惯、

养成好习惯的天赐良机啊！

只吃有营养的食物，改掉不良的饮食习惯；

10个月里坚持运动，将运动变成我生活中的一部分；

还能一次性根除坏姿势呢！

哦，对了，随着胎教，我还可以养成读书、欣赏音乐、鉴赏美术等高雅的兴

趣哦。

所以，怀孕对我来说就是一次机会，一次脱胎换骨的机会！

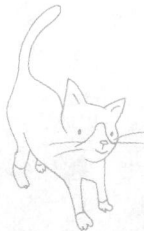

连衣裙/Manoush

玩具/ULALA BEBE

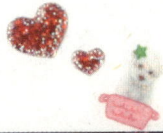

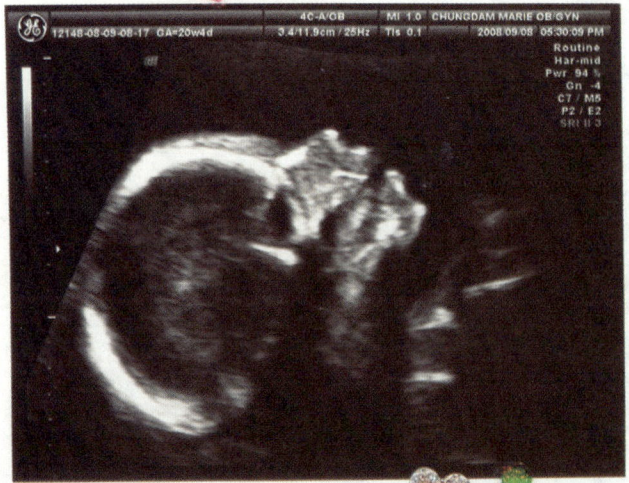

| GE | | 4C-A/OB | MI 1.0 | CHUNGDAM MARIE OB/GYN |
| | 12148-08-05-08-17 GA=20w4d | 3.4/11.9cm / 25Hz | TIs 0.1 | 2008.09.08 05:30:09 PM |

Routine
Har-mid
Pwr 94 %
Gn -4
C7 / M5
P2 / E2
SRI II 3

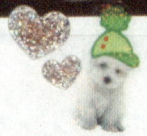

11月25日 星期二

我们的
小Jackpot！

真是越来越活泼了。
今天早上明明头靠边躺着呢，
去医院拍照时，
怎么又变成头朝上了？
是想和妈妈一样站立吗？
嘿嘿，
就连我的腿都能感到
你那小脚的振动呢。
可惜，
无论怎么照，
也没能看到我们
小Jackpot的
小脸蛋儿⋯⋯
真是从头到脚
都透着一股失望劲儿。

你那珍贵的
小脸蛋儿，

下次可一定要给妈妈看哟！

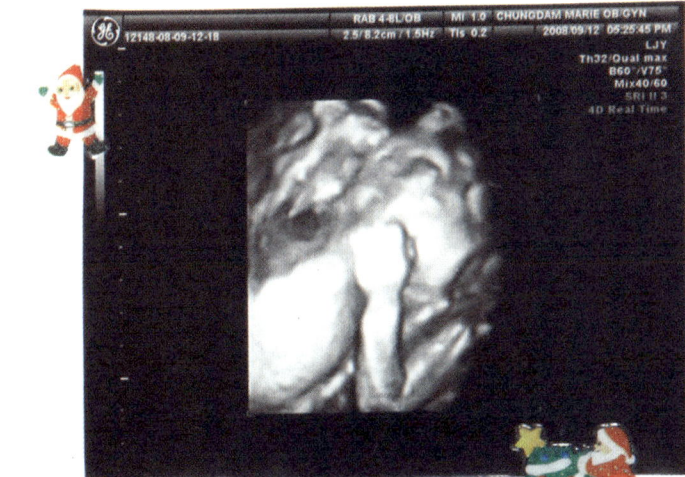

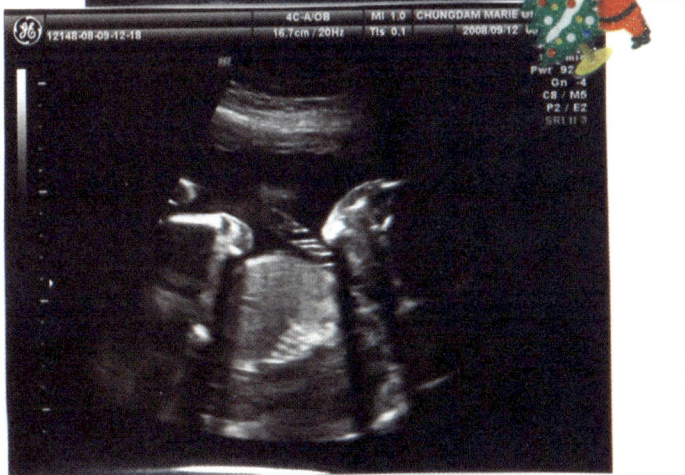

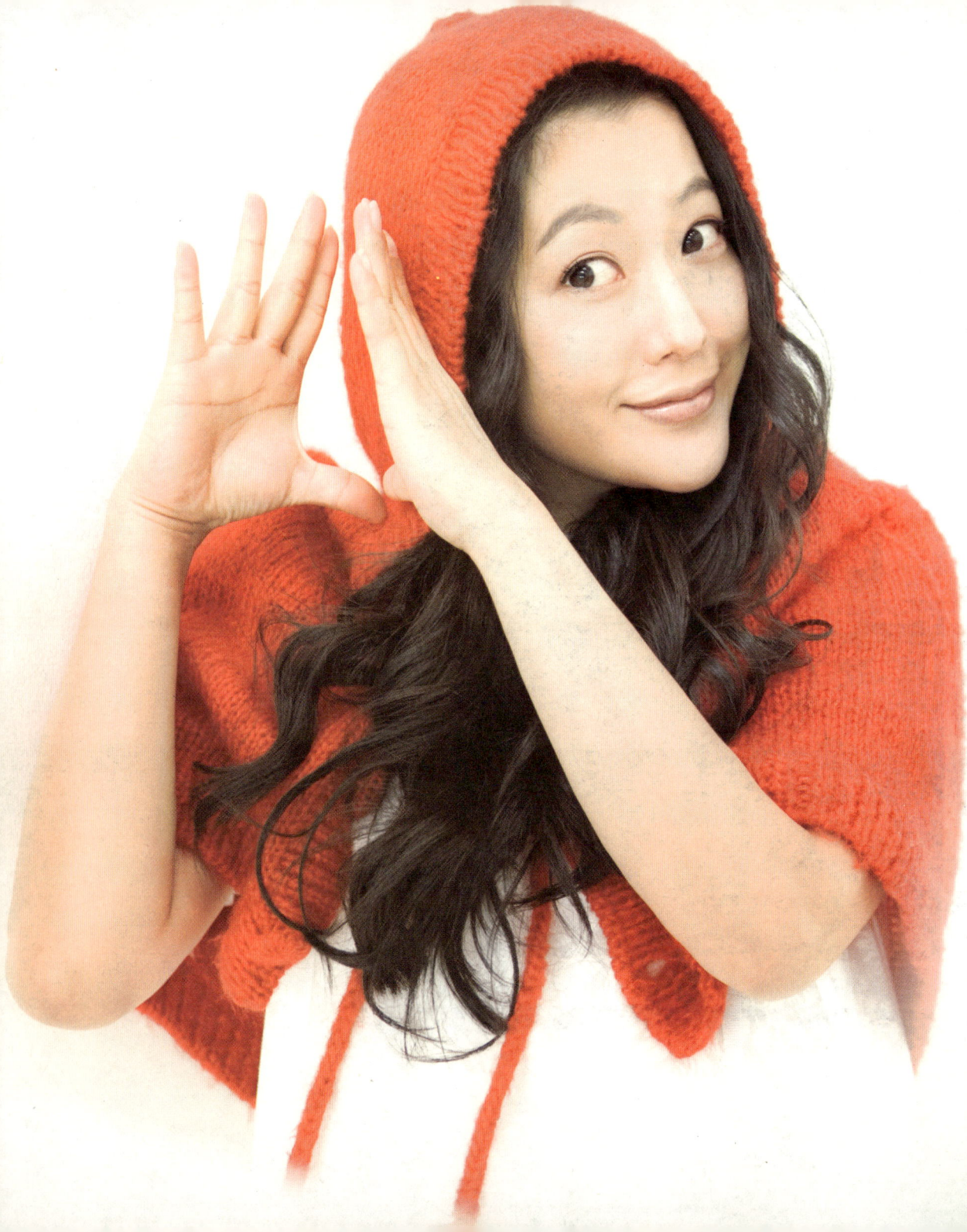

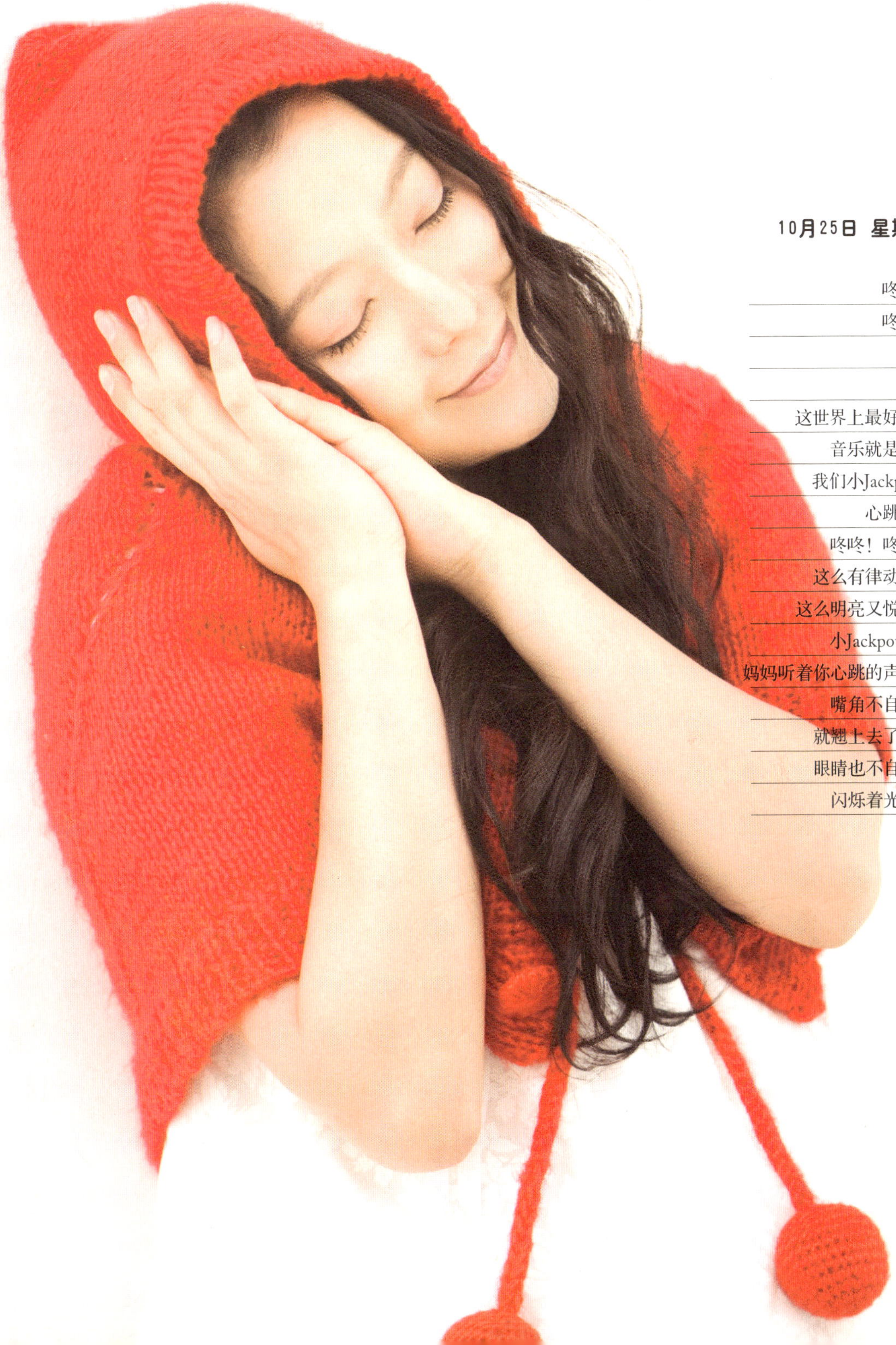

咚咚！

咚咚！

……

咚

这世界上最好听的

音乐就是……

我们小Jackpot的

心跳声。

咚咚！咚咚！

这么有律动感，

这么明亮又悦耳。

小Jackpot啊，

妈妈听着你心跳的声音，

嘴角不自觉地

就翘上去了呢，

眼睛也不自觉地

闪烁着光芒。

7月10日 星期四

我的小Jackpot，

要通过超声波和妈妈交流了哦，

怎么又用小手挡住了一半小脸蛋儿啊？

别闹啊，

让爸爸妈妈看看你嘛！

过一会儿，又转个90°，露出了正面的小脸蛋儿。

咚咚！咚咚！跳着的小心脏，

妈妈的心脏也跟你一样激动地跳动着。

这就对了，

小Jackpot啊，

小姑娘可不能让人觉得那么好欺负哦！

是不是不喜欢拍照啊？

可是你那小嘴唇很漂亮，像足了爸爸哦。

看见你后，妈妈心情大好，又跟爸爸聊这聊那的，

时间过得好快啊，

医生给了好几次眼色了，

"怎么还呆呆地在那儿不起来啊？"

可我们还忙着看我们宝贝的小脸蛋儿呢！

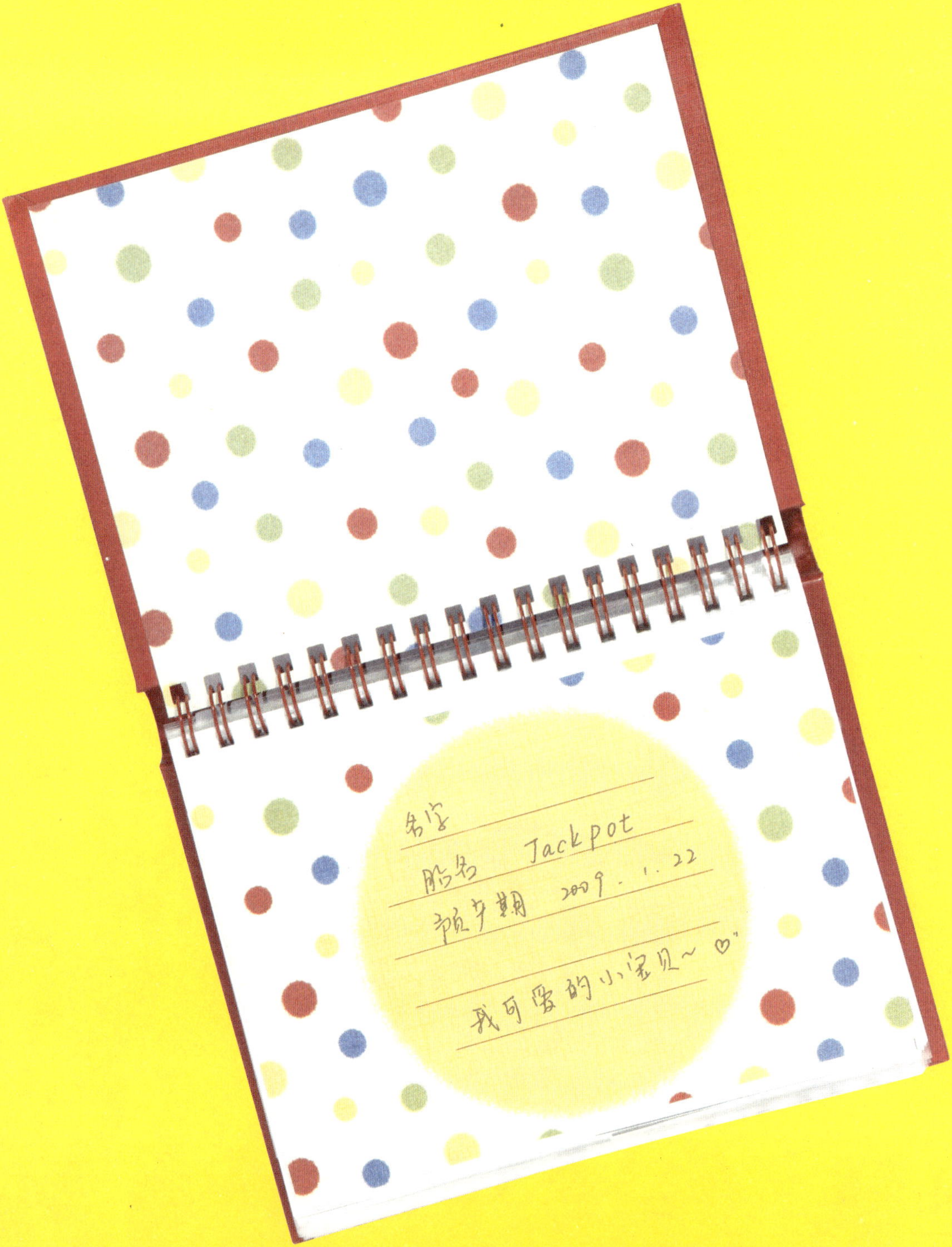

名字
胎名　Jackpot
预产期　2009.1.22

我可爱的小宝贝~♡

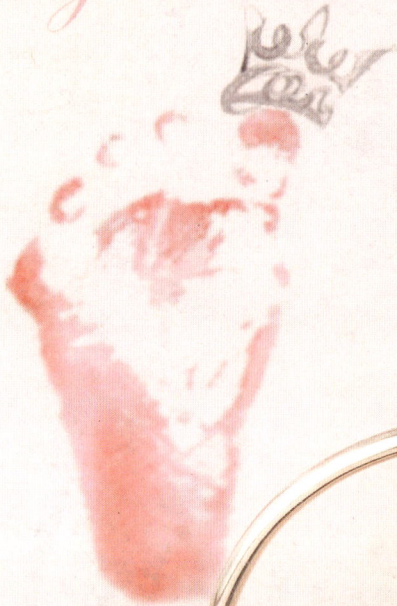

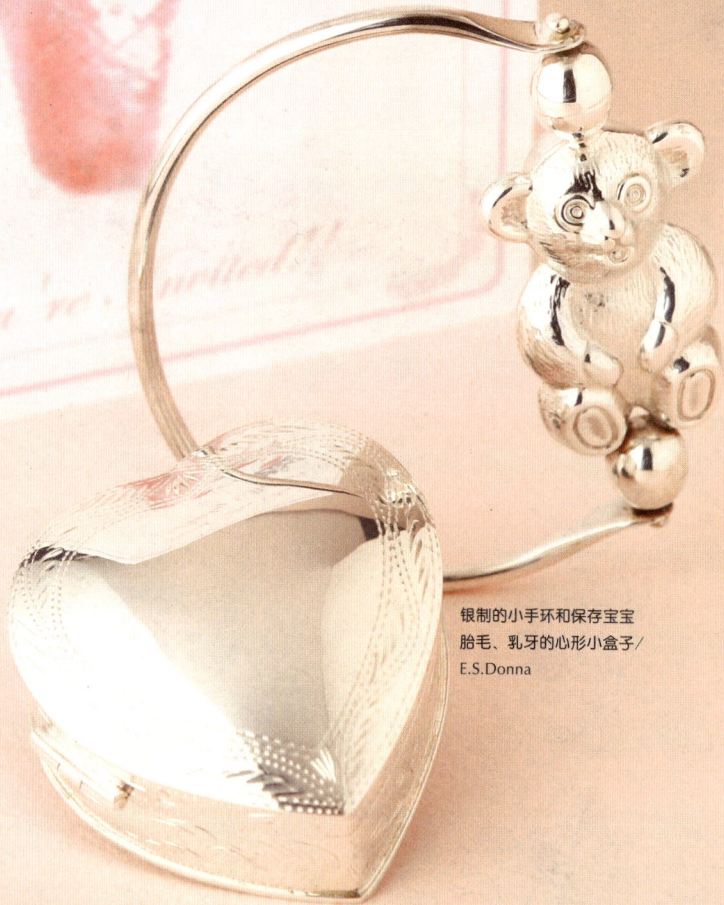

银制的小手环和保存宝宝
胎毛、乳牙的心形小盒子／
E.S.Donna

10月26日 星期五

叮当叮当~

忽闪忽闪~

我们IJackpot的小玩意儿

总是发出悦耳的响声，

闪耀着耀眼的光芒

还有香香的气味……

从那小巧玲珑的

小衣服上，

从那闪耀着银光的小手镯上，

从书上，玩具上，娃娃上……

是谁说妈妈们都爱说谎来着……

虽然可能大家都不信，

但就是这样！

看不到吗？

我们小宝贝的手镯上不是正散发着如同

月色一般的银光嘛……

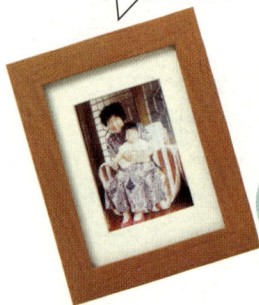
让妈妈来一手打造
可爱的小Jackpot吧！

2

喜善公主的名牌胎教

跟亲亲宝贝对话，分享爱的美妙时刻！
给亲亲宝贝听好听的音乐、看好看的图画、呼吸新鲜的空气，
这些都需要妈妈的特别技巧哟！

1. 心情大好的音乐胎教

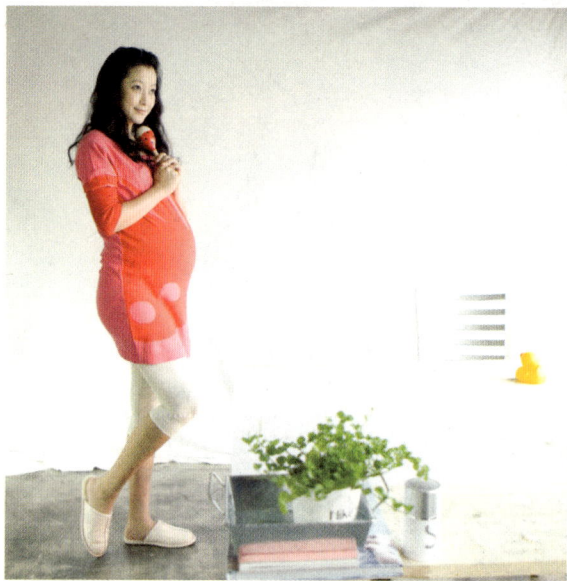

桌上的甜睡面膜／Son Reve
针织连衣裙／Plastic Island

　　宝宝的到来，就是我命中注定的！刚一结婚就特想要宝宝的我在去日本旅行时买回来一大包CD。也许是太想要baby的缘故，每走到一个地方，眼里看到的就只有baby用品商店，店里的胎教音乐和婴儿用CD是那么地吸引人！从那时候起，一张、两张……我开始买起胎教音乐CD来。每每听着这些轻柔的曲子，我就会不自觉地跟着哼唱，睡前听一听，还可以让我自然地入睡。不知不觉中，听这些音乐已经成为我生活中的一部分了。就这样，在得知怀孕的那一瞬间，我就下决心制订音乐胎教计划。要知道，音乐胎教最重要的一点就是：妈妈爱听的，才是宝宝爱听的！因为科学告诉我们，音乐并非直接影响胎儿，而是通过影响妈妈的情绪传递给胎儿的。 记得曾经有一次，我正在看花样滑冰比赛，心中期待着我的偶像"花滑精灵"金妍儿出场。神奇的是，在其他选手表演时，宝宝一点反应都没有，而金妍儿一出场，宝宝好像在大叫"加油"一样，使劲踢了我一脚！哎哟，肯定是我们家小Jackpot也感觉到我此刻激动的心情了！之后，我马上找到了金妍儿比赛时所用的伴奏曲目作为胎教音乐，认真地听了又听。那首曲子叫做《云雀之歌》。当然，下

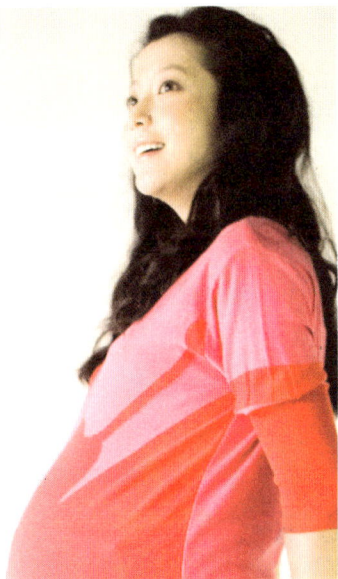

面我还有几首好听的曲子要推荐给各位准妈妈们呢!

首先，胎儿喜欢像钟表"滴答"声一样有规律的声音。所以，我选择的音乐都是婴儿音乐中有名的"进行曲系列"。另外，用打击乐器、钢琴和手鼓等演奏的简单而重复的旋律也特别吸引胎儿。给小Jackpot听这些音乐后，她似乎特别兴奋，在我肚子里面"手舞足蹈"。于是，每次小Jackpot动的时候，我都会放这些音乐给她听，促进她的大脑发育。其次，来自大自然的声音也让宝宝着迷，比如小鸟的鸣叫声和潺潺的流水声等。所以我选择了"企鹅管弦乐队"的演奏CD。听着混有风声、雨声和各种鸟鸣声的音乐，宝宝的心情肯定也会变得舒畅起来呢! 再次，考虑到胎儿的生活规律，在入睡前或午睡时间播放晨曲效果很好。因为，一日之计在于晨，晨曲的风格多是无比轻柔和甜美的! 其实，爸爸哼唱的催眠曲也是最好的胎教音乐之一。为了我们可爱聪明的小宝贝，老公每晚都要唱歌，真的好感谢哦! 我们的小Jackpot，爸爸的掌上明珠，真是还未出生，就泡在蜜罐中了呢!

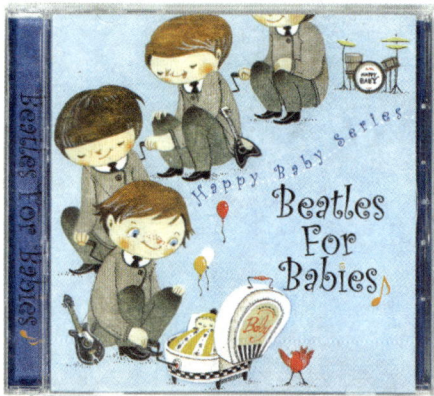

Beatles For Babies — Happy Baby Series — BEATLES FOR BABIES♪

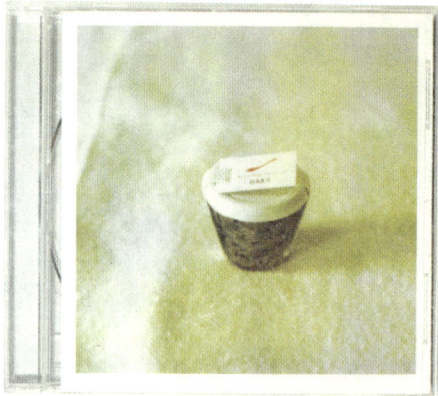

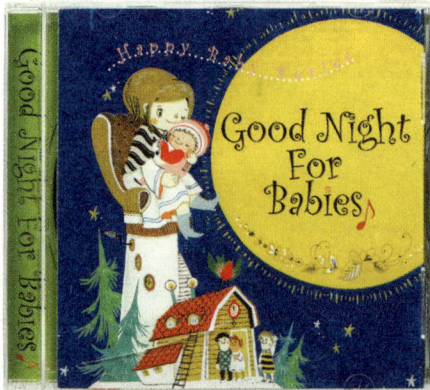

Good Night For Babies — HAPPY...BABY... — Good Night For Babies♪

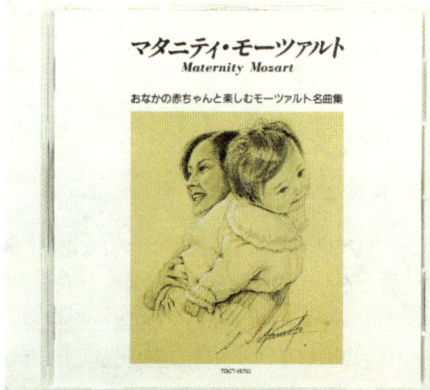

マタニティ・モーツァルト
Maternity Mozart
おなかの赤ちゃんと楽しむモーツァルト名曲集

TOCT-(570)

日本的胎教音乐可真多啊，我给我的
小Jackpot听好多好听的胎教音乐呢！

贴士 不同月龄的音乐胎教计划

● 怀孕4周以后，胎儿已能感到振动了，此时妈妈的心跳声就是最好的胎教音乐！

怀孕4周（可能有些人更早）后，胎儿的中枢神经系统和小点般大小的心脏就开始形成了。怀孕8周后，胎儿心脏开始跳动，眼睛、耳朵的成长加速，此时应开始进行音乐胎教了。虽然在怀孕初期胎儿还听不到声音，但已经能感觉到振动，应该通过妈妈随心情不断变化的心跳声让胎儿感知妈妈的心情和情绪。这段时期，我推荐莫扎特或海顿作品中的轻快乐曲。

● 怀孕12周以后，内耳发育完成，可以正式进行音乐胎教了。

怀孕12周后，胎儿的内耳发育完成，可以正式进行音乐胎教啦！此时，胎儿已经能够分辨出母亲的声音了。因此，妈妈可以把每天看到的、听到的和感受到的信息饱含深情地告诉宝宝。这段时期，可以选择听施特劳斯的华尔兹舞曲或古典名曲。

● 怀孕20周以后，听觉灵敏，胎儿的耳朵总是张开着的。

胎儿喜欢从妈妈身上传来的有韵律感的振动。妈妈游泳时的水声和轻轻的晃动声，散步时抚摸着肚子哼唱的歌声都会给胎儿的大脑和心脏带来很好的刺激效果。

● 怀孕24周以后，听觉活跃，播放胎教音乐。

从此时开始，胎儿可以听到所有的声音了。选曲时，要同时考虑妈妈和宝宝两个人的心情和状态，并在幽静温馨的氛围下欣赏。

● 怀孕28周以后，听觉机能完全成熟，让胎儿多听各种各样的声音。

此时胎儿的听觉已经像成人一样灵敏，可以让胎儿接触更多的声音。除了听音乐，还可以多听一些鸟鸣、水声和风声等大自然的声音。妈妈也可以用温和的声音描述一下太阳与星星、树木与花草等大自然中各种事物的形状、颜色、大小和气味等，来刺激胎儿五感的形成。

● 怀孕32周后，可以分辨出各种声音的不同，让胎儿了解声音强弱和旋律的变化。

此时胎儿的听觉变得十分灵敏，可以明确地分辨出声音的强弱或差异。妈妈可以用更加细腻的感情讲故事，并让宝宝听各种乐器演奏的声音。振幅较大的弦乐演奏是个不错的选择。

2.能变漂亮的美术胎教

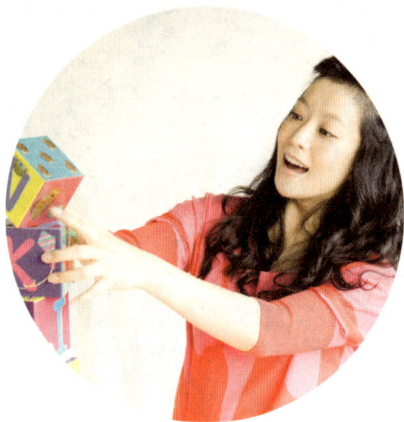

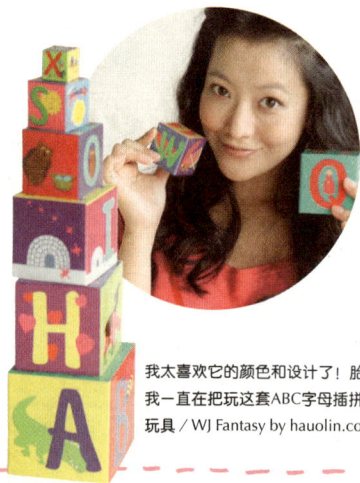

我太喜欢它的颜色和设计了！胎教期间，
我一直在把玩这套ABC字母插拼玩具。
玩具 / WJ Fantasy by hauolin.com

　　装饰我家小Jackpot的超声波相册，给她做小衣服、小手镯和小围嘴儿等，我一直把这些当成对宝宝的胎教。之后，我下了很大决心才开始了画宝宝小脸蛋儿的美术胎教法！听说，妈妈经常画宝宝的样子，肚子里的宝宝会觉得自尊心极度上升。所以，耳根子太软的我就立刻开始行动了。特别在照了超声波照片后，我就1张、2张地开始完成我的"美术作业"。这些像幼儿园小朋友们画的奇怪东西贴满了我家冰箱。嘿嘿，其实那都是喜善公主画的Jackpot的小脸蛋儿哦！

　　肚子渐渐变大后，我选择到各个展览馆或者美术馆简单散步。特别喜欢在观赏画展的时候把自己的感想传递给宝宝，所以美术胎教也算是一种对话胎教吧！能每天学到新知识，又能把我的学习感想说给宝宝听，这个过程比学美术、观赏画展本身更有趣。所以，我一直认真地坚持下来了。

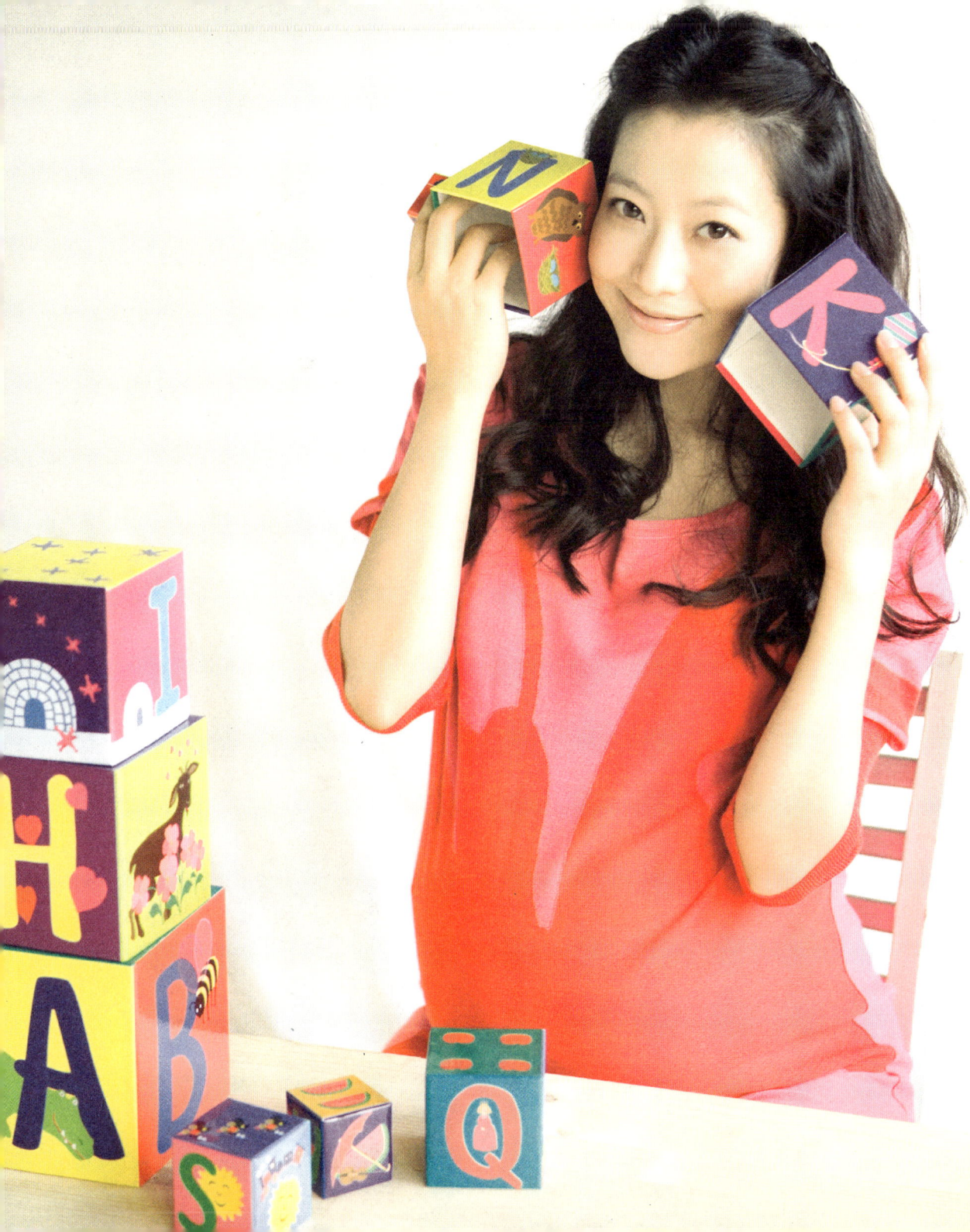

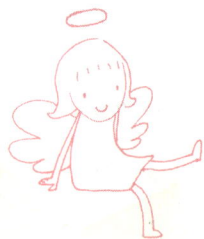

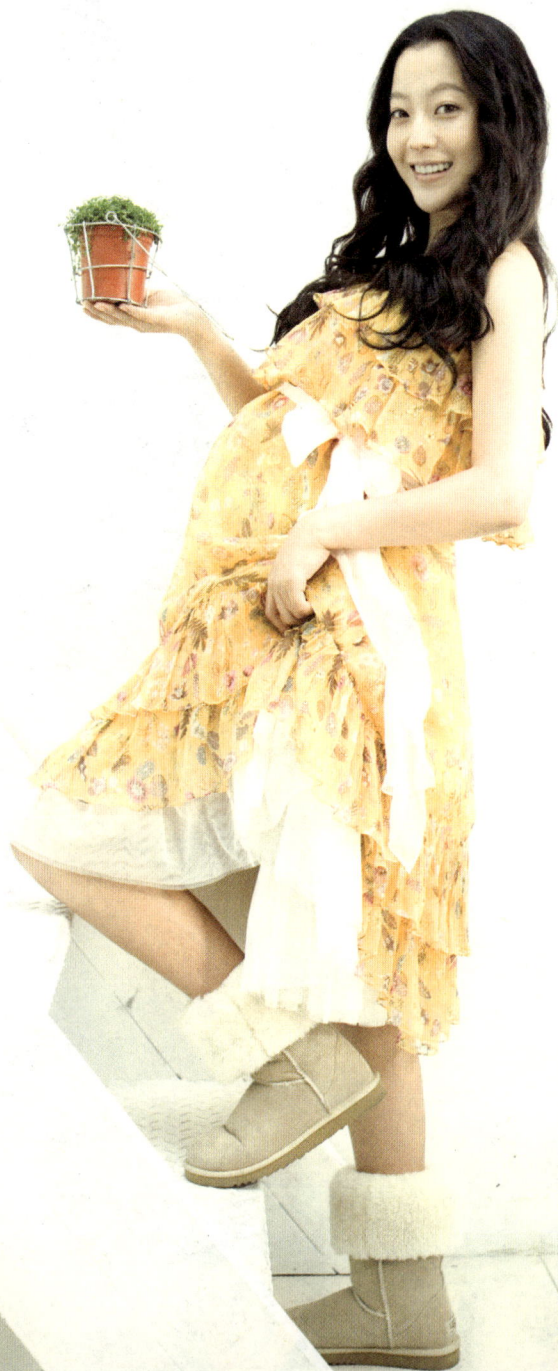

波浪连衣裙/Jina Kim740612
羊剪绒短靴/UGG

3.幸福的花香胎教

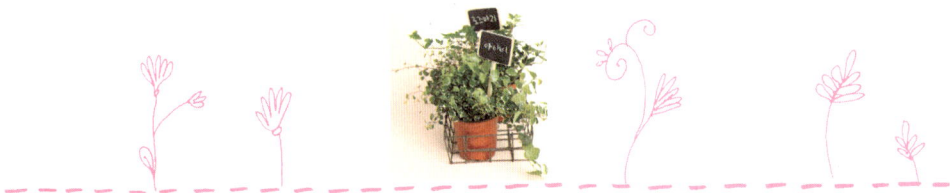

让我们把身边飘过的芳香都带给宝宝吧!

每闻到一种香气,妈妈能对这种味道加以详细的描述,这本身就是一种非常好的胎教方式。雨后的清风、淡淡的茶香、刚出炉的烤面包、新鲜的青菜……深深地吸一口这些醉人的香气,相信肚子里的宝宝也会高兴地"咯咯"笑呢。你还可以一边散步一边进行花香胎教。散步时深深吸一口气,感觉让肚子充满空气,通过子宫有规律地收缩轻轻挤压胎儿的皮肤,这样可以刺激胎儿大脑的发育。大自然的声音和味道都是给胎儿最好的礼物哦!

插花是可以尽情享受大自然气息的一种独特的胎教方式。花草的芬芳可以唤醒妈妈的五感六觉,重要的是要选用对孕妇和胎儿健康有益的花草。如果你觉得插花简单、乏味,那么学做婴儿房的香盒,或是制作可以在宝宝百日宴上发出夺目光彩的桌花吧,肯定更有意思也更能引起兴趣。重要的是,妈妈在完成一件作品时获得的成就感会全部传递给宝宝,对宝宝大脑的发育会产生积极的影响,对宝宝心理和情绪的稳定也有好处。另外,把香香的花草放在床头,还可以催眠;把薄荷类花草种在室内,还有转换心情、疏解疲劳的效果呢!

对孕妇有益的花香都有哪些呢?

· 常春藤 | 有净化空气的效果。

· 柠檬 | 具有促进消化的作用,很适合容易消化不良的孕妇。

· 迷迭香 | 提高记忆力,缓解头痛。

· 桉树 | 提高免疫力,预防感冒,适合不能随便吃药的孕妇。

· 非洲菊 | 促进血液循环、温暖身体。

· 玫瑰 | 有安神效果,帮助睡眠,可以在怀孕后期无法入睡时把它放置在枕边。

· 菊花 | 适合有眩晕症状的孕妇,还有明目效果。

4.健康的芳香胎教

在Tiara美体中心接受芳香按摩绝对是一大享受! 我想, 没有什么比这个更能帮助孕妇缓解疲劳和放松身心了。 芳香不仅对孕妇的身心有益, 对孕妇的情绪也能产生积极影响, 还可以刺激胎儿的嗅觉, 促进胎儿的脑部发育。在怀孕4~5个月时, 胎儿已经可以闻到气味, 而且会受到妈妈闻到的气味的影响, 所以在这段时期开始芳香胎教效果最佳。其实, 芳香胎教的方法很简单, 只要妈妈闻一闻香气。你可以在家里各处放点自己喜欢的精油, 想起来时自然而然地闻一下。既简单又有效。但一定要记住有些精油对孕妇来讲是要忌用的。它们是: 茉莉(Jasmine)、紫苏 (Basil) 、薰衣草(Lavender)、肉桂 (Cinnamon) 精油等。同时, 要记得不是只有精油薰香才是芳香胎教。芳香胎教无处不在, 每当你闻到香味, 大吸一口气, 把这种嗅觉快乐带给宝宝, 这就是芳香胎教啦! 妈妈喜欢的面包味、花香都会刺激胎儿的情绪。到近郊呼吸一下新鲜空气也是个好主意, 我可是把结婚前没去过的国内名川大山都走遍了哟! 对了, 还有一个让自己瞬间成为 "女王" 的好办法, 那就是让老公帮自己做芳香精油按摩。老公帮我揉捏浮肿的脚踝、小腿的那一瞬间, 我确信, 我就是 "女王" 啦!

让喜善公主越来越漂亮的芳香精油使用法

❶ 每天随心情在薰香炉里滴2~3滴薰衣草或薄荷精油, 让香气散播到空气中。这两种精油都能解除紧张感、刺激食欲, 可以在怀孕期间一直使用。

❷ 每晚在30mL基础油中滴入3~4滴精油, 调好后开始按摩, 既可以缓解浮肿和疲劳, 还可以促进睡眠。可以选择安神的依兰精油或愉悦心情的玫瑰精油。

❸ 决心要好好睡一觉的话, 可以把薰衣草精油洒在枕套或枕巾上, 躺着闻香味。

❹ 怀孕后期紧张感和不安感加重时, 我最常做的就是薰衣草精油热敷法。把薰衣草精油滴入热水中, 将毛巾沾湿后拧干, 敷在脸上慢慢深呼吸就可以了! 不仅能改善粗糙的皮肤, 还可以减少不安, 舒缓身心。

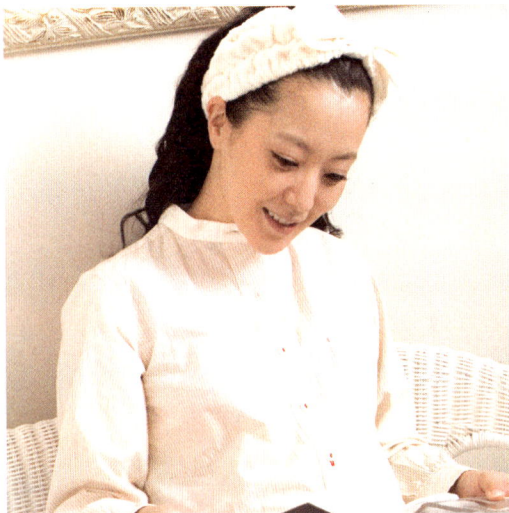

发带、连衣裙／The Organic Cotton

贴士 对孕妇有益的芳香精油

❶ **薰衣草** | 减轻忧郁不安，稳定呼吸的植物花香。

❷ **甘菊** | 帮助安心定神，可以和宝宝一起享用。

❸ **柑橘** | 有预防妊娠纹的功效，按摩自己的腿脚可以更好地安享睡眠。

(前两种精油在怀孕3个月后使用较为安全)

5.让宝宝变聪明的对话胎教

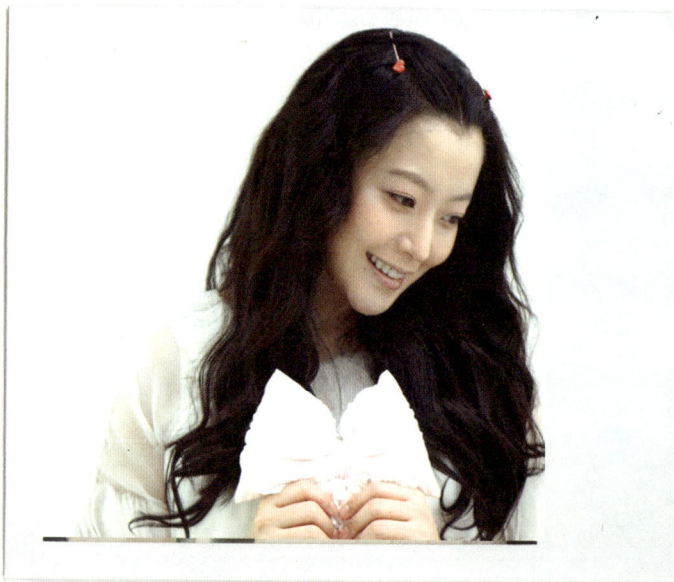

　　Jackpot啊，Jackpot啊，我的小Jackpot！"我们夫妻人生中最不可思议的小精灵"，知道你对爸爸妈妈意味着什么吗？只要把这个告诉她，她就会满足地乐开了花的。据说胎教对话是越实际、具体越好，所以，不需要跟她讲什么很久很久以前的遥远故事，只要每天向她汇报这一天的活动，跟她分享感受就好了。曾经那么害羞的老公，也因为每天的对话胎教，演技大大提高了呢！不仅因为宝宝对爸爸的声音反应更强烈，而且爸爸的胎教对话还能给妈妈和宝宝带来强烈的"一家人"的幸福感，所以老公每晚都在绘声绘色地讲故事，手舞足蹈地演出一幕幕童话剧。虽然我并没有支使和强迫他，但老公还是每天坚持认真地跟我肚子里的小Jackpot聊天，即使晚上喝了酒，也不会漏掉一次，对此我只有满心感激。其实，对话胎教的目的不就是让爸爸、妈妈和宝宝之间产生一条亲密纽带嘛！就这样，每天讲故事给宝宝听，不知不觉地我们三人之间就产生了一种看不见的联系。对话胎教不仅能让宝宝的左右脑发育均衡，还能大大提高她的智商和情商。还有人说，接受过对话胎教的宝宝要比没有接受过的宝宝更容易与小伙伴们相处，更好地理解他人，长大后能更出色地融入社会。听到这话，老公就更加认真和用心地进行对话胎教了，只求我家小Jackpot能长成一个可以倾听他人诚恳的话语、性格宽厚的好宝宝！有夫如此，妇复何求啊！

6.一定要体验一次的热门胎教
(1)肚皮舞胎教

　　能让观众热血沸腾的肚皮舞，在孕妇中间也是很受欢迎的。曾经，网上有一段怀孕8个月的国外孕妇忘情地跳肚皮舞的视频，还引起了大家的热议呢。

　　有不少准妈妈们担心："腰部的剧烈活动会不会影响胎儿发育呢？"回答是："No."只要不是在胎儿还不稳定的怀孕前3个月时期跳就不会有问题。孕妇肚皮舞不需要过激地转动腰部，而主要是利用腹部、骨盆和手腕来完成动作。特别是随着腿部的抖动可以减缓腰部的转动，不仅锻炼到了腿部肌肉，还可以自然而然地活动括约肌。孕妇在跳肚皮舞时要随时确认心跳次数，使它保持在140次/分钟以内，避免做过快或阻断呼吸的激烈动作。

肚皮舞胎教的好处

❶ 增强体力

　　通过腿部运动带动腹部活动，可以锻炼上下肢的肌肉，同时增强体力。通过运动增强体力在分娩时和产后育儿时都会有很大的帮助。

❷ 消除便秘

　　腹部、骨盆和括约肌充分运动，自然地刺激肠道，达到消除便秘的效果。

❸ 增添生活情趣

　　伴随着极富异域风情的音乐翩翩起舞，做出美美的胯部摇摆动作，让腰链发出"叮叮当当"的响声，可以使孕妇提升自信，这种好心情甚至还可以感染宝宝。

❹ 减少分娩时的腰痛

　　腰部的扭动动作可以让平时不太活动的骨盆得到锻炼，减少分娩时的腰痛和腹痛。

(2)旅行胎教

到了怀孕中期，孕妇在一定程度上适应了自己的身体，便可以更自由地外出了。此时最好的胎教就是旅行。不同于怀孕初期只能待在家中休养，现在可以通过旅行来接触大自然，寻找豁然开朗的感觉了，并把这种感觉传递给宝宝，让肚子里的宝宝也一起欣赏美景吧！不过，旅行最好避免人多嘈杂，而且不能离市区太远，以防发生紧急情况时无法处理。考虑到乘车的舒适感和安全性，火车旅行是较好的选择。但其实自己心里还是觉得老公开车才是最安全放心的选择。如果去较远的地方旅行，要避免长时间乘坐，经常下车活动活动，一来可以促进血液循环，二来能防止出现静脉曲张或静脉血栓。如果打算乘飞机去海外旅行，应该事先征求主治医生的意见，在飞机上也要每2小时起身活动一下。另外，进行旅行胎教时最重要的一点是要忘记其他事情，只专注于宝宝和自己，全身心投入，跟宝宝一起享受快乐旅行！

旅行胎教的好处

❶ 刺激胎儿的五感发育

在大自然中听到的鸟鸣声、波涛声以及踩碎落叶的声音等可以刺激胎儿的听觉，这比听胎教音乐CD更直接哦！

❷ 帮助敏感的孕妇转换心情

怀孕以后，激素的分泌和体形的变化会加剧孕妇心情的起伏，容易患孕期抑郁症。旅行可以使孕妇身心愉悦、转换心情，并将好心情传递给宝宝。

❸ 有助于胎儿的脑部发育

大自然的新鲜空气中富含负离子，可以促进胎儿脑部发育所需的神经递质的生成。

❹ 培养胎儿的感知能力

腹中的宝宝虽然不能直接看到妈妈所看到的景色，但妈妈的印象和感觉会全部传递给宝宝。因此大自然的美景和妈妈的好心情可以提高宝宝的感知能力。

(3)芭蕾胎教

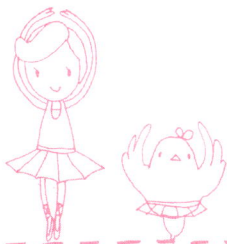

　　你曾经有过跳芭蕾舞的梦想吗？现在，你可以在怀孕后通过胎教来实现这个梦想啦！芭蕾和瑜伽一样，都是通过腹式呼吸和伸展动作进行练习。身体在音乐的伴奏下有节奏地活动，正好合适那些不愿做高难动作或者不愿静静等待的准妈妈们。芭蕾可以从怀孕4个月后开始练习，但不需要像专业舞者一样穿芭蕾舞鞋，做高难度动作。芭蕾中的基本动作可以舒展肩部和腰部，达到矫正孕妇体形的效果；放松脚踝的动作可以帮助孕妇减轻腿部浮肿；向后屈膝再伸展开的动作可以使骨盆得到放松。通过反复练习这些动作锻炼肌力和体力，以帮助产后迅速恢复身形和体能，这也是芭蕾胎教最大的优点。但做所有的运动前都要进行热身，芭蕾也一样。在开始前和结束后的5分钟内，可以做一些轻松的准备活动和结束活动，避免身体疲劳。

芭蕾胎教的好处

❶ 帮助骨盆肌肉收缩

芭蕾胎教里有很多活动骨盆肌肉的动作，反复练习双脚并拢、脚尖向外的站立动作，或打开髋关节的平衡动作，会帮助分娩时顺利地打开关节，完成自然分娩。

❷ 腹式呼吸让宝宝变聪明

做芭蕾动作时，需要一直用腹式呼吸法。腹式呼吸法可以加大氧气的吸入量，让宝宝的头脑更灵活。

❸ 听芭蕾音乐就是胎教

大家都知道常听莫扎特、柴可夫斯基的曲子可以稳定胎儿情绪、促进胎儿的头脑发育。跟随音乐律动身体，可以增强妈妈和宝宝的艺术情感。

❹ 帮助矫正姿势

芭蕾的矫正姿势还可以达到减肥的效果，让身形变得更美。练习芭蕾首先要摆出正确的姿势，所以，我们可以通过学习孕妇芭蕾来矫正妈妈们因怀孕而走形的身材。

7. 不同月龄里的胎教计划表

1月

胎儿：受精卵着床5天后，形成脑和脊髓的基本物质——神经管完成。此时胎儿虽然是拖着小尾巴的小鱼的形状，但神经系统和循环系统已经开始成长。

妈妈：妈妈要端正心态，以积极的态度制订胎教计划表。首先要戒掉快餐食品、酒精、咖啡等，然后再开始胎教。为预防便秘，每天至少喝8杯水。

2月

胎儿：胎儿以惊人的速度成长，这是手脚发育的重要时期。眼、消化系统、大动脉和肺都开始形成。

妈妈：为创造舒适安定的胎内环境，要增加睡眠时间。即使不入睡，也可以以舒缓的心态闭目养神，多做休息。

3月

胎儿：胎盘和羊水在此时出现。胎儿通过脐带吸收氧气和营养，脊椎、间脑、中枢神经系统形成，手指、脚趾、眉毛、耳朵等成形。

妈妈：此时是胎儿脊椎等重要神经系统的生长期，妈妈要注意补充维生素。胎儿只能感知轻微的振动，还听不到任何声音。妈妈可以通过水上有氧运动、散步等给胎儿一些新鲜的刺激。如果是上班族准妈妈，建议用笔记本电脑来代替台式机，以减少电磁波危害。

4月

胎儿：此时胎儿已经能够感知妈妈的想法和情感。胎儿开始自己练习吸气和呼气，还会吞吐羊水。

妈妈：进入怀孕中期，激素的分泌逐渐稳定，情绪上的不安感也会逐渐减轻。妈妈可以欣赏一下喜欢的画作，听听喜欢的音乐，开始跟宝宝进行情绪上的交流。

5月

胎儿：此时要多注意胎儿头脑的发育。另外，胎儿的情感也开始迅速发达。开始吮吸手指，并能自由活动身体。

妈妈：这是胎儿头脑和情感同时迅速发育的重要时期。比起抽象的对话胎教，细心亲切的描述和说明更加适合。另外，散步可以帮助胎儿头脑发育所需的神经递质的生成。妈妈应把散步生活化、常态化，当做每日必做的功课。

6月

胎儿：听觉逐渐发达，可以分辨妈妈的声音和周围的响声。胎动更频繁，如果感觉不到胎动就应该向主治医生咨询。胎儿可以直接感受到妈妈的思想和情感，所以爸爸妈妈绝对不能吵架哦！

妈妈：边抚摸肚子边跟宝宝聊天，播放各种音乐。此时爸爸的胎教更重要，可以通过唱摇篮曲多让宝宝听听爸爸的声音。

7月

胎儿：对外部的声音、气味，甚至光线的刺激都可以通过胎动来作出反应。心脏和肺发育成熟，随着胎儿的不断长大，渐大的子宫将肋骨向上推挤，胎儿和妈妈经常会感到闷得慌。

妈妈：可以用瑜伽或腹式呼吸法来应对不断增大的子宫所带来的不便。为避免胎儿发育过快，妈妈应该尽量摄取低热量、高蛋白的食物。

8月

胎儿：胎儿脑部的神经细胞呈几何级数增长。摸着妈妈的肚子可以明确感知胎儿的位置。连接胎儿的胎盘对胎儿脑部发育十分重要，因此要保证血液循环的畅通。

妈妈：如果妈妈体重超标，可能导致胎儿脑部供血不足，因此要注意控制体重。为使血液流畅，可以尝试足浴、半身浴等。

9月

胎儿：此时胎儿的成长速度减缓。为出生作准备，胎儿胳膊和颈部开始储藏脂肪，甚至多到堆积出褶皱。

妈妈：此时子宫的位置达到最高，妈妈的神经开始变得敏感，容易感到疲劳。要以舒缓的心情保证充分休息。可以听着宝宝喜欢的音乐进行简单的散步。

10月

胎儿：胎儿会获得母体本身具有的对所有疾病的抗体。此时胎儿的头部开始朝下，作好出世的准备。

妈妈：怀孕后期，肚子随着腹壁的拉长变薄，胎儿对光线更加敏感。要尽量避免去明暗光线变幻的电影院，否则可能会给胎儿带来压力。和老公一起坚持练习帮助顺产的呼吸法，多做体操。

Q&A

74

Q 听说人的IQ多遗传自父母，那是不是就不需要为了让宝宝变聪明而进行胎教了呢？

A 最近有研究证实，在决定IQ的因素中，遗传因素只占30%～40%，更重要的是子宫内环境。胎儿在子宫中是不是吸收到了充足的养分，有没有有害物质等因素引起的压力，情绪是不是充分稳定等问题都会给宝宝的IQ带来综合影响。解决前面提到的种种问题的过程就是胎教的过程。所以，为生一个聪明的小宝宝而进行胎教还是十分有必要的。而妈妈确立一个关于分娩的正确态度尤其重要。

Q 胎教音乐真的有效果吗？

A 当然有！但并不是所有的音乐都有效果，只有挑选妈妈听了心情会变好的，并且根据胎儿的状态选择适合的音乐才会有效。但无论如何，妈妈的心跳声对胎儿来说都是最好的胎教音乐，这一点是毋庸置疑的。产后喂养母乳时，之所以要朝左抱宝宝，也是为了让宝宝在最近的距离听到妈妈的心跳声。所以有些学说认为类似妈妈心跳声是最好的音乐。日本的胎教音乐中之所以有那么多的小鼓声，正是因为那些小鼓声最像妈妈的心跳声。自第5个月起，胎儿的听觉开始正式发育，可以从此时集中进行音乐胎教。还有一点要记住，高音会让胎儿的自律神经系统感到紧张，而低音可以舒缓紧张，而130分贝以上的超高音对胎儿是绝无好处的。另外，爸爸、妈妈生气时发出的破音会对胎儿的大脑产生负面影响，所以妈妈一定不要生气，夫妻之间也绝对不能吵架。

Q 胎儿的脑细胞在妈妈肚子里就开始形成了吗？

A 成人的脑细胞平均为150亿个，其中有大约100亿个脑细胞是在妈妈的子宫里形成的。也就是说，一个人70%的脑细胞在妈妈肚子里就已形成，而出生后2年内会形成约90%的脑细胞。怀孕时，妈妈的营养供应和胎教对胎儿的智力发育十分重要。分时期来说的话，胎儿的大脑在24～28周时迅速发育，每天可以形成5000万～6000万个脑细胞，20周以前平整的大脑表面此时开始出现褶皱。

Q 是不是胎动愈频繁，宝宝就愈聪明呢？

A 荷兰科学家曾经证明胎动与胎儿大脑活动有密切关系，但这并不是绝对的，不过妈妈感到的胎动强度与妈妈的肚皮却有一定的关系。一般从怀孕的第5个月开始就能感到胎动，但脂肪较多的孕妇可能会晚些，而脂肪较少的孕妇会随着怀孕周数的增加而更明显地感觉到胎动。

Q 莫扎特的音乐真对胎教有帮助吗？

A 胎教音乐并不是只要选择有名作曲家的曲子就行了，如果妈妈觉得播放的音乐枯燥无味，是不会有任何效果的。所以，最重要的还是妈妈的情感和心理状态。听着自己喜欢的音乐，自然而然作出高兴的反应才会对胎儿产生积极影响。只不过莫扎特的乐曲可以提高胎儿大脑的均衡感和安定感，这一点是不能忽视的事实。

75

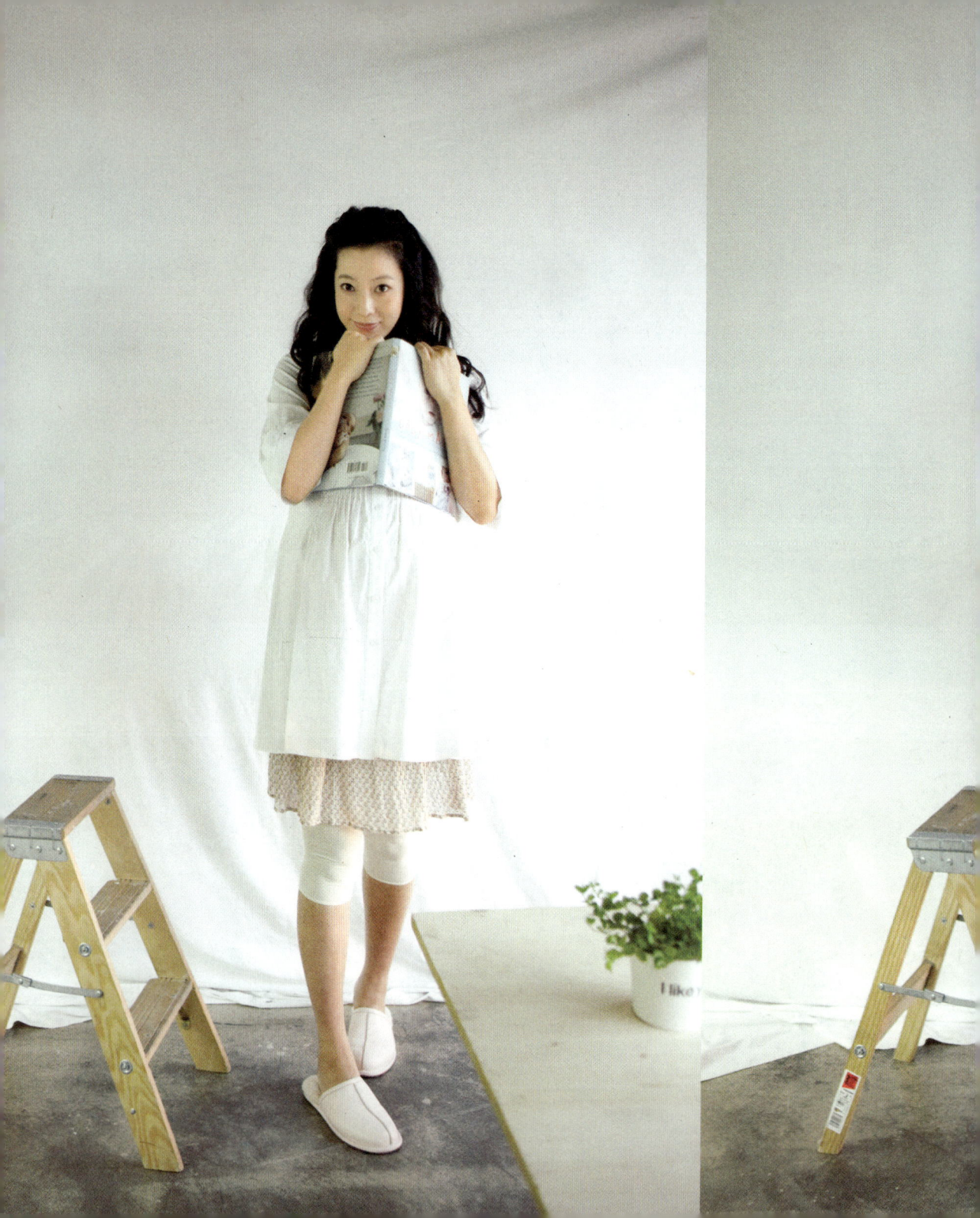

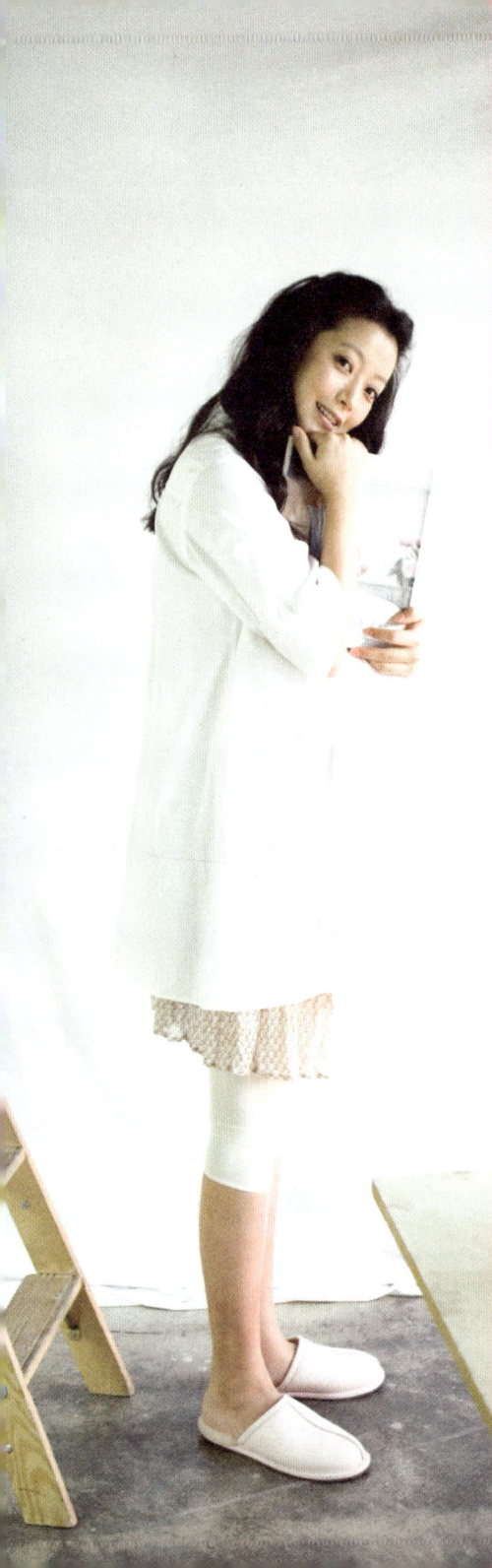

7月23日 星期三

Jackpot啊～

爸爸为了让你

心情好好，

睡觉香香，

快快长大，

买了好多好多音乐礼物哟！

妈妈已经心情大好，倍感幸福了呢……

小Jackpot，你呢？

听到了吗？

咦？怎么不回答啊？

如果你也喜欢爸爸送的礼物，

就举举手，

抬抬脚，

踢踢妈妈的肚子，

好吗？

有机棉的连衣裙/The Organic Cotton
真皮拖鞋/UGG

8月13日　星期三

我的小Jackpot，

是不是为了让妈妈多睡会儿，

才在闹钟响了以后开始闹腾啊？

把上班的爸爸送走，

才发送信号让妈妈起来，

不要老窝在一个地方，

这是你给妈妈的信号对吧？

乖Jackpot，真乖……

谢谢宝贝！

出生后也一定要这么懂事听话哦。

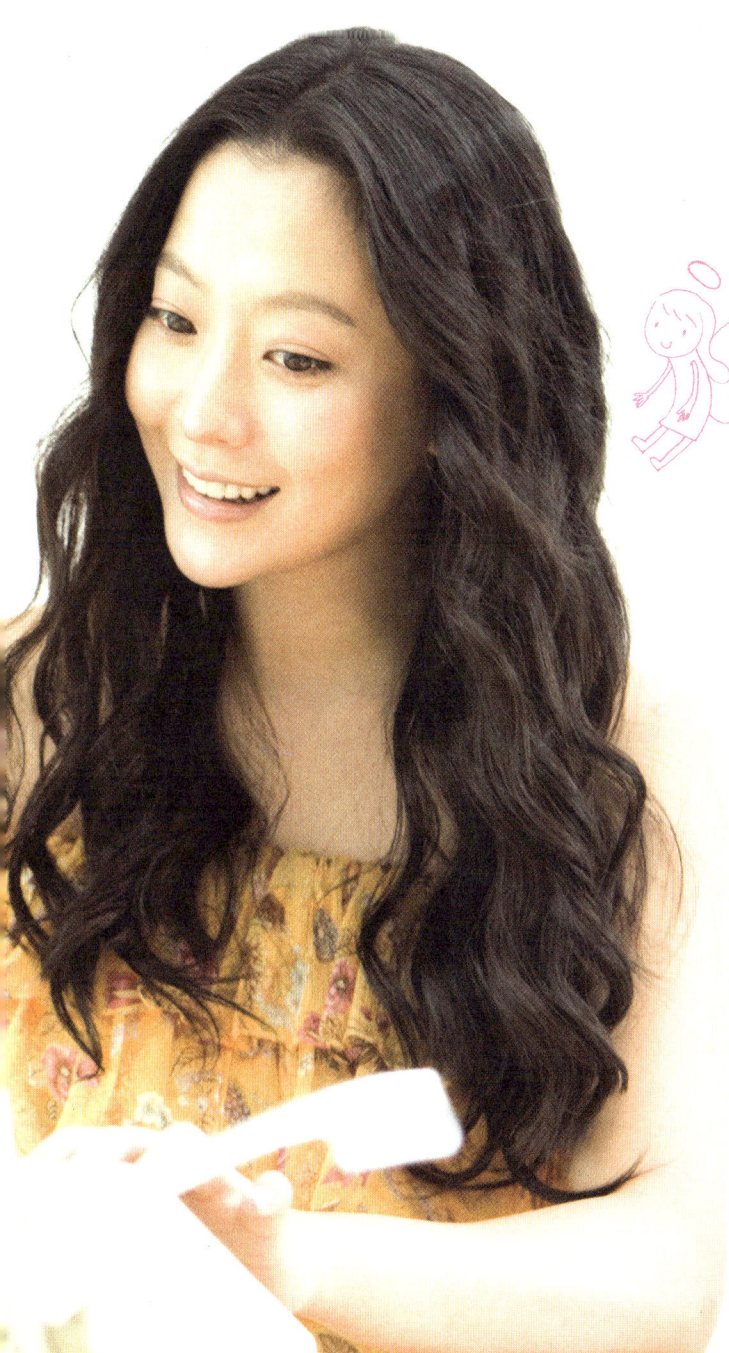

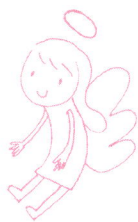

8月2日 星期六

因为凸起的肚子不能穿漂亮的

芭蕾裙学跳芭蕾了，

真是遗憾，

太

遗憾了！

如果我们小Jackpot是

乖乖女的话，

就在妈妈肚子里接受

芭蕾胎教吧……

一二三

……

纱裙／ULALA BEBE

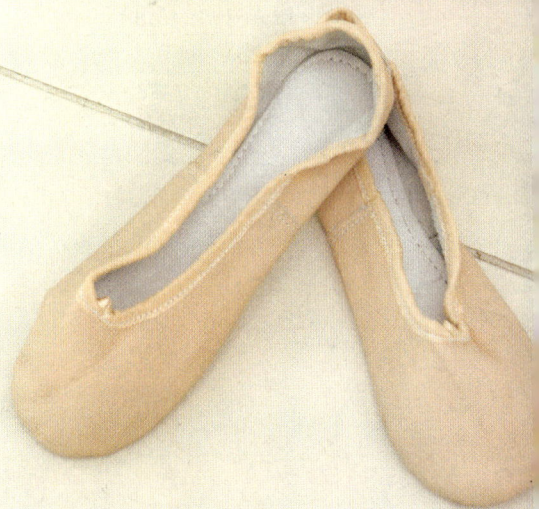

8月6日　星期三

哇！

眼睛，

鼻子，

嘴巴，

就连侧脸都长得端正，

秀气的宝宝，

像极了爸爸那薄薄嘴唇的宝宝，

鼻梁挺挺的宝宝，

我就这样

一点点地想象着，

画着你的脸

圆圆的圈圈是你的小脸蛋儿，

尖尖的三角是你的小鼻子，

弯弯的长线就是你的小嘴巴……

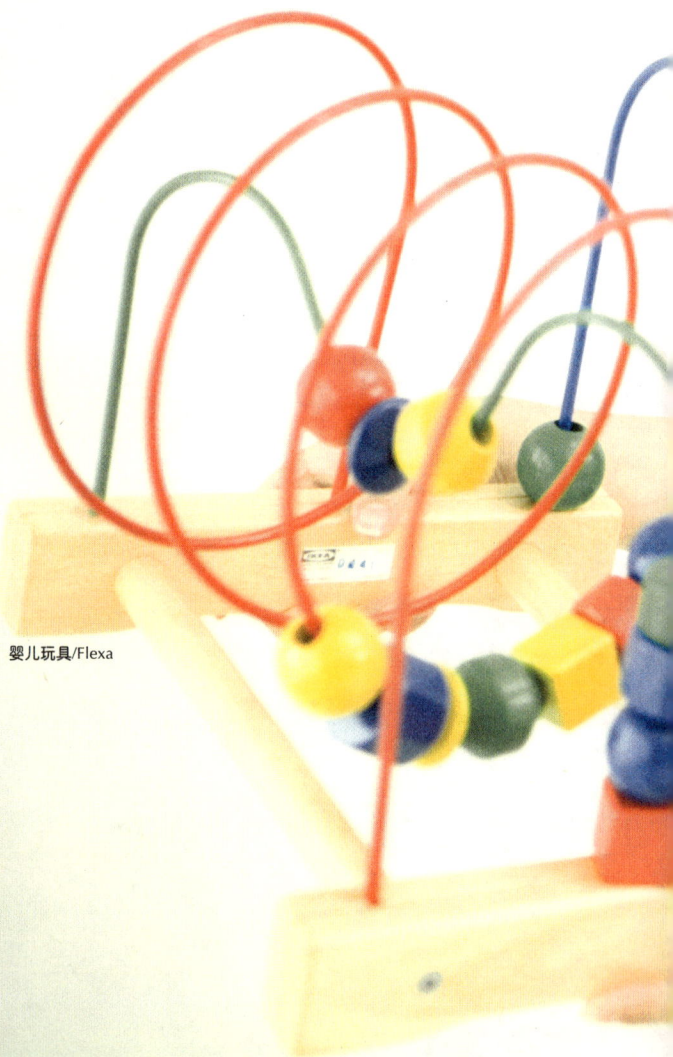

婴儿玩具/Flexa

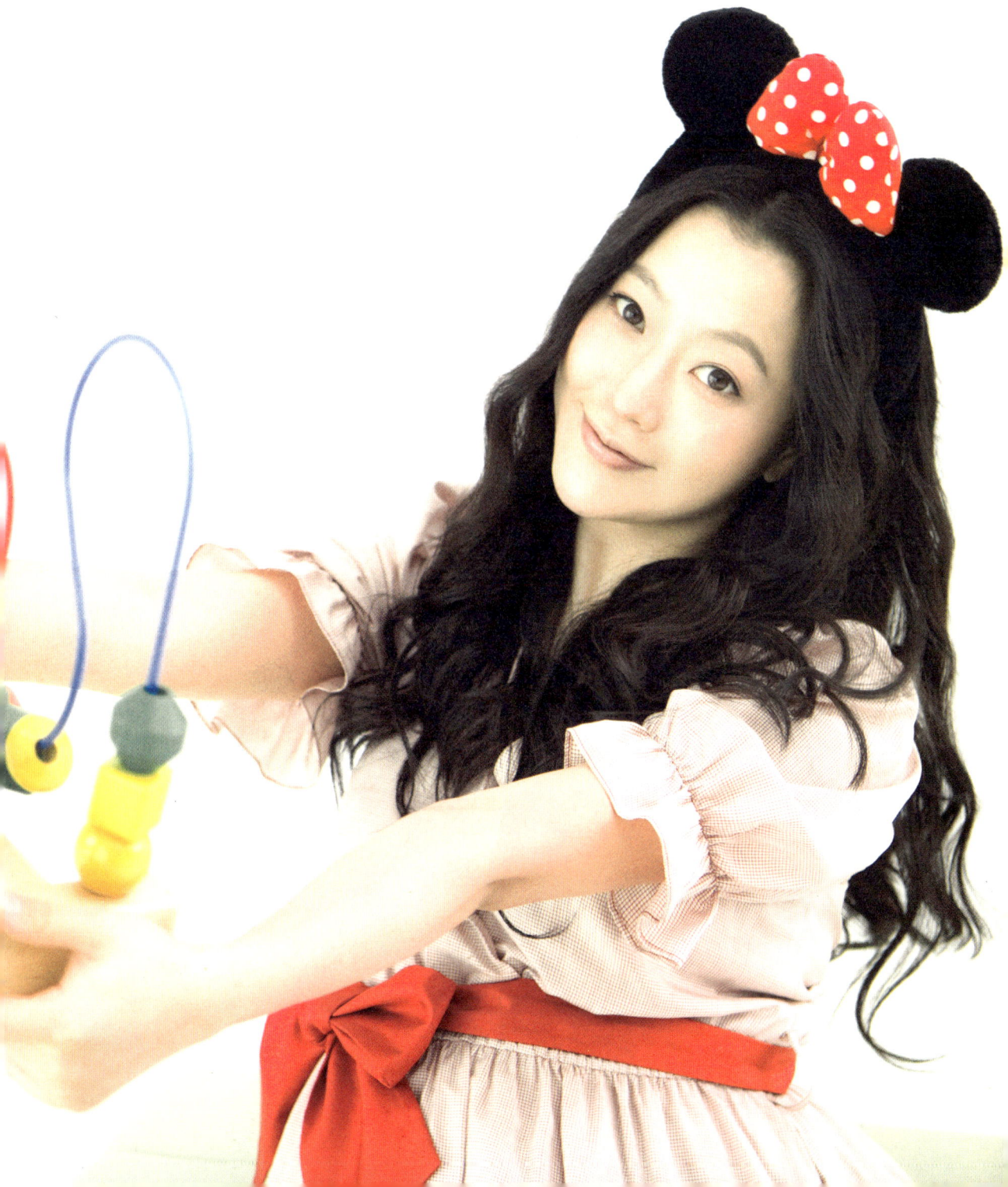

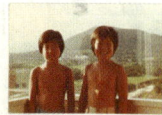

为了比S形更美的
D形身材而奋斗！

为了完美的D形身材，加油

与孩子一起努力才能实现的完美D形身材，那是只有女人，哦不，只有妈妈才能享受到的最美丽瞬间。从健康的怀孕生活到健康的宝宝，以及最后幸福地分娩，金喜善完美D形身材保持的秘诀在此公开！

1. 让胎儿更健康，
赶走孕妇综合征的水上有氧运动

虽然人们还不习惯将腹部露出水面、在水中嬉戏的孕妇模样，但事实上，对孕妇来说最好的运动就是水上有氧运动。由于体重增加，关节因为分娩作准备而变得脆弱，像平时那样运动，很容易造成疲劳。而在水中运动只需承受一半的体重，可以减轻关节受力。另外，微波荡漾的清水会给胎儿带来愉快的刺激，可谓一石二鸟，何乐而不为呢？怀孕期间经常在水中嬉戏有益于妈妈和宝宝的健康。怀孕第5个月时，胎盘渐渐稳定，可以从这个时候开始进行水上有氧运动，怀孕9个月时要格外小心谨慎。具体开始和结束的时间应与医生商量决定。另外，如果孕妇患有妊娠性高血压、心脏病以及胎盘异常等，建议还是不运动为好。在水中运动需要注意的是，尽量不要去人多的游泳池或在夏季去游泳池，那样容易感染耳鼻喉科疾病及阴道炎等。由于孕妇不能随便用药，因此，在水中运动之前一定要仔细检查水质环境。

游泳对孕妇的有益之处

❶ 促进胎儿大脑发育

游泳让妈妈吸入大量的氧气，通过脐带传给胎儿，有助于胎儿大脑发育。

❷ 有助于自然分娩

游泳是一项水中的全身运动，可以增加分娩时所必须的肌肉活动量及肺活量，减轻分娩所带来的痛苦。

❸ 有效缓解腰痛

到怀孕后期，腿肿发麻，腰痛也随之加重，孕妇游泳可以减轻这些症状。游泳能让被子宫挤压着的骨盆变得自由，让腰痛、肩酸、手脚麻痹等症状消失。而它最大的优点就是可以在不增加肌肉和关节负担的情况下缓解疼痛。

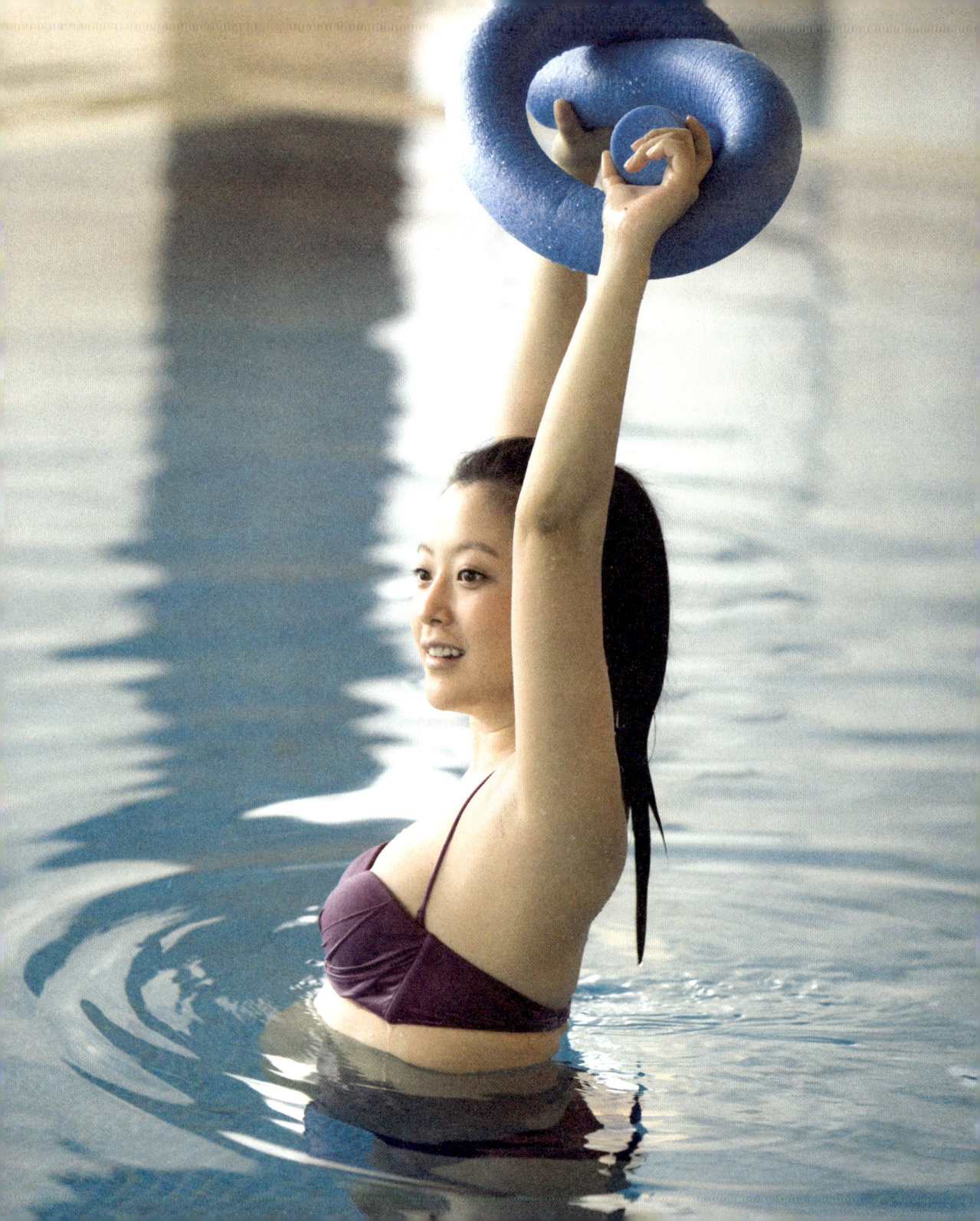

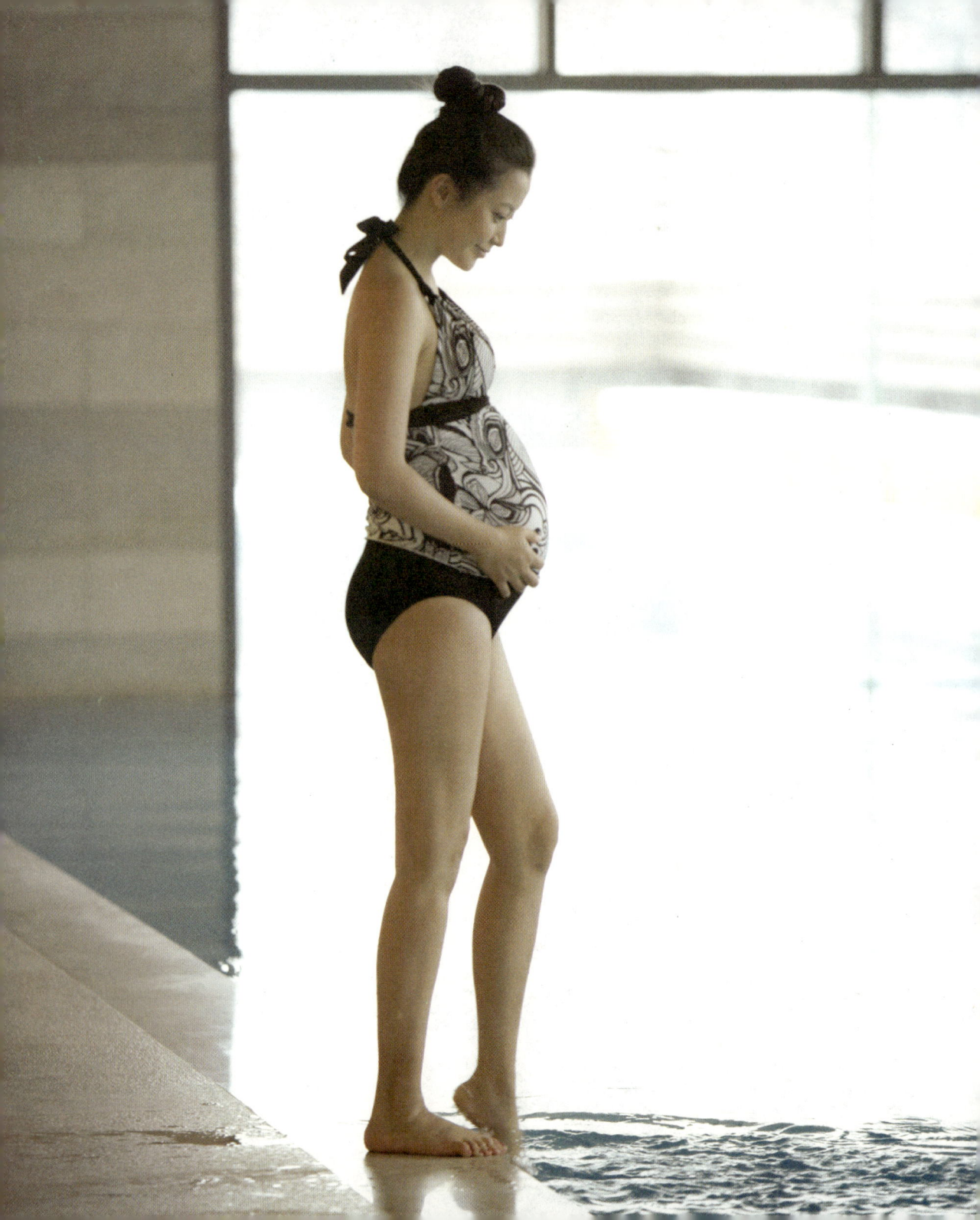

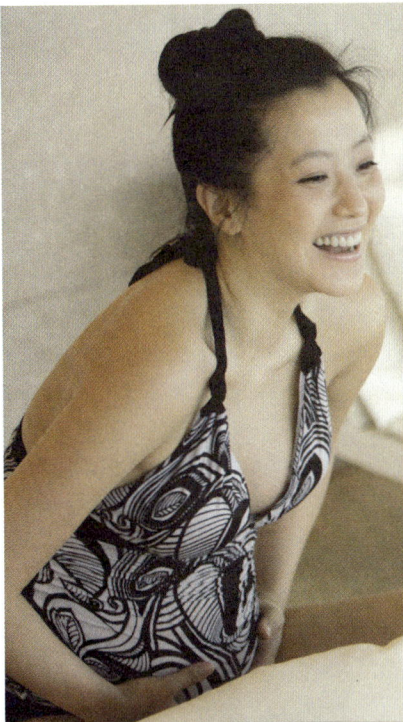

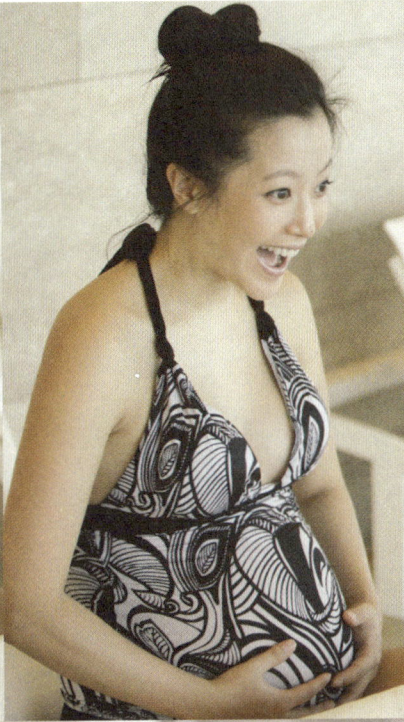

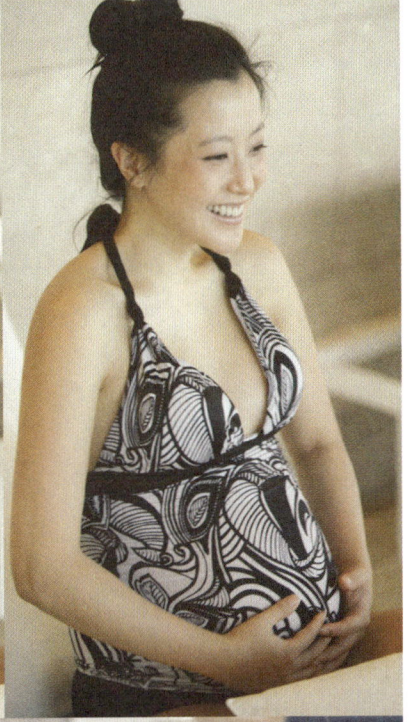

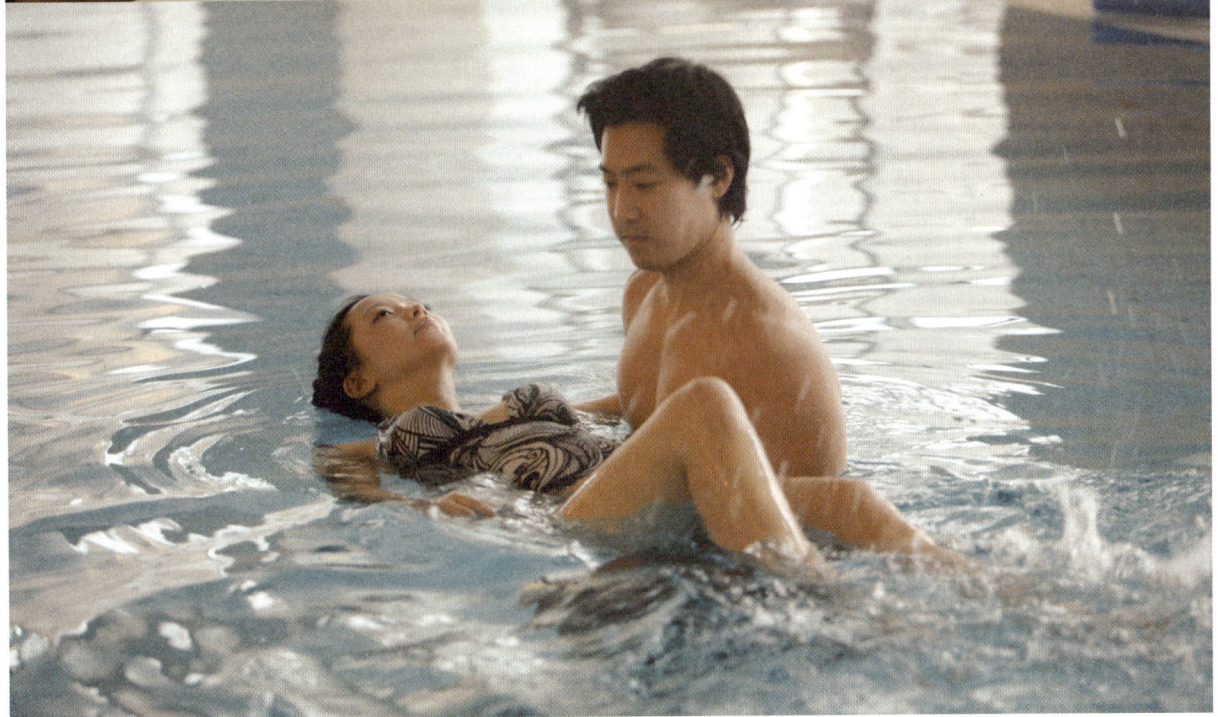

2.Jessica的特别授课 —— 腹式呼吸法

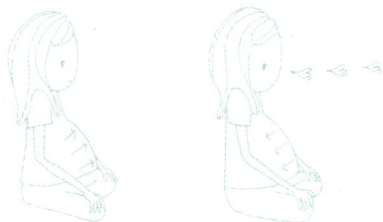

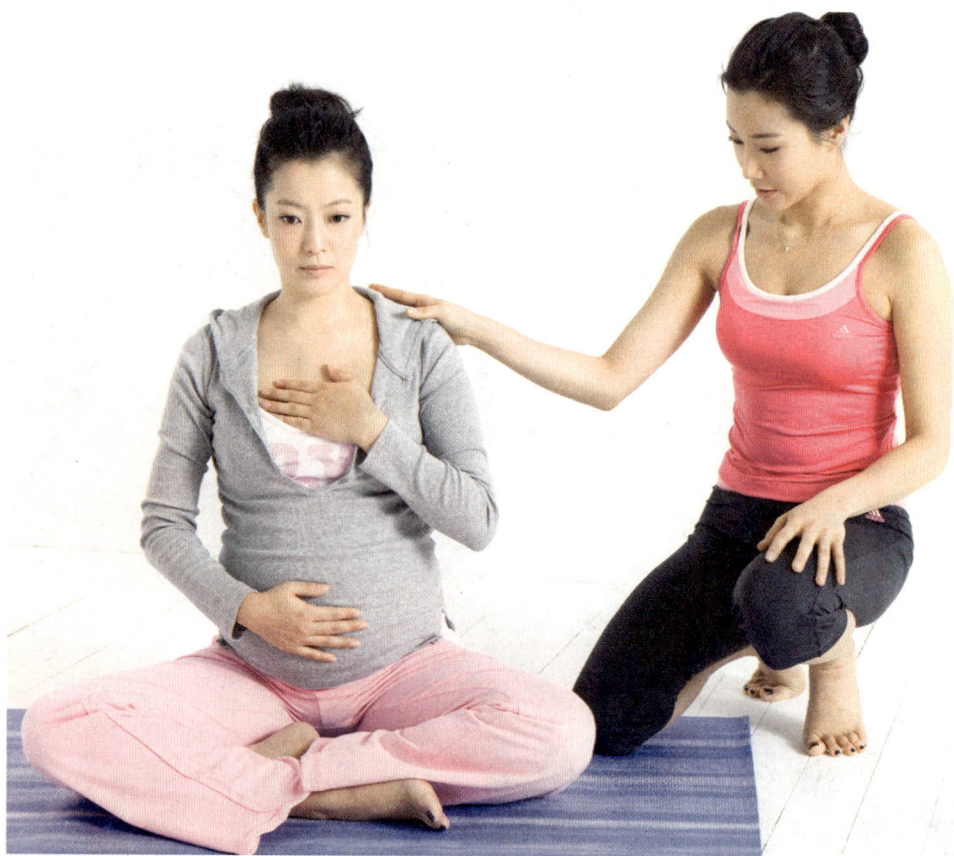

紧闭嘴巴，用鼻子慢慢地、深深地吸气，然后张开嘴巴，放轻松呼气，腹部收缩。这样练习用腹部呼吸，横膈膜能够刺激腹部内脏之间许多相连的韧带，有益于内脏健康。另外，供氧充分也有利于胎儿在愉快的环境中自由成长。腹式呼吸能够帮助胎儿在妈妈的腹中吸入更多的氧气。当然在280天怀孕期间，坚持反复练习的主要原因是腹式呼吸可以在分娩时起到很大的帮助。事实上，据一些经历过分娩的前辈妈妈们讲，分娩时最难的就是屏住呼吸用力坚持到底。如果在280天的怀孕期间坚持练习腹式呼吸，就可以在分娩时自然地呼吸，而在孩子出生的一瞬间，屏住呼吸用力，这样就能更快更安全地进行自然分娩。

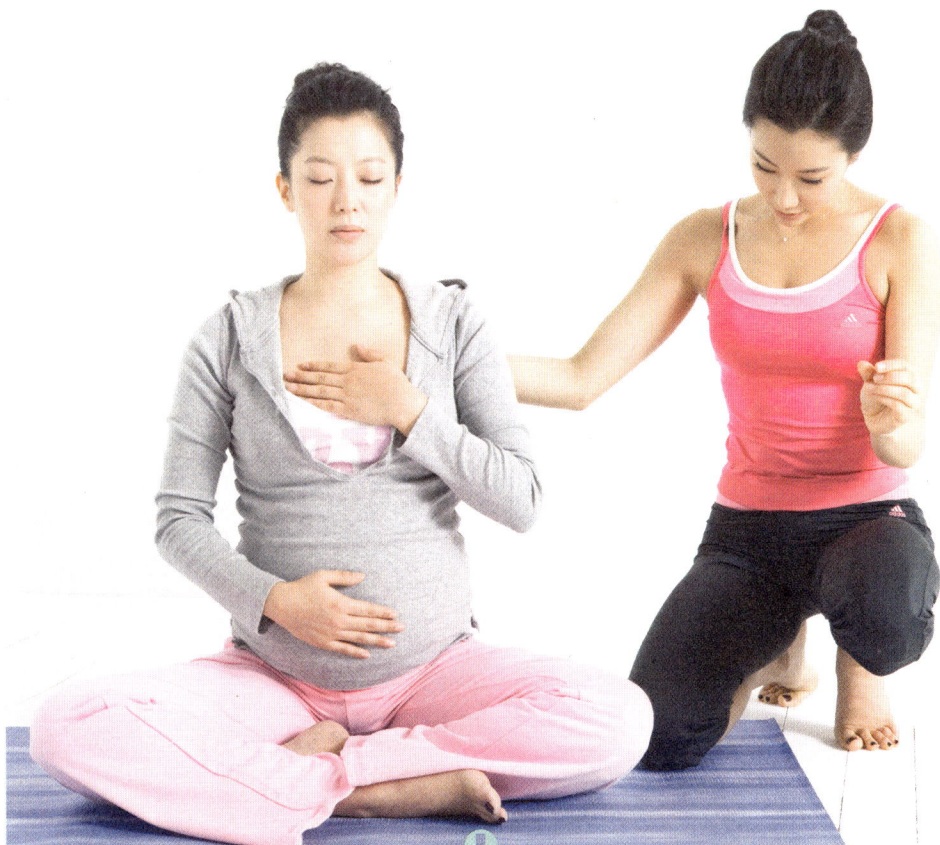

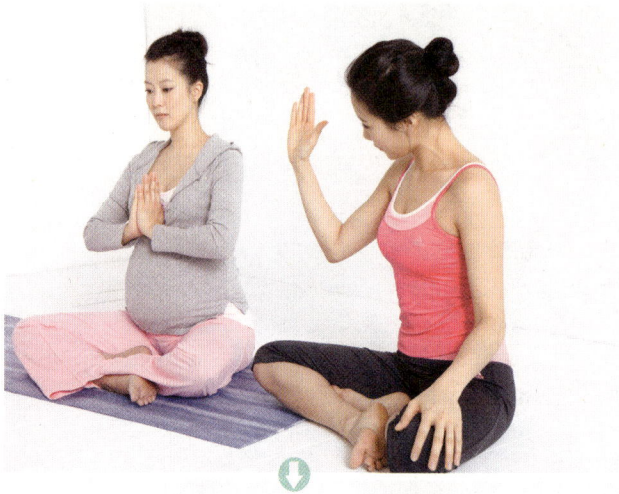

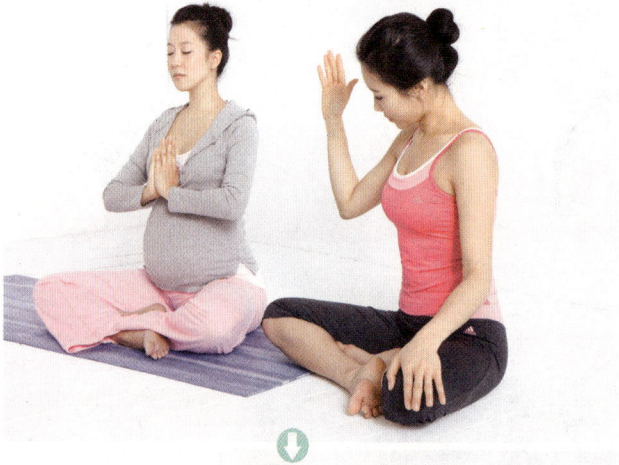

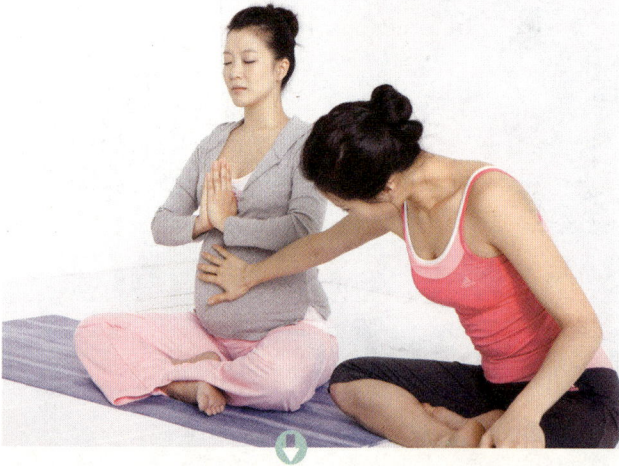

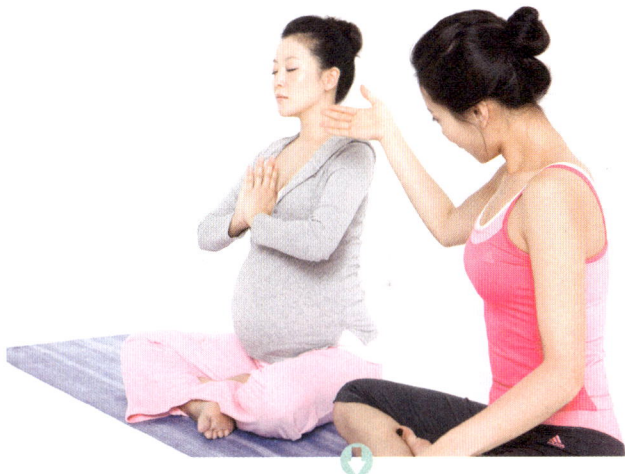

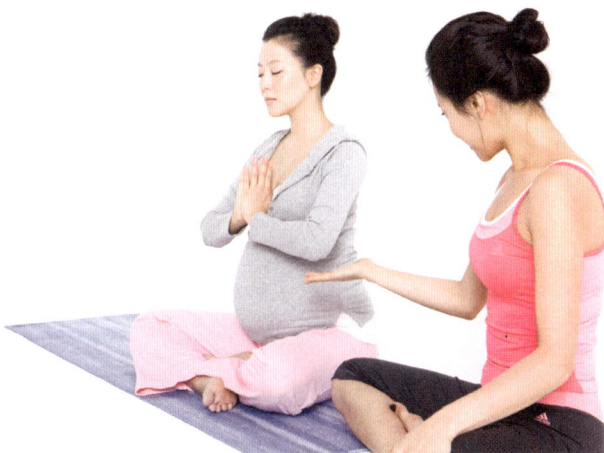

贴士 尽情享受想象宝宝的时刻

　　怀孕期间令我最开心的时刻，就是每天早晨醒来后用2~3分钟的时间，将手轻轻地放在腹部，向小Jackpot传递健康开朗的气息，脑海中想象着小Jackpot的眼睛、耳朵和手指，每天在心中默默地告诉我们的小宝贝，爸爸妈妈有多么爱她。

　　Jessica老师教我的胎儿冥想法就是这个。在吸气的时候，想象吸入的是世上所有好的气息；反之，在呼气的时候，想象着将身体内所有的毒素、废气全部排出。

3.Jessica教你孕妇瑜伽

怀孕初期是胎儿各种细胞迅速分裂成长的时期，脑细胞和心脏等重要器官也都在这个时期形成。为了让孕妇有一个平和的心态，练习瑜伽很有必要! 怀孕初期属于流产危险期，因此，在子宫稳定前不适宜做过于用力的动作，练习的姿势尽量以稳定心神为主。怀孕中期子宫进入稳定期，通过练习瑜伽可以使身体各个部位的肌肉和关节变得柔韧、改善血液循环、消除浮肿。怀孕后期的瑜伽动作主要以强化骨盆和大腿关节的肌肉为主，为顺产作充分的准备。反复深呼吸能给胎儿提供充足的氧气，敲打全身可以促进新陈代谢、改善血液循环。这样练习瑜伽既简单又有效。

缓解腰痛腹痛的动作

❶ 排气的姿势

排出肠内废气，帮助腹部放松，缓解腰痛。

做法

① 放松平躺，双脚伸开与骨盆同宽，屈膝。
② 将毛巾搭在一侧脚上，慢慢呼气，展开膝盖尽量朝胸部靠近。反复5~10次后，换另一侧。

❷ 平躺扭腰

加强脊柱的柔韧性，缓解腹部、腰部及胸部的紧张感。

做法

① 平躺，双臂向两侧张开与肩齐平，双脚整齐并拢，呼气。边吸气边将右腿向上垂直抬起。
② 慢慢吐气，腿向左侧尽量伸展。再次吸气，腿回到原位放下。反方向以相同方法练习。

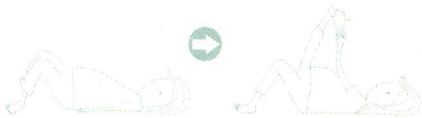

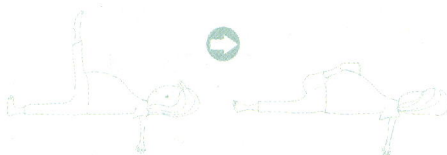

排气的姿势　　　　　　　　　　　　平躺扭腰

❸ 休息的姿势

利用椅子，将下肢放在高处，以改善全身血液循环，这也是缓解腰痛的一个很好的休息动作。

做法

身体侧躺，将一条腿平稳地放在不太高的椅子上，枕着靠垫或枕头保持舒服的姿势，做5~10次腹式深呼吸。姿势放松，有人睡感。交换双腿，保持休息姿势。

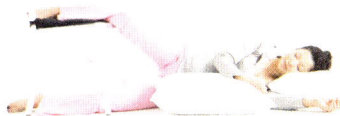

❹ 毛细血管的运动

消除因血液循环不畅引起的浮肿，增强腰背肌肉。

做法

平躺，四肢上举，弯臂屈膝，手尖脚尖放轻松，配合呼吸一起向上甩动。甩的时候注意不要过于用力，然后将手脚归位放松。

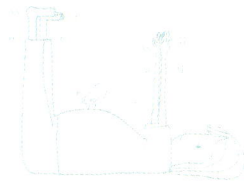

帮助赘肉消失的动作

❶ 前倾姿势

可以锻炼下肢体力，并有提臀的效果。

做法

① 在椅子前站立，将两腿前后分开。

② 上身前倾，双手扶住椅子与肩同宽，使前腿弯曲与膝盖、手腕水平。保持该姿势将后腿用力向后蹬。

③ 后脚脚尖踮起，前脚脚跟踩地，上身慢慢抬起，做5~10次深呼吸。此时双手扶住骨盆，以增强腹部肌肉弹力，锻炼括约肌。换另一侧以相同的方法练习。

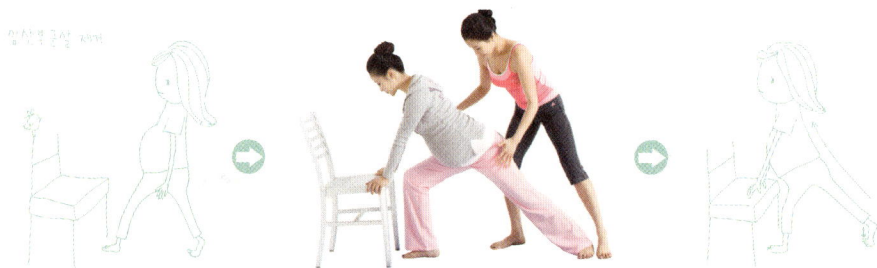

❷ 侧倾姿势1

美化下肢的整体线条，使大腿和小腿曲线变美。

做法

① 把椅子放在身旁，分开双脚，展开双臂，两脚间距和两肘间距保持一致，靠近椅子的脚尖朝椅子方向转90度。

② 呼气，同时将上身朝椅子方向倾斜。一只手扶椅子，另一只手向上伸展，呼吸约5~10次。

③ 吸气，同时用力收小腹，回到原位。换手扶椅子做相同动作。

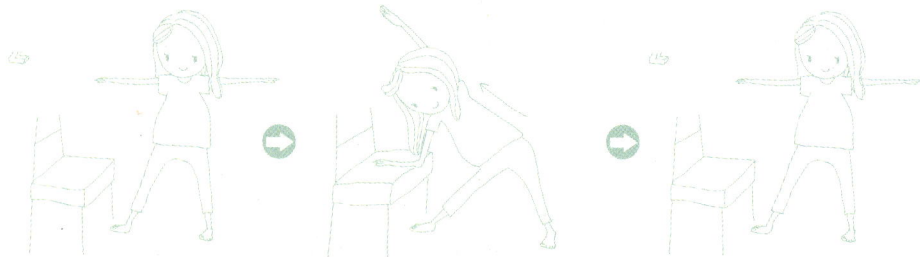

❸ 侧倾姿势2

调节内分泌，并有利于甩掉赘肉，增强腹部弹性。

做法

①坐在椅子上，双腿分开，与肩同宽。

②吸气，同时将双臂抬起，向两侧伸展；呼气时尾骨向下拉伸，用力收小腹，放下右臂，上身向右侧微微倾斜。扩胸呼吸，目光注视远方地面，注意不要让脖子受太大压力。呼吸5~10次。换方向相同方法练习。

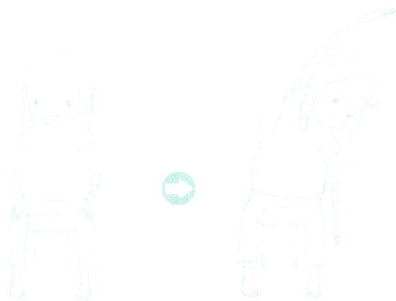

❹ 上身前倾

放松臀、腰、背部周围僵硬的肌肉，使臀部和大腿曲线变美。

做法

①坐在椅子上，首先，将一侧腿放到另一侧大腿上，边吸气边伸展脊柱。

②呼气时，慢慢低下头，反复5~10次呼吸，回到原位。换方向，相同方法练习。

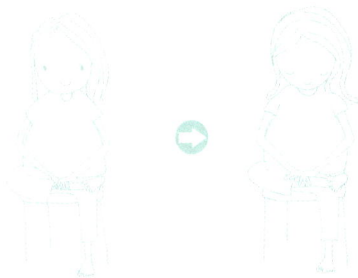

帮助顺产的动作

❶ 猫的姿势

弓背呼气可以加强骨盆肌和腹肌的力量。在分娩之前反复做此动作，既能减轻腰痛，又能帮助胎儿顺利从子宫进入产道。

做法

①双手、双膝分开，与肩同宽，跪趴在地上。肩膀和手臂，股和膝盖成一条直线。一边呼气，一边慢慢将下颌朝胸部拉近，眼睛看肚脐，并将背弓起。此时小腹向后背方向用力收紧，尽量感觉拉伸尾骨。

②吸气抬头，放松腰部，提臀。注意：在扩胸的同时，自然抬头。

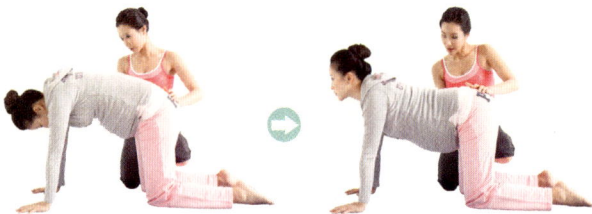

❷ 提升骨盆

强化腰部和大腿内侧的肌肉。使骨盆周围的肌肉，即分娩时使用的肌肉得到均衡发展。可以缓解因怀孕引起的腰痛。

做法

①平躺在地板上屈膝，将双腿分开稍宽于骨盆，双脚脚尖尽量朝外。双臂放在臀部两侧。自然呼气。

②慢慢吸气，脚踩地，提升骨盆。呼气，同时回到原位。

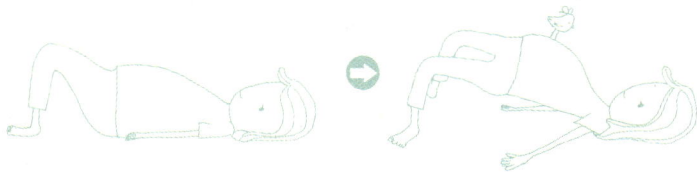

❸ **蝴蝶姿势**

调整改善骨盆方位，促进生殖器官部位的血液循环。另外，也可对双脚脚底进行互推式按摩，并注意随时配合呼吸。这个运动可增强骨盆周围及大腿的肌肉。

做法

① 坐平，将双脚脚底相对，脚后跟尽可能拉近会阴部位。注意：如果感觉腹部不适千万不要勉强。双手抓住脚背，呼吸，同时直起脊柱。

② 呼气时，将上身慢慢前倾45度左右。注意背部伸直。做5~10次腹式深呼吸，然后回到原位。

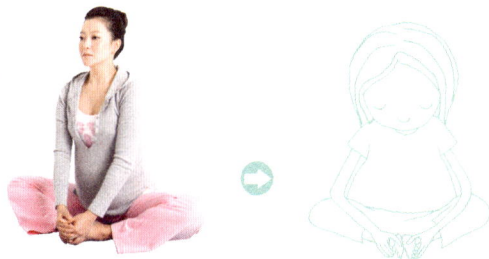

❹ **平躺的蝴蝶姿势**

缓解颈部和肩膀肌肉的紧张，同时促进中枢神经和脑神经的血液循环，使头脑清醒，身体放松。也可以增强骨关节和骨盆的柔韧性。

做法

平躺，吸气的同时将双膝向两侧弯曲，双脚脚底相对。此时双手朝头顶前方尽量伸展。呼气，放松姿势。如此反复做5~10次腹式呼吸。

自从有了小Jackpot,
终于明白了
那些运动健将中的
俊男美女
为什么如此受欢迎了。
看到了
游泳天才朴泰桓,
花滑天后金妍儿后……
从不关心运动的我
也开始为了我们
小Jackpot的健康成长,
跟着运动起来了。

希望像朴泰桓一样健壮,
像金妍儿一样漂亮

今天,
要努力运动哦,
"笨妈妈"加油啦!

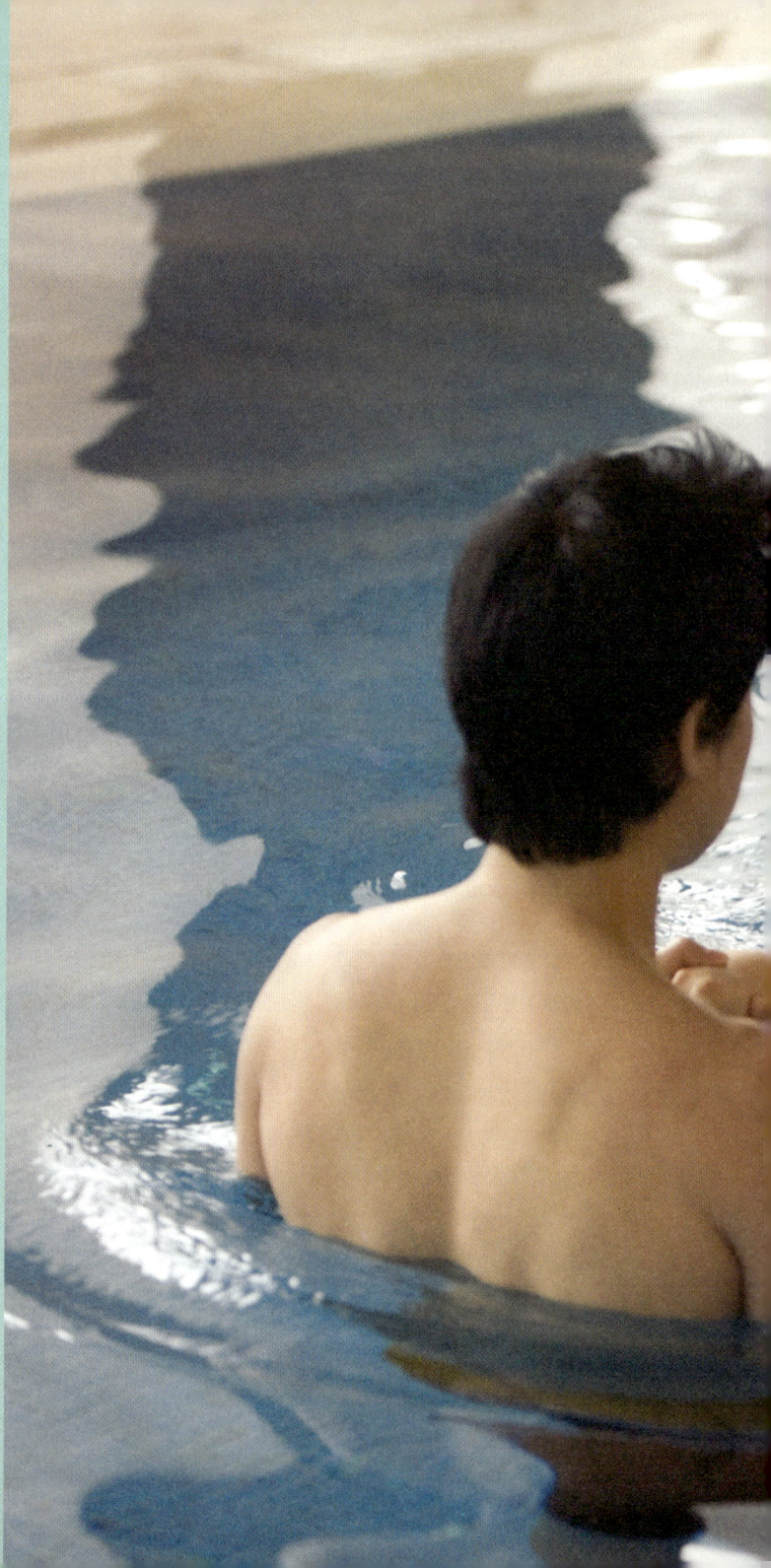

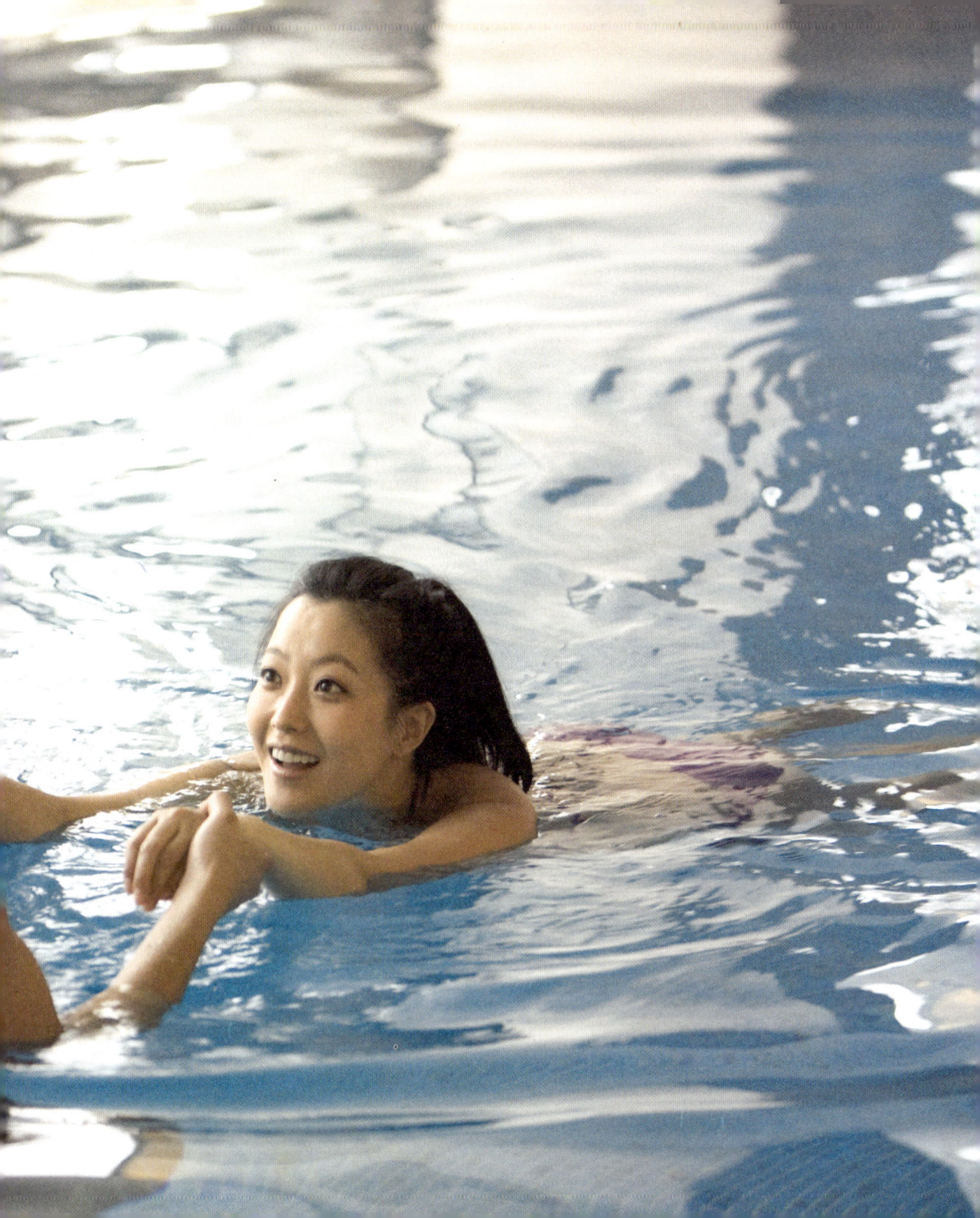

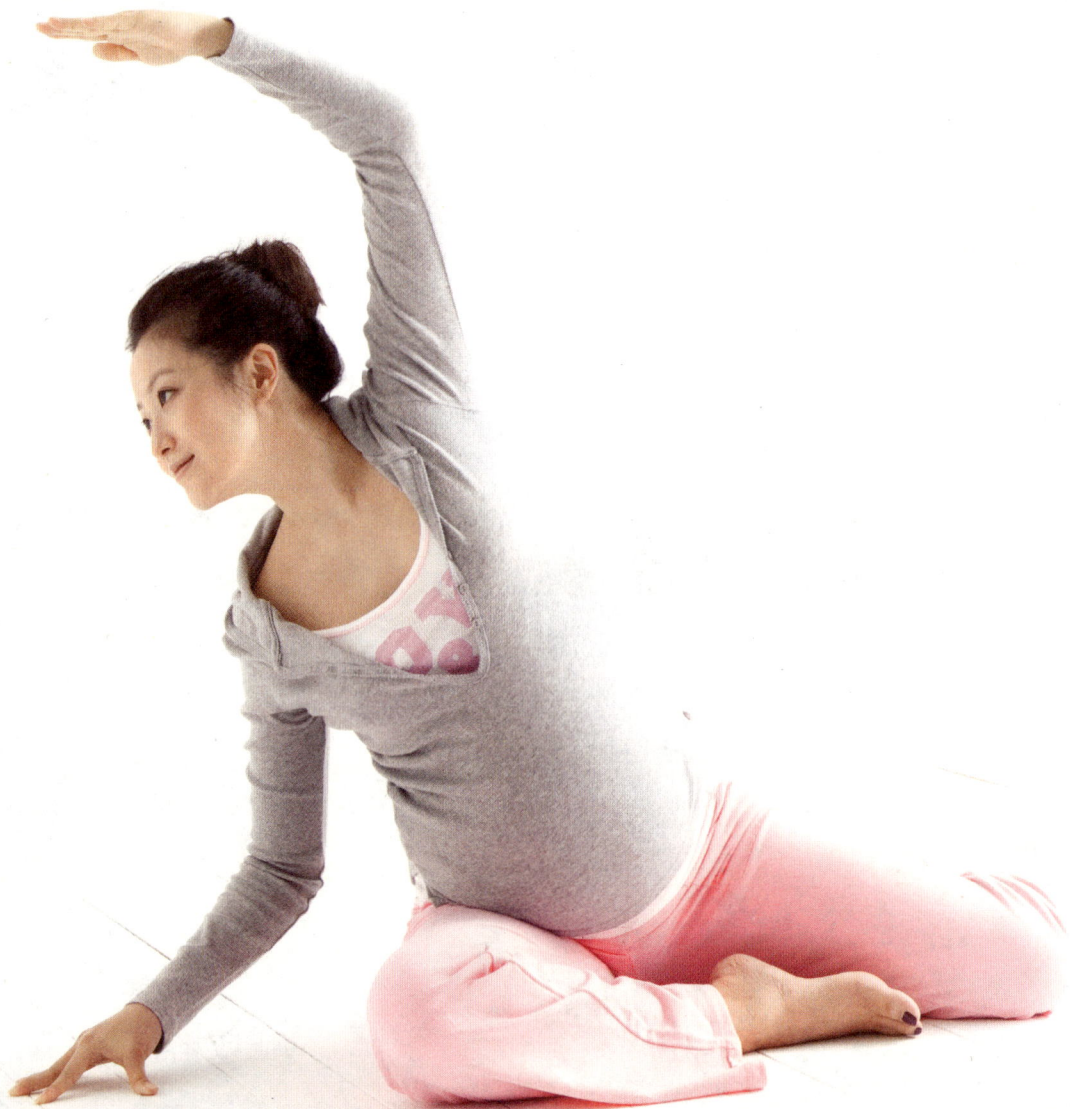

9月16日　星期二

学习腹式呼吸法，

对顺产会有帮助。

宝宝容易出生对妈妈来说

当然是很好的事情了。

腹式呼吸，

会帮助产妇

在分娩时用力，

让宝宝顺利地滑入产道。

280天一直陪伴我左右，并

为准备此书而辛苦的静娥姐姐说，

她当初因为不会腹式呼吸，

在生大女儿的时候，

孩子脑袋出来后又缩回去了……

出来又缩回去？

听她这么说，

好像自己也看到了

那恐怖的情景。

我一定要

用多于演戏一百倍的努力

来练习

腹式呼吸。

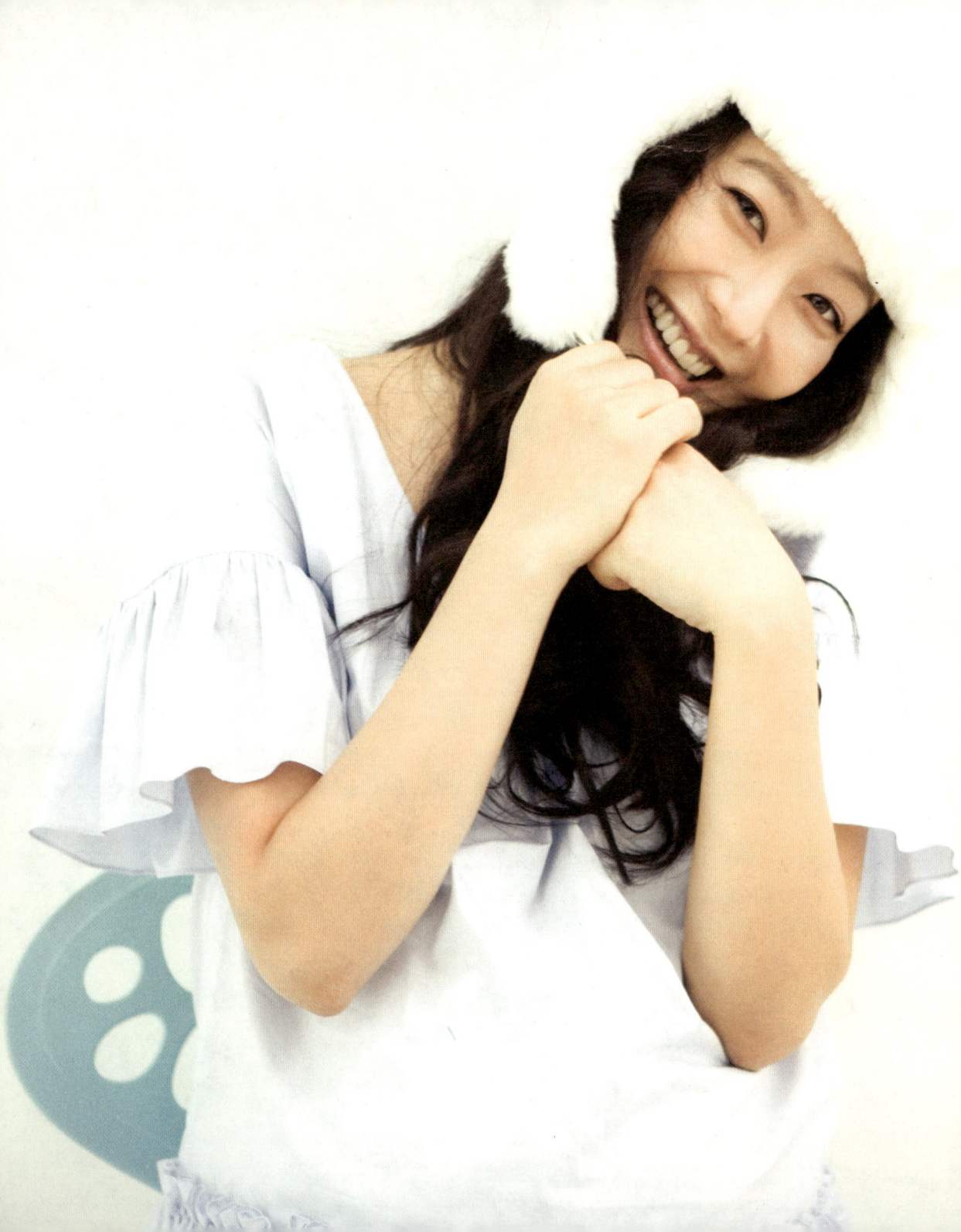

9月19日 星期五

静静地与
Jackpot
交流的时候，
即使不照超声波，
依然可以"看"到
我的
小Jackpot
呼吸、心跳、喝水的
画面，
这种感觉
太美妙了。

9月25日　星期四

见到我的人都会问：
"你身上怎么一点儿都没有肿啊？"
清潭玛丽妇产医院的
主治医生也说，
这在医学上都觉得不可思议，
问我是不是有什么特别的秘诀。
我心里想：
"那是因为我每天都在水里玩啊。"
但还是只是摆摆手说：
"您是想让我高兴才那么说的吧！"

幸亏有我们的小Jackpot，
妈妈才能每天都听到赞美声，
多亏有我们的小Jackpot，
妈妈才能跟着你一起成长。

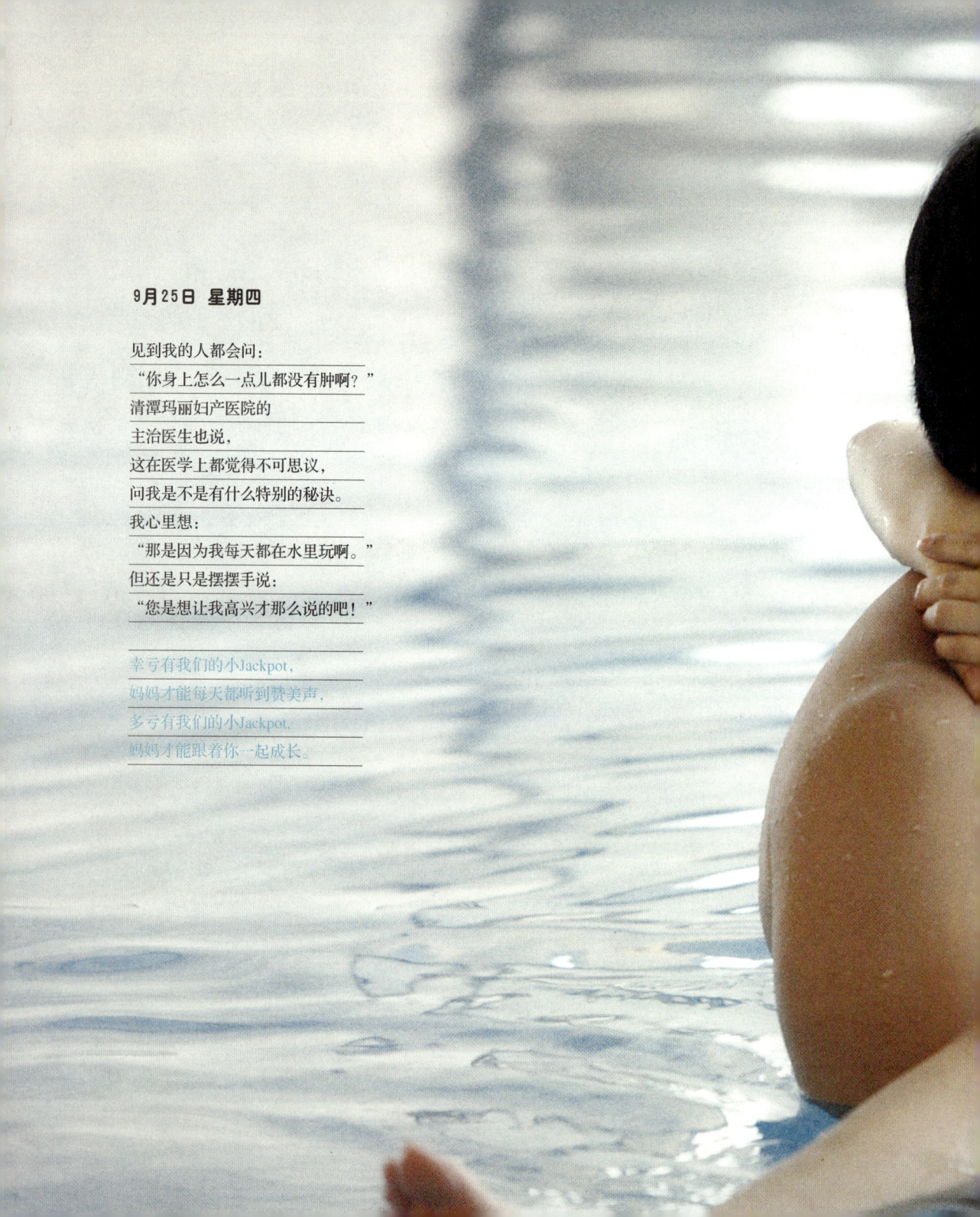

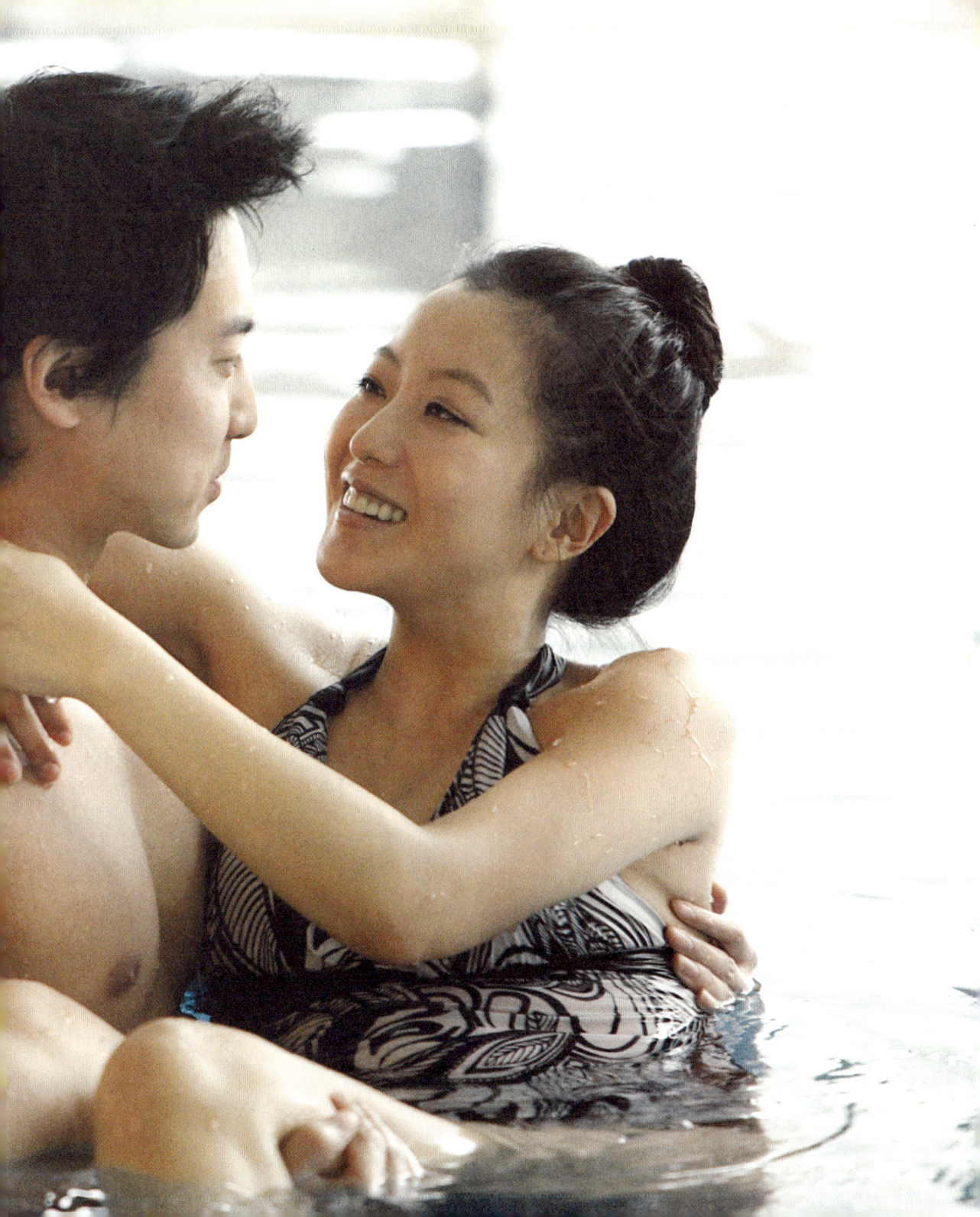

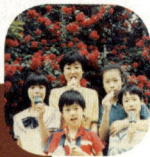

妈妈吃到什么，宝宝就可吃到什么哦！

正确饮食，健康胎教

怀孕后吃得恰当也是一种胎教。请牢记，妈妈吃下的食物会为宝宝成长提供必需的营养，是决定宝宝健康的根本，也是让宝宝形成良好性格的基础哦。

1. 如何挑选对孕妇有益的食材

每年，大地都会孕育出丰富的食材，而饮食胎教的根本就是挑选出那些优良的季节性食材。准妈妈们，如果你能做到这一点，饮食胎教就已经成功一半啦！下面我们就学学如何挑选对孕妇有益的食材吧！

糖米 | 将糙米拿到阳光下观察，有光泽且色泽正常的就是好糙米。泡过的糙米营养已流失，尽量不要选用。

芸豆 | 那些沾满了泥土和灰尘，颜色暗淡且没有光泽的芸豆不要选用。好的芸豆色泽鲜亮，呈红色或赤褐色，豆蒂稍稍突起。

大枣 | 好的大枣外皮深红且有光泽、颗粒匀称、皮薄、肉厚、味甜、褶皱少，反之则不要购买。

黑豆 | 新鲜的黑豆颗粒饱满、圆润，色泽自然黑亮。那些颗粒残缺、干瘪，且毫无光泽的黑豆要弃用。

豌豆 | 豆粒色泽鲜绿、饱满、匀称的是好豌豆。青豌豆在还未成熟时就已采摘下来，所以表面比较粗糙。

西兰花 | 好的西兰花呈青绿色，中央隆起，看上去非常饱满。

南瓜 | 七八月份新长出的南瓜为首选。那些看起来沉甸甸的，瓜肉呈浅黄色的较好。有的表面还有白霜，这样的南瓜味道就更好啦。用手掂掂分量，明显感觉轻的不要选，瓜蒂干瘪的也不要选。

甘薯 | 选择表皮光滑的。黄瓤甘薯与白瓤甘薯相比起来，外皮颜色偏黄的较好。

花生 | 好的花生，果仁大小均匀、饱满无残缺、色泽匀称。闻一闻，还有一种花生特有的气味。要是嗅到了霉味、哈喇味儿，就不要买啦，那都是劣质花生。

香菇 | 菌帽肉厚、菌柄粗壮、菌槽整齐无缺陷，而且还会散发出香菇特有的香气，这样的香菇品质比较好。

桔梗 | 好的桔梗又细又短，须根较多，经过加工后也不会卷起。轻轻咬一口，味道微苦，口感较软。而那些表面粗糙、色泽混浊、又粗又长、几乎没有须根的桔梗品质较差。

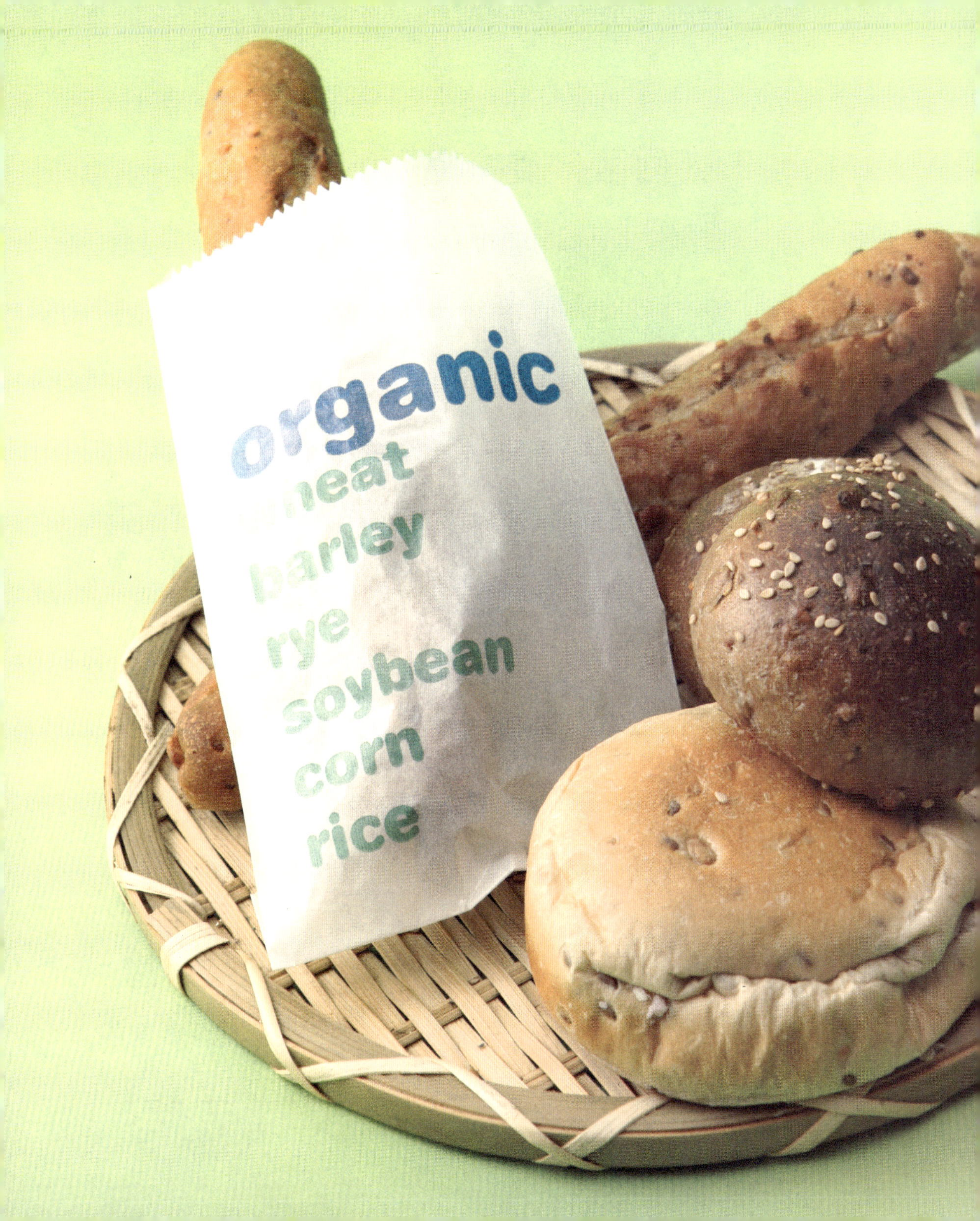

organic

meat

barley

rye

soybean

corn

rice

2. 如何区分食材品质的好与坏

如果孕妇体内化学物质堆积过多，容易导致胎儿畸形，因此孕妇的餐桌上要坚决杜绝化学添加食材。快和我一起来看看如何区分食材原料的好坏吧！

	GOOD	BAD
卷心菜	优质卷心菜最重要的特点是结实，放在手上明显会觉得很沉。根部新鲜，最外面的叶片呈绿色。用手按压卷心菜，感觉比较坚硬。	掂起来分量较轻，中间是空心的，根部发干，外形扁圆。用手按压卷心菜，感觉比较松软。
黄瓜	深绿色，刺瘤明显，有光泽，瓜蒂越新鲜越好。	表面光滑，几乎没有刺瘤；无光泽；瓜蒂干瘪、弯曲；颜色较淡。
苏子	表面光滑，颗粒较小，皮薄易剥开。	表面粗糙，颗粒较大，皮厚不易剥开。
大蒜	整颗大蒜上有许多须根；蒜瓣末梢略尖。	整颗大蒜须根断裂；蒜瓣末梢较粗。
蕨菜	茎秆细短，顶部嫩叶繁茂。闻一闻，还有一种特有的浓郁香味。如果浸泡在水中，会很快膨胀起来。	茎秆粗长，摸上去比较硬。仔细闻，也没有香味。如果浸泡在水中，膨胀速度非常慢。
牛肉	肉质呈鲜红色，表面有光泽；纹理细长；脂肪分布均匀，呈奶油色，并有很多大理石纹。	肉质呈暗红色，表面无光泽，也无弹性。脂肪分布不均匀，呈黄色，没有大理石纹。
鸡肉	表面有光泽，富有弹性，肉皮透明，且有很多皱褶，毛孔比较明显。	既无光泽，也无弹性；肉皮混浊且耷拉着，几乎看不到毛孔。

	GOOD	**BAD**
莲藕	没有咸味的整根莲藕比较好。	咸味很重，且切成片的莲藕不要食用；时间久了也不变色的就更不好啦！
大米	米粒短圆，干净透明，大小均匀，没有碎粒，腹白较少。	大小不一，有很多碎粒，米粒中有杂质。
菠菜	叶色深绿，新鲜有光泽；根部越红越好。	叶色淡绿，粗糙而干瘪，根部为白色。
橘子	表皮呈橘黄色，薄而有光泽。把橘子放到手里掂掂，感觉很有分量。	表皮呈黄色，皮厚无光泽。分量较轻，味同嚼蜡。
胡萝卜	表皮上有很多泥，形状不一，水分多，易掰断，味道甜。	用水洗过，表皮很干净。大小匀称，头部和尾部粗细相当，不易掰断。
土豆	表皮上带有泥土，皮薄，呈土黄色。	表皮粗糙，有很多凹斑。长有绿色斑点或发芽的土豆是有毒的。
苹果	个头儿适中，颜色匀称。分量沉，果汁比较多。	颜色过于艳丽、光亮。
洋葱	球体完整，表皮竖纹较暗，间距宽。	球体有损伤，表皮竖纹明显，间距窄。

3.对宝宝有益的坚果

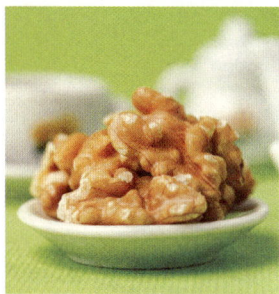

坚果是非常重要的辅食，对胎儿大脑发育很有帮助。为了让我们的小宝宝变得更加聪明，准妈妈们记得每天都要开心地嚼些坚果哦。

❶ 栗子

栗子含有丰富的膳食纤维，对增强肠胃功能，治疗腹泻很有帮助。去年夏天，我有很长一段时间都没胃口，真感谢栗子那淡淡的甜味帮我恢复了食欲，让我胃口大开。生栗子的营养成分比熟栗子高，所以最好生吃栗子，顺便还可以活动一下双手，亲自剥栗子哦！但记得不要吃太多，一次三四个就好啦！

❷ 松子

松子比核桃、花生的含铁量都高，对预防和治疗贫血很有功效。与核桃一样，它也含有丰富的不饱和脂肪酸、维生素B和无机质，可以提高记忆力和专注力。但松子属于高热量食品，容易使人发胖，患有妊娠中毒症的孕妇尽量不要食用。

❸ 核桃

核桃含有丰富的不饱和脂肪酸和蛋白质，钙和维生素B的含量也很高，因此成为促进宝宝大脑发育的代表性食品。另外，它还能保护支气管，增强肾功能，对孕妇的呼吸道和肠胃也有很好的保护功效。对了，核桃还含有丰富的无机质和维生素B_1，能够提高记忆力和专注力，有利于预防产后健忘症哦！但是要注意，核桃属于高热量食品，每周只可吃3次。

4.金喜善牌放心调料

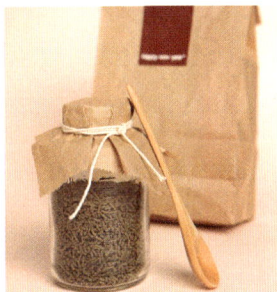

如果想让你的饮食胎教获得成功，还应减少外出就餐的次数哦！我向来认为，吃"自家饭"最让人放心，同时也是最好的胎教饮食。但让大腹便便的孕妇每天都下厨房也不是件容易的事。制作一些美味可口、营养价值高的天然调料存放起来，整个月都能吃得舒心，心情也自然好好的。

❶ 海带末

将海带洗干净后放入煎锅里，不放油慢慢干炒，直至炒成海带酥，这可是能预防便秘和孕妇肥胖症的最佳零食哦！然后，将海带酥放到搅拌机里搅碎。之后把海带末放入干燥的空瓶里，盖上盖保存好，想吃的时候随时吃，很简单方便。

❷ 鱼+对虾+香菇

将除去内脏的鳀鱼和去掉须子、虾腺的对虾一起放到烧热的煎锅里，不放油干炒。炒好后，再与干净的香菇干一起放入搅拌机里搅碎。做汤时，放入这种调味品很提味！

❸ 蔬菜汁

将梨、洋葱、大蒜、萝卜、生姜等一起放入搅拌机里制成蔬菜汁。做鱼或肉菜前，将蔬菜汁浇在鱼或肉上，放置大约10分钟，便能去除腥味，甚至还有杀菌的作用呢！

❹ 蔬菜底汤

将烹饪时的边角余料，比如海带、葱、鳀鱼、洋葱蒂、萝卜根、白菜心等一起放入锅中，加水煮20分钟，然后捞出来，存放在冰箱里，煮汤时随时加入一些就行啦！这种蔬菜底汤非常适合孕妇解馋充饥。

5.饮食胎教法则

金喜善一直坚持的
饮食胎教习惯!

❶ 摄取低盐、低热量、高蛋白食物

过多的盐分和热量是孕妇的天敌。如果摄入过多,会导致各种妊娠期疾病。为了宝宝的健康,准妈妈们随时都要铭记"高营养、低盐分、低热量"的饮食信条。

❷ 减少糖分的摄取

要记住,甜蜜的诱惑不仅会危害宝宝的健康,还会诱发妊娠期糖尿病。怀孕后,可以选择粗红糖、有机糖或带有甜味的无糖人工甜味剂。烹饪时,用甘柿等水果代替糖也是个不错的办法呢!

❸ 与化学添加调料说"拜拜"

味精的主要成分为化学物质,会影响到胎儿的大脑发育,因此烹饪时最好不要使用。但在外出就餐时,我们很难避免食用一些添加了化学添加剂的食物,所以点餐时应格外注意。

❹ 以粗代细

怀孕后,应少吃白米、白面等细粮,而要多吃粗米杂粮。这是因为谷类在加工过程中会流失许多营养成分和水分。

❺ 每天至少喝8杯水

喝水能够预防妊娠期便秘和浮肿。不仅如此,多喝那些含有充足氧分和丰富矿物质的水,对胎儿的大脑和神经系统发育很有好处。

6.食疗祛病法

❶ 身体出现严重浮肿怎么办?

用黄芪和枸杞泡茶喝,可以增强肾功能、预防浮肿。用松耳和茯苓泡水喝,可以去除肾脏虚气,有利尿作用,继而预防浮肿。含有丰富蛋白质、维生素及脂肪的根菜能够帮助身体排除堆积的毒素,具有降低胆固醇的显著功效,另外还可以利尿,因此比较适合那些饱受浮肿"折磨"的孕妇食用。

❷ 子宫较弱,担心流产怎么办?

坚持服用当归,因为它有预防孕期子宫出血的功效。子宫弱的女性坚持服用当归,可以治疗月经不调、子宫内膜炎等相关疾病。

❸ 气血不足怎么办?

当归含有丰富的维生素B_{12},有助于生血及调节血液循环。煎服后,可以有效治疗贫血。另外,同样具有生血功效的七面草也是不错的选择。还有具有清血、造血双重功效的红花子也是治疗贫血的有效药材,但红花子有破坏血液成分的副作用,因此要少量服用。

❹ 严重便秘怎么办?

生长在海边沙滩上的七面草,由于吸收了海水中的矿物质,因此成为一种矿物质含量极高的植物。它能促进新陈代谢,而内含的大量纤维素还具有通宿便的功效,可以有效预防便秘哦!对了,它还有帮助孕妇预防肥胖症的作用呢!

❺ 患骨质疏松的孕妇如何补钙?

服用优质的红花子,不仅可以让孕妇的骨骼更健康,也有利于胎儿骨骼的健康发育。将红花子慢慢翻炒后,像大麦茶一样泡水喝或者与牛奶泡在一起饮用,都很有效。

❻ 得了妊娠性瘙痒症怎么办?

甘草含有天然抗生素,适用于任何皮肤,安全而没有副作用。将甘草和大枣一起泡水喝,或者用泡过甘草的水清洗瘙痒部位,孕妇们便再也不用担心皮肤瘙痒问题啦,从此一身轻松。

Mi-green韩医院的金钟权院长来教准妈妈们孕期食疗保健法!

117

7.金喜善的天天饮食

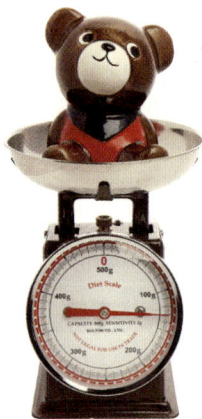

为腹中宝宝准备的孕妇食疗开始喽！无论过去还是现代，准妈妈们为了胎儿健康，在饮食方面真是做足了功课，很多孕妇美食书也层出不穷。但是，随着一些问题食材的出现，比如感染疯牛病病毒的牛肉，感染禽流感病毒的鸡肉，甚至含有毒素的奶粉等，着实让人们对饮食担忧起来。如今，就连喝水也要越发小心了。哪怕只吃一口，都要对胎儿有益才行啊！呵呵，这样的心思相信每一位准妈妈都有。当然，我也不例外，因此还精心准备了孕妇食谱。其中有些食材选自韩国宫廷食谱，制成了简单料理，我还将大家公认的健康长寿食品之王——番茄和西兰花等做成了料理。下面和我一起来看看这些食谱吧。

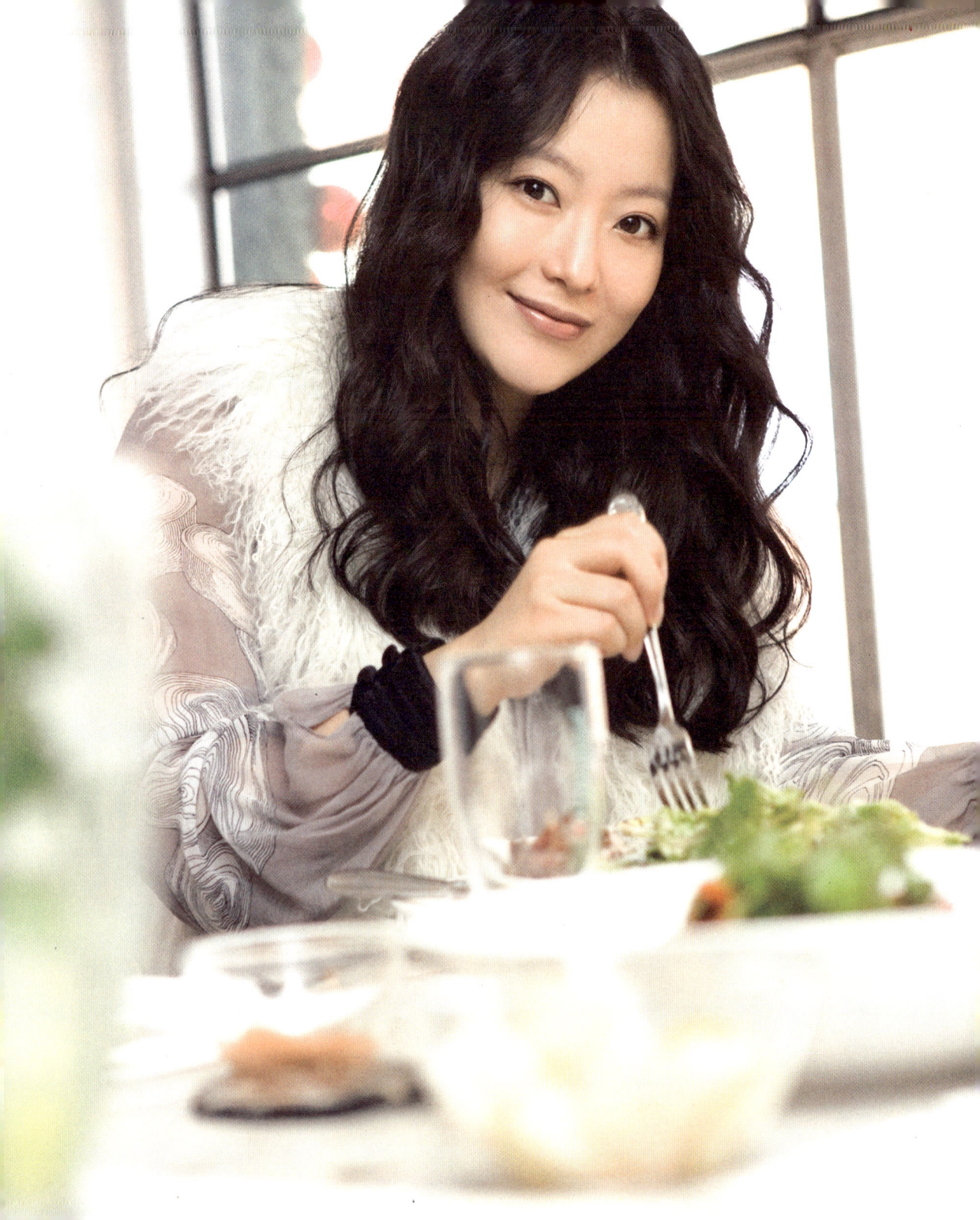

(1)缓解孕吐的水萝卜苹果汁

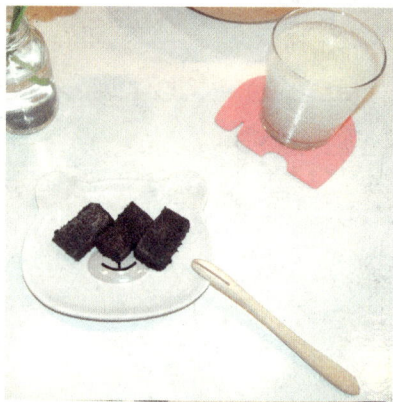

　　在传统药方中有记载，水萝卜有利五脏解毒、补气，尤其用水萝卜腌渍的咸菜会有效缓解孕吐症状。而我的现代食用方法是：每天喝一杯水萝卜苹果汁。哦，对了，一边喝着水萝卜苹果汁，一边再吃点午后甜点——打糕，真是美妙极了。将对孕妇有益的艾蒿和大米制成年糕，再在上面撒些香喷喷的芝麻或大豆粉，然后放到冰箱里保存，吃起来就方便多啦！

原料准备

❶ 材料：水萝卜2个，苹果1个，柠檬半个，
　　蜂蜜3大勺

制作方法

❶将水萝卜洗净、去皮，然后切成小方块。
❷将苹果的皮和子去掉。
❸将柠檬的皮去掉。
❹将准备好的食材放入榨汁机。榨好后，再往里面放入适量蜂蜜，然后搅拌均匀就可以饮用啦。

(2) 为聪明宝宝准备的竹笋蟹肉饭

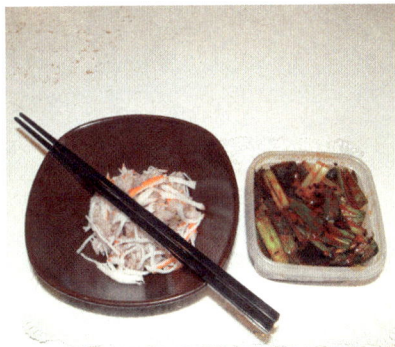

竹笋是宫廷孕妇美食的代表性食材。据说，吃了加入海参和鲍鱼的竹笋料理，宫廷里的王妃们就能孕育出聪明可爱的王子和公主啦。竹笋中含酪氨酸，具有健脑的功效，可以使胎儿变得聪明。另外，加有蟹肉的饭容易消化，是孕妇的绝佳选择哦。

原料准备

❶ **材料**：螃蟹1只，浸泡好的大米2杯，竹笋罐头，水2杯，韭菜调味酱（韭菜、酱油、麻油、芝麻、盐）

制作方法

❶ 去掉蟹壳，取出蟹肉。蟹壳不要扔，煮汤用。

❷ 将竹笋捞出洗净，在放有芝麻油的锅中翻炒。

❸ 待做法❶中的蟹汤煮好后，将蟹肉、竹笋和大米放进去，一起煮熟。

❹ 加上制好的韭菜调味酱，美味的竹笋蟹肉饭就做好啦！

(3)健康长寿的番茄、西兰花沙拉

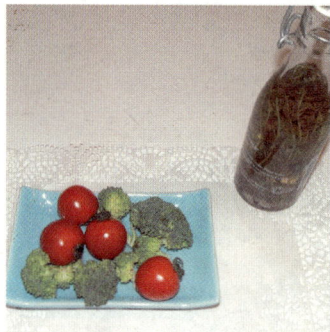

美国一项关于癌症预防的调查表明，番茄和西兰花是最有益健康长寿的食品。因此，对孕妇和胎儿来说，番茄、西兰花沙拉自然是一道不可错过的健康美食啦！番茄里含有丰富的番茄烯，它有抗老化、抗癌、预防心血管疾病、降低血糖等功效，可以帮助排除体内毒素。番茄烯就是番茄里的红色素，因此红的番茄比青的对身体更有益。西兰花里的维生素C含量是柠檬的2倍，抗老化和抗癌效果显著，此外还能增强身体免疫力，尤其对肠胃病有特效。

原料准备

❶ **材料**：小番茄、西兰花若干，
水、食盐、砂糖少许，
沙拉酱（芥菜子、橄榄油、柠檬汁、
砂糖、食盐、胡椒）

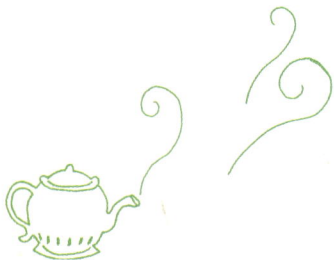

制作方法

❶ 按3：1：1的比例将水、食盐、砂糖放进锅里煮沸，然后把已经掰成小块的西兰花放进去轻轻焯一下。记得焯完后不要直接放到凉水里浸泡，那样会破坏营养成分，而是轻轻过一下凉水即可。

❷ 将番茄洗净，去掉番茄蒂儿，切成4等份。

❸ 将准备好的材料全部放在盘子里，浇上做好的沙拉酱，搅拌均匀。

(4)能让肠胃舒服的大豆粥和蜂头菜

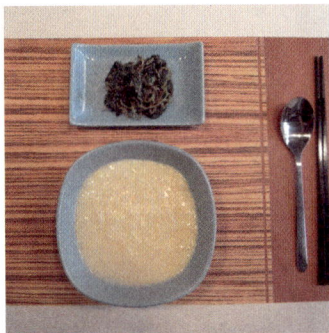

大豆中不仅含有能活跃胎儿脑细胞的卵磷脂，还有能帮助孕妇改善血液循环的皂角苷。在没有食欲或者肠胃不舒服的时候，最好喝大豆粥，帮助恢复食欲。当然，再配上用苏子和蜂头菜做成的小菜，就更加完美啦。蜂头菜不仅能缓解便秘，还能帮助恢复大肠功能，而苏子会使皮肤和头发变得更有光泽，对孕妇的好处多多。

① 让肠胃舒服的大豆粥

原料准备

❶ **材料**：粳米粉1kg，食盐少许，砂糖少许，
　　　　水1L，黄豆1把，黑豆1把

制作方法

❶ 把黄豆和黑豆一起放进水里煮3个小时左右，加入少许盐和糖进行搅拌。记住，不要把豆煮得太烂，那样会加重腥味，所以只要将豆煮熟就行。

❷ 把粳米粉放入水中均匀搅拌，然后加入糖和盐。

❸ 将煮好的黄豆和黑豆放入搅拌器中，然后和做法❷准备好的粳米粉一起搅拌。

❹ 搅好后加些水，用中火煮。为避免豆子粘锅，要不停地用饭勺搅动。大约10分钟后，就可以吃啦!

② 保护妈妈的蜂头菜

原料准备

❶ **材料**：蜂头菜500g，苏子1/2杯，肉汤2杯，蒜末，葱花，盐、苏子油

制作方法

❶ 将苏子洗干净，然后和水一起放入搅拌机内搅拌，之后过滤，再加入肉汤熬制成浓汤。

❷ 将蜂头菜的皮剥开，然后放到沸水里焯一下，再切成容易食用的形状。

❸ 把准备好的蜂头菜放到加有苏子油的锅里炒，然后加入苏子浓汤、蒜末、葱花等来调味。

8. 孕妇美食生活白皮书

决定大脑发育的营养成分 —— 蛋白质

腹中宝宝每天需要75mg的蛋白质。所以准妈妈们在日常饮食中，一定要均衡摄取蛋白质——既要摄取植物蛋白，也要摄取动物蛋白。具体说，就是每天食用约80g的肉类、50g的鱼类、1个鸡蛋、半块豆腐等。只有形成蛋白质的各种氨基酸和维生素B平衡时，胎儿的大脑发育才会旺盛。

形成脑的脂肪中10%是必需脂肪酸 —— DHA

DHA能降低血液中的中性脂肪和胆固醇，对孕妇十分重要。但是，它不能在体内直接形成，需要通过金枪鱼、鱼、鲅鱼等食品来摄取。

能让宝宝变聪明的O_2

小儿麻痹、智障等都是因缺氧而引起的疾病，由此可见氧气对胎儿脑部发育有多么重要了。孕妇缺氧主要是由于摄取了过多油腻的食物，导致脂肪无法正常氧化分解，从而妨碍了氧气的顺畅流通。所以不要因为身子沉就怕麻烦，而是要多呼吸新鲜空气，并适当加以运动，为胎儿提供充足的氧气。

可以预防畸形儿的叶酸

如果孕妇摄取的维生素不足，很容易导致贫血，白血球的数量也会出现异常，最终可能产下神经管缺损的畸形儿或其他非正常儿。为了预防宝宝神经管缺损，孕妇在怀孕前几个月一直到怀孕后3个月期间，每天最好服用0.4mg~0.8mg的叶酸。富含叶酸的食物有猕猴桃、动物肝脏、糙米、肉类、奶酪、橙子、菠菜、西兰花等。孕妇每天必需服用0.4mg~0.8mg的叶酸，这相当于100mg干菠菜、1个中等大小的红薯或1个橙子中的叶酸含量。育龄期的女性或之前曾怀过神经管异常胎儿的女性，在怀孕前就应服用叶酸，主要是因为胎儿的脑神经管是在怀孕初期（怀孕后28天之内）形成的，也就是说孕妇在知道怀孕前，胎儿的脑神经管就已经形成了。因此，孕妇至少在准备怀孕前3个月就要开始补充叶酸啦。

孕妇最需要的营养成分是钙和铁，问题是这两种成分在体内不 **形成骨骼和血液所必需的** 容易被吸收。钙能够促成胎儿骨骼发育；铁则能促进血液生成，如果 **钙质和铁质** 缺少这两种营养成分，宝宝就无法正常发育。

铁，是人体合成血红蛋白的原料，对脑细胞的发育十分重要。钙参与神经组织的形成，有助于稳定情绪。在日常饮食中，孕妇们可以从冰鱼脯、鳀鱼、牛奶、芝麻、绿色蔬菜、鸡蛋、动物肝脏、鱼、蛤蜊、章鱼等食物中摄取钙。此外，白茯苓和赤茯苓，它们都能当药材食用，可以增强肾功能、预防水肿，还有利尿和安神功效。

125

贴士 **提高免疫力的维生素家族**

· **维生素A** | 促进胎儿的发育和成长，增强胎儿对细菌感染的抵抗力，提高视力。维生素A大体上可以通过正常饮食来补充，不建议摄取太多。因为摄入过量反而会对胎儿产生不利影响。南瓜、菠菜、胡萝卜、番茄等蔬菜以及牛肝、鸡蛋中都富含维生素A。由于这种维生素属于脂溶性维生素，因此它们能够与脂类一起被身体充分吸收。

· **维生素B** | 帮助新陈代谢，维持身体正常机能。猪肉、金枪鱼、刀鱼、燕鱼等食物都含有丰富的维生素B。由于这种维生素属于水溶性维生素，在水中易溶解，因此比起做汤，这些食物更适合烤或者蒸着吃。

· **维生素C** | 能制造出形成骨骼和血管必需的胶原蛋白。因此，准妈妈们得积极摄入维生素C喽！此外，维生素C还能防止流产、防止雀斑生成、预防感冒呢！草莓、柑橘、猕猴桃、红薯、青椒、绿茶、柚子茶等食物中维生素C的含量较高。这种维生素易溶于水，且不耐高温。

· **维生素E** | 防止细胞损伤，增强免疫功能。章鱼以及花生等坚果类食物里含有丰富的维生素E。由于这种维生素易溶于油，且耐热，因此做料理时这些食物最好与油一起烹饪。

9. 上班族准妈妈们的"下馆子"准则

❶ 挑选营养均衡的食物

　　韩国拌饭是一个不错的选择，里面含有碳水化合物（米饭）、蛋白质（牛肉）、维生素和矿物质（蔬菜）、植物脂肪（芝麻油、苏子油）等各种营养。虽然好吃，但还应细嚼慢咽，这样才不会给胃造成负担。

❷ 聚餐时肉类食品一定要用蔬菜包着吃

　　有些人聚餐时最喜欢吃五花肉、排骨之类的肉类食品。我们知道，肉类食品中的蛋白质会帮助胎儿的细胞组织成长，使大脑变得更加聪明。但是不要忘了与白菜、芝麻叶等蔬菜搭配食用，这样才能保持营养均衡。在喝排骨汤或者鲜浓汤时，一定要配上萝卜块泡菜，因为里面的萝卜能够帮助消化。

❸ 避免食用刺激性的快餐和速食小吃

　　汉堡、鸡块、比萨等快餐虽然吃起来简单便捷，但因热量和盐分高，具有刺激性，对孕妇来说绝对不是个好选择。另外，由于速食产品和快餐流通量大，里面可能会含有食品添加剂，因此孕妇最好不要食用。

❹ 把面条当做尝鲜

　　外出就餐的时候经常点的炸酱面、乌冬面等食物，里面除了碳水化合物外几乎没有什么其他营养成分。偶尔尝尝鲜还可以，但每周如果吃2~3次以上就会导致营养失衡。因此，外出就餐时要慎重选择面条。如果真喜欢吃面条的话，还是选择那些加有蔬菜的刀削面或者面片汤吧。

❺ 辛辣食物会引起过敏反应

　　辣椒会损伤肠黏膜，引起腹痛或腹泻。辣椒属于热性食品，不仅会引起习惯性流产、早产、难产，还会引起胎热或过敏性皮炎。因此，孕妇要尽量避免吃辛辣食物，还是多吃清淡食物比较好。

10.少食或禁食的食品

准妈妈们，千万，千万，千万要记住了，为了我们小Jackpot的健康，下面所列的食品，怀孕10个月期间要少食用或者不食用哦！

❶罐装饮料、方便面等速食产品

众所周知，方便面里含有数十种化学添加成分。罐装饮料或食品里都含有盐分和有害添加物。经常食用，会导致贫血或妊娠期中毒症。

❷白砂糖

同样不必多说，白砂糖也是对健康十分不利的食品。为了避免体重过重以及预防妊娠期糖尿病，一定要注意节制呀。

❸燕鱼

燕鱼体内含有溶于水的重金属。大量食用燕鱼，会面临着摄入重金属的危险。

❹薏米

薏米虽然对治疗浮肿和肥胖有功效，但在怀孕时一定要慎用。如果食用过多，会影响到胎儿对水分和脂肪的吸收。

❺绿豆

绿豆属于凉性食品，能减弱消化功能。尤其绿豆的消炎作用，会对胎儿的成长造成影响，要慎用哦。

❻芦荟

芦荟有消炎镇痛功效，但食用过多会导致腹痛或骨盆出血。

❼生姜

生姜虽然可以缓解孕吐，但若使用不慎则会引起湿疹和荨麻疹。

❽红豆

红豆有利尿作用，会大量消耗孕妇体内的水分。孕期食用，还会促使激素分泌旺盛，由此可能产下畸形儿。

❾河豚

由于河豚体内含有毒素，容易引起食物中毒，因此怀孕时还是尽量不要食用。

10月3日 星期五

不偏食，

什么都乖乖地吃一点，

也不多吃，

选择无公害食材，

不吃太咸的，

摄取足够的高蛋白和钙质！

这些都是为了我们的Jackpot

所制定的饮食规则。

因为，

我这个妈妈吃的食物，

都会原封不动地传给小宝贝，

所以只能小心再加

小心喽！

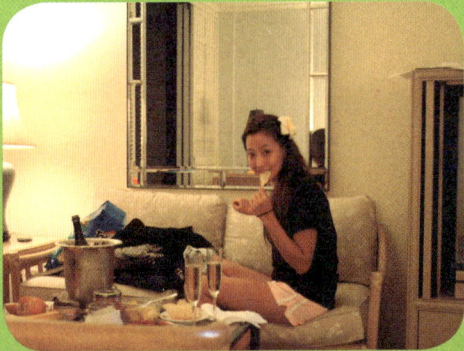
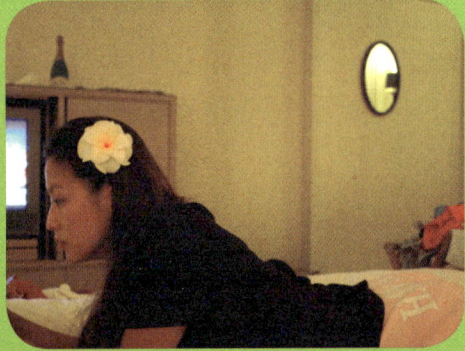
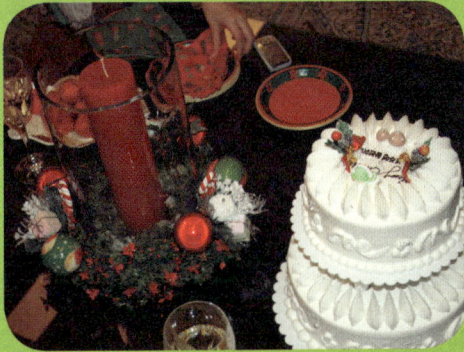
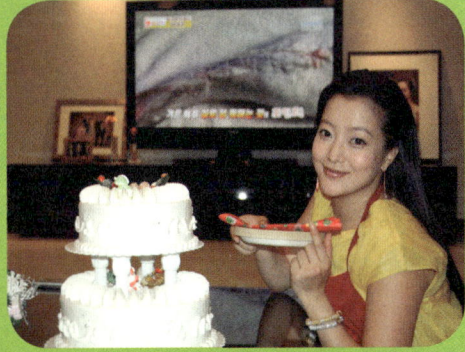

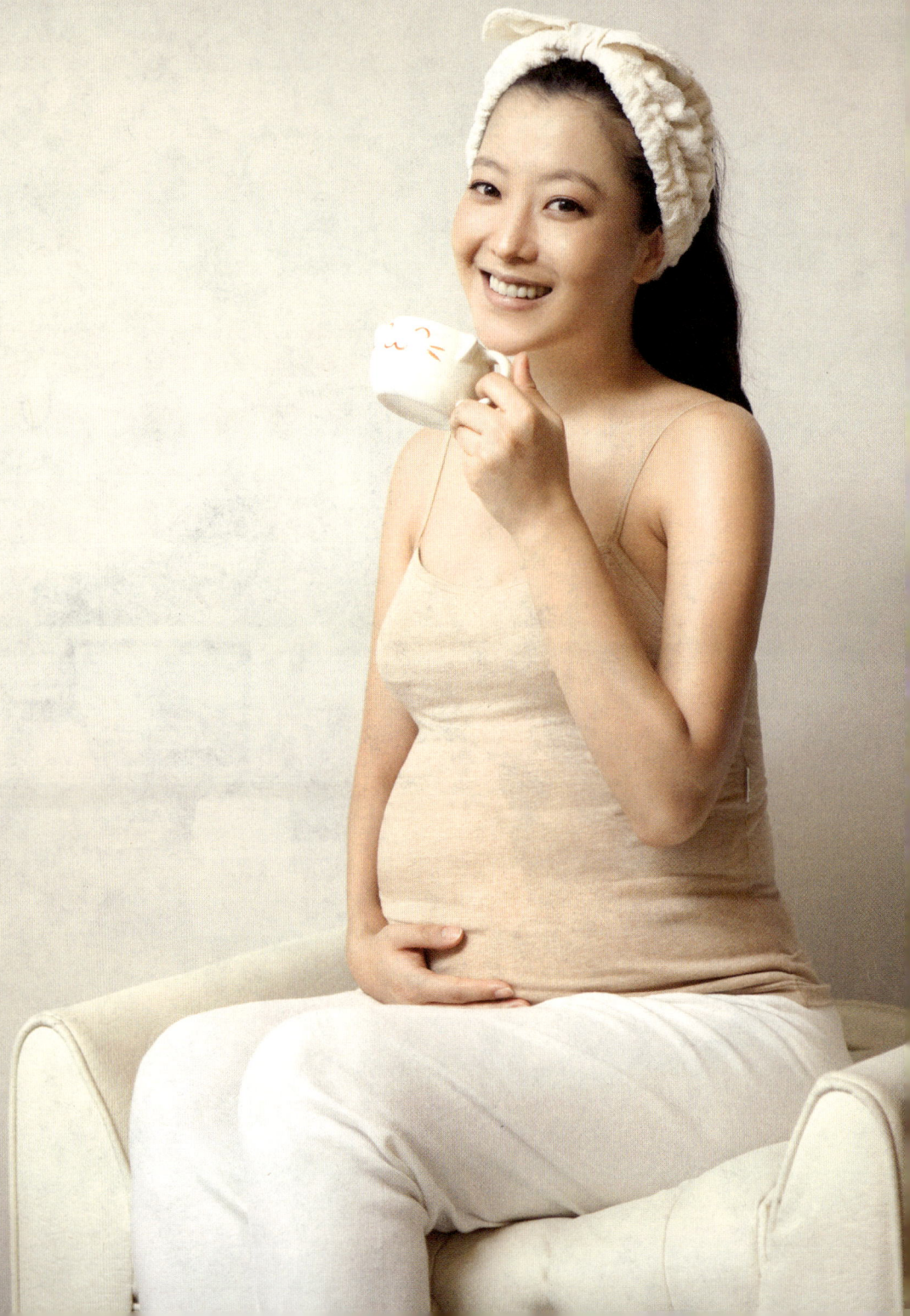

10月4日 星期六

吃的东西之所以很重要，

可不全是为了

要一个身体强壮的宝宝。

看看我们周围，

为什么身体又强壮、

性格又乐观的人并不多见呢？

胎儿的身体发育和性格、智力的形成

是同步进行的。

其实，在孩子出生以后，

补充再多的蛋白质

对大脑的发育也不会有太大的影响，

但如果在怀孕时期，

母体缺乏优质蛋白质，

胎儿脑细胞的形成将会

受到很大影响。

因此，

拒绝有害食品，选择好的食物，

可是妈妈送给小宝贝一辈子的礼物哦！

发带、米色吊带、运动裤/The Organic Cotton

baby

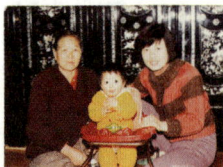

只有健康的妈妈才能
生出健壮的宝宝哦!

5

妈妈的健康就是宝宝的健康

每天喝8杯水，每天吃番茄，每天要补充孕妇专用营养素！
远离可怕的电磁波，尝试准妈妈专享睡眠疗法。誓当健康孕妇，生健康宝宝。
准妈妈们，请每天恪守健康的生活法则吧！

1. 做个番茄达人

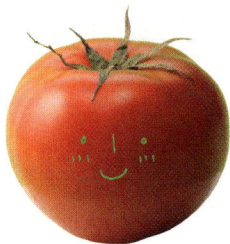

"为了幸福的孕期生活，每天都要和老公一起吃番茄！"这可是幸福孕妈妈天天挂在嘴边的话哟。怀孕期间，如果每天都能坚持吃一个番茄的话，那么当个漂亮的准妈妈，生个健康的宝宝，度过一段幸福的孕期生活，绝对不再是梦！

提起金喜善，恐怕最让大家难忘的一部电视剧就是《汉城奇缘》啦，又名《TOMATO》（英文：番茄）。

巧的是，我在拍这部作品之前很久，就已经非常喜欢吃番茄啦！结婚之前，妈妈每天早上都会给我榨番茄汁；结婚以后，这就成了老公的活儿。不知是不是被老公每天的真诚所打动，榨汁机转动起来的声音虽然很刺耳，但我们的小Jackpot还是手舞足蹈地发出信号告诉我她很喜欢。番茄的好处自不必多说，但你可知它对孕妇也大有裨益。第一，它能促进消化，可以让那些消化不良的孕妇稍微舒服些；第二，番茄中含有能分解脂肪的维生素B，可帮助孕妇调节体内水分，预防孕期肥胖和浮肿；第三，番茄中含有钾、钙等矿物性膳食纤维成分，可以有效预防不请自来的便秘；第四，维生素K可锁住钙，预防孕期骨骼变脆及骨质疏松症；第五，维生素B群能让孕期变粗糙的皮肤和毛发重新焕发光泽。瞧，还有什么比这更好的孕妇食品吗？

哈哈哈！是不是应该叫我"番茄达人"呢！

那我就向大家透露一些吃美味番茄的方法吧！

怀孕初期，准妈妈们可以榨番茄汁喝。特别像我这样爱吃肉的孕妇，可以通过喝碱性的番茄汁来中和体内酸度，促进消化，减轻肠胃负担（我常常担心肉吃得太多，会变成酸性体质，对小Jackpot产生不良影响。是啊，要管住自己的嘴可不像想象中的那么简单呀！）。到了怀孕中后期，如果你已经厌倦了番茄汁，可以在餐前吃一两个稍微烫过的番茄，饱腹感会让你自然而然地达到控制饮食的效果。同时还能向胎儿提供健康的营养成分，降低热量，预防孕后期出现"巨大儿"的可能性。此外，食用熟番茄还能更好地吸收其中的抗酸性成分——番茄红素，从而发挥更大的作用。对了，番茄中还含有大量孕妇所需的叶酸成分哟！

TOMATO，真是太感谢你啦！

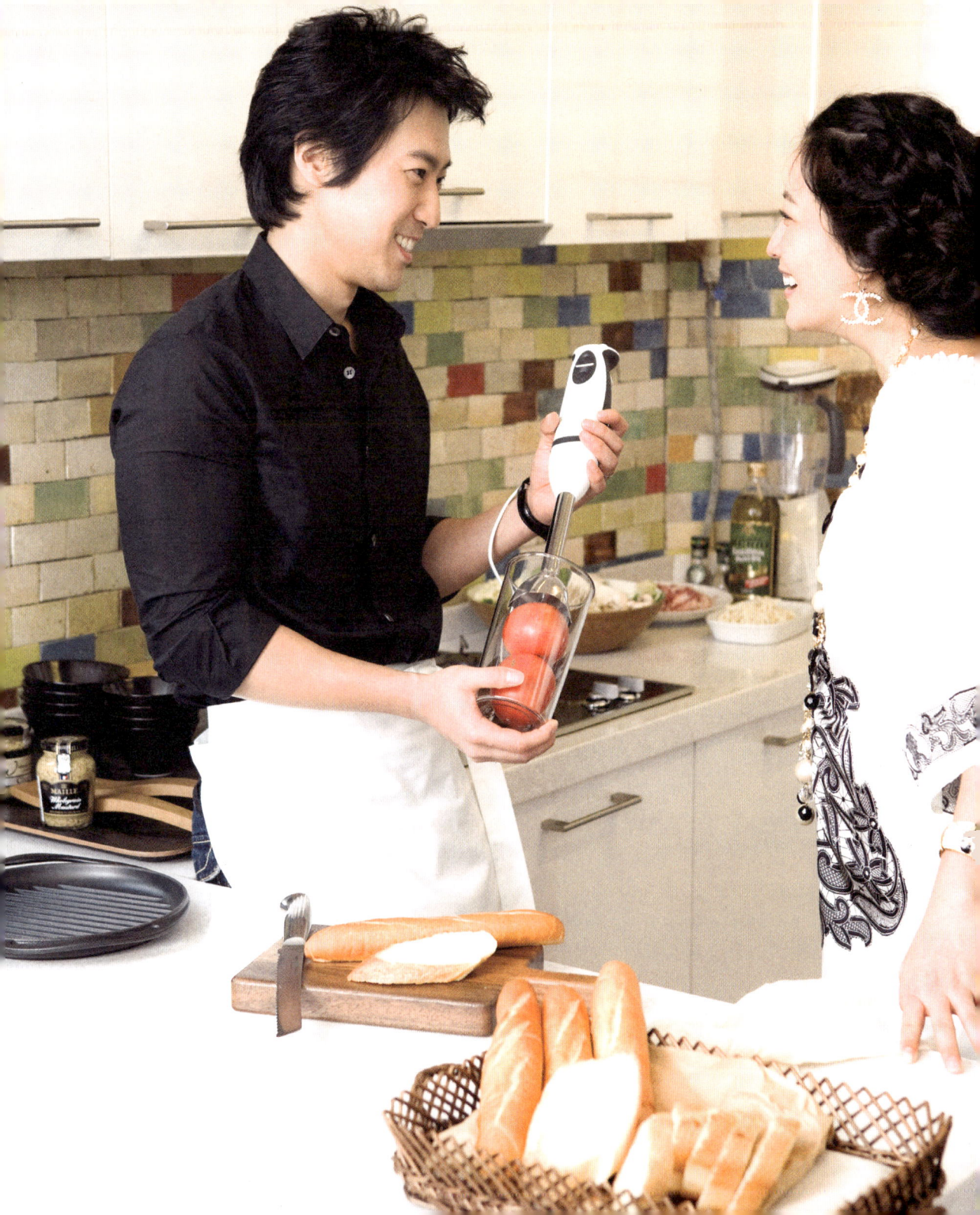

怀孕期间哪些水果不能吃

❶ 尽量不要食用进口热带水果

民间盛传，怀孕期间不能吃菠萝、芒果等东南亚热带水果，但目前为止还没有明确的证据来证明。不过，进口热带水果和那些在温室中生长的水果，新鲜度有所下降，而且在流通过程中也可能产生这样那样的问题，因此最好不要食用。

❷ 尽量避免食用太凉的水果

水果一般都略带寒性，因此小腹经常发凉的孕妇一定不要过量食用。特别是很多准妈妈吃了冷藏过的西瓜、甜瓜等夏令水果后，肠胃总有丝丝拉拉的感觉，这点要因人而异。所以，即使是夏季，最好也只吃常温保存的水果。

❸ 怀孕后期不要吃太多水果

水果中的果糖很容易被吸收，从而使孕妇和胎儿的体重同时增加。因此，孕后期应尽量少吃高热量水果，如香蕉、苹果、梨等。

❹ 有流产迹象时尽量不要食用桃子和柿子

桃子和柿子有活血化淤的功效，所以那些子宫状态不稳定（即有流产或早产迹象）的孕妇最好不要食用。

能提高免疫力的维生素家族

❶ Vitamin-A

在胎儿的成长和发育过程中，维生素A可以提高胎儿对细菌感染的抵抗力，有助于改善视力。如果缺少这种维生素，胎儿的发育会变缓。一般情况下，孕妇通过日常饮食就可以获取充足的维生素A，不需要额外补充。如摄取过量，反而对胎儿产生不良影响。维生素A与油的相溶性较好，而且耐热，与油性物质一起食用时更容易吸收。南瓜、菠菜、胡萝卜、番茄等黄绿色蔬菜，以及牛肝、鸡蛋中维生素A的含量较为丰富。

❷ Vitamin-B 族

B族维生素有助于碳水化合物、蛋白质、脂肪这三大必需营养素的代谢，是怀孕期间必需的营养成分。如果B族维生素中的任何一种补充不足，都会导致其他维生素的缺失，所以最好综合摄取。由于B族维生素属于水溶性维生素，所以最好将食物烤着吃或者蒸着吃，这样吸收效果比较好。猪肉、金枪鱼、刀鱼、沙丁鱼、三文鱼中B族维生素的含量较为丰富。

❸ Vitamin-C

维生素C能促进骨骼、血管所需胶原蛋白的形成，无论胎儿还是将来打算母乳喂养的妈妈们都不可或缺，因此应积极摄取。此外，维生素C还含有防止流产、愉悦心情的有效成分，并且能预防雀斑形成，使皮肤变得有光泽，甚至还可以预防感冒呢！

含有维生素C的食物最好生着吃，因为维生素C易溶于水，也不耐热。含有丰富维生素C的食物主要有草莓、橘子、猕猴桃、红薯、菜椒、绿茶、柚子茶等。

❹ Vitamin-E

维生素E能减少细胞损伤，提高免疫功能。由于维生素E易溶于油，且耐热，所以可以将含有维生素E的食物与油一起烹调食用。如果能与维生素C一同服用，抗酸作用则会更显著。鳗鱼、三文鱼、鸡蛋、牛奶、花生等食物中含有丰富的维生素E。

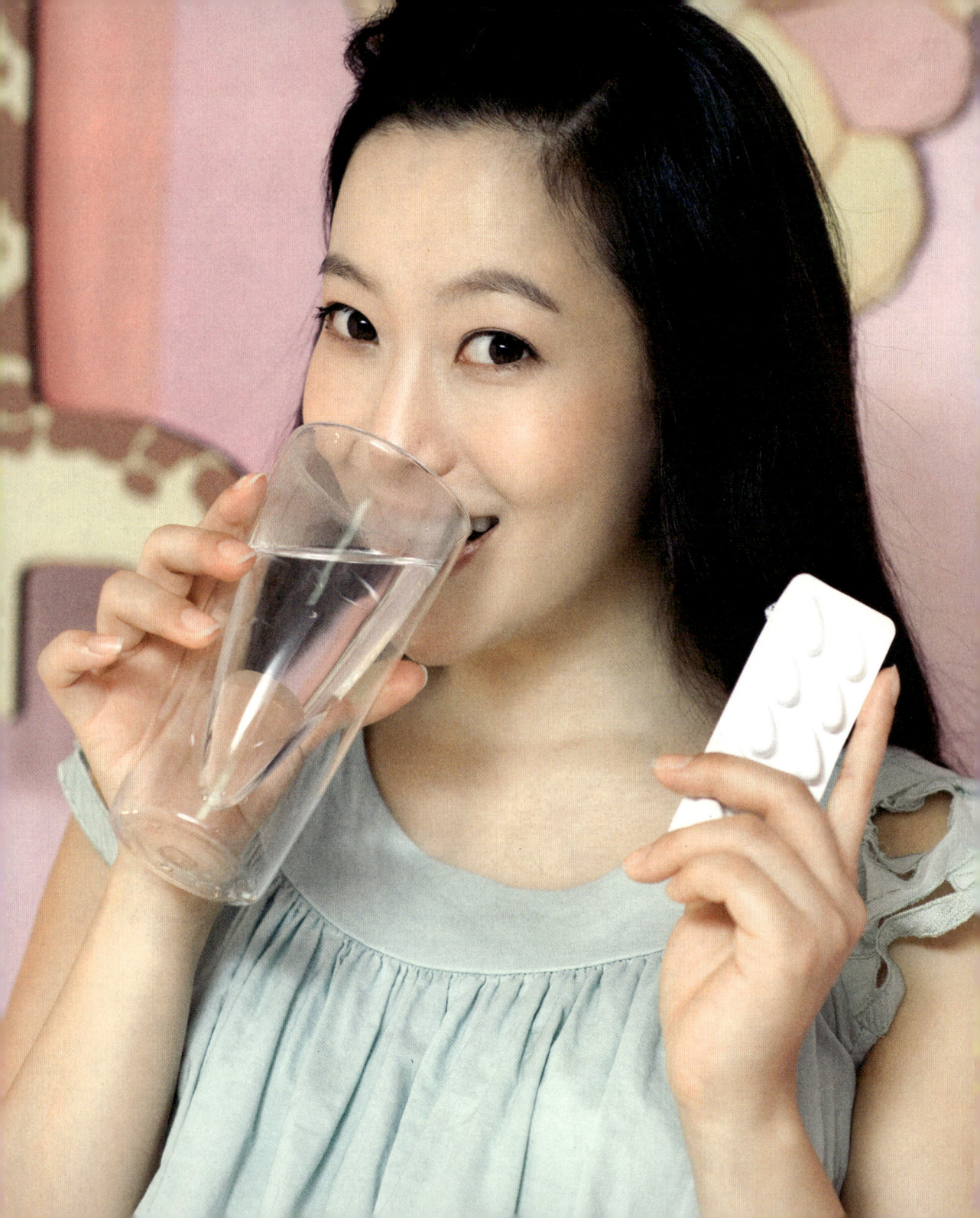

2.挑选孕妇专用营养素

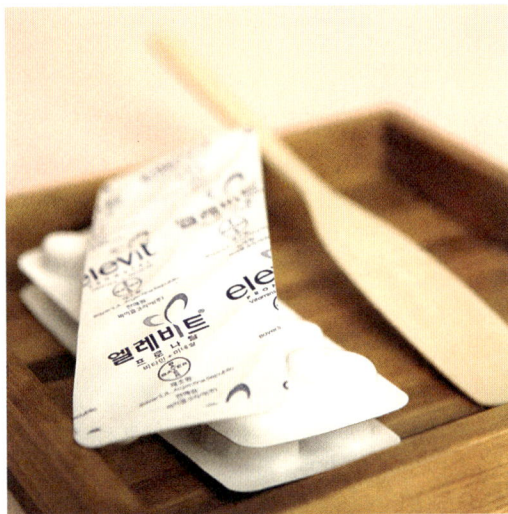

　　我也是在怀孕之后才明白，为什么父母会在孩子出生后仔细查看他们的小手小脚，确认手指和脚趾是否都齐全。渴望生个健康宝宝的心情，每一对父母都有。而对于这些父母，我的建议是，从决心怀孕的那一刻起就开始补充叶酸，这个方法很简单也很实用。叶酸是一种广泛存在于绿色蔬菜中的维生素，能够有效预防胎儿脊髓分裂及神经管发育缺陷。叶酸能够预防畸形儿，这已经得到大家的普遍认可。因此，要想生一个健康的宝宝，就得从计划怀孕的那一刻起，直至整个怀孕期间，甚至在哺乳期都要持续补充叶酸。但孕妇需要的营养成分远不止叶酸一种。认认真真、仔仔细细地补充所有维生素和补铁药剂，绝不是一件简单的事，而仅仅通过日常饮食来摄足这些营养成分就更难了。于是从叶酸开始，我认识了一种又一种的孕妇全效营养素，来补充身体所需。准妈妈们，市面上卖的营养素有很多种，但记得一定要根据自己的身体条件来选择哦。一般来说，营养素含有孕妇每天应服用的叶酸、铁、钙、镁等微量元素和矿物质，每天早上吃一粒，OK啦！呵呵，有计划要小孩的新娘们，记得从现在开始，结婚的礼单里一定要加上孕妇专用营养素哟！

Q&A

Q 什么食物里含有叶酸?

A 菠菜等绿色蔬菜,大豆、金枪鱼、鸡蛋、橙子、柑橘等食物里都含有丰富的叶酸。烹饪中,叶酸很容易被破坏,所以仅将食物焯一下或轻炒一下就可以了。另外,每天吃点水果,比如一个猕猴桃、一根香蕉、一个橙子,或者经常吃些动物的肝脏和绿叶蔬菜,让叶酸在体内积聚,能有效预防畸形儿。

Q 叶酸比铁更重要吗?

A No,两者都很重要。由于人们已经充分认识到铁的重要性,所以近来更需要普及宣传叶酸的重要性。叶酸能够有效预防畸形儿,而铁则是造血所必需的原料。怀孕后,子宫、胎盘以及胎儿的成长都需要充足的血液,铁的需要量达到了孕前的2倍,而分娩时流失的血液也要补充。怀孕前每天只需要12mg的铁,怀孕初中期会增长到25mg,而孕后期则为30mg。

Q 通常情况下,从怀孕初期就开始服用补铁药剂,很容易引起消化不良和孕吐,于是医生建议孕妇在孕吐期过后再服用孕妇营养素。那么,孕妇专用营养素何时服用较好呢?

A 最好从计划怀孕的那一瞬间就开始补充叶酸。但孕妇专用营养素里含有少量的铁,孕吐反应严重时,可以尝试在睡前服用。如果还没有好转,可暂停服用。怀孕初期,在无孕吐反应的情况下仍可继续服用。另外,需要谨记在心的是,为产后妈妈的健康和母乳质量着想,最好在产后3个月内继续服用孕妇专用营养素。

Q 孕妇专用营养素也像铁那样、空腹服用效果更好吗？

A 并非一定要空腹服用，饭后服用还能减轻胃肠负担呢！牛奶会影响身体对铁的吸收，最好不要与其一起食用。相反，橙汁会帮助身体吸收铁质，因此可以与孕妇专用营养素一起食用。

Q 患有胃肠功能障碍的孕妇，在服用补铁药剂或孕妇专用营养素时会感到不舒服，这可如何是好？

A 服用补铁药剂或孕妇专用营养素引起的副作用一般为消化不良和便秘。因此我建议，那些患有胃肠功能障碍的孕妇尽量不要在早晨一次性服用，最好能分成早、中、晚三次，这样就能减轻胃肠负担啦！如果胃肠功能障碍十分严重，准妈妈们也不要总是担心营养吸收不好。坚持饭后服用或睡前服用补铁药剂，则可以减少很多麻烦。为改善因服用补铁药剂引起的胃肠功能障碍，平时可多摄取纤维食物和水分。

我包包里的必备品：
能滋润孕妇肌肤的欧舒丹精华水
纯乳木果油
Son Reve紫外线隔离霜
欧舒丹樱花香膏
孕妇专用营养素ELEVIT

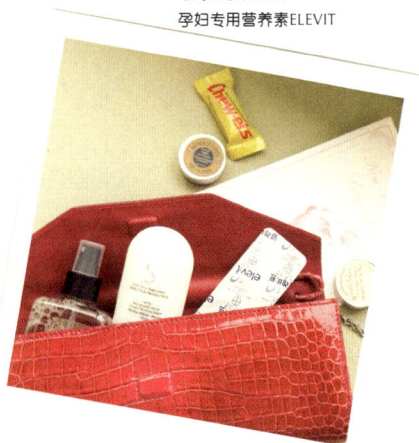

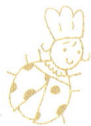

3.吭吭，嚷嚷，感冒了

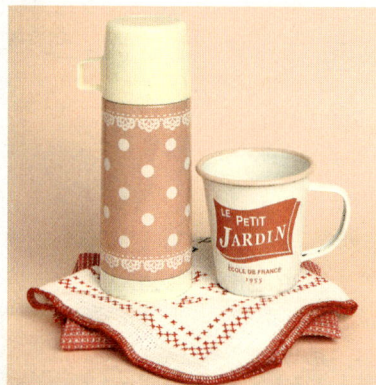

保温瓶、水杯、手帕/CAREL

　　即使平时不怎么感冒的人，怀孕后也很容易得感冒，这是因为免疫力会随着体内激素的变化而逐渐减弱。另外，孕妇的体质还会因妊娠反应等变差，从而更容易感染上感冒病毒。特别在怀孕初期，体温上升容易使孕妇感到寒冷和疲劳，从而更易患感冒，通常还会持续很久。

　　人们都说感冒时，吃药治疗一周就好，不吃药7天也能痊愈。

　　很多孕妇得了感冒后，常常怕影响胎儿健康而坚决不吃药。实际上，只要不是在怀孕的第4～14周患病，就可以遵照医嘱服用感冒药。怀孕3个月后，出现畸形儿的危险概率渐渐减小，也就不需要完全躲避感冒药啦！感冒严重时，如果不及时治疗，反而会引发并发症，导致早产、流产而危及胎儿呢！不过，当感冒真的严重而必须吃药时，一定要在主治医生的指导下服用。另外，到怀孕后期，如果长期服用了含有阿司匹林或吲哚美辛成分的退烧药，可能会影响胎儿动脉导管关闭，需格外注意呀！

对孕妇治疗感冒有利的食疗方法

方法 ❶ ——甜甜的梨汁

将梨洗净，去掉梨核。然后连同梨皮和果肉蒸熟，加少许蜂蜜，榨汁喝。也可以将果肉压碎后食用。梨对治疗咳嗽祛痰有特效。

方法 ❷ ——吹着吃的烤橘子

将橘子洗净擦干，然后用盐揉搓表皮，去除残留农药。之后用锡箔纸一个一个包好，再用木炭或烤箱烤10分钟，最后趁热连皮一起吃。吃完好好睡一觉，感冒症状便会减轻啦！

方法 ❸ ——热乎乎的橘子茶

将熟透的橘子洗净擦干，再用盐揉搓一遍以去除残留农药。然后将橘子皮剥下，放在通风处晾干。晾过一段时间的橘子皮要比新鲜的更甜，呵。之后将10g晾干的橘子皮与2杯水一起煮着喝，每天喝2~3次。记住，稍微煮一下就行啦，否则容易将橘子皮中的维生素C破坏掉。橘子皮中的维生素C含量可是果肉中的3倍呢！

方法 ❹ ——安全无副作用的五味子茶&桔梗茶

咳嗽严重时，可以煮五味子茶或桔梗茶喝。五味子和桔梗是治疗呼吸道疾病的中药材，十分安全，没有副作用，孕妇也可以放心食用。将40g五味子和1.5L水煮大约10分钟，然后取出五味子即可饮用。或者将2根桔梗和1.5L水用微火煮透，取出桔梗后即可饮用。值得一提的是，桔梗中富含皂角苷成分，具有提高免疫力、祛痰等功效。

方法 ❺ ——发汗的大葱豆芽汤

据中国医籍汇编而成的《东医宝鉴》中记载，豆芽在"全身感觉沉重、发麻或者肌肉骨头疼痛时有治疗功效，而且还能促进水分代谢"；大葱则能"使身体恢复健康，清神，可预防疾病"。将豆芽和大葱放入锅中，然后加些水，用微火煮1个小时左右，最后放少量竹盐调味。喝一碗煮好的大葱豆芽汤能帮助发汗，治疗感冒。

方法 ❻ ——"维生素大王"柿叶茶

5~6月份采摘的嫩柿叶中蕴含丰富的维生素C，含量是柠檬的20倍呢！嫩柿叶不仅对治疗感冒有特效，还可以促进人体对铁的吸收。因而对孕妇来说是一个不错的选择。除喝柿叶茶外，还可以用浸泡柿叶的水煮饭或者做菜。但是，便秘严重时尽量不要饮用。

方法 ❼ ——帮助缓解孕吐的生姜茶

生姜中含有解毒成分，可以帮助解决流鼻涕或鼻子堵塞带来的烦恼，当然还可以暖身。另外，生姜还有缓解孕吐的功效呢！将50g生姜去皮洗净，切成薄片儿，然后与3杯水一起煮着喝。记住，坚持每天饮用啊！

方法 ❽ ——具有退热功效的葱根茶

葱根中含有多种有效成分，能够促进体内消化液的分泌，增进食欲。此外，它还有发汗、去热、消炎等功效。准妈妈们可以将洗净的葱根用水煮透，然后当茶喝。

方法 ❾ ——祛除病痛的木瓜茶

感冒初期，当感到腿或肩膀发麻时，喝点木瓜茶会有不错的疗效。对了，木瓜还能让骨骼变得更结实。此外，还有祛痰、缓解孕吐等功效呢！

4.胎位不正的巧妙纠正法

　　第一次做3D立体超声波检查的那天，听说会看见我们家Jackpot的小脸蛋儿，我别提有多期待了，之前好几天都没睡好呢！结果，这个小家伙还"犹抱琵琶半遮面"，不知是不是故意将头朝上，和我这个妈妈一样站着，我们竟然一点都看不到她的小脸蛋儿。我这个笨妈妈还在想："我们的小Jackpot真有性格啊！"但又因没看到她的小脸蛋儿而闷闷不乐……自诩为"杂学博士"的老公不知道是不是也有些遗憾，静静地凑到我身边，一边帮我揉肚子一边搬出个很可爱的理由："我们一般人都是因为脑袋太大所以才头朝下，而小Jackpot一定是个小脑袋……"

　　"我们的小可爱，不要再让妈妈受苦了，快回到你该在的地方吧！"不知有多么想见小Jackpot脸蛋儿的我，赶紧认认真真地按照医生告诉的方法做起了胎位纠正操。而自从听说，孕妇侧躺能使胎儿的活动空间变大，使其自然调整到正常胎位，我就一整天都靠着枕头侧躺着，并喃喃地说："小Jackpot啊，现在活动的地方可大了吧？！"

　　第二天，我和老公怀着一颗焦急的心，又去了医院。我们的小乖乖，真听话啊！一天的时间就找到了她的位置，调整到了正常胎位。当然，我努力做的胎位纠正操也有很大功劳哦！而且，我和老公还坚信，我们的小Jackpot将来一定是个特别听爸爸话的乖宝宝！

如果胎位不正的话

　　怀孕后期，也就是怀孕30周后，曾经在肚子里动来动去、摆出各种姿势的胎儿，随着活动空间的不断变小，头部会自然地朝向子宫口。相反，头朝上的姿势便属于胎位不正。怀孕30周后，即使被诊断为胎位不正也不必太担心，因为直到分娩前，胎儿都有可能回到正常胎位。目前，出现胎位不正的原因还不明确。但当怀双胞胎、羊水过多、胎盘前置（胎盘堵住子宫口）时，或孕妇骨盆过窄以及早产时，胎位不正的情况较常出现。另外，孕妇还应避免提重物、做过多家务，以及操练需要肚子用力的体操。如果胎儿胎位不正，容易出现早期胎膜破裂，即还没有进入产程前羊水就已流出。而且还易发生难产，比如当胎儿头部通过产道时出现脐带绕颈，胎儿会因不能吸取足够的氧气而窒息死亡，或者出现胎儿出生后不能顺利呼吸的假死现象等。因此，便只能在预产期前一周就做剖腹产手术了。不过，孕妇在胎位不正的情况下，仍可根据胎儿大小或者姿势成功地进行自然分娩，当然这样的例子比较少。

纠正胎位不正的体操

❶ 模仿猫咪的瑜伽动作

胎儿头朝上站立时，"猫式"瑜伽法会对其有所纠正。这是一组像猫咪一样伸懒腰的动作：双腿向后蹬直，同时伸展全身。具体方法如下：双腿跪地，双臂伸开与肩同宽，尽量向前伸。然后俯下前身，双臂尽量贴向地面，臀部与腿部成90°角。之后轻轻抬起下巴，望向前方10cm处，吸气。尽量长时间憋住气息，然后呼气，慢慢将身体降得更低，吸气，放松身体完成动作。反复练习这组动作可以让子宫适当收缩，让胎儿感觉到需要调整姿势。另外它对那些颈肩部酸痛或精神压力较大的孕妇也很有效果呢！

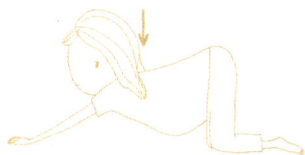

❷ 垫高腰部平躺

平躺，并在腰部和臀部间垫一个30~35cm高的靠垫。肩膀和脚贴近地面，眼睛看着天花板，保持这个姿势5~10分钟。

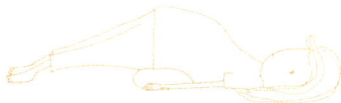

❸ 抬腿平躺

选择一个高度适中的椅子，然后平躺，并将小腿和脚搭在椅子上。

（顾问/李有美 清潭玛丽妇产科）

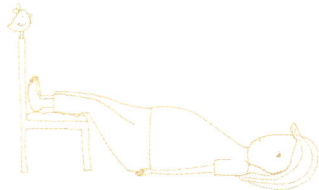

5. 高龄孕妇越来越多了

35岁以后初次生育的孕妇，一般比其他孕妇更容易遇到流产、早产等危险状况。所以，高龄孕妇更应重视孕期检查和自身调理。

❶ 生殖器检查

检查是否患有子宫癌、卵巢癌、子宫颈癌、乳腺癌等疾病。准妈妈们可以通过阴道分泌物和超声波检查来确认子宫内是否出现异常。一旦患有子宫囊肿、子宫内膜炎等，便会有流产的危险，因此需定期进行检查。

❷ 血液检查

在怀孕第16～18周时，通过检查孕妇血液来筛查胎儿是否患有神经管畸形、唐氏综合征等先天性畸形。

❸ 绒毛活检检测

通过提取部分胎盘绒毛组织来检查染色体是否异常，以此判别胎儿是否为先天性畸形。

❹ 羊水检查

应在怀孕第16～21周期间做这项检查。培养羊水细胞，做胎儿染色体核型分析，以此判别畸形儿。羊水细胞培养需3周左右时间，要耐心等待哦！

❺ 超声波检查

高精密超声波能够诊断出18周以后的胎儿畸形程度。此外，还能检查出先天性心脏病、胎儿心脏室间隔缺损、肾脏异常、无脑儿、脊椎损裂、兔唇、六指、骨骼发育障碍等细微畸形。这些在血液检查中都是诊断不出来的。

❻ 孕期糖尿病筛查

在怀孕第24～28周时，需通过这项检查来确认是否患有糖尿病。特别是那些怀孕后经常感到口渴，饮水后导致尿频或尿量增多的孕妇，更需要做此项检查。

❼ 高血压检查

目的是测试孕妇是否患有高血压或低血压。以第一次产检中测到的血压值为基准，再与之后产检中测到的血压值作比较，如果高压超过140mmHg，低压超过90mmHg，就有患先兆子痫的危险啦！

6.走开！电磁波

现在，我们周围到处都是电脑等现代化家用电器，电磁波便成了孕妇的一大"敌人"。为了我们的小Jackpot，所有能发出电磁辐射的东西我都只能远离了，但网购和任天堂是我怎么都戒不了的啊！有一天，老公向一直在做思想斗争的我，讲起了VDT综合征，还送我能够阻断电磁波的围裙。其实，我俩对此都将信将疑，于是买来了电磁波测定仪，来检测这件衣服的功效。把测定仪放在围裙里，然后分别靠近冰箱、电视机、电脑……天啊！数值竟然是0！也就是说，电磁波被完全阻断了！从那天开始，我就借助这件围裙尽情投入了"任天堂胎教"！什么？"任天堂胎教"？没错，就是任天堂中的数字游戏呀！玩这个游戏，我们的小Jackpot可能会变得更聪明，因此我一直都在很努力地练习。真的，任天堂游戏也可以作为胎教课程哦！除此之外，我还尽我所能尝试了各种各样的方法来阻隔电磁波……

比如，当需要使用微波炉时，就让老公来帮忙！——"老公，我们的小Jackpot不喜欢电磁波嘛。"要把电视机和音响从卧室里请出去！在所有可能的地方，为电脑贴上电磁波阻断贴。使用耳机接电话，让手机尽量远离身体。冰箱侧面是电磁波辐射最强的地方。所以，最好把冰箱嵌在墙里，不让侧面露出来。

金喜善细致入微的电磁波阻断守则，全部倾情奉上！

电磁波防备守则

❶ 电脑｜使用电脑时，头部尽量不要靠近显示器，大约保持胳膊那么长的距离。特别要注意的是电脑主机两侧和后面，电磁波辐射最强，要尽量远离。最好用笔记本电脑来代替台式机。

❷ 手机｜在电话接通的瞬间，尽可能将手机远离身体。

❸ TV｜看电视时，至少要保持1.6m的距离。夫妻俩一起躺着看电视时，最好让老公躺在前面。

❹ 微波炉｜微波炉工作时，要尽量远离它。最好使用烤箱或煤气炉加热食物。

❺ 电热毯｜电热毯通电后，会发出少量的电磁辐射。这可能会引发慢性神经疾病、睡眠障碍，以及心血管系统疾病。因此怀孕期间，要用厚被来代替电热毯。

❻ 冰箱｜冰箱侧面的电磁辐射比正面的强很多，因此不要养成倚靠冰箱休息的坏毛病。

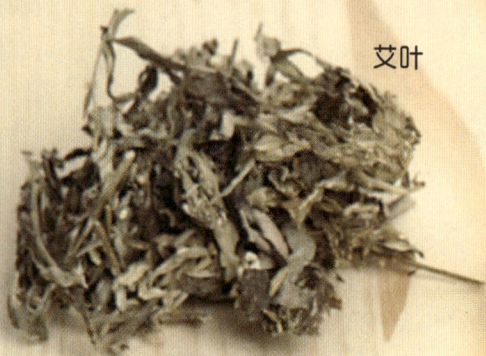
艾叶

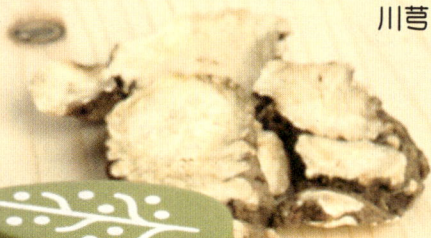
川芎

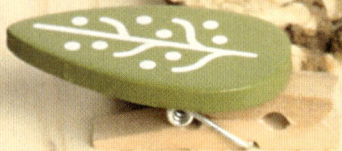

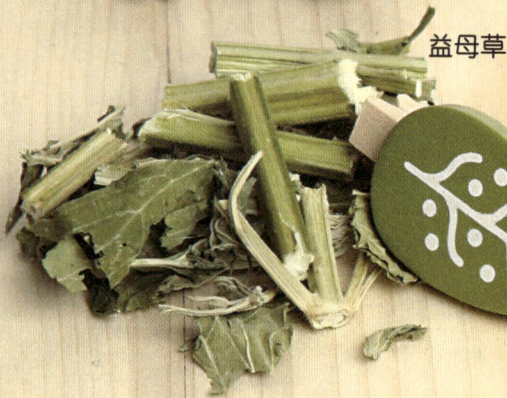
益母草

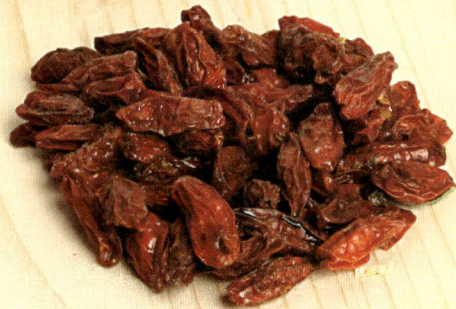
枸杞

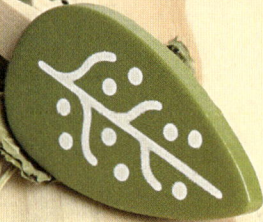

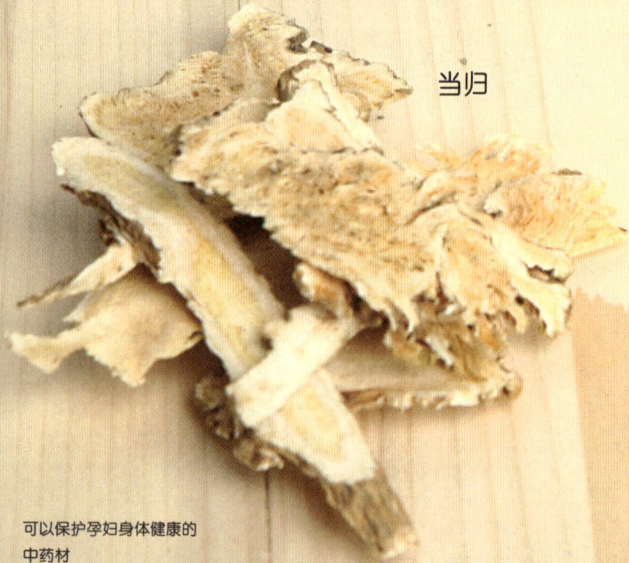
当归

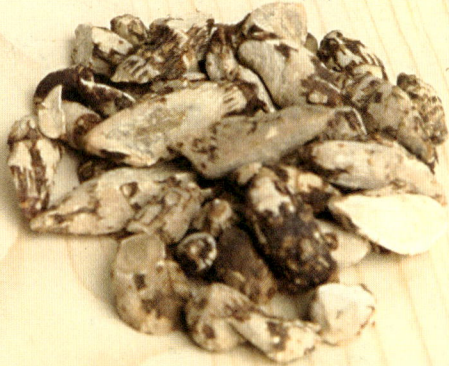
川断

可以保护孕妇身体健康的
中药材

7. 促使你成功自然分娩的中药

"怀孕期间到底能不能吃中药啊？"我也曾有过这样的疑问。孕妇当然什么都要注意啦。不过，对于这个问题，我的回答是"Yes！"当然啦，一定要让中医药师为你抓药。近年来，很多孕妇都在服用一些能够帮助顺产的中药，所以就更不用担心中药的安全性啦！

分娩前吃的中药一般有两种：达生散和佛手散。

据《东医宝鉴》中记载，达生散有镇静神经作用，可以帮助孕妇在临产前保持沉着镇静的心情。一般中医专家会建议孕妇在临产前一个月服用。

另外一种能帮助顺产的中药叫佛手散。佛手散的外观并非如词意那样像佛手，而是指该中药的药理作用，如大慈大悲菩萨的"救命之手"，在危难时给予帮助。佛手散具有缓解和治疗妊娠伤胎、胞衣不下等难产症状的作用。

贴士 **孕期可以吃鹿茸吗**

分娩前，通过服用鹿茸来帮助顺产是一种比较传统的方法。中医书中记载，**鹿茸能让主管女性怀孕分娩的冲脉、任脉更强劲，从而达到保护胎儿、防止难产的功效。从现代医学角度来理解，鹿茸能帮助孕妇补充分娩时损失的气力和血气。**一些中医会为即将临盆的妻子开出鹿茸药方：阵痛开始时敷用一帖含有鹿茸成分的中药，过几个小时再敷几帖。在一些药理学实验中，也证实了从鹿茸中可提取到一种能让子宫活跃起来的成分，从而实现自然分娩。但是体热的孕妇，要避免长期服用。

顾问 | 金钟权（Mi-green 韩医院）

8.预防过敏症

科学证明：天生就是过敏体质的人，也可以通过后天的调养让过敏症状完全消失，或是减轻症状。另外，与其相信一些没有根据的说法，还不如去找主治医生。记得，有过敏体质的妈妈，一定要在怀孕期间坚持治疗，以免将来的宝宝也是过敏体质。

❶ 消除尘螨

尘螨是最常见的一种过敏症诱发源，它们很容易在温度为25～28℃，湿度为60%以上的环境中繁殖，常见于枕头、床垫、地毯、窗帘、布艺沙发、绒毛玩具、被子等。尘螨一般以皮屑为食，据说我们一天所掉的皮屑足够几千只尘螨吃几个月啦！尘螨的天敌是阳光，可以学我妈妈那样，在阳光灿烂的时候，把各种被子、衣服都拿到阳光下暴晒。

❷ 避免食用刺激性食物

辛辣、过咸的食物，以及那些含食品添加剂的快餐食品都容易刺激交感神经系统，加重过敏症状。特别是汉堡、比萨、火腿、方便面中的食品添加剂会直接传递给胎儿，诱发过敏性皮炎，因此要绝对禁食。

❸ 留意装修和新家具的污染

刚装修的新家中，崭新的家具、墙纸，甚至外墙建材都会释放出甲醛等有害化学物质，它们能刺激皮肤和呼吸道黏膜，引发炎症。所以，平时要经常通风换气，全力驱散空气中的甲醛。我和老公虽然不是搬入了新家，但也是从两个月前就开始装饰婴儿房的，墙纸和窗帘选的都是那种不藏灰的，而且两个月里每天都会开窗通风五六个小时。

❹ 避免剧烈的温度变化

过敏症状在过热、过冷的环境中很容易恶化。当然，太潮、多汗的话，也容易使过敏症加重。所以，在宝宝出生后，不要用厚厚的新生儿专用襁褓把宝宝全包起来。而是要根据宝宝的出汗情况或体温变化，随时准备几床轻薄的小被子。

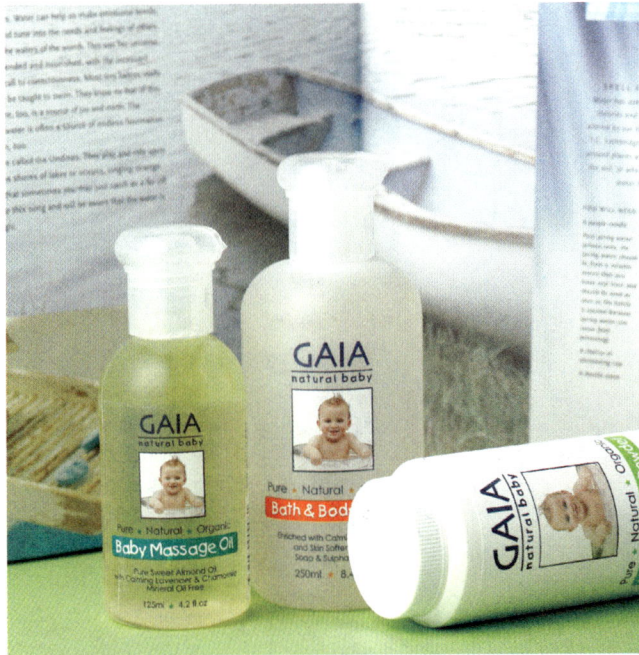

可以缓解宝宝过敏症状的婴
儿按摩油、沐浴爽肤水、婴
儿爽身粉／GAIA

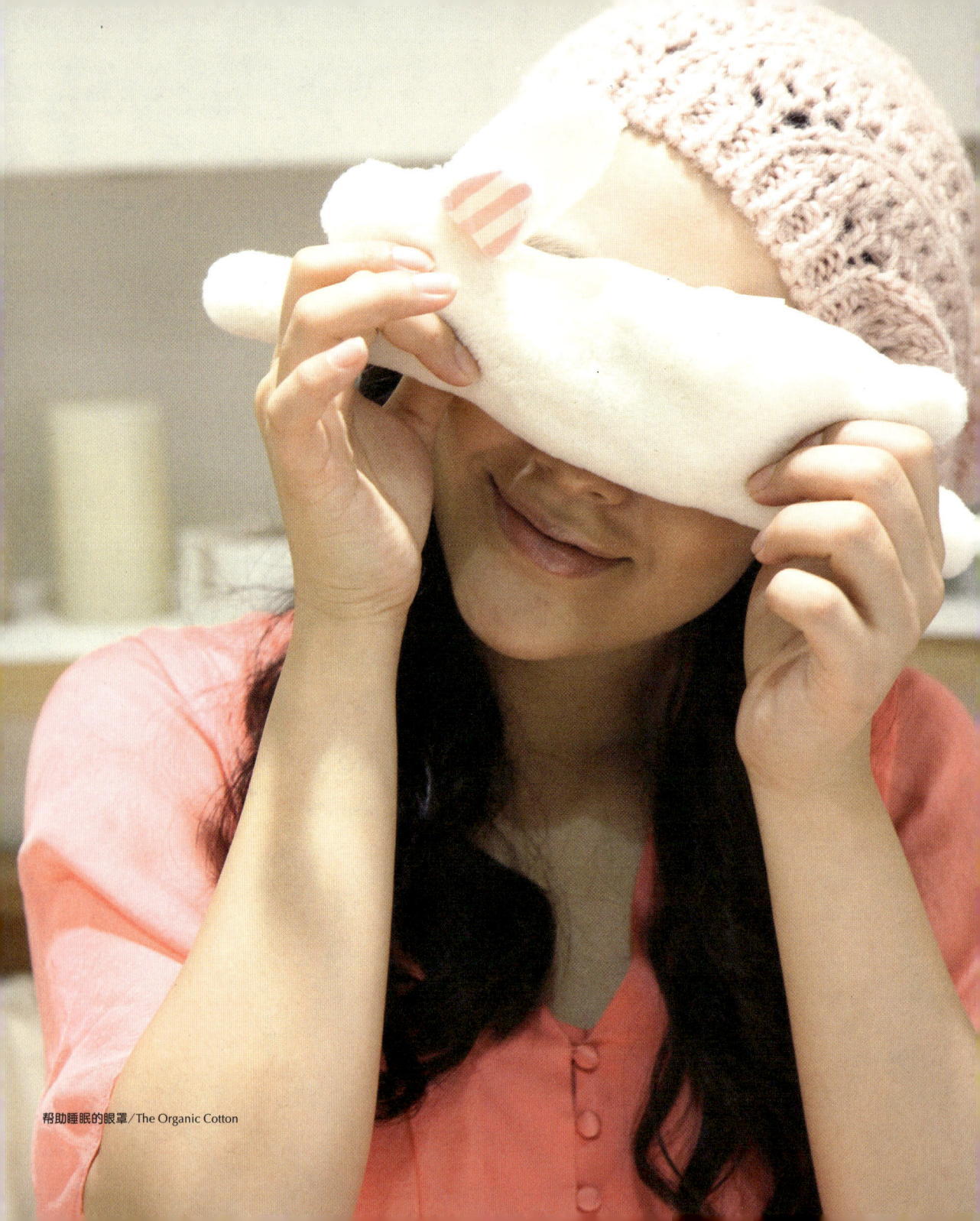

帮助睡眠的眼罩／The Organic Cotton

9.充足的睡眠就是最好的补药

怀孕后，睡眠会自然而然增多。由于激素分泌发生了变化，孕妇很容易感到疲惫，白天也经常犯困。此外，因对怀孕分娩的恐惧和不安，晚上睡眠不足的孕妇也大有人在。不仅为我们自己，同时也为了腹中的宝宝，一定要保证充足的睡眠啊！

80%以上的孕妇都会经历睡眠障碍、失眠症等。怀孕前从没经历过失眠的孕妇，怀孕后也可能经常睡眠不足。这是一种因怀孕后期身体迅速变化而产生的自然现象，随着预产期的临近，这种现象会越来越严重。如果对自己的睡眠危机放任不管，认为"分娩以后就会改善"，那么这种危机很有可能在分娩后继续存在。所以，准妈妈们，一定要放松心情，努力进入熟睡状态呀！

怀孕初期，因孕激素（女性激素的一种）发生变化，孕吐、消化不良等消化系统障碍也会影响到睡眠质量。当然，那种因身体上的变化（比如乳房变得敏感、子宫变大等）所带来的陌生感和不便也会影响入眠。尤其白天频繁地犯困，就是夜间失眠的信号——正是因为夜间不能熟睡才会导致白天犯困啊！怀孕中期，随着对身体变化的适应，失眠症可能会有所好转。但在怀孕后期，肚子不断变大、胎动、消化不良、腿部发麻、子宫膨胀等又会让你再次深陷失眠的痛苦中。

即便是普通人，如果睡不好觉也会感到痛苦。失眠会让人精神恍惚，产生慢性疲劳。对孕妇来说，失眠症不仅对孕妇个人，还会对胎儿产生影响，因此一定要加倍注意调整。如果孕妇的身体机能因失眠症而下降，母体激素就无法正常传递给胎儿，从而影响胎儿的正常成长和发育。此外，还会增加低体重儿及早产儿的出生概率。因此，为了自己和胎儿的健康，一定要努力好好睡觉哦！

153

贴士 **有助睡眠的食物**

❶牛奶｜无论对孕妇还是普通人，温牛奶都是一种能够促进睡眠的好东西。实际上，喝一杯没有刺激的温牛奶，会避免因胃痛或空腹感而从睡梦中醒来。

❷富含碳水化合物的食物｜为避免饿醒，准妈妈们可以在睡前吃一点东西，但不要吃得过饱。粥、面包、汤等食物含有丰富的碳水化合物，既没有刺激又能让人有饱腹感，是很好的睡前食品哦！

❸大枣茶｜大枣核中含有能够放松神经、促进睡眠的有效成分。将带核大枣放入3~4倍的水中浸泡，然后煮水喝。

缓解失眠症的睡眠姿势

怀孕初期 | 通常，失眠症会在怀孕中后期变得更为严重。怀孕初期的失眠症大多是由心理原因引起的，因此这时首要做的是，如何进行心理调节。准妈妈们可通过睡前冥想练习来减轻压力，帮助入眠。有时候，一些孕妇会感觉到心脏跳动得很快，全身出汗，其实这并不代表身体出现了什么异常，而是由激素分泌改变以及心理负担加重引起的。所以，准妈妈们不用太担心，只要放松心情努力入睡就好啦。当然，找到最舒服、最适合自己的睡姿是很重要的哟。

怀孕中期 | 这期间，孕妇可通过身体的变化直接感受到胎儿的成长。特别当感觉到子宫变大时，失眠症会再次袭来，这是因为变大的子宫和胎儿会压迫膀胱，造成尿频。**因此在怀孕中期，身体的变化是导致夜间睡眠不足、白天频频犯困的主要原因，而非心理恐惧和不安。**为避免夜间尿频，睡前1小时内最好不要喝水，并操练些简单的体操或运动以做好睡前准备。虽然个人情况不同，但孕妇基本上都会在怀孕4个月后感到肚子突然变重。如果平躺，子宫就会压迫腹部大动脉等主要血管，从而不能向自身和胎儿正常供血。肚子还没突出时可以找一个舒服的姿势躺下，一旦肚子变大突出，侧躺的姿势就最合适啦！如果需要，还可以在肚子下或两腿间垫一个靠垫。

怀孕后期 | 大多数孕妇，直到孕后期才真正尝到失眠症的滋味。即便在怀孕初中期平安度过，到此时也很难避开失眠症。随着孕激素分泌增多，孕妇更容易感到困倦，膨胀的子宫压迫横膈膜，使呼吸变得更困难，夜间小便次数也开始增多。一旦睡眠紊乱，夜间经常醒来，白天也就自然会感到困意阵阵袭来。随着分娩日一天天临近，宝宝的生长速度快得惊人，孕妇的肚子难免在孕后期突然胀大。

这时，准妈妈们可以在腿下垫一个靠垫，侧躺着睡。腿部经常浮肿的孕妇可以将腿放到靠垫或枕头上，这样会感到舒服些。侧躺后，将一条腿朝上弯曲抬起，另一条腿伸直，手臂置于头顶。对啦，将一条腿放在枕头上，也会感到舒服些。那么朝右侧睡好还是左侧睡好呢？**告诉你吧，朝左侧躺是孕妇的最佳睡眠姿势。**这是因为子宫后方的大静脉被一些肌肉群环绕着，朝左侧躺可尽量避免挤压到它。

154

孕妇睡眠疗法

① 怀孕中后期，朝左侧卧睡更好。这样可避免压迫子宫后方的大静脉，从而给胎儿提供顺畅的血液循环。躺着时，要尽量使用那种能让颈部和身体成一条直线的枕头，以减轻肌肉负担。当然，还要避免长时间平躺在比较硬的地方。

② 睡前1小时内尽量不要喝饮料。尤其不能喝咖啡、绿茶、红茶等含有咖啡因的饮料。能够帮助睡眠的温牛奶，最好也不要在睡前1小时内饮用，建议可以在1个半小时前饮用。

③ 孕妇经常会感到饥饿。显然，饿着肚子更不容易入睡啦。因此，准妈妈们可以在睡前简单吃些清淡的沙拉或水果，以驱走饥饿感。

④ 为避免胃部不舒服，准妈妈们尽量不要吃太多刺激性食物、酸性食物和油炸食物。如胃部难受，可用枕头把头部垫高些再睡。

⑤ 不要因为身体沉就懒得锻炼。每天散步30分钟～1小时，或做些伸展运动，有助于身体健康和睡眠。但在睡前运动的话，会使体温升高，所以应尽量避免！通常，体温下降时人就会犯困，而做完运动后体温会马上回升，直到五六个小时后才会下降。所以在睡前五六个小时

内，也就是下午4点左右坚持有规律地运动，将有助于睡眠。

⑥ 选择高度为6～8cm的松软枕头，更有助于睡眠。另外，还要选择轻盈透气的被子哟！

⑦ 适当进行午睡，能补充夜间睡眠的不足，对自身和胎儿都有好处。但是，午睡时间不要超过1小时。还有，下午3点以后再睡的话反而会影响夜间睡眠，所以只能忍着困意，到晚上再早点睡啦！

⑧ 怀孕期间，如果长时间泡在浴盆中或洗桑拿，容易使体温上升过高，妨碍胎儿细胞分裂，使其神经管受损，因此要特别注意。不过在洗半身浴时，将肚脐以下部分泡在40℃以下的温水中，可促进血液循环和新陈代谢，从而帮助睡眠。

⑨ 熟睡需适合的室内温度。孕妇的体温通常比一般人高些，因此将室内温度控制在18℃左右最合适。超过24℃就难以熟睡了，而且还会经常醒来。

⑩ 把温和的毛巾覆在眼睛上，然后轻轻按摩。或者按摩脚掌和耳部，也能促进熟睡呢。

10. 孕妇的牙齿保健不容忽视

　　孕期经常发生的牙科疾病有牙周炎和龋齿。怀孕后，因雌性激素分泌发生变化，血管壁变薄，牙体周围如果有牙垢、牙石或残留食物，便会诱发牙科疾病。另外，由于激素的变化，口腔内呈弱酸性环境，牙齿就更容易出问题啦。孕妇如果患有牙周炎或龋齿，咀嚼食物时就会感到疼痛，从而不能充分摄取食物中的营养物质，进而导致精神压力过大，有可能生下低体重儿或早产儿。还有人认为，口腔炎症会引起子宫收缩。但并不是只要怀孕就一定会得牙周炎和龋齿。如果牙龈基质变弱，就很容易患上牙科疾病，特别是一些孕妇常因为孕吐而忽视刷牙，忘记维持口腔清洁。所以，准妈妈们最好能定期去牙科做检查或洗牙。另外，由于牙龈容易肿胀，用刺激性较小的电动牙刷会更好。如果炎症加重或牙龈出血，也可以用牙科专用的口腔清洁剂随时漱口！一般的口腔清洁剂很可能会诱发孕吐，所以使用之前最好咨询一下主治医生。

贴士 **怀孕期间，什么时候去看牙科呢**

　　并不是怀孕后就不能进行牙科治疗了。相反，不仅可以治疗虫牙、拔智齿，还可以对牙齿进行矫正呢。但因在孕期，要尽量避免照X光和服用消炎药，所以最好还是在怀孕前或生产后再进行牙科治疗。如需在孕期治疗牙科疾病，**可选择在怀孕第4～6个月的稳定期内进行**，应尽量避开离分娩期较近的第8～10个月。如果在哺乳期进行牙科治疗，最好于服药期间中断母乳的喂养。此外，做牙齿矫正会破坏口腔内的软组织，而且矫正器很容易造成食物残留，所以最好在怀孕前就结束牙齿矫正治疗。

顾问 | 李汉娜（DaVinci牙科）

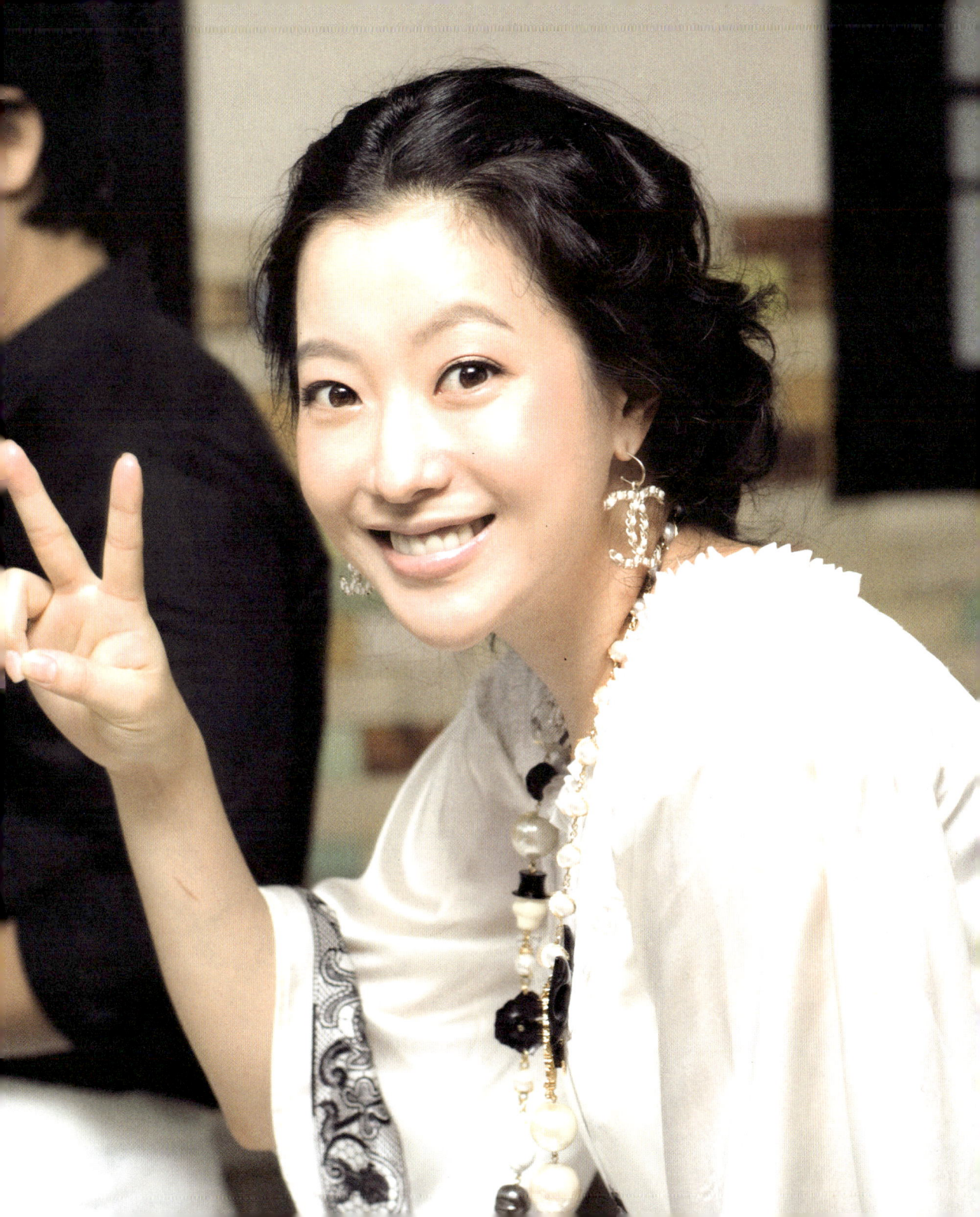

一定要远离这些药

以下是能引发胎儿畸形的药品名单，准妈妈们在怀孕期内一定不要服用！

止痛片·感冒药 | 止痛片中的奎宁成分以前曾被用作堕胎，对孕妇而言非常危险。但感冒药中只含有少量奎宁，因此并不一定会引发胎儿畸形。如果在不知道怀孕的情况下服用了感冒药，需要向医生咨询药物中是否含有奎宁成分。那些无需处方，在药店可随意买到的各种感冒药和小儿感冒糖浆中也含有孕妇禁食的药品成分。所以，计划怀孕的女性最好不要服用这些药。

退烧药 | 不要相信阿司匹林能预防先兆子痫的说法。一是因为在此药方中，阿司匹林的剂量很少；二是这种说法还没有得到确切的证明。相反，有报告显示阿司匹林会引发胎儿先天性心脏畸形。怀孕后期大量服用含有布洛芬成分的退烧药，还会导致分娩延迟或胎儿循环系统发生障碍等。

维生素A和维生素D | 如果每天维生素A的服用量超过应摄取量，就会引发胎儿泌尿生殖器畸形、小头症、中枢神经系统畸形等。但是如果缺乏维生素A，又会引发眼部异常、上颚裂等。如果摄取过多的维生素D，会导致神经管缺陷、大动脉及肺动脉狭窄和斜视等；如果缺乏维生素D，则会引发生长缓慢、佝偻病等。

利尿剂 | 怀孕初期，如果患有心脏病的孕妇服用了利尿剂，很有可能会引发胎儿先天性畸形。如果在怀孕后期服用，则会引发胎儿低血糖症、电解质紊乱等。

安眠药 | 如果习惯性服用安眠药，会影响到胎儿的中枢神经系统，因此一定要禁服。如果在不知情的情况下服用了，最好去医院做个畸形儿筛查。

软膏 | 这类药会引发胎儿发育不良、兔唇等。大部分软膏中都含有诱发胎儿畸形的抗组胺剂，但由于软膏一般都只涂抹在特定部位，因此被母体吸收后几乎不会给腹中的胎儿带来什么影响。但那些可祛除瘊子和鸡眼的软膏会妨碍胎儿细胞分裂，所以早孕期间不要使用。治疗过敏性皮炎的软膏中含有类固醇，可在瘙痒难忍时涂抹一两次，但不能长期使用。

脚气药 | 治疗脚气的软膏类药物可以放心涂抹。但是，如果老公吃了口服脚气药，就有可能产生问题。由于口服的脚气药会在体内沉积，所以最好在停药6个月后再尝试怀孕。

晕车药 | 不能服用含抗组胺剂的晕车药。不过，还有很多晕车药对孕妇来说是安全的，所以一定要在服用前确认其药品成分。

女性激素类药物和口服避孕药 | 口服避孕药中的黄体酮，会造成女孩生殖器男性化或男孩生殖器异常。不过，最近市场上出现了一些只含有极少量黄体酮的口服避孕药，可安心服用。

安神剂 | 安神剂中含有的一些药物成分，会导致胎儿四肢异常、上颚裂或兔唇等。另外，还能引发心血管系统畸形等。

民间疗法百科

神奇的民间疗法，让无法吃药的孕妇远离疾病痛苦！

❶ 促进睡眠、缓解头痛的疗法

橡木炭浴 ｜ 把橡木炭装进网中，然后放入盛满温水的澡盆里，最后用泡橡木炭的水浸泡全身。能够缓解疲劳和头痛，饱受失眠折磨的孕妇大可尝试一下。

洋葱熏香法 ｜ 洋葱那特有的气味，能够起到安神的作用。把洋葱切成圈状，这样容易让气味挥发。躺着休息时，将其放在枕头两旁，就会帮你赶走头痛，尽快入眠啦。

❷ 治疗腹泻的疗法

生姜粥 ｜ 生姜能温暖身体，保护肠胃，对于因受凉引起的腹泻很有效。将一块生姜放入泡好的糯米中煮成米汤，然后将米汤盛出来喝就OK啦！

橡子凉粉 ｜ 橡子凉粉中含有的单宁成分可以有效抑制腹泻，让肠子变得更健壮。如果早晨起来觉得肚子有点儿痛，可以在早餐时吃点儿橡子凉粉。

韭菜 ｜ 韭菜能祛除体内有毒物质，具有止泻的功效。既可以做成韭菜薄煎饼，也可以做汤喝。如果希望快速见效，那么就直接榨汁饮用吧！

❸ 缓解便秘的疗法

海带 ｜ 将海带放入水中浸泡以去掉咸味。然后，将其风干制成粉末。将海带粉冲水喝，每日3次就能缓解便秘症状啦！

核桃 ｜ 核桃能使大便变稀，有润肠之功效。但如果吃得太多，又会造成肥胖，所以每天吃一二粒即可。

圆白菜汁 ｜ 如果觉得圆白菜汁难以下咽，就和苹果一起榨汁饮用吧。

决明子茶 ｜ 决明子能排除肠热，帮助肠子蠕动。准妈妈们可以将决明子泡水喝，就像喝大麦茶那样简单哦。

苹果·胡萝卜汁 ｜ 将一个苹果和一根胡萝卜连皮一起榨汁喝。每日空腹饮用更有效。

❹ 缓解消化不良的疗法

蜜糯汤 ｜ 有人说怀孕期间不能吃麦芽酵母，但蜜糯汤中含有的麦芽酵母是一种纯天然消化剂，孕期可以放心食用。只是不要放入太多糖，否则会变成胖胖的妈妈哟。

桂皮茶 ｜ 桂皮能促进胃肠蠕动，有助于消化。胀肚腹泻时，可以将桂皮洗净，然后掰成小块放入凉水中煮着喝。

萝卜汁 ｜ 萝卜中含有一种能够分解碳水化合物的淀粉酶，具有促进消化、保护肠胃的功效。尤其是萝卜皮，含有丰富的淀粉酶和维生素C，可将其和萝卜一起榨成汁，然后在餐后喝半杯。

10月8日　星期三

10年间，
一直守在我身边的基雨姐，
送来了礼物。
作为一年前刚生完孩子的前辈妈妈，
在我怀孕期间，
一直像我的亲妈妈一样精心照顾着我。
偶尔有一天咳嗽起来，
她就用保温瓶送来了
放入梨和生姜煮的甜汤，
说：
"喝了它，感冒立刻就好了！"
真不知有多感激你。
眼泪哗哗地流着，
感冒症状也
一下子就不见了。

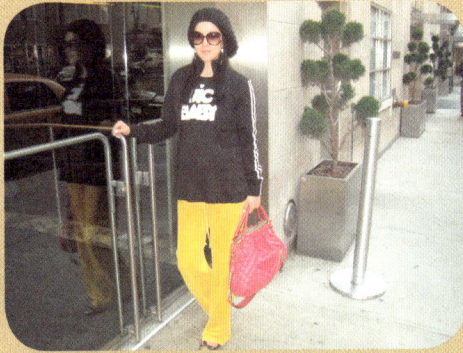

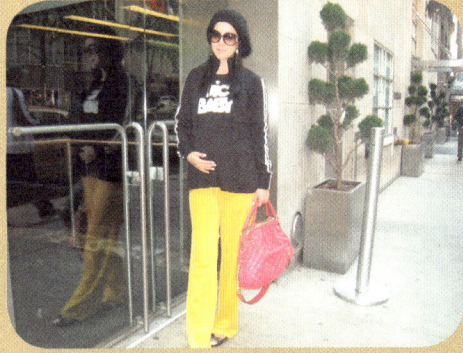

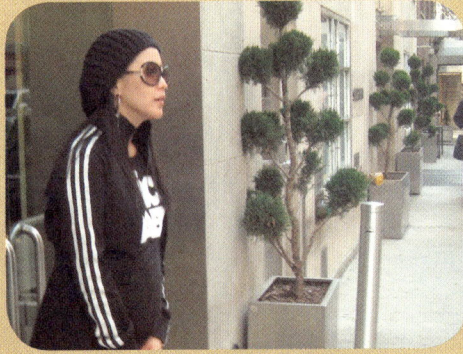

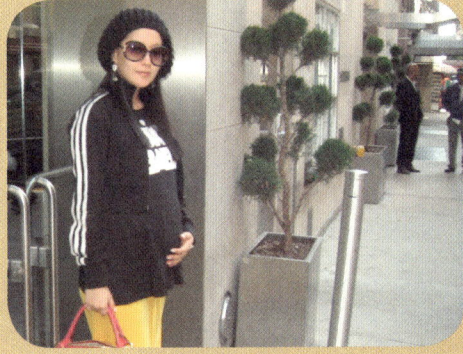

9月24日　星期三

年龄只不过是

数字……

自言自语地念着……

今天，

在网上

买了一本书

题目是：

《晚生的宝宝也健康》

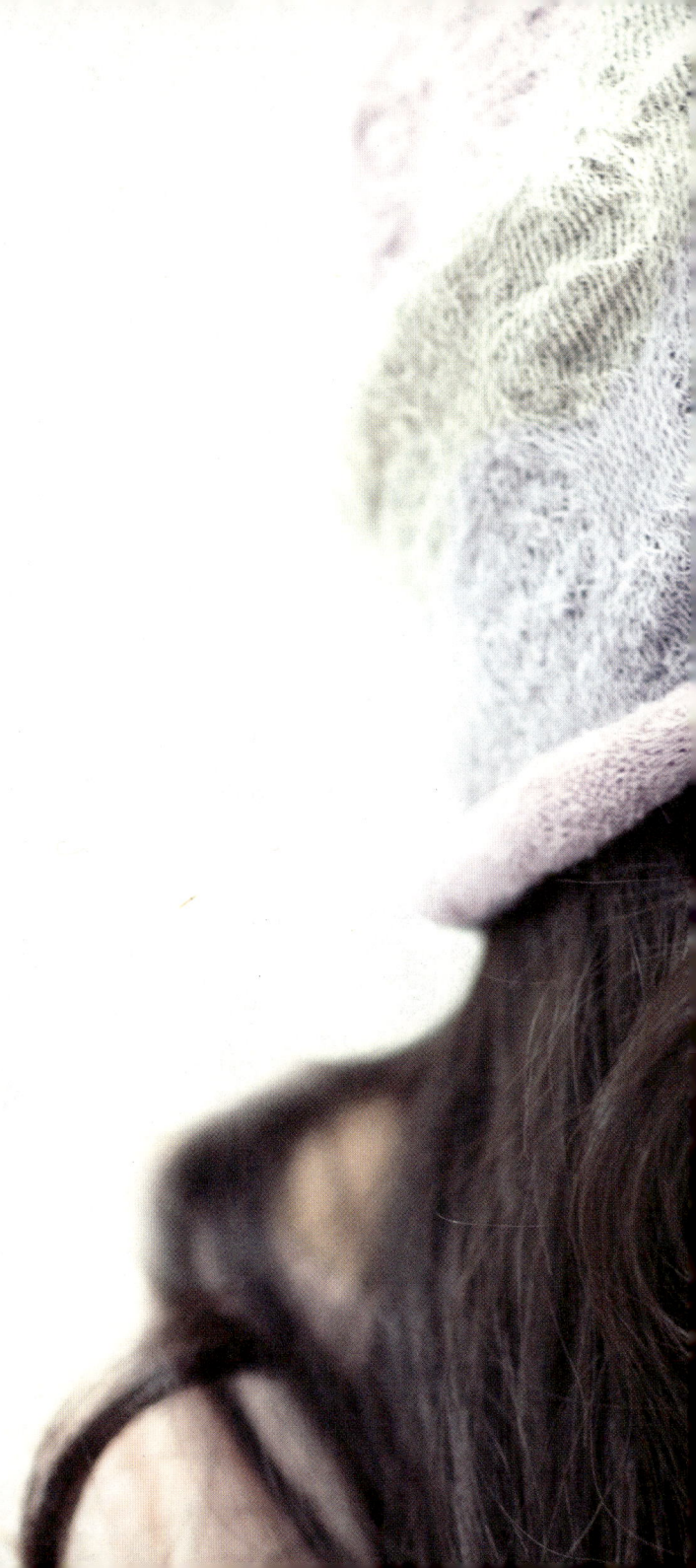

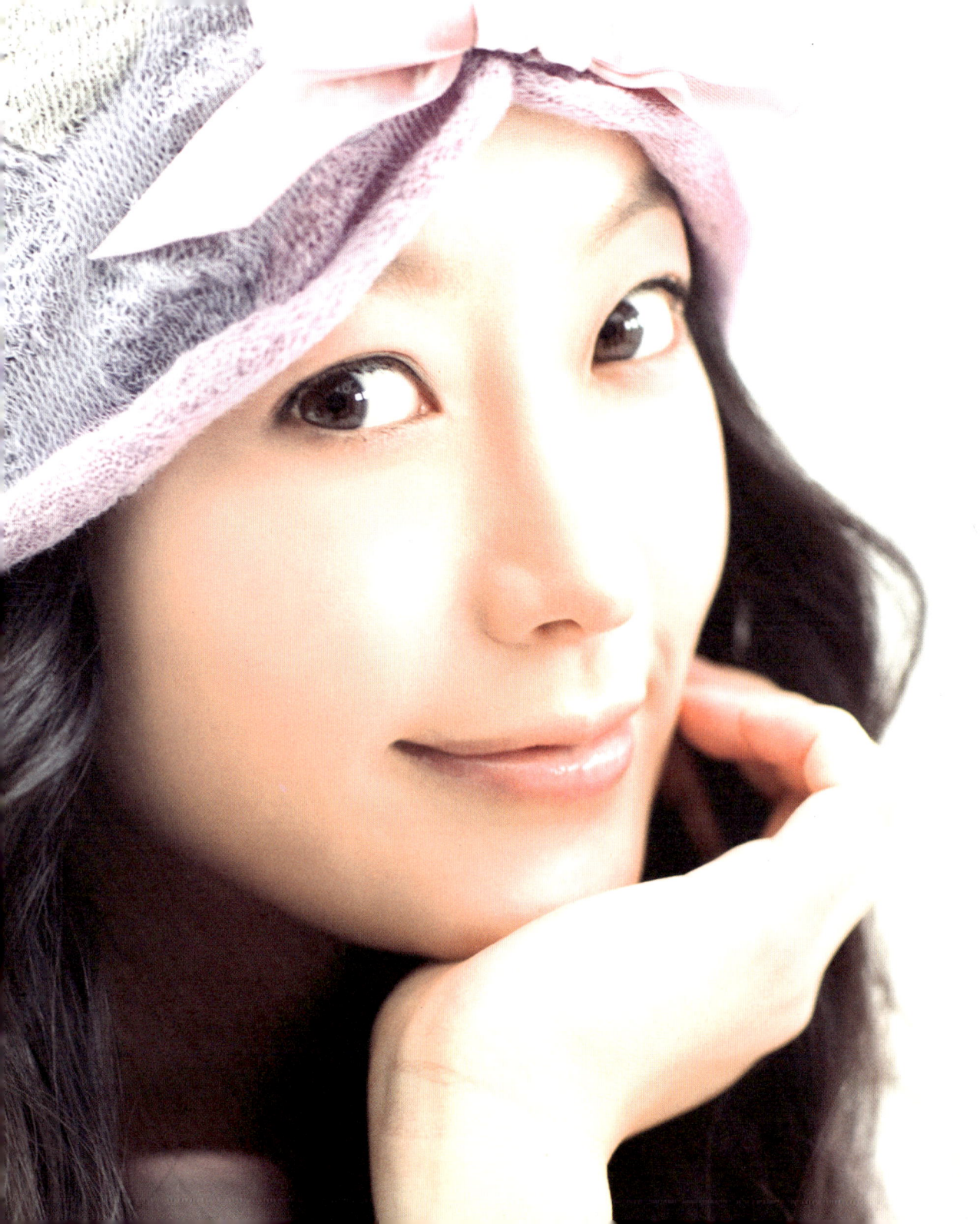

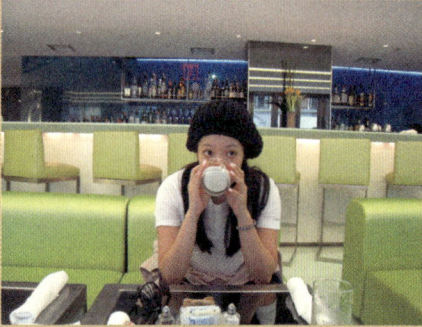
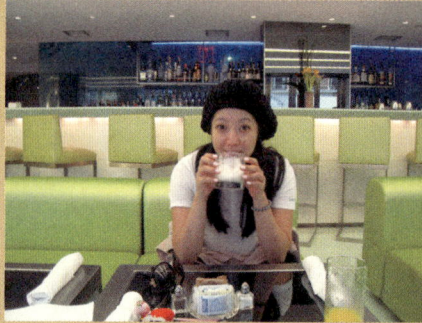
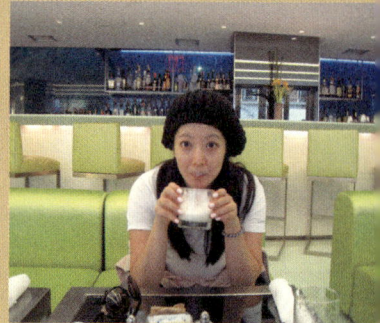

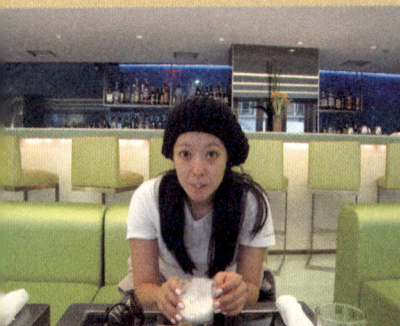

我可是每天都要喝一杯牛奶的啊！！

9月29日　星期一

我一直在挣扎着，
怀孕期间
喝牛奶吃鸡蛋的话，
宝宝真的容易变成
过敏体质吗？

终于,等来了一个好消息!
最近的研究结果表明，
那是毫无根据的！
还说即使怀孕期间
对牛奶和鸡蛋一点都不碰，
生出过敏体质宝宝的概率
也一点都不会降低哦。

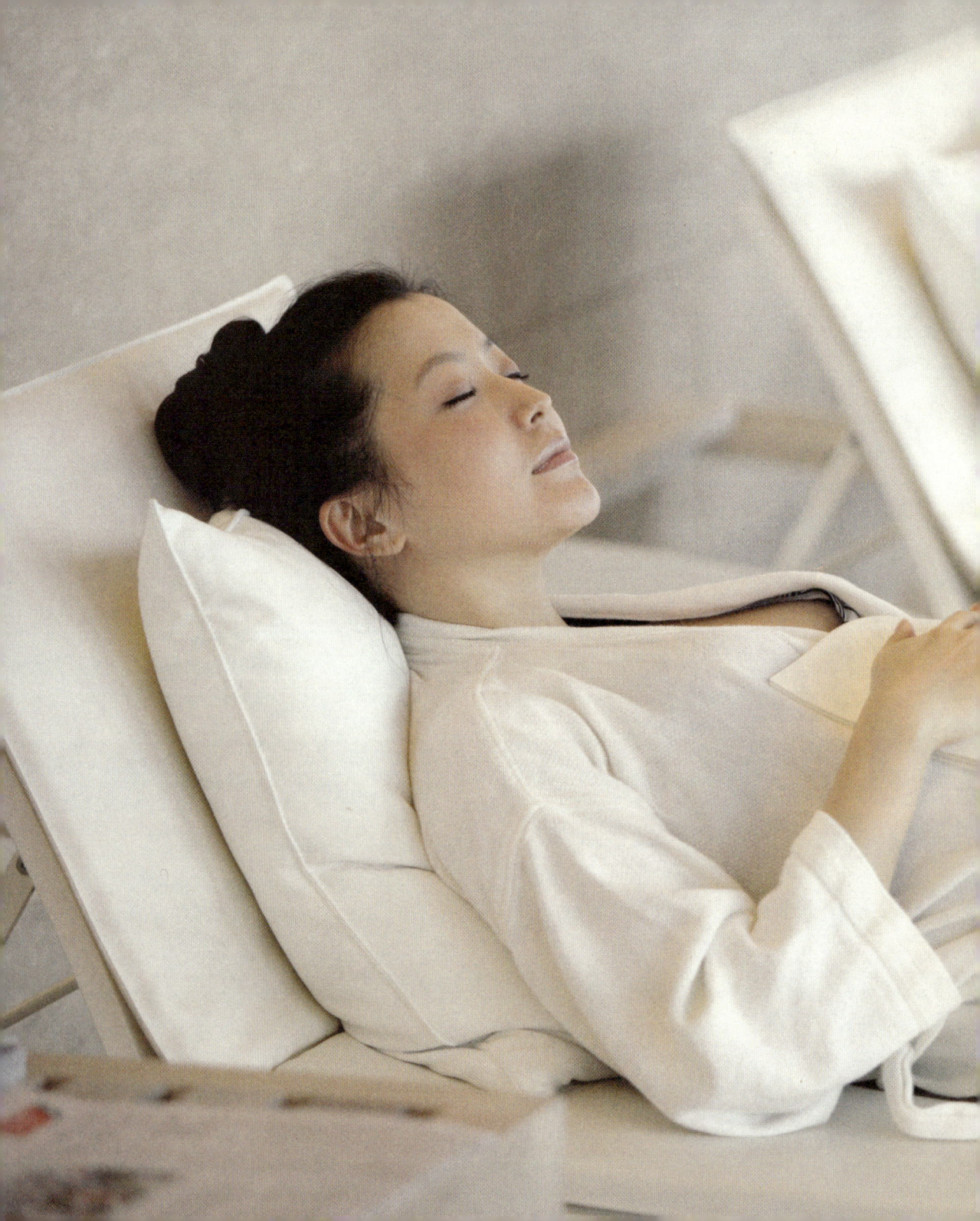

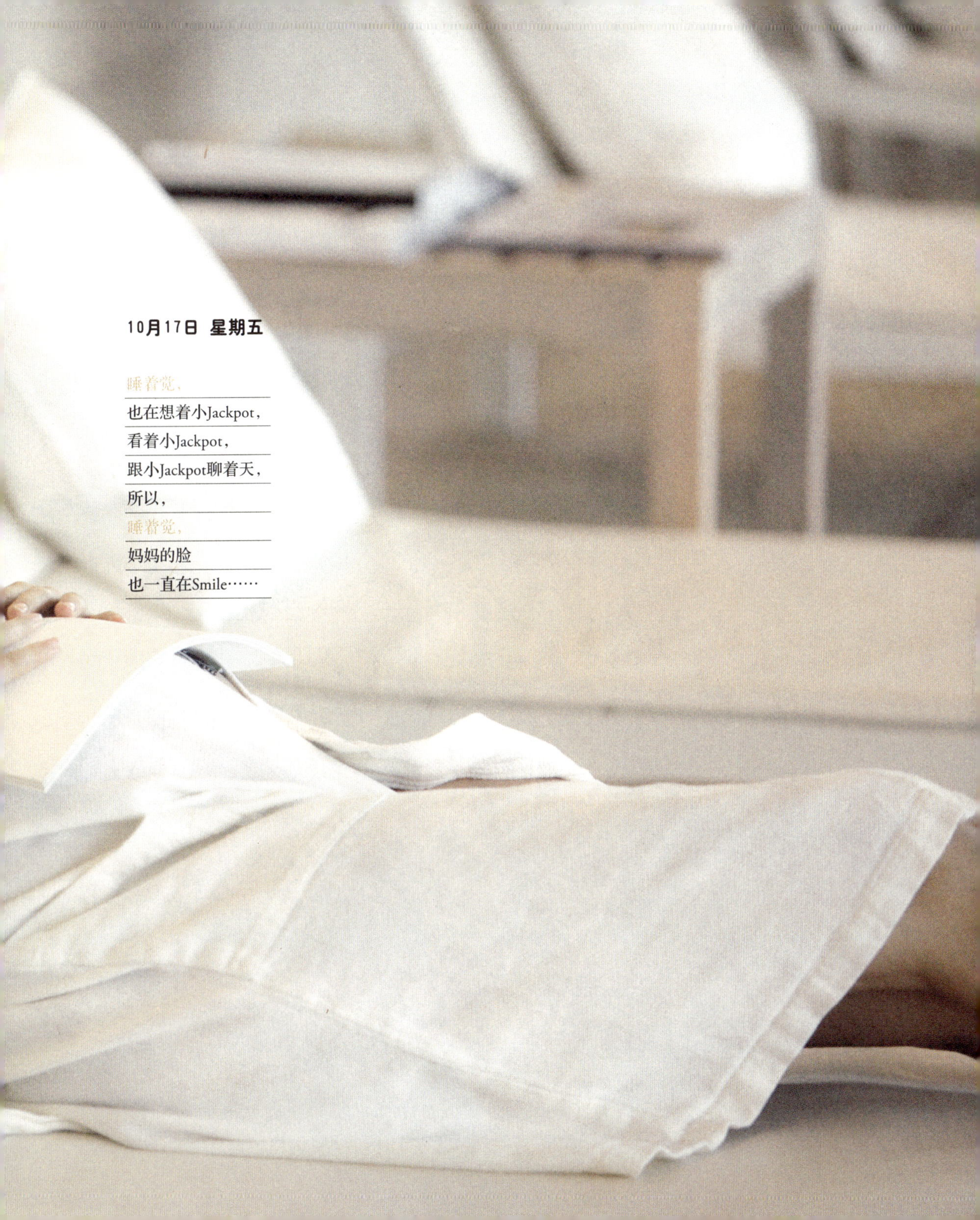

10月17日　星期五

睡着觉，
也在想着小Jackpot，
看着小Jackpot，
跟小Jackpot聊着天，
所以，
睡着觉，
妈妈的脸
也一直在Smile……

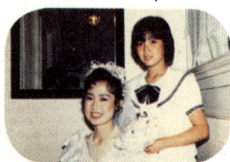

当妈妈更要注意保养和穿戴, 要成为美丽而时尚的妈妈哦!

6

时尚妈妈诞生记

随着怀孕一并而来的是准妈妈们身材的急剧变化。因此，穿衣打扮也需要快速转型啦！
让D形身材拥有无比魅力的时尚孕妇秘诀——365天新看点，
以及守护健康D形身材的孕妇专用内衣……
时尚"星"妈金喜善在这里开始公开她的美丽秘诀啦！

1.天天都要有型

❶ 孕妇装，先从日常服装品牌选起

在刚刚获知怀孕的时候，爱美的准妈妈们一定不要忙着买孕妇装。因为看上去肥大的孕妇装可能会使苗条的姐妹们一下子无从适应，心情变得忧郁，这对胎儿早期的发育极其不利。刚刚怀孕的准妈妈们，趁身形还没有发生大的变化之际，慢慢改变穿衣风格，最好从怀孕前喜欢的日常服装品牌中选择衣服。比如：可以在高腰连衣裙和A字形衬衫等腹部比较宽松的衣服中选择流行款式。另外，还有一种腰部是松紧带的"桶腰裤"，它的立裆裁剪得很宽松，非常时尚，是辣妈们强烈推荐产品哦！

❷ 穿短裤，SHOW可爱

啊？孕妇可以穿短裤？肯定有人会大吃一惊！但谁说孕妇就不能穿短裤呢？短裤一定会让凸出的肚子变得更可爱！所以，强烈推荐每位准妈妈准备一条黑色短裤。在不愿化妆出门的日子里，只要穿上同色的小衫、戴上宽边眼镜、时尚帽子就可以很简单地show出你的Fashion Look！另外，黑色短裤搭配对比鲜明的白色衬衫加黑色马甲，又可以演绎出另一种淑女装扮。所以，短裤真可以说是孕妇们的柜中之宝啊！

❸ 长衫"出卖"你的D形身材

如果是体型较瘦的孕妇，一定要购置几件伸缩性较好的长衫哦。Juicy Couture的时尚长衫能让你尽情展露完美的D形身材，要强力推荐给各位准妈妈们。它可以让腹部显得更为丰满，与其用松垮衣裳藏着掩着，还不如用紧身长衫让你的整个身形显得更加纤细。另外，还可以用小夹克或连帽衫来分散人们的注意力，让你看上去瘦上加瘦。

❹ 叠穿娃娃装

"娃娃装"可是能成为所有孕妇的日常服装哦！在我怀孕初期的夏、秋季，我就很喜欢穿五颜六色的印花裙或超华丽的波西米亚长裙，搭配各色长筒袜或者是时尚打底裤；在冬季，又喜欢用各色长筒袜点缀暖和的针织连衣裙，再配上UGG绒毛靴，真是超可爱又fashion；

再或者用长裙搭配多种皮草坎肩演绎嬉皮风尚或斯堪的纳维亚风格，呈现一个完美的孕妇Look！

⑤ 多多亲近显瘦又显年轻的牛仔裤吧

实际上，我在怀孕前基本没有穿过牛仔裤。倒是怀孕后才开始尝试的。试过之后才渐渐发现它的好处，可能我也梦想在怀孕后显得更苗条、更年轻些吧！怀孕初期，我一直都像穿制服一样，每天穿着紧身牛仔裤，搭配平底鞋。但自从肚子凸显以后，我就在长衫上搭着短款淑女小西装，下身穿超显瘦的喇叭牛仔裤，再混搭一条长项链，彰显我独特而美丽的D形身材！

⑥ 挑战粉嫩孕妇装和运动套装

就像是帕丽斯·希尔顿或林赛·罗汉一样穿着的天鹅绒上衣、毛织运动套装，再或是单独搭配在一起穿的连帽衫和运动休闲裤，都是孕妇既舒服又时尚的上上之选。这类服装伸缩性好，只要66号就够我穿到孩子足月了。不仅

穿起来舒服，还有一股运动风，让人看起来更为年轻，真是一举多得啊！

⑦ 备足五颜六色的孕妇打底裤

怀孕前我就很喜欢松紧带裤腰、收缩性极好的打底裤，怀孕后我也把它们当成了孕妇装来穿。但在怀孕中后期，我试着穿了孕妇专用打底裤后才发现：为了自己和胎儿，妈妈们一定要穿孕妇专用打底裤。它与一般打底裤的区别就在于松紧带和面料的弹性差异。孕妇专用打底裤的弹性更好，可以更舒适地包住身体，让你一整天神清气爽！另外，孕妇专用打底裤的松紧带粗，弹性好，让你的腹部感到伸缩自如了。哦，对了，还要确保是100%纯棉面料哦，我曾经因为错穿了一条化纤料的普通打底裤而引起皮肤瘙痒，着实痛苦了一阵子啊。

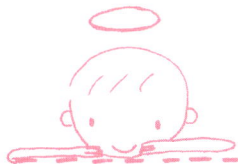

2. "星"妈金喜善的时装秀

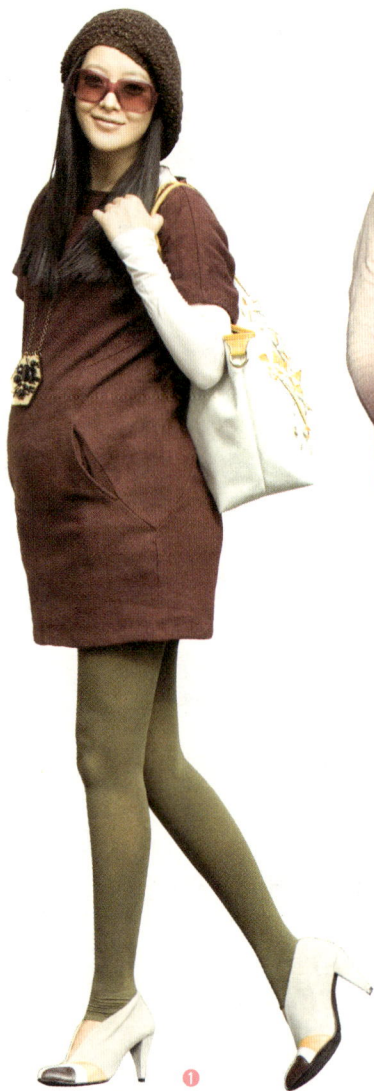

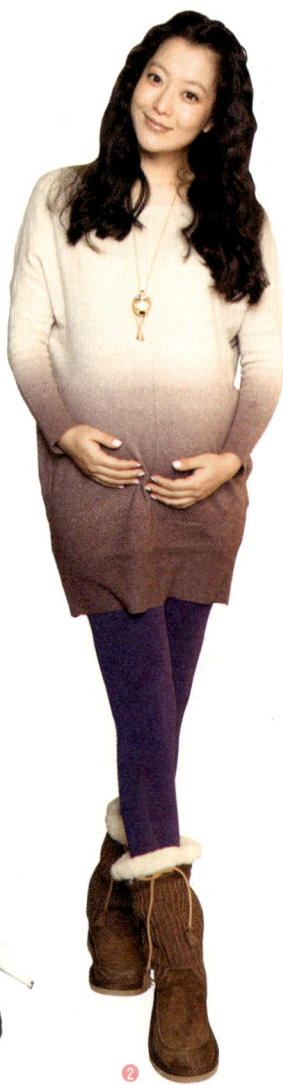

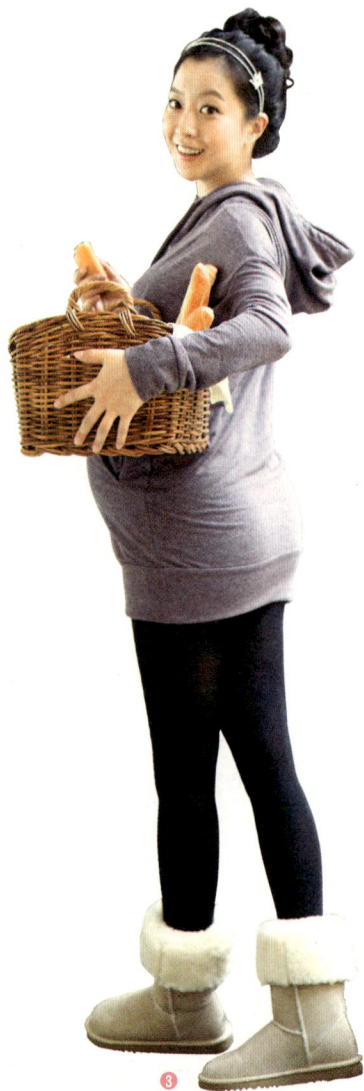

112

❶　　　　　　　　❷　　　　　　　　❸

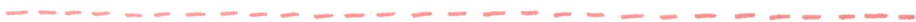

❶怀孕6个月的肚子明显大了
　起来，随着胎儿的逐渐稳
　定，可以多出去走走喽。当
　我为了装饰小Jackpot的婴
　儿房而四处看家具和墙纸
　时，可是听到了很多类似于
　"真是世上最漂亮的准妈
　妈"的称赞呢！哎呀，这公
　主病真是没治了。
　连衣裙／NICE CLAUP
　鞋／ZOOC
　手提包／GUCCI
❷给小Jackpot做小衣服和小
　手镯时，为了方便做针线活
　儿，要穿出Easy Look！
　长针织衫／VOV
　绒毛靴／UGG
❸跟Jessica学瑜伽时，偶尔去
　家门口散步，这是我一直都
　喜欢穿的宽松连帽衫。
　发卡／Jestina
　绒毛靴／UGG
❹拍纪念照时，稍稍地打扮了
　一下。只要一有空就做运动
　和按摩的我，几乎看不到浮
　肿，就连穿高跟鞋也没有感
　到任何不便。
　爵士帽／Luielle
　连衣裙和皮草坎肩／
　Vanessa Bruno
　手镯和戒指／
　Tippy & matthew
❺极具金喜善特色的孕妇装！
　孕妇也可以穿得如此可爱伶
　俐！
　娃娃装连衣裙／Manoush
　鞋子／Christian Louboutin

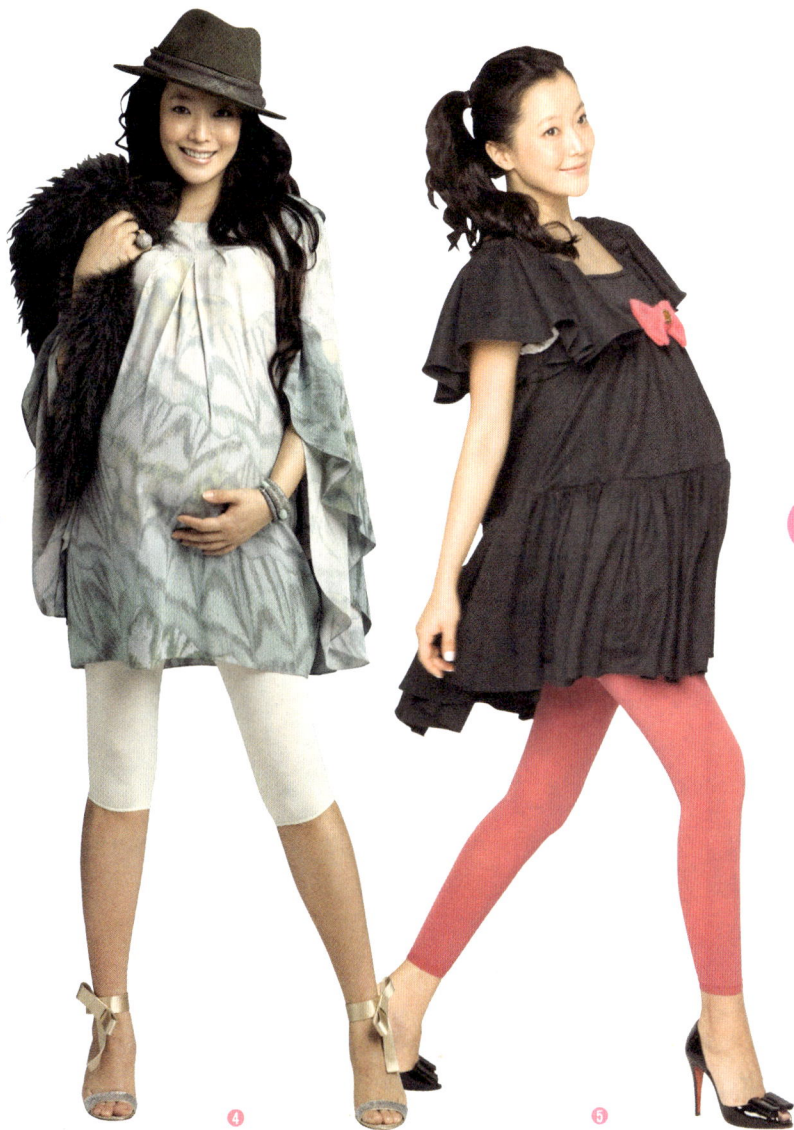

173

❹

❺

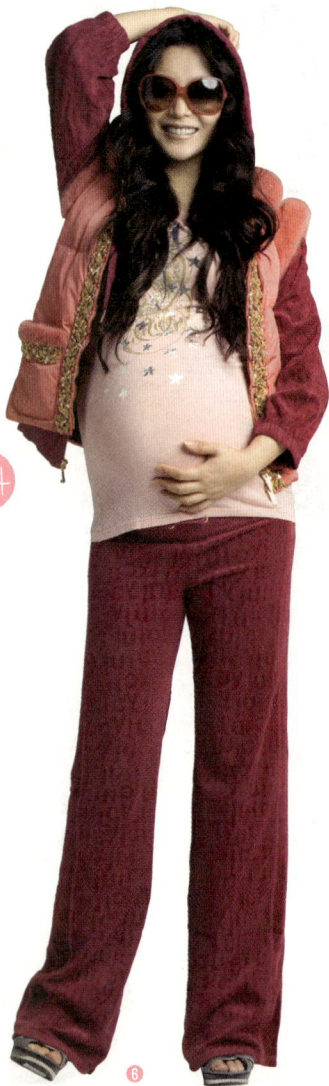

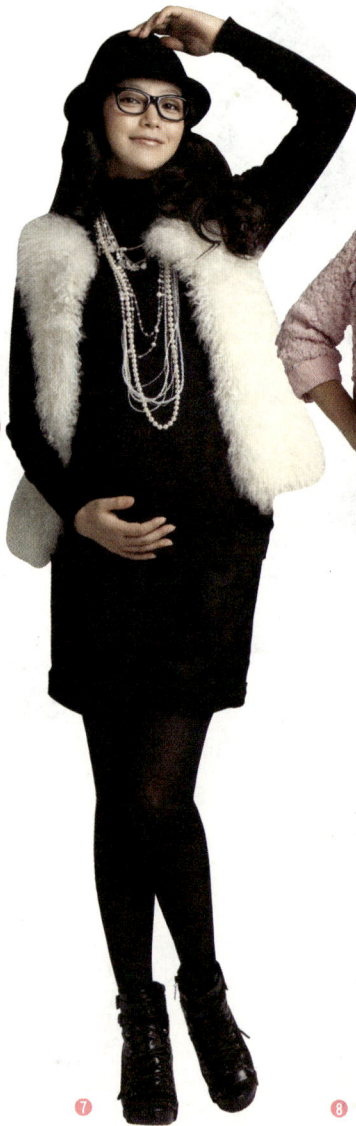

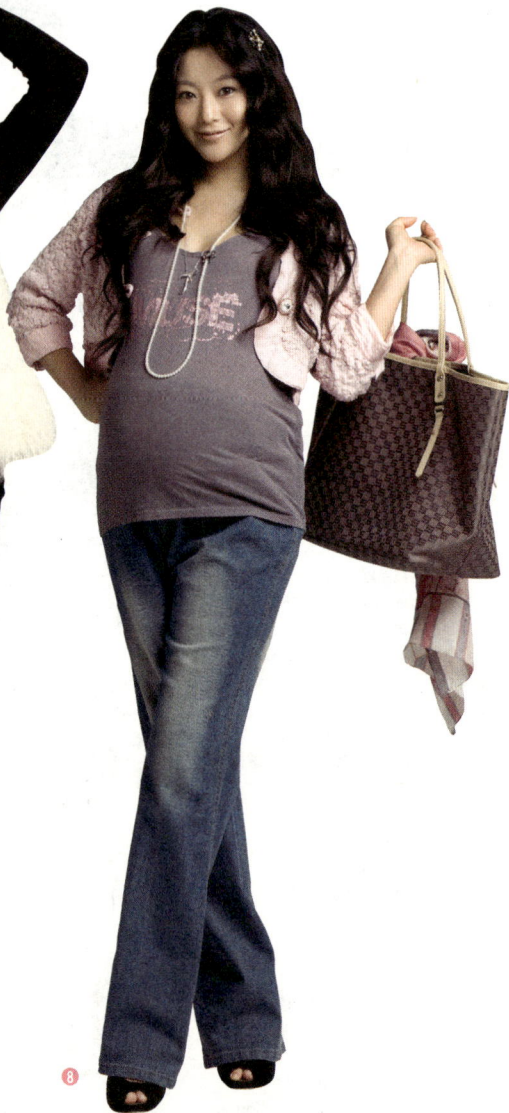

174

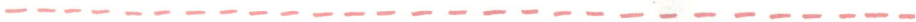

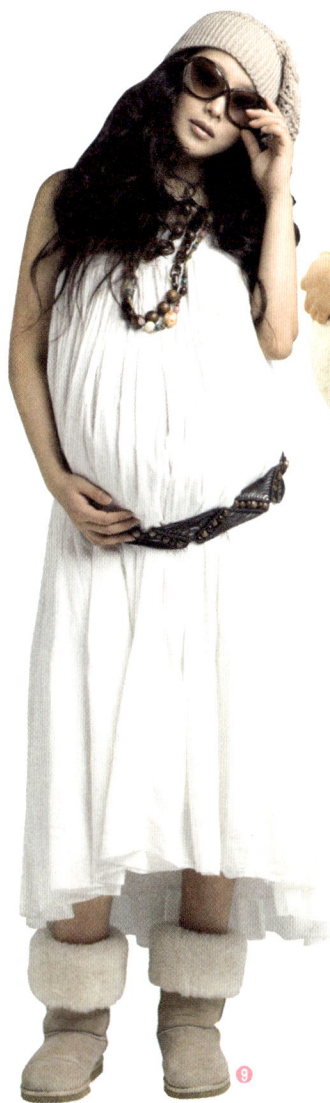

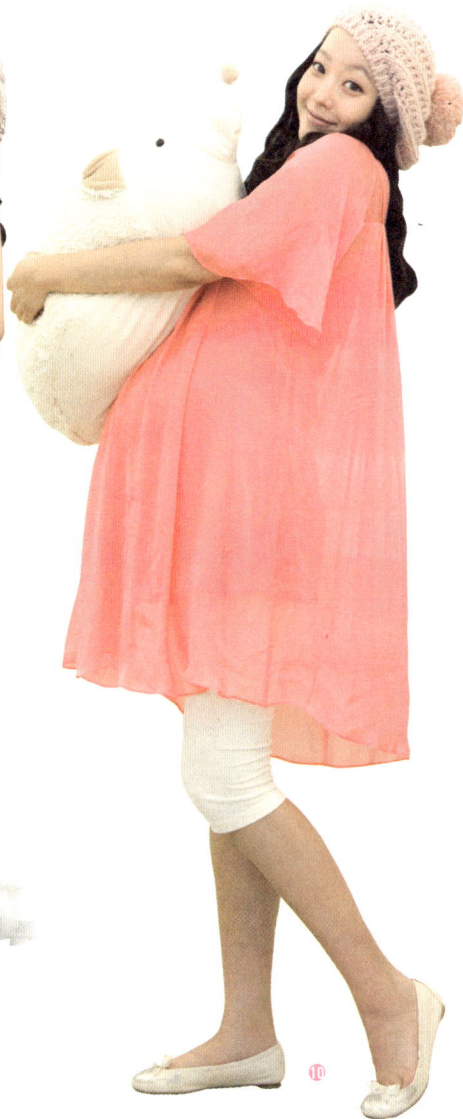

⑥谢天谢地，还有孕妇能穿的动感运动套装，真是青春靓丽又不乏舒适感！因为需要把裤子穿得低一些，所以上身一定要搭配长衫。我也是在怀孕后才真正了解运动套装的魅力。

长衫和运动套装／Juicy Couture

棉坎肩／Blumarine

⑦可以每天穿的舒服装扮。孕妇专用短裤搭配高领套头衫，轻松演绎孕妇时尚，Perfect! Cool!

珍珠项链／E.S.donna

高领衫和孕妇短裤／Fe Story

皮草坎肩／JILL by JILLSTUART

眼镜／Victor&Rolf

⑧牛仔裤、长衫、短款小外套，再配上长项链的完美效果！物质女孩（It Girl）的时尚感完全呈现在大家面前！

发箍和项链／Jestina

T恤衫／Zadig-et-Voltaire

外套／Blumarine

孕妇牛仔裤／Fe Story

手拎包／Sisley

⑨可以从夏季穿到初秋的大长裙。把长裙的腰部向上提到胸前，再配一款时尚粗腰带，让你立刻变为"潮妈"。到初冬再搭一件松松的羊毛衫，超酷啊！

太阳镜／Tom Ford

靴子／UGG

⑩彰显青春率真的娃娃装长裙搭配过膝打底裤，演绎出可爱的孕妇Look！

孕妇要想变得时尚新潮，就要多佩戴帽子、腰带、项链等装饰品。

杏色连衣裙／Vanessa Bruno

3.准妈妈的内衣风尚

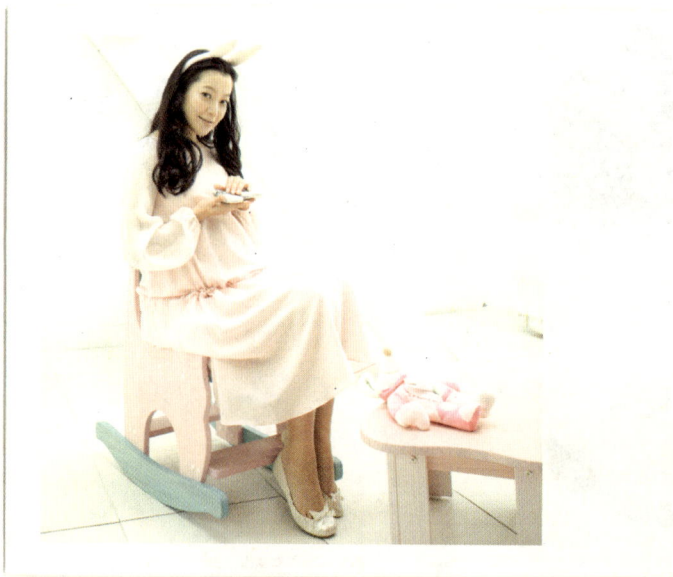

　　怀孕引起的腰围变化真的很奇妙，这和一般的长胖一点都不同。后背和腰部两侧基本没什么变化，单单肚子自然地向前凸显出来。怀孕5个月左右，文胸罩杯会升1号，而到分娩前夕则会升2号左右。但怀孕引起的乳房大小的变化不同于简单地由A罩杯升至B罩杯，而是会按照孕妇特有的尺码变化。因此，仅靠更换文胸的尺寸是不能解决问题的。内裤的选择要更为谨慎，虽然后背和后腰不会有大的变化，但肚子的尺寸会长大约20cm，腰围则会长约25cm。所以，此时内裤最重要的作用就是既不让肚子有紧张感，又能在下面稳稳地承受肚子的重量，还得柔软温暖地包着肚子、保护肚子，这些都是孕妇内裤必备的功能。如果孕期忽视了内衣裤的重要性，就很有可能给妈妈的身材或宝宝的健康带来不良影响。

{托腹内裤关键在于吸水性}

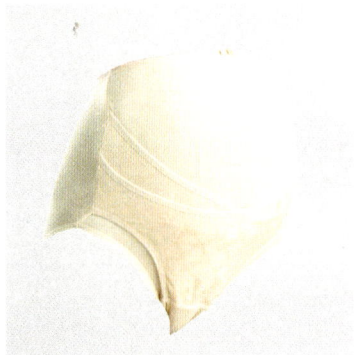

❶ 能牢牢托住肚子的PETITEMARIEE束腹内裤

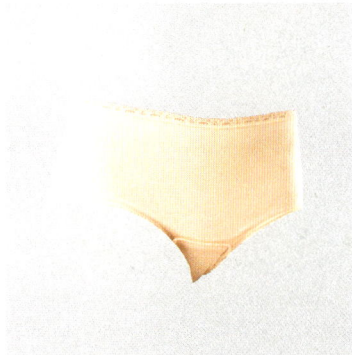

❷ 产后恢复期穿的PETITEMARIEE孕妇内裤

❶ 产前内裤

　　怀孕期间即使肚子稍稍受凉都会引起子宫收缩。因此，要尽量选择能够包裹肚子的高腰内裤，并按子宫位置分成的怀孕初期、中期和后期，选择适合的内裤。

要注意的是 | 内裤的前腰是否够高；是否具有较好的弹性；是不是吸汗型的纯天然面料；裤腰的松紧带是否过紧；有没有束腰功能；能不能充分包裹臀部等等。这些都是需要仔细确认的。最好选择有托腹作用的内裤，使后腰更舒服。还要保证洗后不会变形，并要注意是否为了分辨分泌物而在裆部加一层的白色布料。

❷ 产褥期&产后内裤

　　有不少妈妈问："产后也要穿孕妇专用内裤吗？"如果在恶露较多的产褥期或是恢复松弛肚皮的产后6个月内穿孕妇专用内裤，会有很大帮助的。

要注意的是 | 在产后6～8周的产褥期内恶露量会很多，并且需要卧床休养。因此要准备防漏内裤，最好是前腰部分也有防漏设计。另外，随着恶露的停止，可以穿着有收腹提臀等塑身效果的内裤。此时，腹部还没有完全恢复到产前状态，所以，还是穿高腰内裤比较有安全感！

{选择文胸的关键是要符合自己的尺寸}

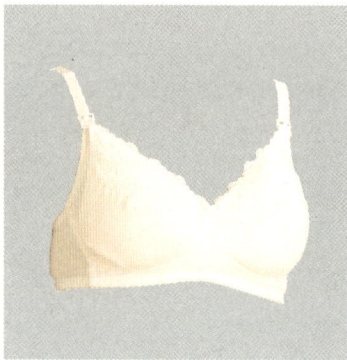

❶ 可以任意调节尺寸的PETITEMARIEE产前用文胸

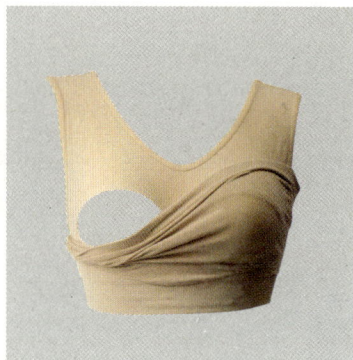

❷ 方便喂母乳的Fe Story文胸

❶ 产前文胸

产妇文胸一般分为"产前用"和"产前产后两用"两种。产前用文胸能够从怀孕初期穿到分娩前，一般会增加2个罩杯左右。购买为以后哺乳宝宝时穿的孕妇文胸时，一般以怀孕第5个月乳房下围一圈的长度为基准，按照以下公式计算就可算出适当的尺寸（按照怀孕5个月后体重每月增加1Kg的标准计算）。

现在的乳房下围尺寸-[(怀孕月数-5)×(1~1.5)]=适当的尺寸

要注意的是 | 文胸最好能牢牢托住乳房的下端和两侧，并且要能根据体重的不同，在文胸挂钩处留出至少6cm可以调节的余地。有的准妈妈因为感觉勒或闷而不穿文胸，这是造成产后乳房下垂的重要原因之一，还可能造成乳腺不发达，奶水量减少等。

❷ 产前产后两用文胸

产前产后两用文胸一般可以从怀孕第5个月开始穿到哺乳期，一般只增加1个罩杯左右，适合怀孕期间体重增加10kg以内的孕妇使用。它大体上又分为月子期使用和哺乳期使用两种。月子期戴的文胸应该朝前开扣，以方便哺乳，长时间卧床休息时也会觉得更舒服，而且文胸内还应该留有能塞入哺乳衬垫的空间。而哺乳期戴的文胸，虽然样子和普通文胸一样，但特征是文胸带钩的挂扣做成一触式，特别容易取下，同时应加入金属环托，防止变重变大的乳房下垂。

要注意的是 | 要了解自己的尺寸，试穿后再购买，还要仔细确认哺乳文胸是不是在舒适的前提下牢牢托住乳房。另外，在乳汁胀满时测量尺寸会更加准确。

{束腹带的关键是弹性要好}

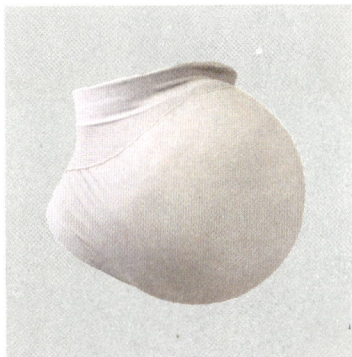

❶ 可以完全包裹肚子又很柔软的I.MOM house束腹带

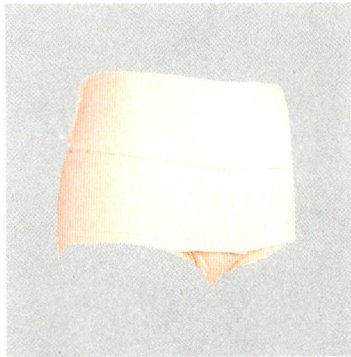

❷ 弹性超好又能完美收紧腹部赘肉的PETITEMARIEE妈咪束腹带

❶ 产前托腹带

从怀孕中期一直到足月，穿上托腹带可以托住重重的肚子，减轻孕妇的负担，还可以缓解大肚子所引起的腰痛，同时具有保温效果。由于托腹带一般用的是不透气的聚氨酯材料，如果让它直接贴紧皮肤会出很多汗。因此，最好在里面穿上一件薄薄的棉质衣。如果不习惯用产前托腹带，也可以选用有托腹效果的内衣。

要注意的是 | 虽然收紧挤压皮肤是托腹带的作用，但绝不能收得太紧。因此，衣料的弹性十分重要。为了能从怀孕中期一直到足月，甚至产后调理期，需要仔细确认你购买的托腹带是否能自由调节尺寸。

❷ 产后束腹带

产后可以继续使用产前托腹带。但为了不让腹部变松弛，比起弹性来更重要的是能完美地束腹。

要注意的是 | 产后束腹带最重要的是能够调节尺寸。结束母乳喂养、开始产后调理的产妇的腰围每天都会不一样。由于要求越来越收紧，因此扯开又粘上的黏着力要够强，并且更容易调节尺寸。分成上下两条的束腹带可以分别以不同的力度收紧腹部各个部分，特别适用于产后塑身。

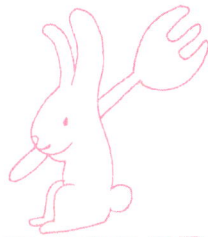

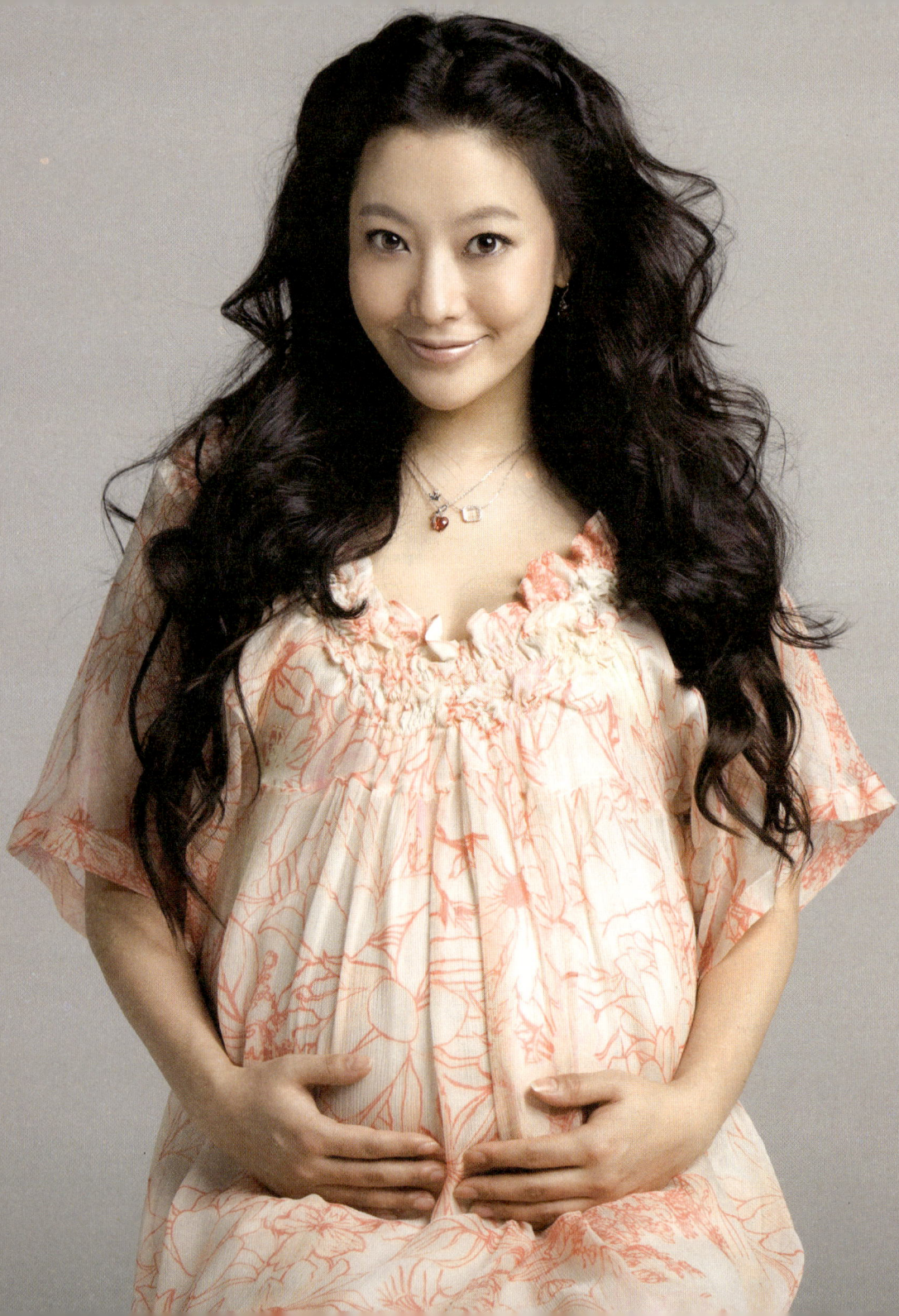

10月20日　星期一

我的身体正在渐渐地向Mom's身形靠拢，

虽然胸部变大让我挺高兴的，

但渐渐变大的肚子实在让我高兴不起来……

羞，汗，是不是太孩子气了？！

但一想到这也是我家小Jackpot在一天天长大的见证，

心情又会轻松起来。

感受着渐大的肚子和日益丰满的胸部，

为了安抚忧郁的心情，

就送给自己一套孕妇内衣吧。

项链和耳环/Jestina

坠地长裙／ELIE TAHARI
项链和手镯／TIPPY & MATTHEW
戒指／Satellite
鞋子／FENDI

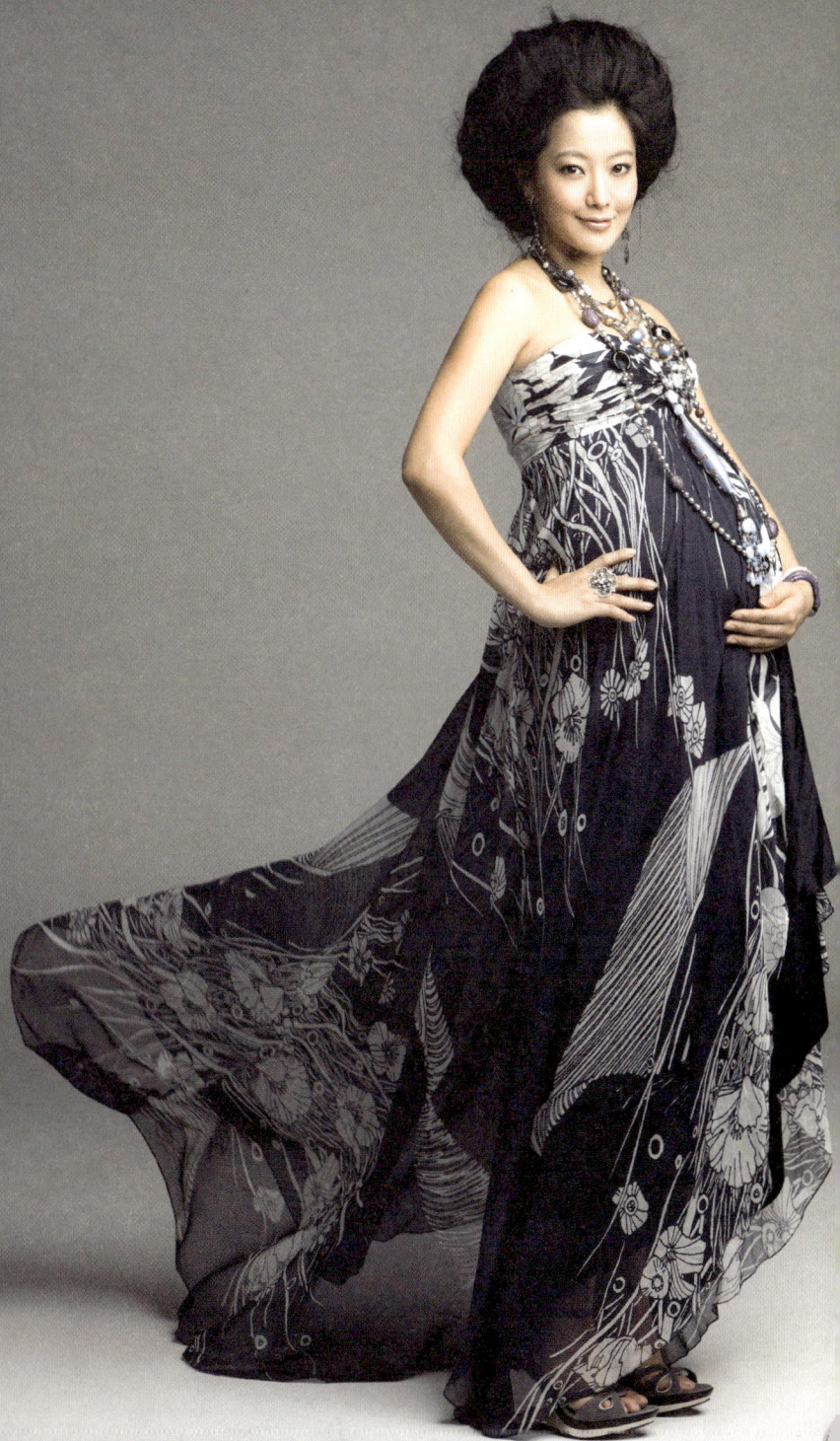

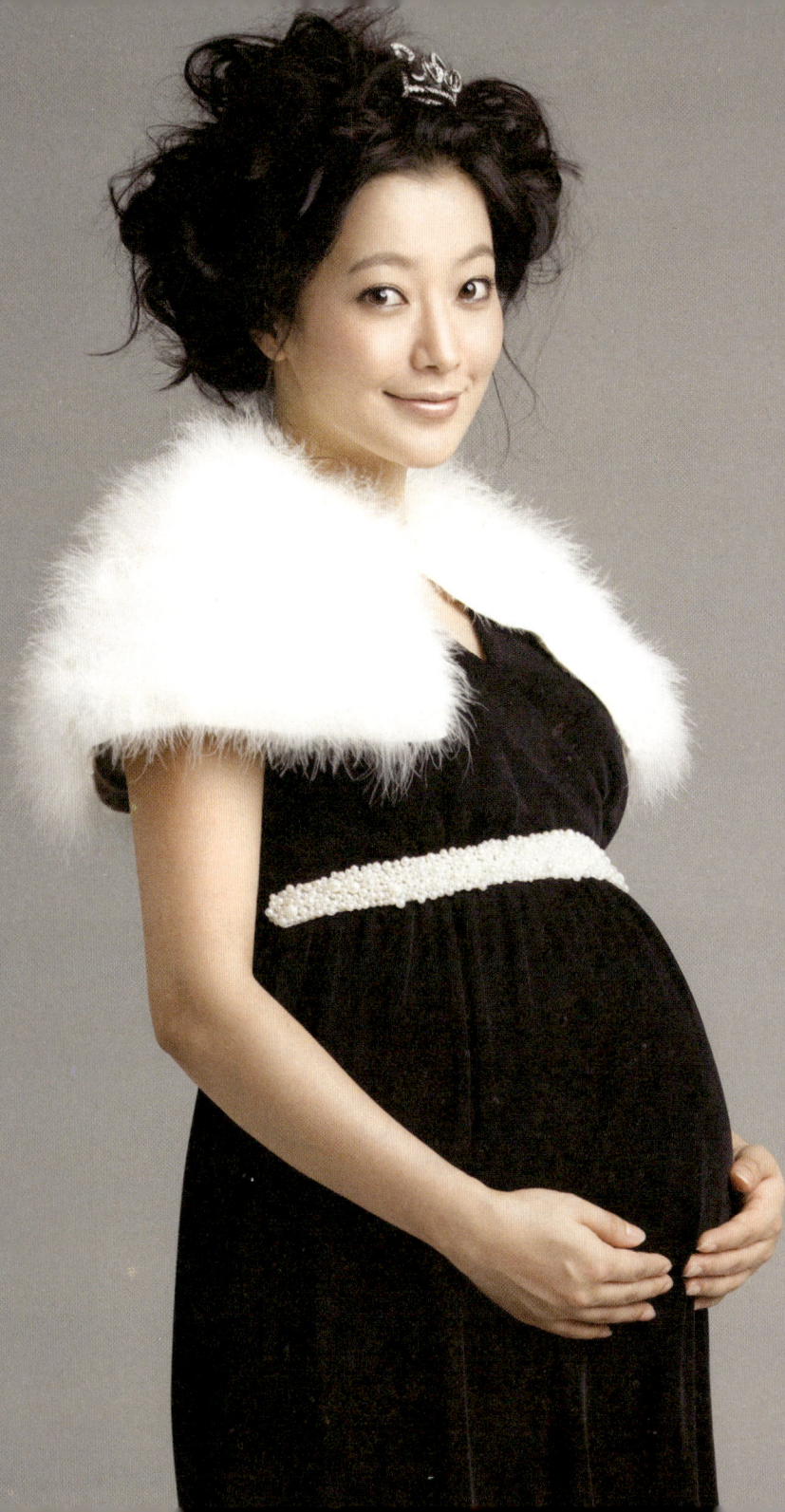

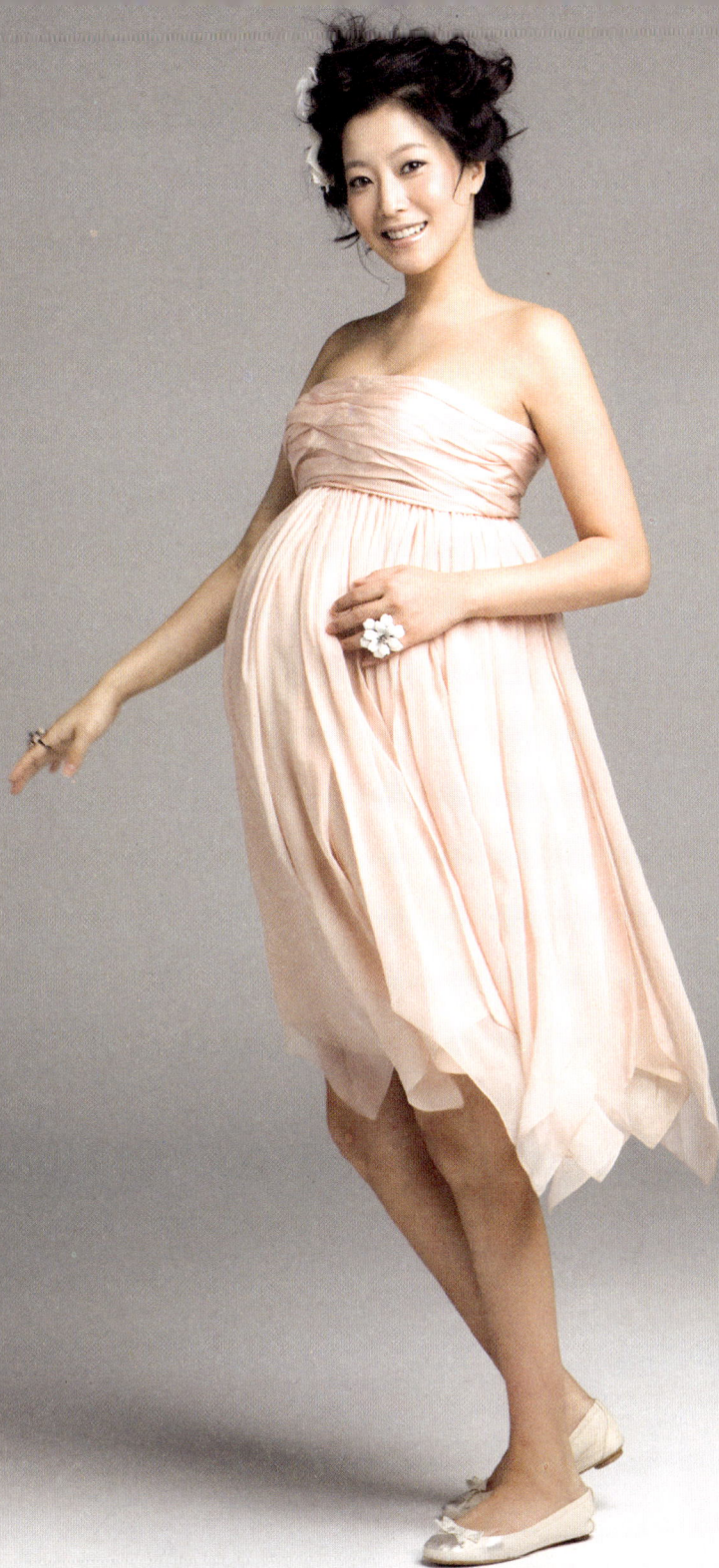

抹胸裙/Jillstuart
发饰/Colette Malouf
戒指/TIPPY & MATTHEW

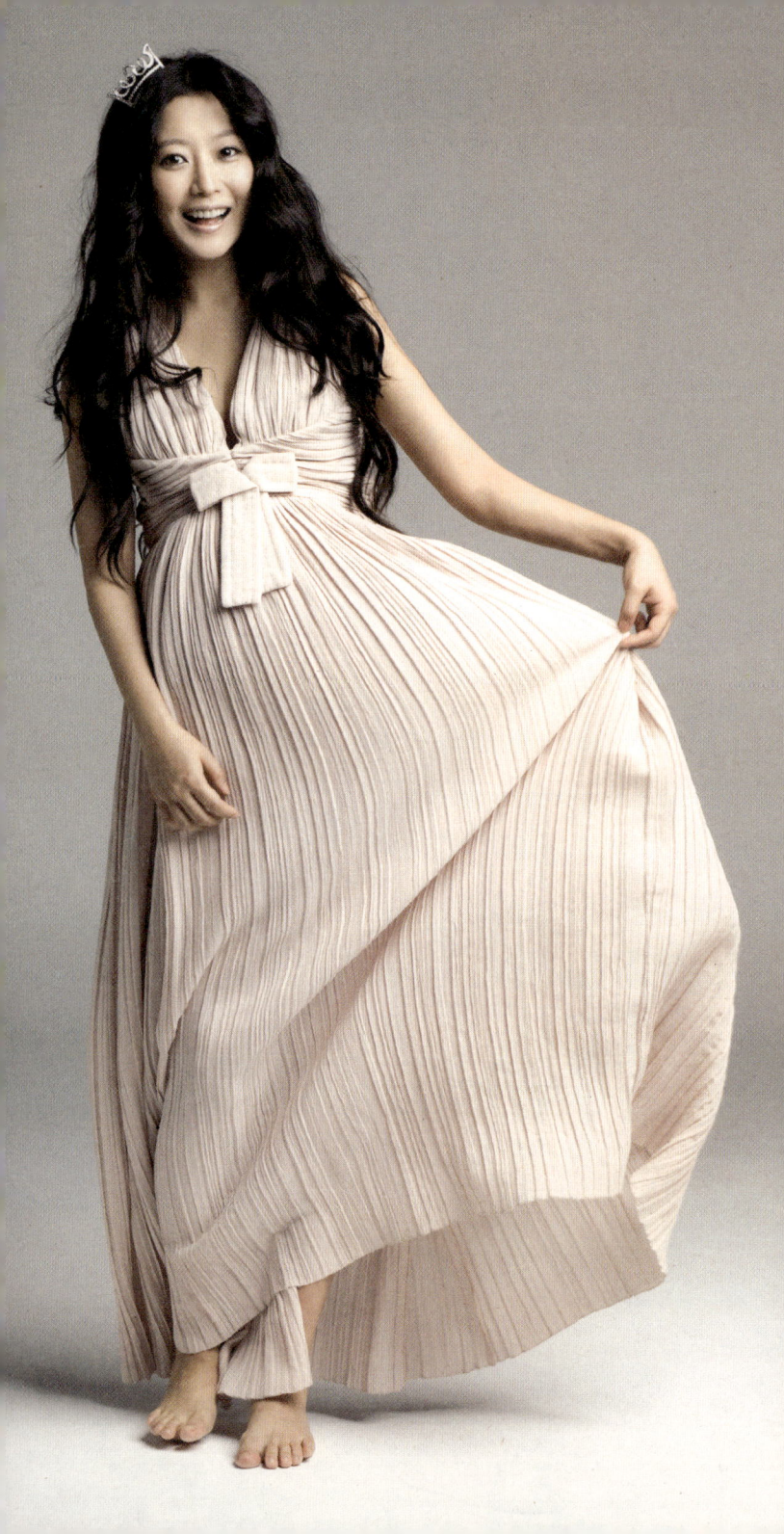

皇冠头饰/Jestina
长裙/FENDI

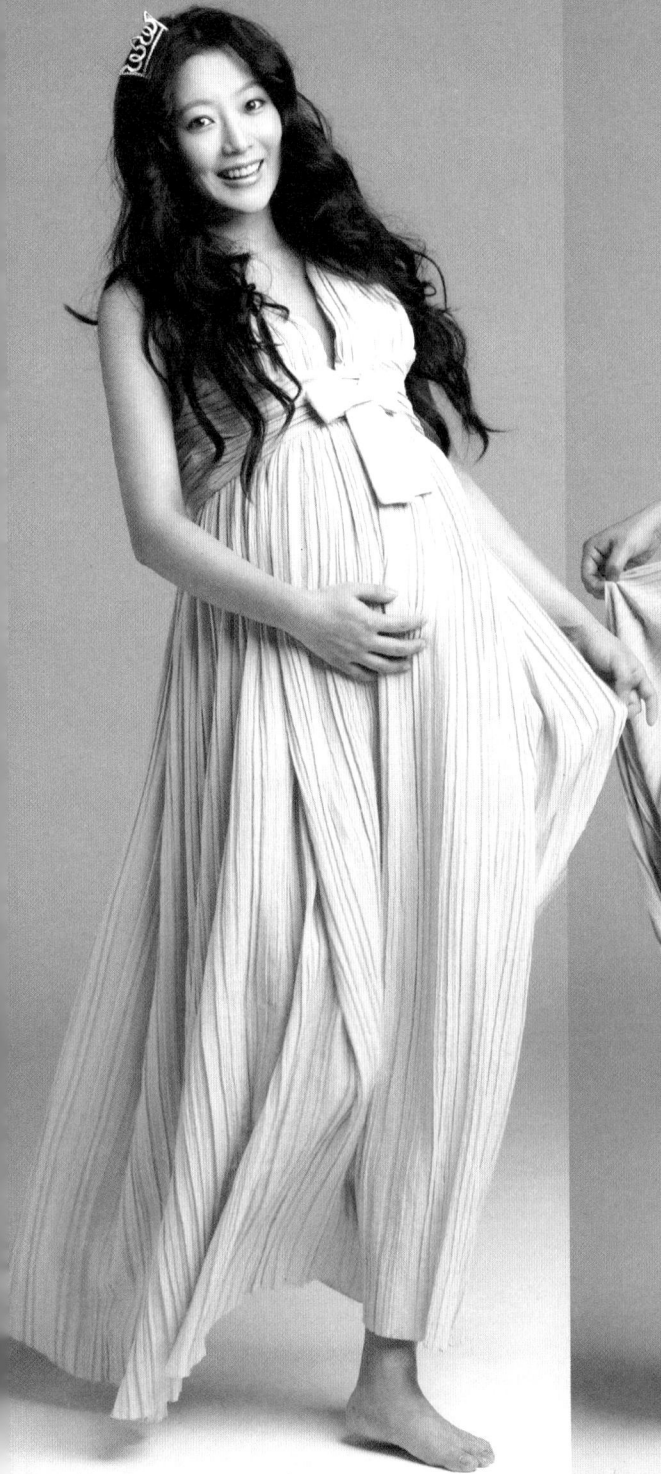

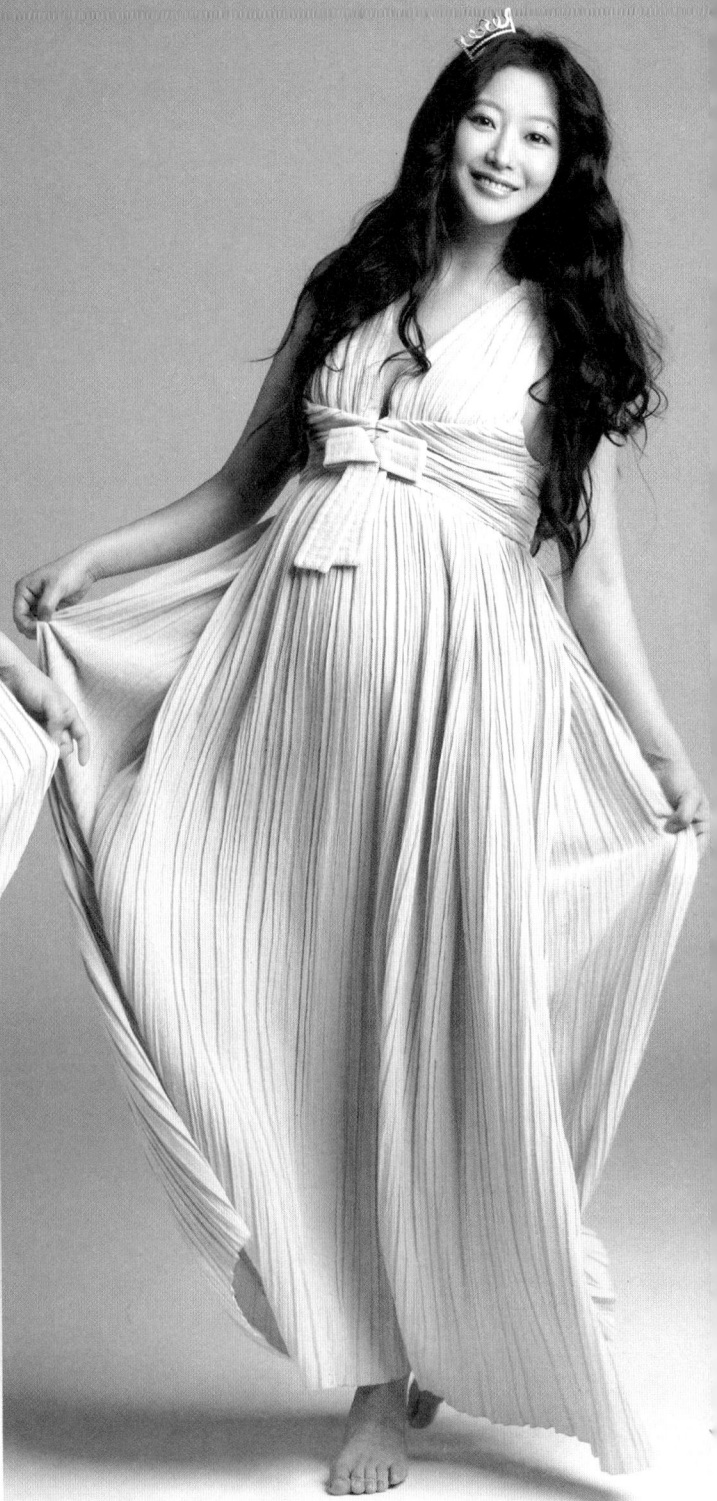

坠地长裙和皮草坎肩／Bally
颈链、项链／Satellite
婴儿车／Inglesina

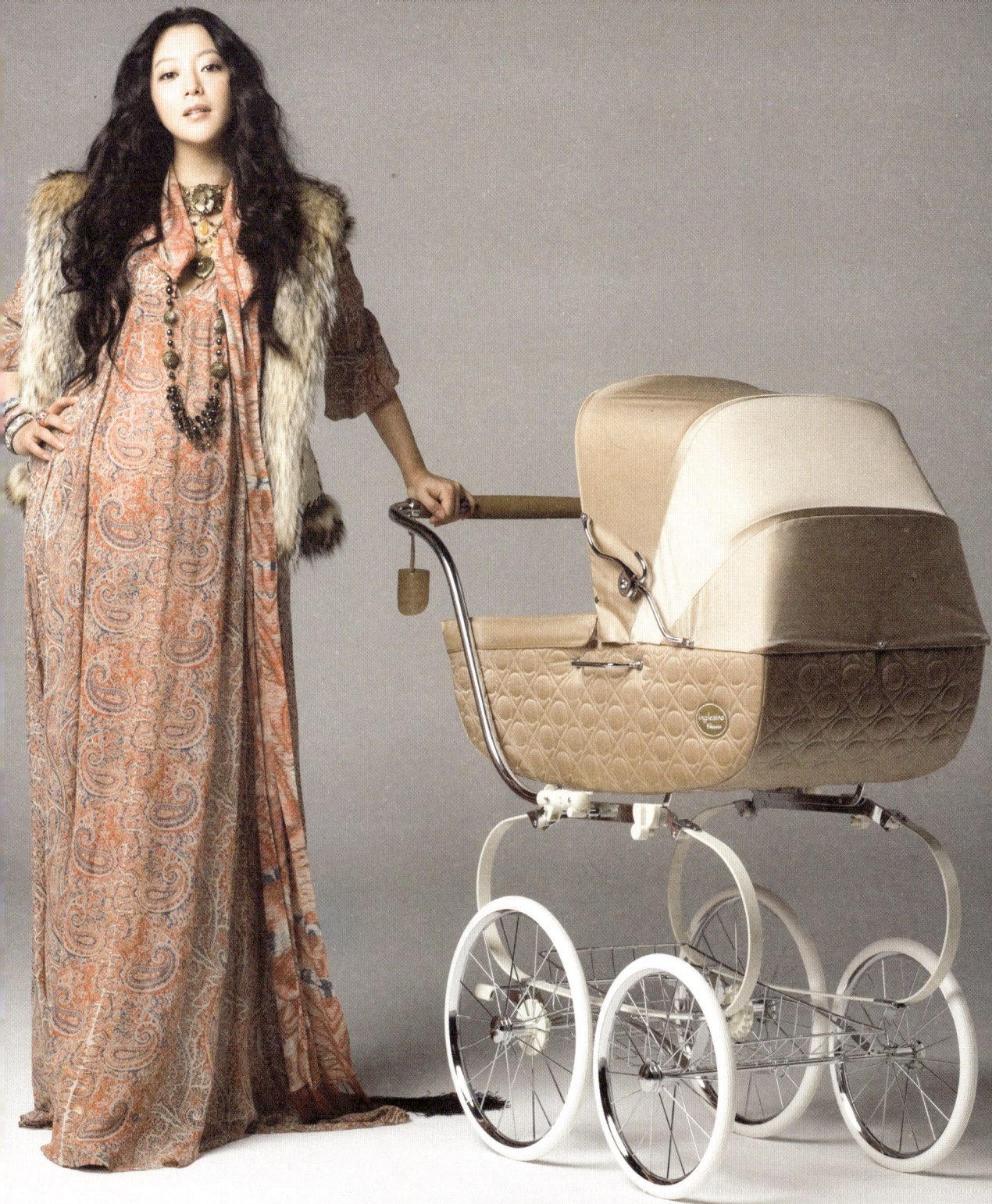

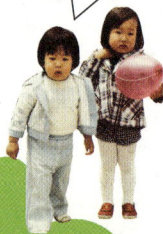

"绿色妈妈"工程

所有的准妈妈都应该成为"绿色妈妈",为什么呢?
首先,为了保护我们孩子的健康;其次,为了孩子将要生活的地球的未来!最后,这
份美丽善良的心意也可以成为很好的胎教哦!而且,作为一名准妈妈,
保护我们的宝宝、我们的未来乃至绿色地球的唯一方法就是当"绿色妈妈"哦!

1. "绿色妈妈"的10条行动纲领

❶ 婴儿尿布要用布料的

大家都知道这个可怕的事实吗？纯粹用纸做的一次性尿不湿足足需要100年的时间才能完全腐烂。所以，为了保护环境，也为了我们宝宝的健康，尽管有些麻烦，但还是尽量用**布料婴儿尿布代替一次性尿不湿**为好！

❷ 购物篮代替购物袋

尿布、奶瓶、小衣服……需要给我家小Jackpot准备的东西真是太多了。一边想着小宝宝的可爱模样，一边选购宝宝用品，这也算是在怀孕期间很有满足感的一大乐事儿。作为一名为宝宝的健康和未来着想的"绿色妈妈"，购物时一定要准备一个购物篮。将宝宝用品放在事先准备好的购物篮里，和放在购物中心提供的纸质购物袋，或者塑料袋里的感觉可不一样哦！还有，在购物篮上刻上宝宝的胎名，在购物时，就可以时不时地想着肚子里的小家伙了。**刻有宝宝胎名的环保购物篮，不仅是为了让宝宝拥有一个健康的未来，而且在选购宝宝用品时也能体会到一种幸福感呢!**

❸ 只购买必要的东西

只要一想到宝宝，凡是看到的东西都感觉是必需的。但分娩用品只是从宝宝出生到百天期间使用的物品。因此，在购买分娩用品前，**要先按照宝宝百天前所需列出物品清单，然后仔细选购。**免得忙碌一番后，却没有准备当即需要使用的物品。尤其对于没有经验的新手妈妈们来说，对应该准备的物品数量没有太多概念，往往容易买很多多余的东西。还有，在宝宝出生以后，亲朋好友也会送来很多宝宝用品作为礼物，如果提前把需要的物品告诉他们，收获需要的礼物，既是一种精心的分娩准备，又是一个绿色环保的好方法呢。

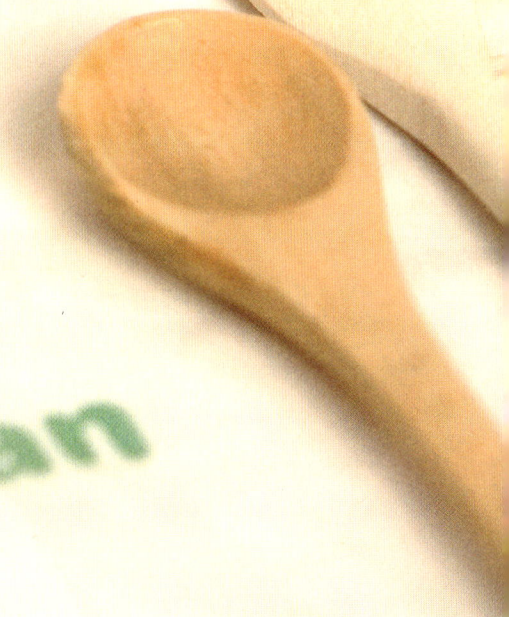

organic

wheat

barley

rye

soybean

corn

rice

❹ 使用"亲环境"产品

　　目前，纯天然棉质面料是最常用，也最受欢迎的材料之一。但在生产过程中，它却比其他纤维使用了更多的有毒化学制剂。据说，制作一件宝宝衣服所需的棉花就得使用10茶匙以上的化学肥料。这样看来，**用有机棉面料代替制作宝宝衣服最经常使用的普通棉**，也是一种环保做法。另外，推荐使用索尼DSLR-700款照相机，因为它从生产到报废的整个过程中是破坏环境最少的产品；三星手机中的ECO-SCH-W510产品，使用了由玉米淀粉制成的生物塑料；另外使用外包装由再生牛皮纸制成的"亲环境"产品等，都是保护环境的好方法。最佳"亲环境"新生儿用品就是**二合一婴儿洗发沐浴露**。将沐浴露、洗发水合二为一，既节省资源又能减少一半的容器，这些可都是使用"亲环境"产品的最简单便捷的途径哦。

❺ 挑选本地食物

　　怀孕后自己想吃的，以及为了腹中的胎儿应该吃的东西越来越多了。**在选择水果、蔬菜等食品时，购买本地、本国生产的时令食品也是环保做法之一哦**。将食品从产地移到餐桌上的距离称为"食品里程"，移动的距离越远，食品越容易变质。为了不让食品变质还要使用人工防腐剂，这些做法很不环保。所以，尽量挑选本地食物吧。

❻ 种植小盆栽

　　在与小Jackpot一起度过的每个纪念日里，我都栽种了一棵树。这样的话，待小Jackpot长大了，就会更好地记住这些纪念日了。当然，这也是为了让小Jackpot能在更洁净的环境中成长。**植物的绿叶能够缓解眼睛疲劳、安稳身心，还能让孕妇感觉舒适自在**。而且，给花浇水、安心守护着它一点一点地成长也是很好的胎教，另外还是保护大自然的积极行动呢。

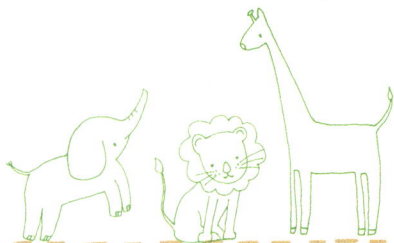

❼ 教育胎儿垃圾分类

"再利用垃圾分类日"那天，我把积攒了一周的过期报纸捆好送到垃圾箱中。做这些事的同时对着小Jackpot说："妈妈为了宝宝决心做一名环境守护天使，**希望我们的小Jackpot也成为爱护地球的乖宝宝哦。**"教育宝宝进行垃圾分类也是很不错的胎教呢。

❽ 减少使用一次性用品

只要**减少使用纸杯及打印纸张的数量**，环境保护的速度就会加快。一有时间我就会到喜欢的小商品店Makey里面转一转，买些泥塑杯子送给朋友们。在我的Baby Shower Party上，我也向来宾们呼吁减少使用一次性纸杯，并送给他们泥塑杯子作礼物。如果拒绝使用一次性纸杯，垃圾排量会减少300倍，大气污染会减轻60倍。而且，刷刷杯子也算是比较简单的运动，还可以保护胎儿的健康，使其免受一次性用品的污染。

❾ 减少食物垃圾

实践起来最容易的环保措施就是**减少食物垃圾**了。老公和我，在只有我们俩的小家庭中，平时只做够吃的饭菜，外出用餐时，我也一直在努力改掉总是喜欢多点菜的坏习惯。

❿ 使用玻璃奶瓶

塑料制品完全腐烂需要80年时间，而玻璃物品却需要4000年以上。那么更好的选择就是塑料吗？答案当然不是。玻璃虽然比塑料腐烂的速度慢，但它的循环利用率高达70%以上，而塑料还不到20%。**因此，为了环保，减少垃圾，请尝试使用玻璃奶瓶吧。**

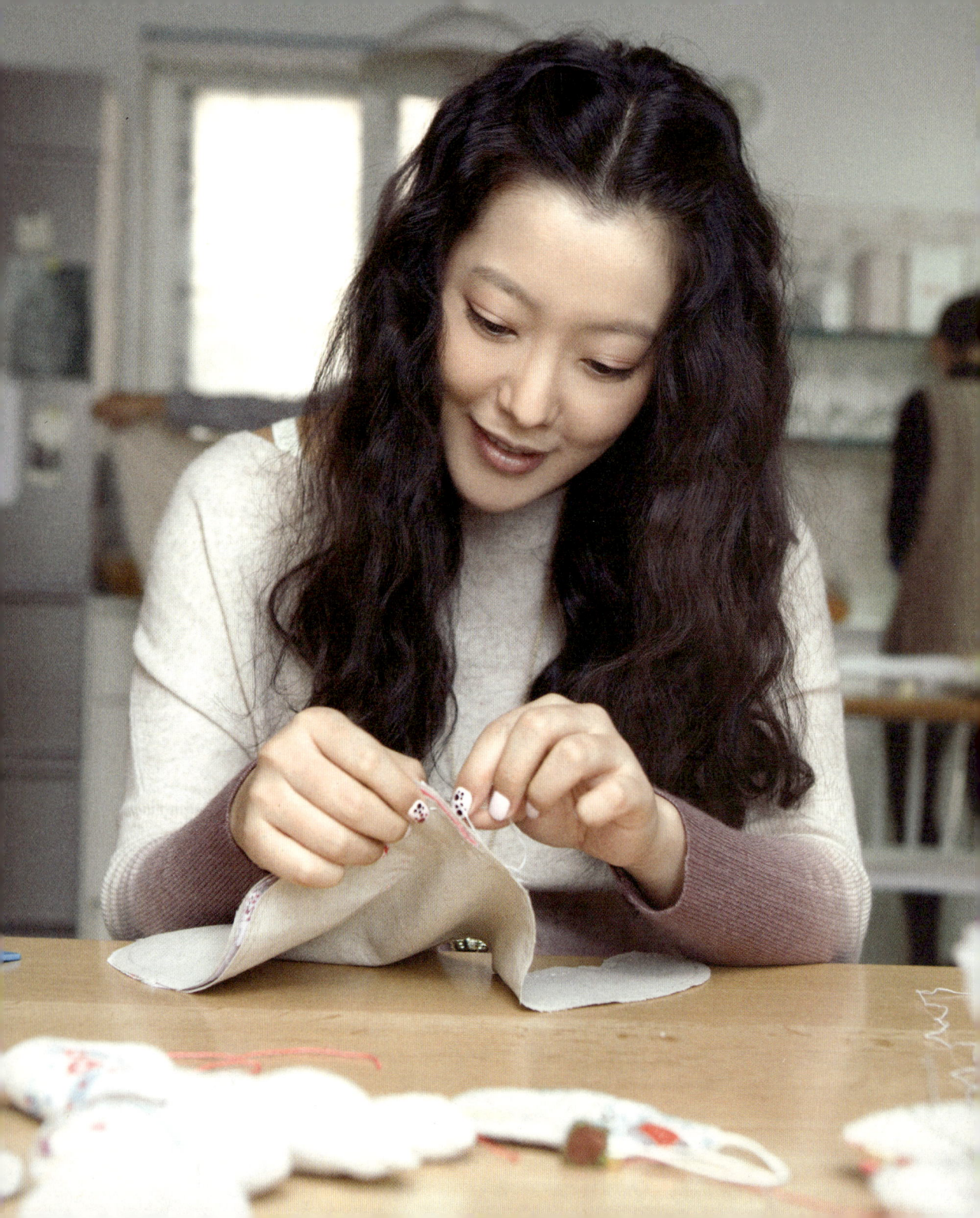

2.妈妈牌宝宝用品DIY

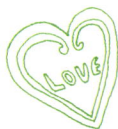

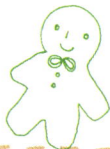

　　如果是为宝宝的健康，为宝宝将要生活的这个地球着想的"绿色妈妈"，就要使用符合环保精神的有机棉来给我们的宝宝制作新生儿用品了。就像是为了身体健康，坚持只食用有机农产品等绿色食品一样，坚持使用不含化肥、杀虫剂、枯叶剂以及氢氧化钠、硫酸、氯漂白剂等成分的有机棉面料。这种有机棉在纺织成布的过程中尽量不使用化学药品，不损伤纤维，十分结实，而且暖和，透气性好，可以说是给宝宝最好的礼物。使用饱含妈妈的爱心与真诚的手工自制用品，宝宝会更有安全感，尤其对过敏体质的宝宝来说，是最最好的礼物哦！

温馨牌宝宝围嘴

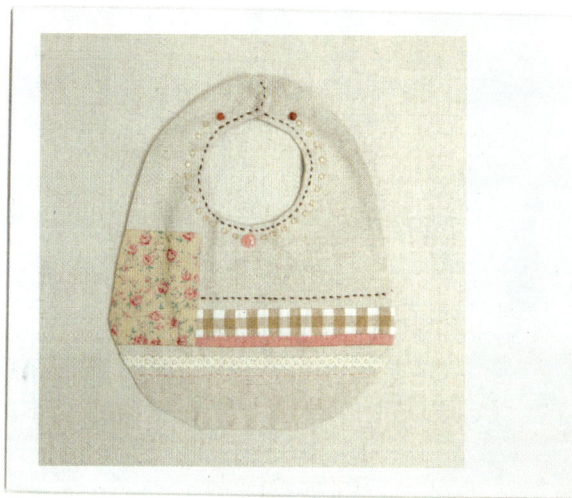

材料准备

· **布料**｜米色布料50cm×30cm，
　　　零碎布头10cm×10cm若干

· **完成尺寸**｜长25cm，宽22cm，

　　　　*根据孩子的颈围长度可以调节大小

· **辅料**｜珠子、纽扣、蕾丝花边等

裁剪准备

· **裁剪**｜

❶ 在米色布料上摆好纸样，空出0.7cm留边，裁
　剪正反两面。

❷ 准备几块10cm×10cm大小的零碎布头。

①

前（前面那层布）

后（后面那层布）

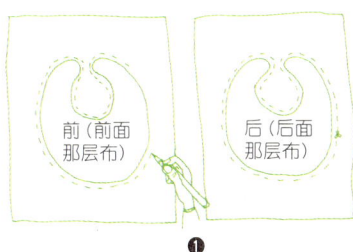

先在纸上画出围嘴形状的纸样，然后将纸样放在准备好的布料上，标上正反两面。在拿笔画好的线外空出0.7cm的部分留边。

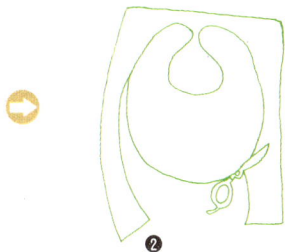

②

按照留边0.7cm的外围线裁剪。

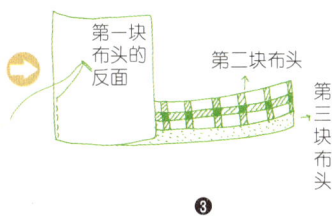

③

第一块布头的反面

第二块布头

第三块布头

将喜欢的小布头叠加缝起来，做成可爱的装饰用小片布料。

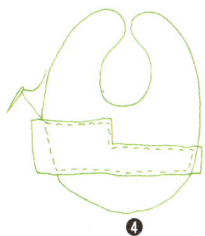

④

将围嘴正面的小布片缝起来，将其上面部分向内折起，与围嘴的正面一起缝起来。

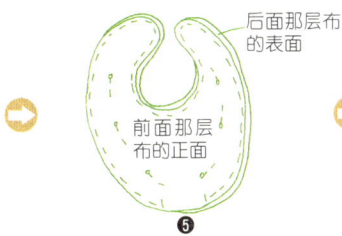

⑤

后面那层布的表面

前面那层布的正面

将两层布各自的正面相对，留边的部分用别针固定。然后按照画好的线裁边，在下面留一个开口。

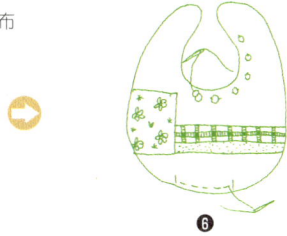

⑥

通过开口部分把围嘴的正面翻出朝外，将开口部分缝好。最后，用对宝宝没有伤害的圆珠子来点缀温馨牌宝宝围嘴。

199

小巧玲珑的婴儿鞋

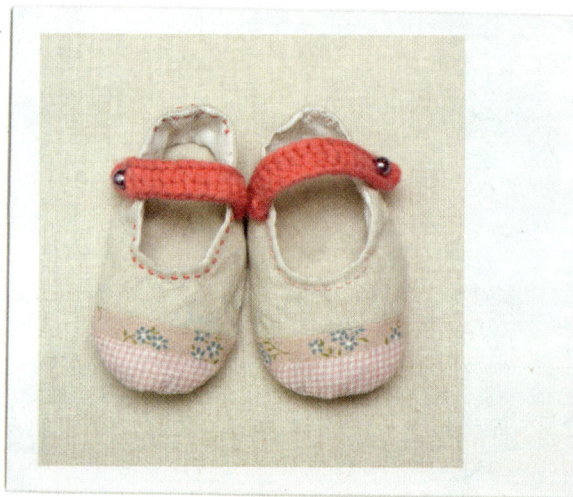

材料准备

· **布料**｜鞋面部分：亚麻布料30cm×20cm 2片
  （外层和里衬用）
  鞋底部分：亚麻布料30cm×20cm 2片
  （外层和里衬用）
  花纹亚麻布料10cm×5cm
  花格亚麻布料10cm×5cm

· **完成尺寸**｜长11.5cm，宽7.5cm 2只

· **辅料**｜纽扣 2粒、毛线、钩针

裁剪准备

· **裁剪**｜

❶ 按照鞋底实物纸样，留边0.7cm，各裁剪2片，共准备4片。

❷ 按照鞋面实物纸样，留边0.7cm，各裁剪2片，共准备4片。

❸ 按照自己喜欢的大小准备花纹亚麻和花格亚麻布料。

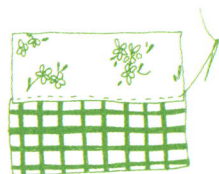

D·I·Y

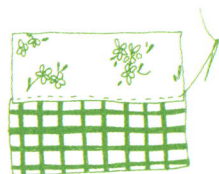

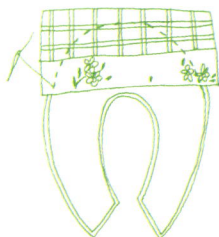

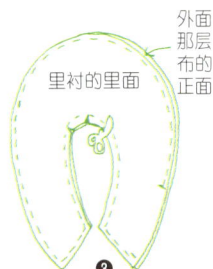

外面那层布的正面

里衬的里面

❶ 将多层带花纹的亚麻布料和花格子亚麻布料分别铺成1.5cm厚，然后将两块布缝起来，这样鞋面装饰用的小片面料就完成了。

❷ 将刚做好的装饰用小布片放在鞋面上，再将布片上面部分向内卷起，然后与鞋面一起缝好。

❸ 将裁剪好的鞋面外层靠外的一面和里衬靠里的一面相对，把鞋面开口处固定住，再剪出一个弧形。内外沿线缝合，留出开口。

201

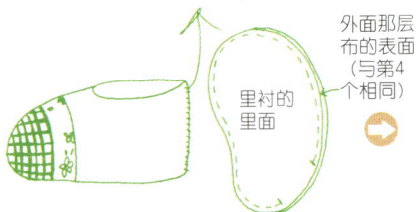

外面那层布的表面（与第4个相同）

里衬的里面

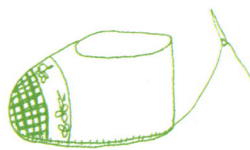

用钩针织

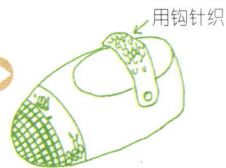

❹ 将完成的❸翻出，使鞋面朝外，脚后跟成直线缝好。然后将鞋底靠内的一面和靠外的一面相对，留出开口部分，缝好。最后将开口部分翻开再缝好，这样鞋底就做好了。

❺ 在已做好的鞋底部分放上❹步骤中完成的鞋面，将鞋面和鞋底相连缝起来，做成鞋的形状。

❻ 用钩针做一个可以包住脚面的带子，缝到鞋帮上。在另一边钉上纽扣，这样小巧玲珑的婴儿鞋就完成了。

蹦蹦蹦，小兔子枕头来啦

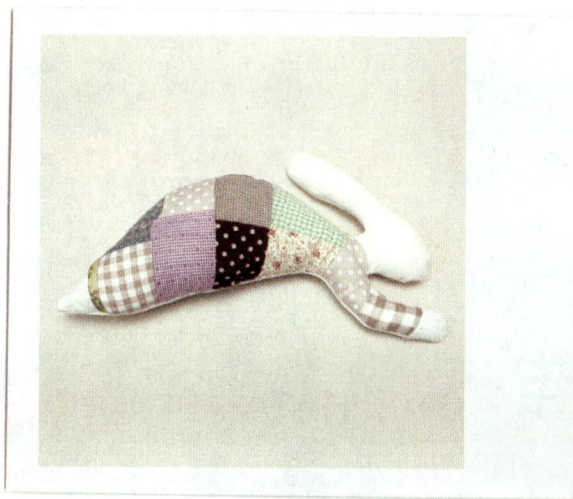

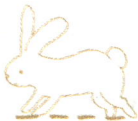

材料准备

· **布料**｜亚麻布料，正面40cm×30cm，反面
　　　　40cm×30cm，
　　　　零碎布头按照剩余尺寸大小准备
· **完成尺寸**｜横向20cm，竖向35cm
· **辅料**｜纽扣1粒、花线

裁剪准备

· **裁剪**｜
❶ 将实物纸样放在淡褐色布料上，留边0.7cm，
　 裁剪正反两面。
❷ 准备各种各样的零碎布头10cm×10cm。

D·I·Y

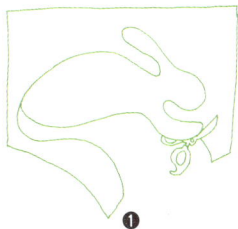

❶ 在纸上画出兔子枕头的形状，并把它剪出来。

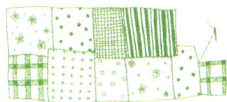

❷ 将零碎布头叠成各种大小的四方形缝好，另外还要留出兔脖子和前脚部分。

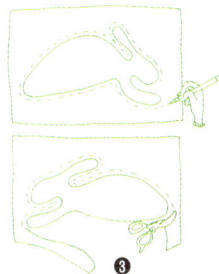

❸ 把纸样放在亚麻布料上，按照样式画好周边，空出0.7cm留边，然后剪开。

203

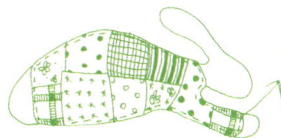

❹ 在用作兔子枕头上面部分的布料上摆放好第❷步骤里的小布片，缝好。

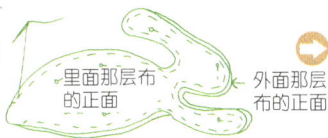

里面那层布的正面

外面那层布的正面

❺ 将兔子枕头前后两面相对，沿着拿笔画好的线用别针固定好，然后空出开口部分缝好。

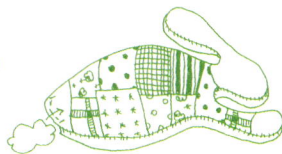

❻ 从开口处翻开后，里面填上棉花，并将开口缝起来。另外，可以用漂亮纽扣做成兔子的眼睛哦。

毛绒绒的玩具小狗

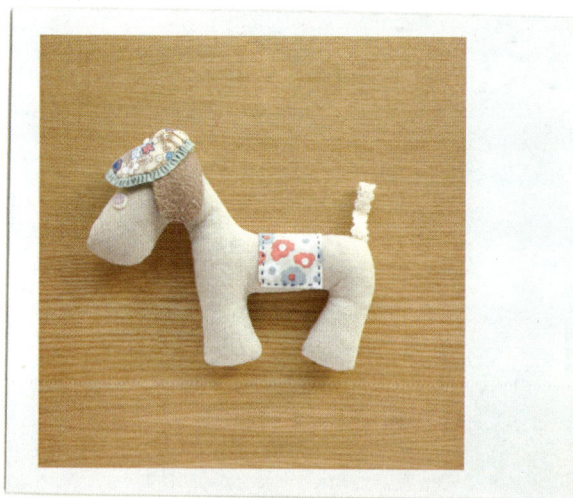

材料准备

- **布料** | 米色亚麻布料20cm×30cm，2片、各种零碎布头若干
- **完成尺寸** | 高13cm，宽18cm
- **辅料** | 用作耳朵的栗色布料或人造革、尾巴部分需要的绸带或蕾丝、制作眼睛的毛毡片、棉花、花样棉丝

裁剪准备

- **裁剪** |
❶ 在米色亚麻布料上按照小狗形状的实物纸样描画，留边0.5cm，裁剪2片。
❷ 在装饰用的零碎布头上，7cm×4cm大小的四周空出0.5cm留边裁剪。
❸ 按照小狗头部大小，准备椭圆形的布料制作帽子。
❹ 在制作耳朵的布料上画出适当大小的耳朵形状，留边0.5cm，裁剪2片。

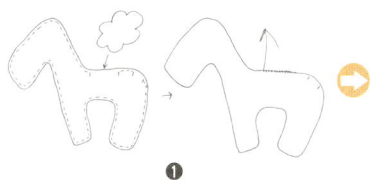 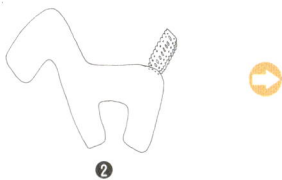 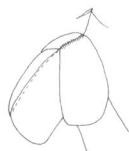

❶
　　将裁剪好的用作小狗身子的两块布料正面相对，腰部留开口。按照画好的线缝合。从开口处将其翻过来，再从开口处均匀地放入填充棉，翻开，在上面画一个圆形开口。

❷
　　把用作尾巴的蕾丝固定在小狗臀部线缝中。

❸
　　用不脱线的栗色布料或人造革剪成小狗耳朵的形状，然后固定在小狗头部。

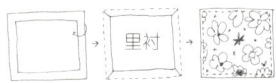 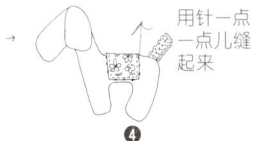 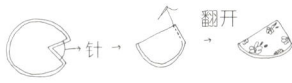 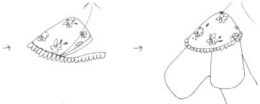 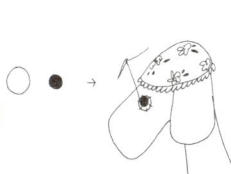

❹
　　将用作鞍子的布料向内折起，缝好，然后放在小狗背上，缝起来固定。

❺
　　将椭圆形的布剪出个三角形，向内折0.5cm，然后缝好四周，对折，做成三角帽形状。用零碎布头折成褶皱状剪裁来修饰帽边儿。

❻
　　将三角帽放在小狗头部加以固定，再剪一小块圆形毛毡来做小狗的眼睛。

3. 向大家介绍更环保的
The Organic Cotton 专卖店

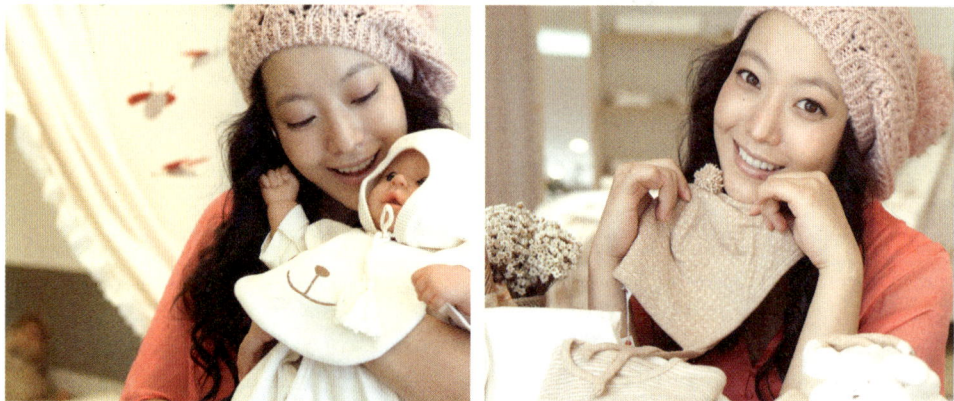

　　怀孕后不久的一天去南珠姐家里玩，无意中发现了这个有机棉用品专卖店信息。打那之后，这里就成了我的育儿乐园。对灰尘严重过敏的我，在这待好几个小时都不会打一个喷嚏。也正因为如此，我才对这家 The Organic Cotton 的产品完全信服。从爸爸和宝宝可以一起穿的有机棉拖鞋，到小Jackpot贴身穿的小衣服、小围嘴儿和裹布等物品都可以在这里一一备齐。只要一睁开眼，就感觉这个地方总在我眼前晃动。如果你正在找宝宝咬的、吸的，以及每天穿戴的用品，那我就更要向大家强烈推荐更环保的有机棉用品了。哦，对了，说到有机棉用品，还有给准妈妈们准备的好东西呢，这就是化妆棉和睡袜。有一段时间我总是担心："如果每天都会和皮肤亲密接触的化妆棉里含有很多化学成分该如何是好啊？"但自从用了这里的有机化妆棉以后，那样的担心就消失得无影无踪了。还有就是睡袜，它可是有机棉用品爱好者们强力推荐的产品哦！尤其是它能够促进孕妇全身血液循环，保持足部温暖。这样的宝贝，一定不要忘了买给自己或者送给周围怀孕的朋友们哦。每当我满载而归时，看着代替一次性购物袋所使用的漂亮环保布袋，心里总是暖洋洋的。

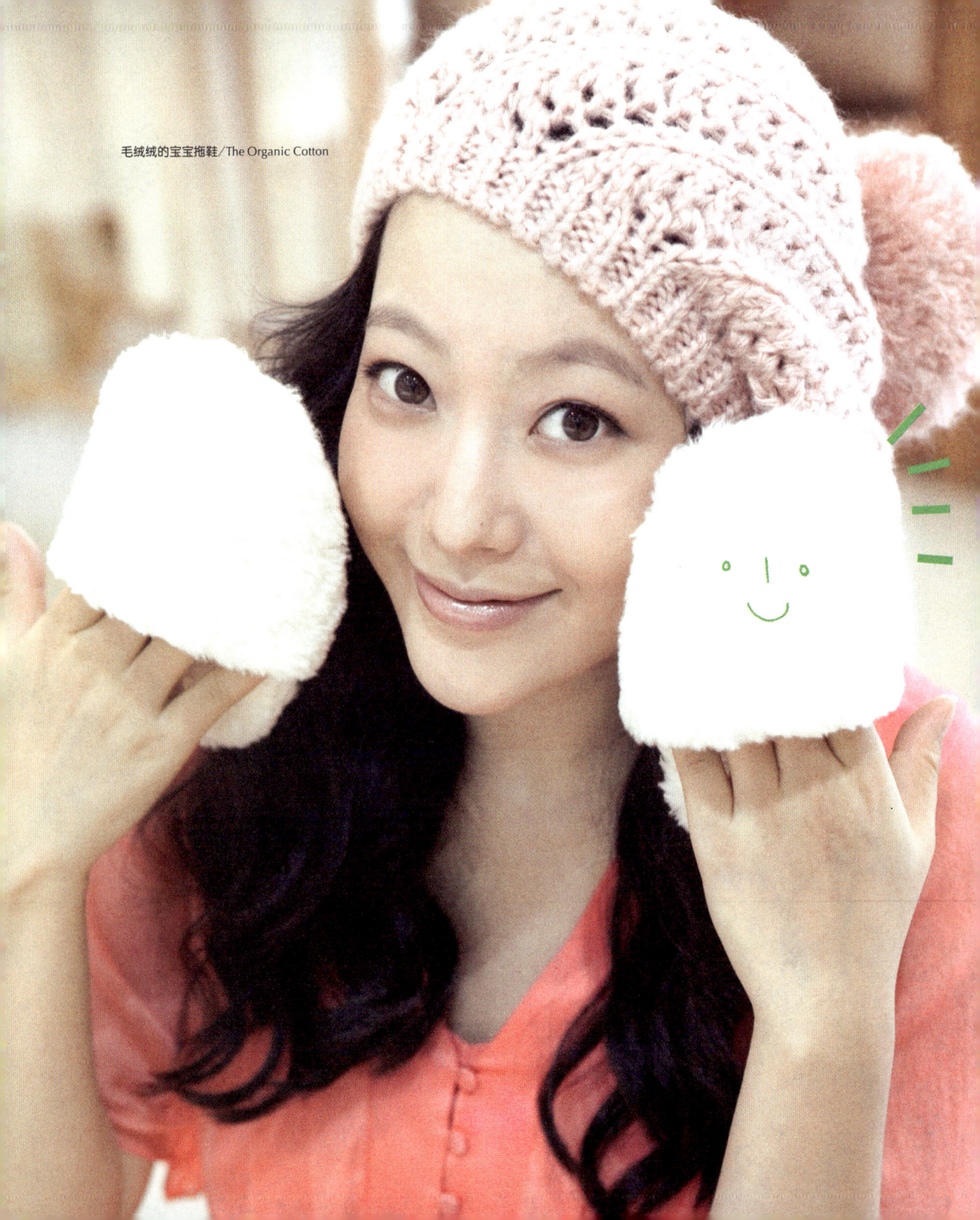

毛绒绒的宝宝拖鞋／The Organic Cotton

10月29日 星期三

再也不会有
要做很多大事、重要的事情的负担了。
只有豆粒般大的小身体里还有一个更小的心脏
在 "咚咚" 地
跳动着……

咚

第一次看到这样的Jackpot，
也就在那一天，
我就感觉到
这么小的生命
居然可以给我带来如此大的变化。
我下定决心开始做一些
不管多藐小只要是有意义的事情。
尽管很小，但充满力量的第一步，
就是把我所有的东西都整理得干干净净，
并分类使用，
为了我们的邻居，也为了这个地球，
认认真真地进行垃圾分类。

当然，妈妈也希望
我们的小Jackpot能够抛开以自我为中心的思想，
成为能够为下一代着想的乖宝宝……
所以，妈妈从今天开始就立刻行动起来啦。

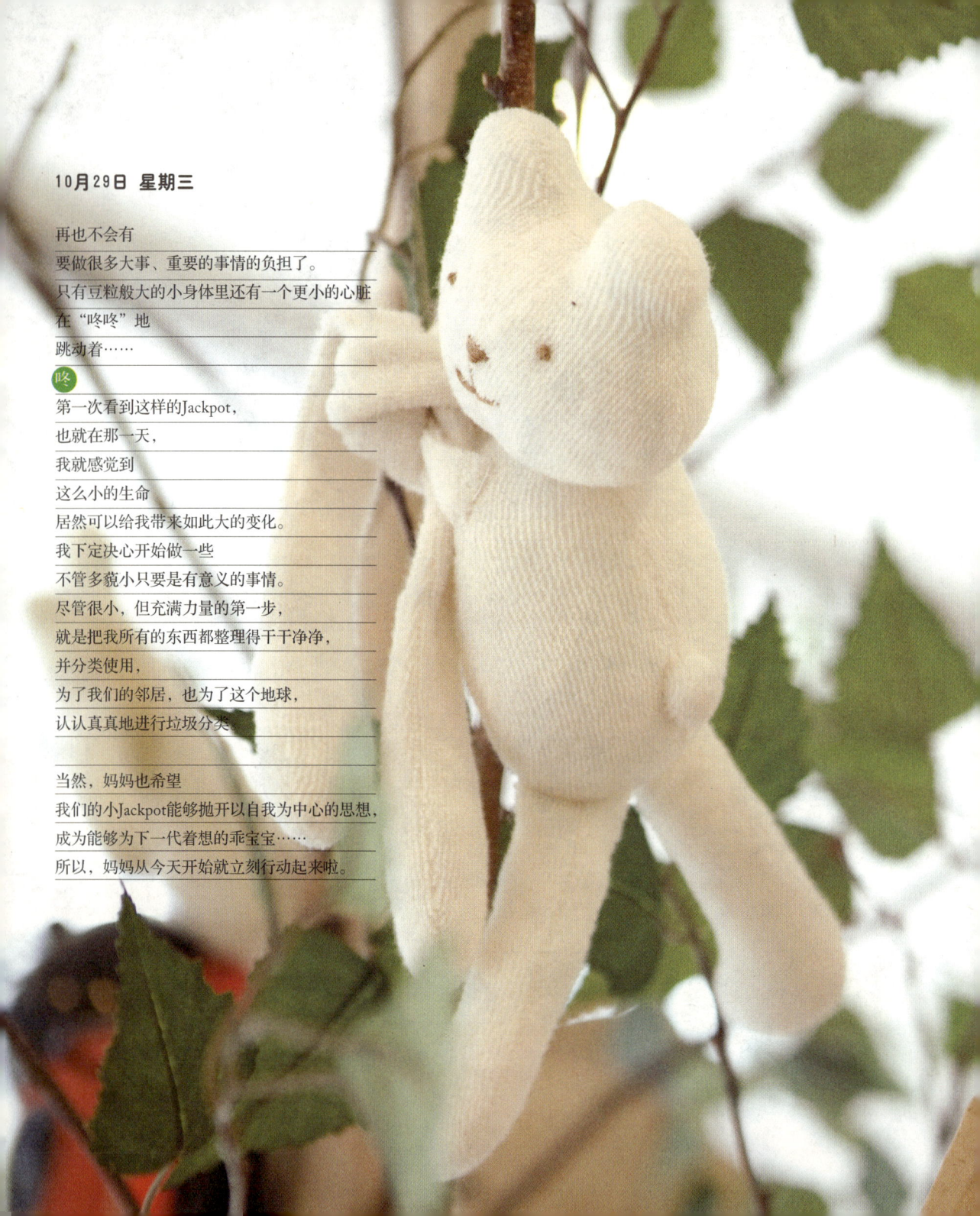

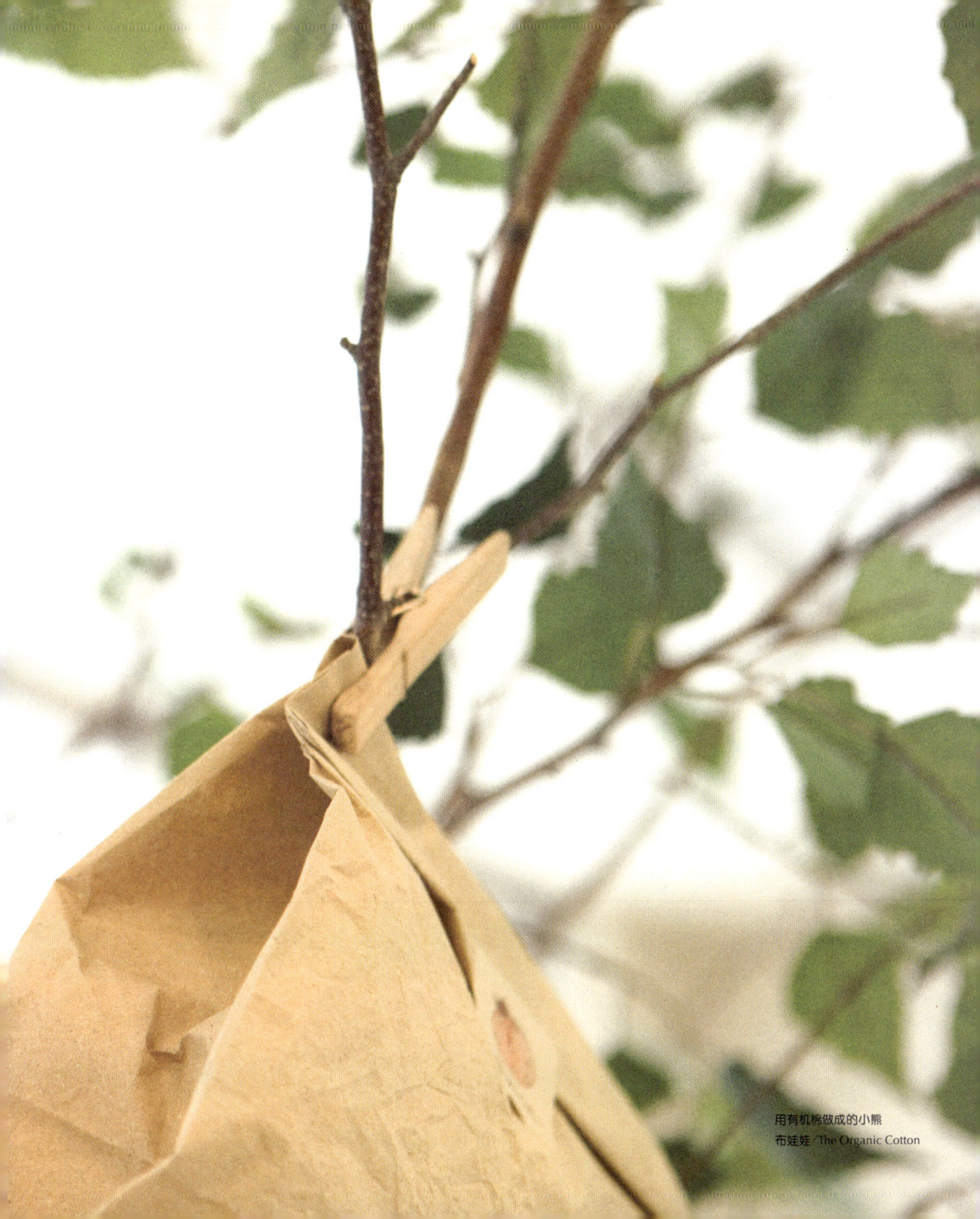

用有机棉做成的小熊
布娃娃/The Organic Cotton

10月30日　星期四

自从有了宝宝，

对周围的环境也开始关心起来了。

这可都是我家宝宝的食物，

宝宝快乐玩耍的地方，

实在不愿意去想

由各种化学制品和种种公害引起的污染。

因此，

我，

金喜善，

决心成为"绿色环保"妈妈！

保护我们的小Jackpot

远离小儿癌症、流感、哮喘、过敏等

各种疾病。

让我们的小Jackpot在妈妈肚子里就能

充分吸收干净的氧气！

让我们的小Jackpot不要只想着自己，

也要考虑到其他人的珍贵。

要不是怀孕，

我怎么会有这样的觉悟呢。

虽然很小但很美丽的变化就这样

在我身上出现了。

怀孕确实是女人最美的经历，

谁说不是呢？！

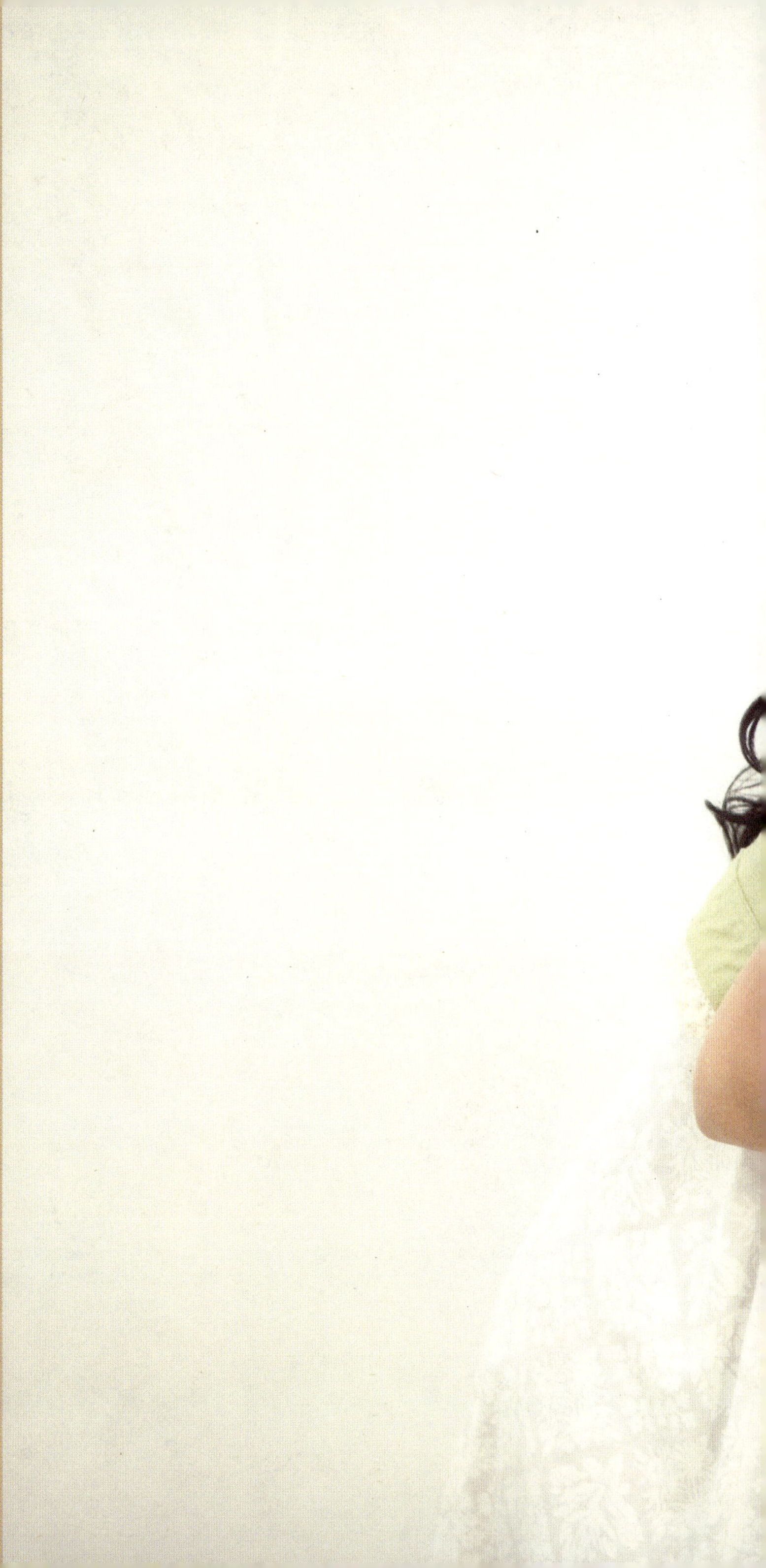

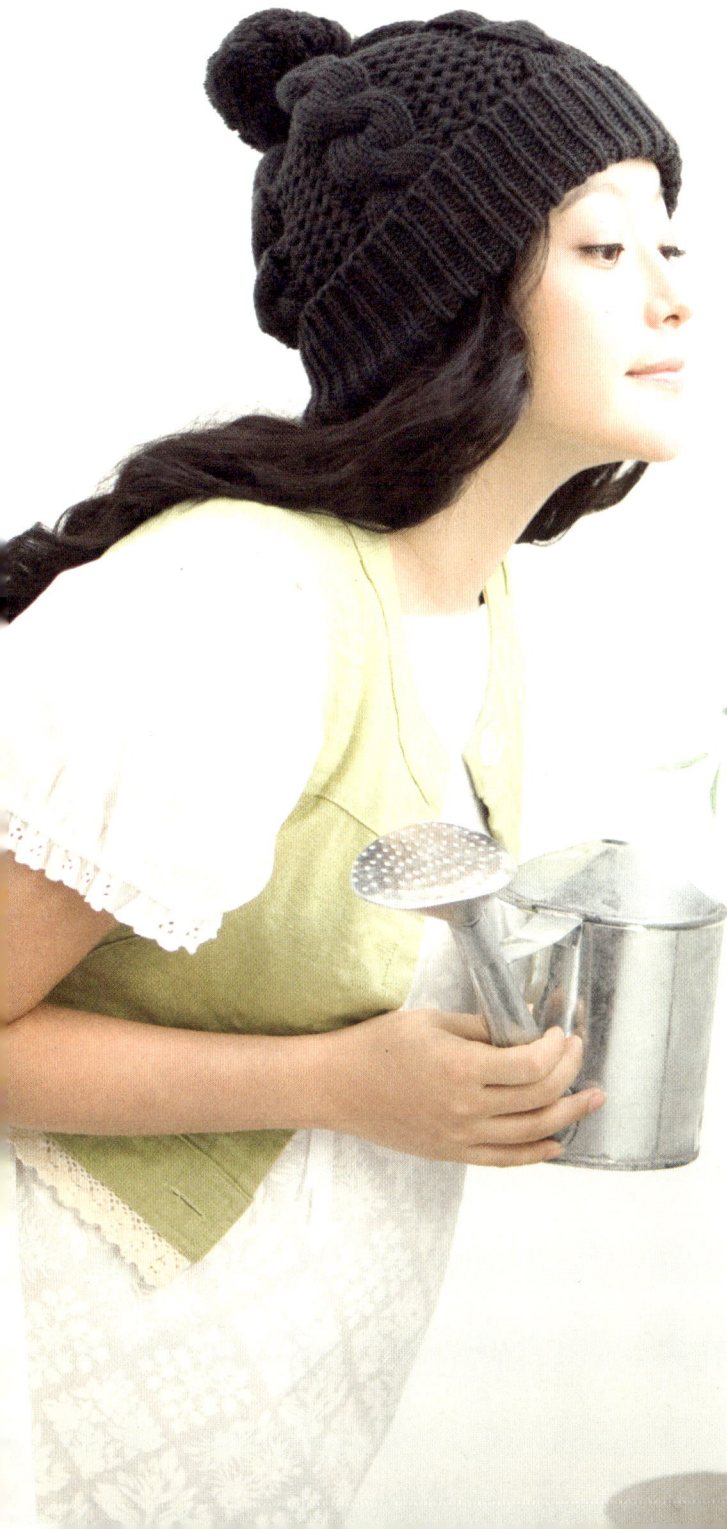

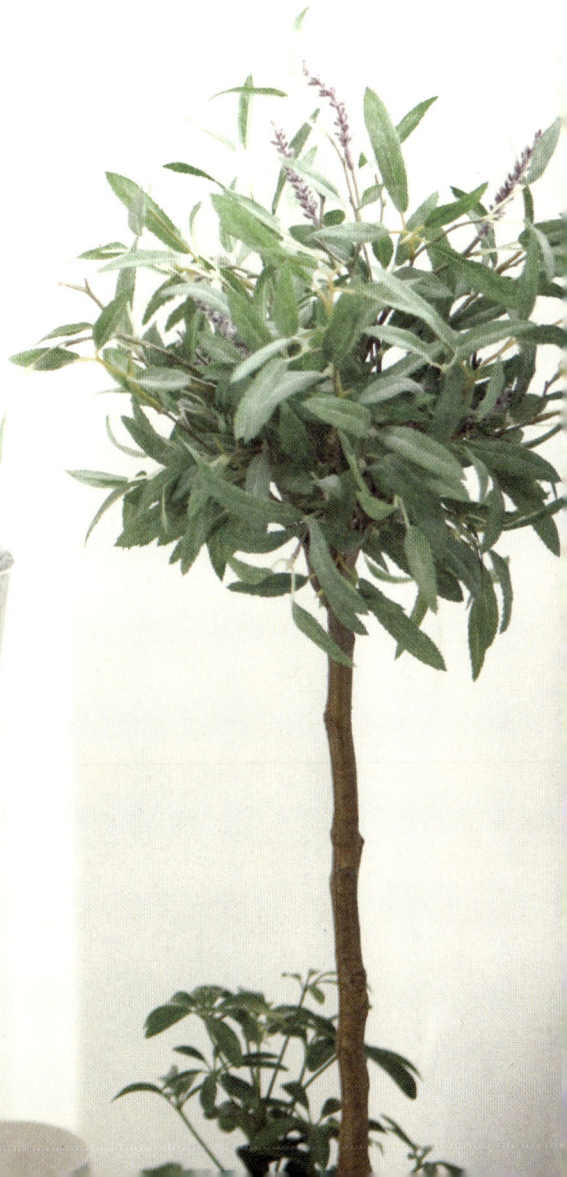

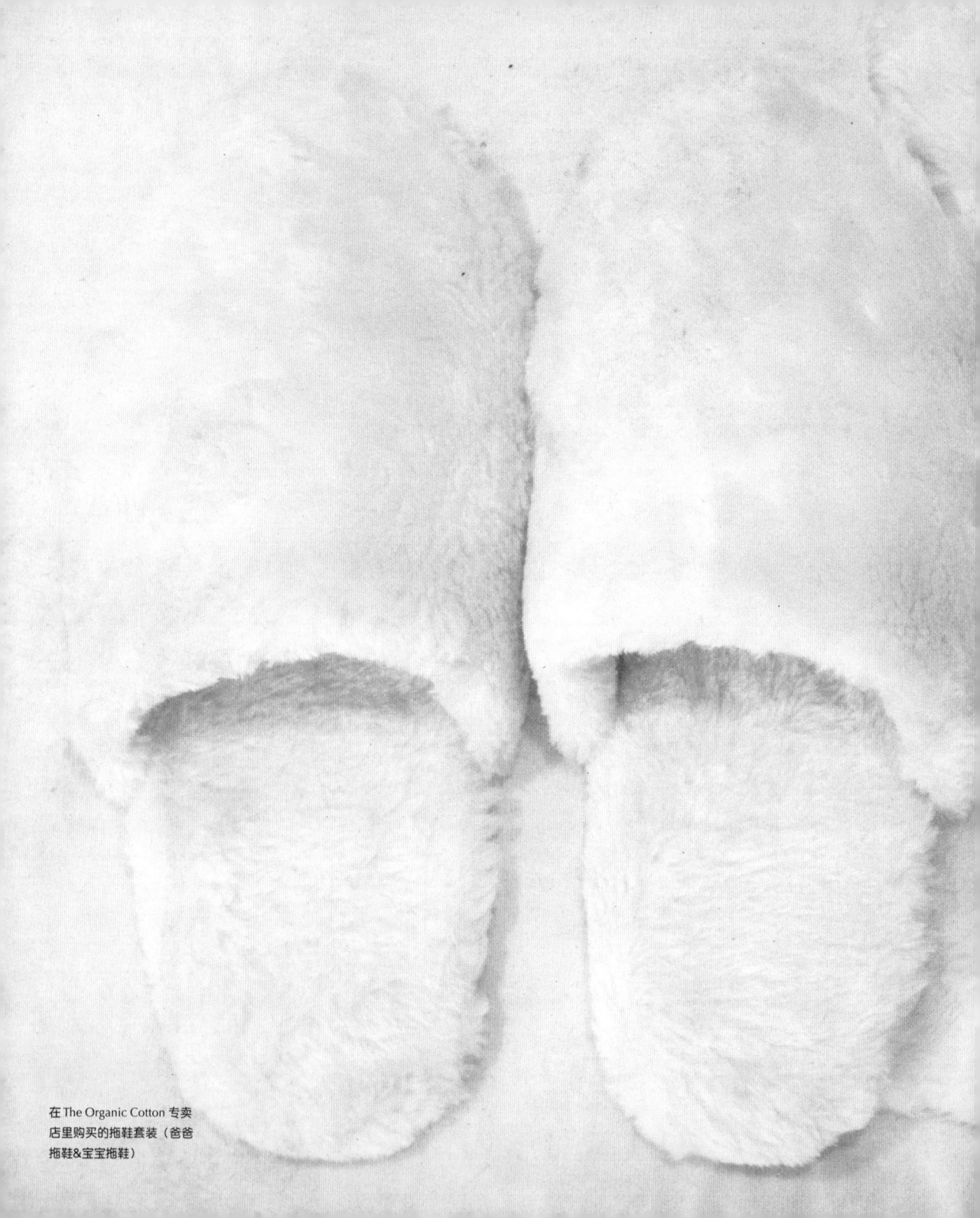

在 The Organic Cotton 专卖
店里购买的拖鞋套装（爸爸
拖鞋&宝宝拖鞋）

将室内空调的温度降低3℃的话，
据说可以节约20%的取暖费呢。
怀孕后的
第一个冬天怎么这么热呢？
不用暖气也可以勉强度过。
老公这样对我说：
"孕妇好像就是天生的
'绿色环保'妈妈，
要不就是我们的
小Jackpot太善良了，
跟着妈妈一起
参加降低暖气费的环保运动呢。"

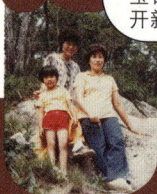

一定要提前装饰宝
宝的房间，才能躲
开新房综合征哦！

8

梦中的摇篮，婴儿房

为了给一天中大部分时间都在睡觉的小baby装饰一间
丝毫不用担心"新房综合征"的婴儿房，
为了给小Jackpot创造一个可以自由呼吸、随心所欲的"乌托邦"天地，
喜善公主全力出动啦！

1. 消除"新房综合征"的婴儿房

虽然宝宝用品可以晚点准备,但婴儿房一定要提前装饰。因为在新装修的房间里,壁纸、地板、油漆等材料会释放有机化合物和甲醛等有害物质。而甲醛就是造成"新房综合征"的罪魁祸首,它不仅会刺激宝宝的眼、鼻,诱发鼻炎及眼部炎症,还会引起呼吸系统疾病、皮肤过敏和情绪不安,是一种非常危险的有害气体。

因此,**装饰婴儿房最好从怀孕中期就开始着手准备**,这样就有充分的时间来排放有害化学物质了。下面我就教教大家如何消除影响我家宝贝健康和情绪的"新房综合征"吧!

❶ 选择绿色环保材料

预防"新房综合征"最好的办法就是避免使用添加化学物质的装修材料,而是选择"能呼吸"的壁纸、上等木炭、黄土,以及含玉石成分的墙纸、地板等,这些均属于含有较少化学物质的材料。

❷ 必须经常通风换气

每天早晚开开窗户,让屋内100%换气! 特别是在冬天,人们开暖气通常是关窗关门的,这样,带有挥发性的有机化合物会使室内空气污染更加严重。还有,烹调时也应该养成打开排风扇,排掉一氧化碳和二氧化碳的好习惯。

❸ 保持适当的温度和湿度

不仅是宝宝,令所有人感到辣眼、刺鼻、口干的刺激性症状都会随着温度、湿度的增加而更为严重。最合适的室内温度应该保持在18~22℃,湿度保持在60%左右。

❹ 搬入前,加热室内空气

通过暖气、空调等加热器使室内空气最大限度升温,可以有效排出家具、地板和壁纸深层的有害物质。建议人住前至少2~3天内关闭门窗,把空调或暖气调到最大,加热室内空气后再开门窗通风换气,反复几次,可以排出室内的大部分甲醛气体。

❺ 做光触媒涂层处理

光触媒在光线的作用下,能够产生强烈的催化降解功能,可以有效地降解有害气体和环境激素。在施工的收尾阶段喷洒光触媒,可以有效消除甲醛和挥发性有机化合物等有害物质。

❻ 摆放阔叶植物

在婴儿房中摆放凤尾竹、吊兰、橡胶树等阔叶植物,不仅可以消除二氧化碳等室内污染物质,还能除异味,屏蔽电磁波,释放负离子,有助于宝宝活跃情绪。

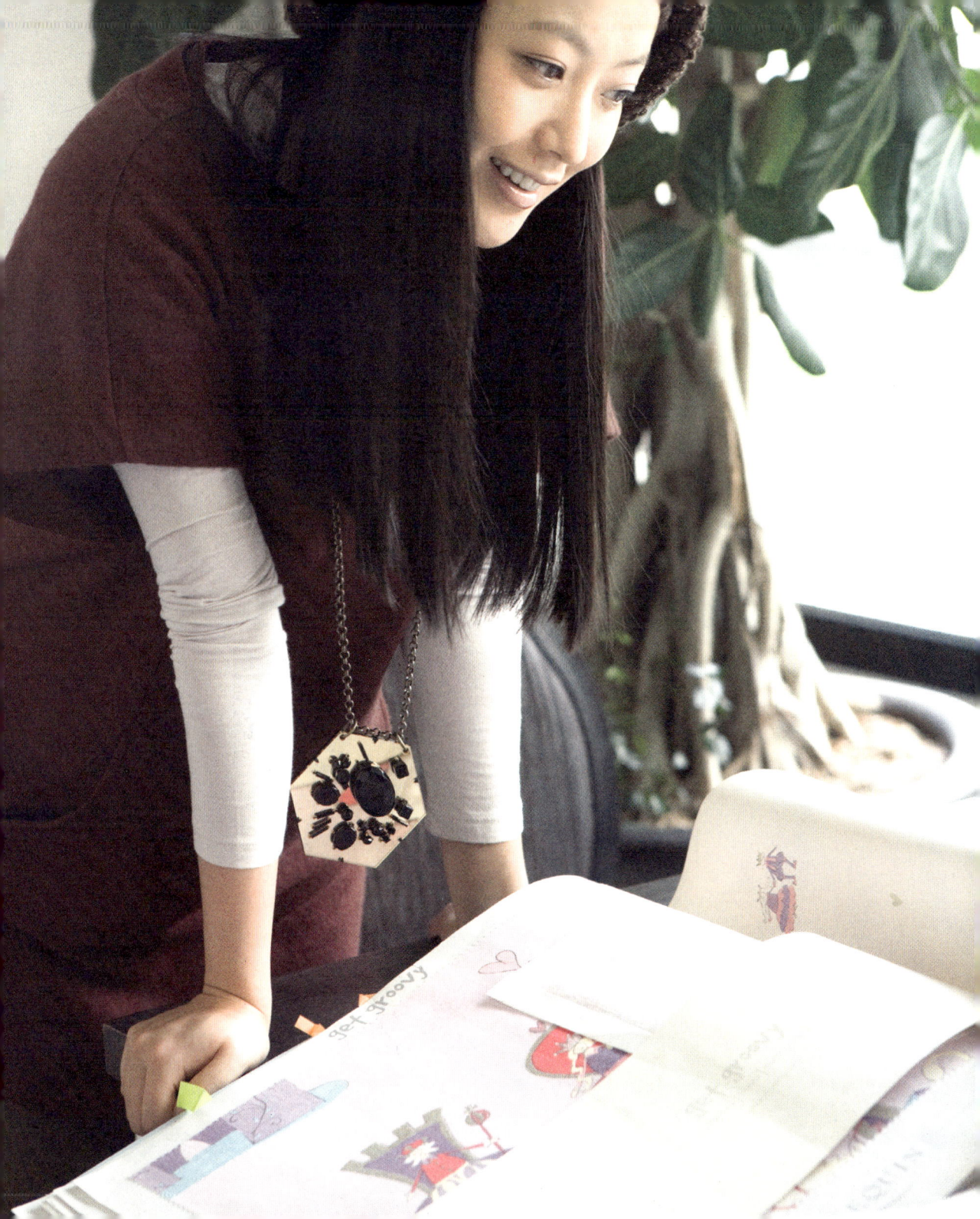

get groovy

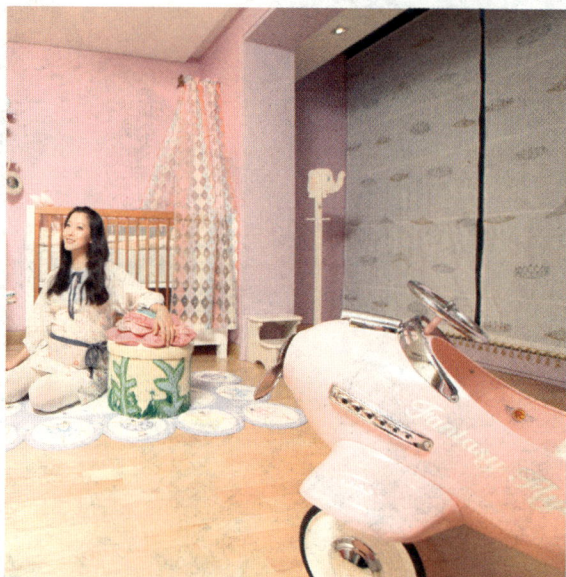

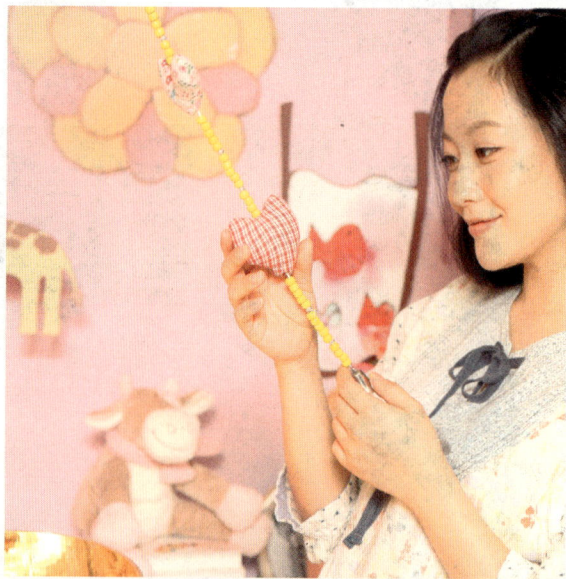

218

宝宝睡床和抽屉柜／Netto Collection
粉色飞机和迷你小地毯／Gaga Gallrey
小牛绒毛玩具／HiBeBe
金喜善的连衣裙／Replay

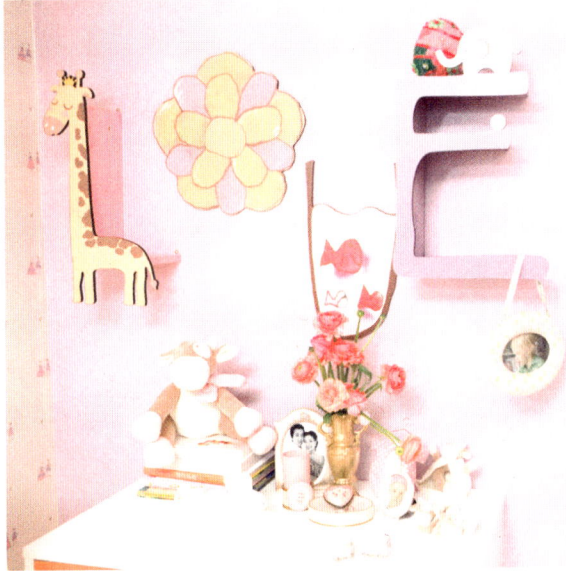

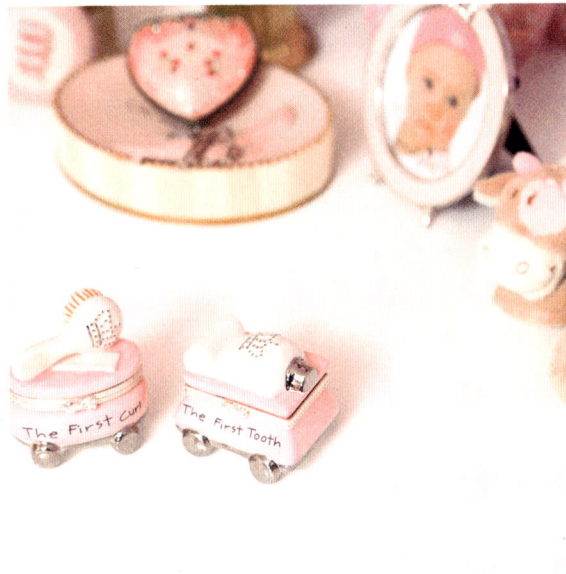

219

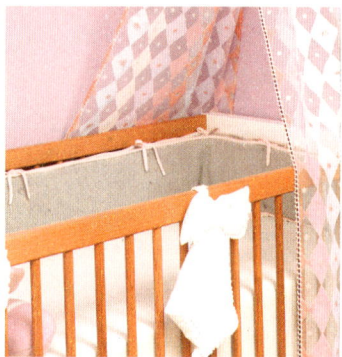
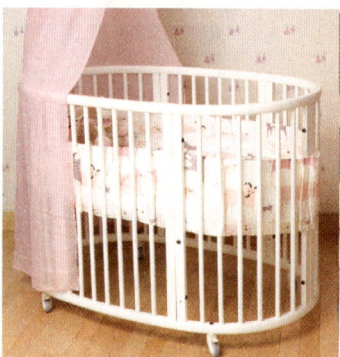
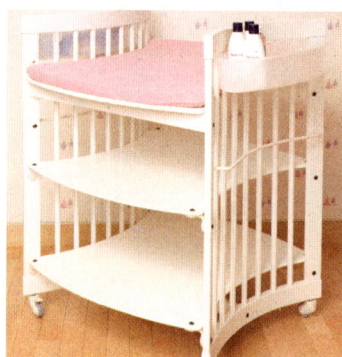

固定婴儿床

布置婴儿房，首先要考虑的就是婴儿床摆放的位置。应该把床放在对着门口的地方，以便随时确认宝宝的状况，还要尽量选择远离窗口的幽静位置，避免风吹和阳光直射。

为了让宝宝有安全感，我选择了有机材料制成的、结实环保的婴儿床。这个牌子是纽约设计师David Netto设计的Netto Collection。它最大限度地展示了木材的质感，即使把它装饰成小公主风格也是那么相衬，这令我非常满足感。另外，待宝宝稍大后，可以把床垫放低一些，这样一张儿童床，能用到四五岁呢！将来还可以把小床的前档拆下，当作儿童沙发使用。要知道，格温妮斯·帕特洛和格温·史蒂芬尼等好莱坞明星都在用Netto Collection牌子的婴幼儿家具哦！

方便的可移动式小床

Stokke Xplory是近几年来在年轻妈妈中极具人气的婴儿车品牌，独特的设计让人爱不释手。我特别选择了能好好保护小Jackpot的圆形小推床作为宝宝的备用床。刚出生的宝宝当然要睡在爸爸妈妈床边了，这个小推床可以随时移动，非常实用。而且，用它哄宝宝睡觉也很方便哦！

前辈妈妈们告诉我，由于新生儿每天睡觉的时间不稳定，需要根据光线和声音等周边环境移动婴儿床的位置，所以我立刻决定将它买下。对照看宝宝还很生疏的新手妈妈来说，这个移动式小推床真是太实用了，特别是在宝宝哭闹时，可以像推婴儿车一样在家里推着它走来走去，哄宝宝开心。

换尿布时必备的多层小推车

在妈妈身体还没完全恢复的情况下，每天反复弯腰实在太消耗体力了。你可以在这个小车的最底层放一些换尿布时需要用的物品，像湿巾、尿布之类的，让婴儿房看起来更整洁；第二层搁板上放尿布专用垃圾桶和脏衣筐，用起来会很方便。最亮点的设计就是顶层的防水垫了！等小Jackpot长大一些后，换尿布用的小推车就可以摇身变为小桌子，既可以在上面玩游戏又可以当学习用的小书桌，想着想着，我的嘴角就不自觉地上翘了呢。我们小Jackpot在这画画时，我还要告诉她，她小时候在尿布上"画画"的糗事，嘿嘿……

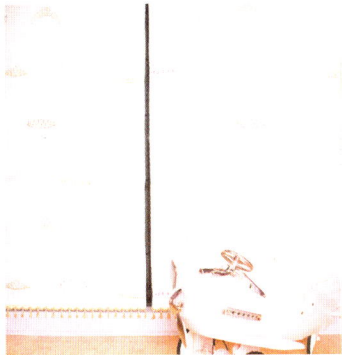

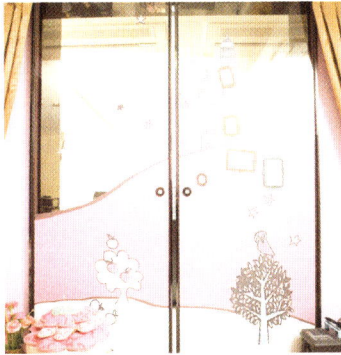

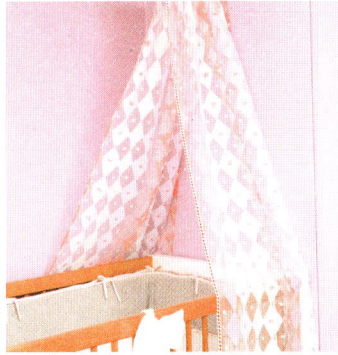

小皇冠窗帘

小皇冠可是我家小Jackpot房间中的主题哦！为了让小Jackpot长成一个像妈妈一样漂亮的小公主，当我第一眼看这条窗帘时，就决定把它带给我的小Jackpot了。看着一个个手工绣上去的小公主皇冠，我默默地在心里许下心愿：我家小Jackpot的明天一定要像阳光一样灿烂……为了调节光线，婴儿房里绝对不能缺少窗帘或窗纱，经过特殊处理的棉质窗纱有像窗帘一样防灰尘的作用哦。

多用途玻璃门

为了随时确认宝宝的状况，我特意在宝宝的房间安装了玻璃门。不但可以在门上记录一些宝宝接种疫苗等重要事情，还可以当贴板贴满宝宝可爱的照片。为了不让房间看起来太透，我将可爱的卡通贴纸贴满玻璃门，怎么样？是不是完美极了？

超级实用的床幔

妈妈们一般不会把床幔算作装饰婴儿房的物品之一，但像窗帘一样轻垂的床幔却是个超级实用的东西。它不仅可以阻隔外面的冷空气，保证宝宝有一个温暖的睡床，还能让刺眼的强光变柔和、让宝宝的小床笼罩在一片温馨之中。要注意选择不招灰并且能随时清洗的面料。

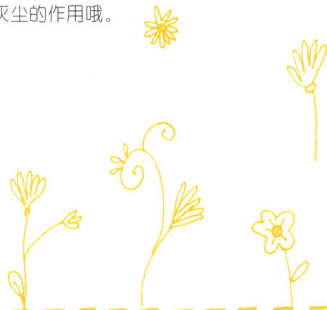

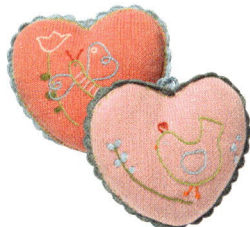

手工制作的心形靠枕／ULALA BEBE

11月5日　星期三

宝宝的小床被我拖来拖去搬了好几次。
放这儿的话，阳光会不会太刺眼？
放那儿的话，关门的声音会不会太大？
嗯……还是要把门换成静静的推拉门？
看，妈妈的小聪明就这么越攒越多喽。

每张壁纸，每只枕头，
就连小小的相框中
都饱含了妈妈对你的爱意。
妈妈的爱也就这么越攒越多……

把我的爱，我的用心，
我的所有心思展现出来，这是
小Jackpot的第一个小窝儿。

站在我们小Jackpot的角度看世界，
一切都是那么神奇！

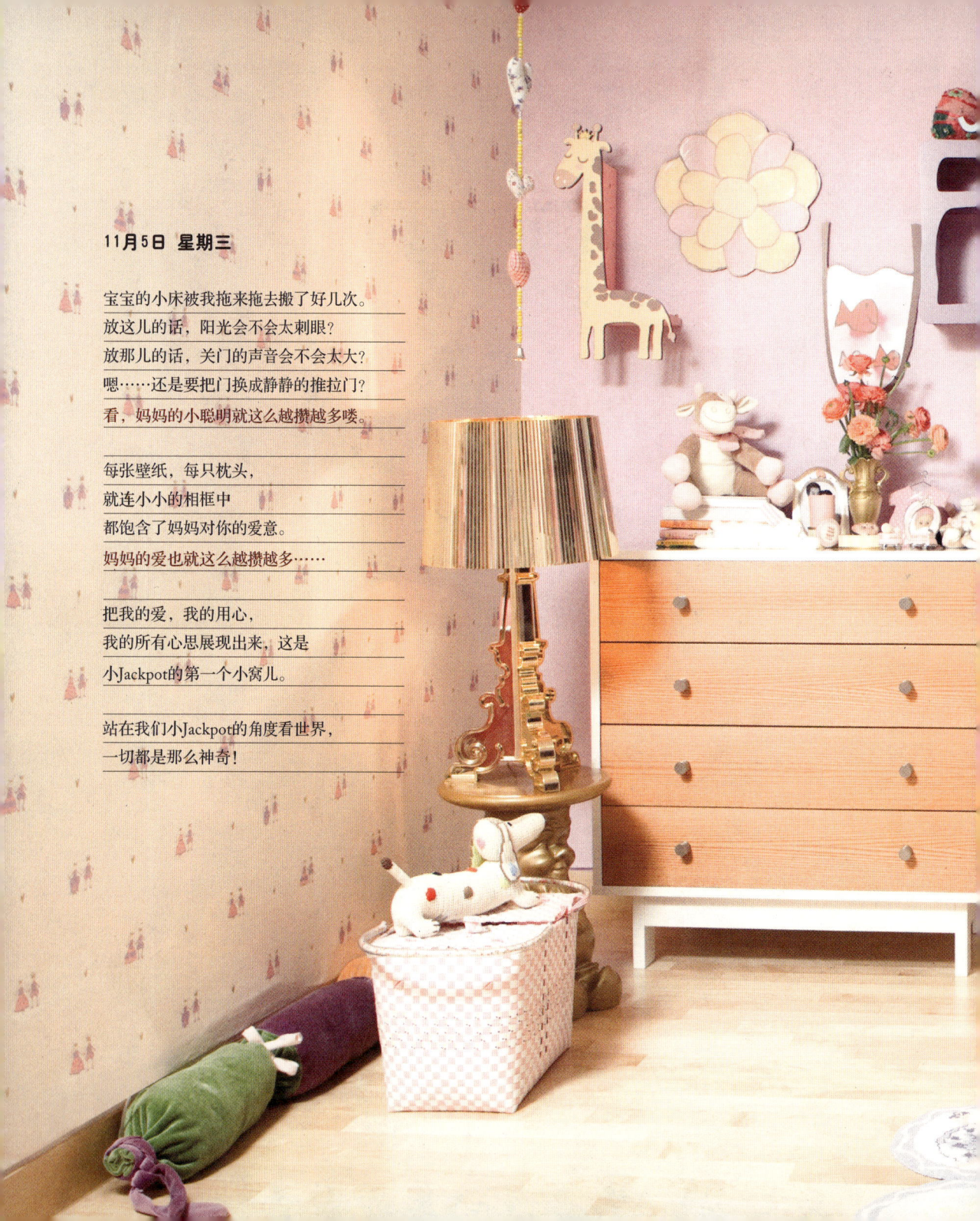

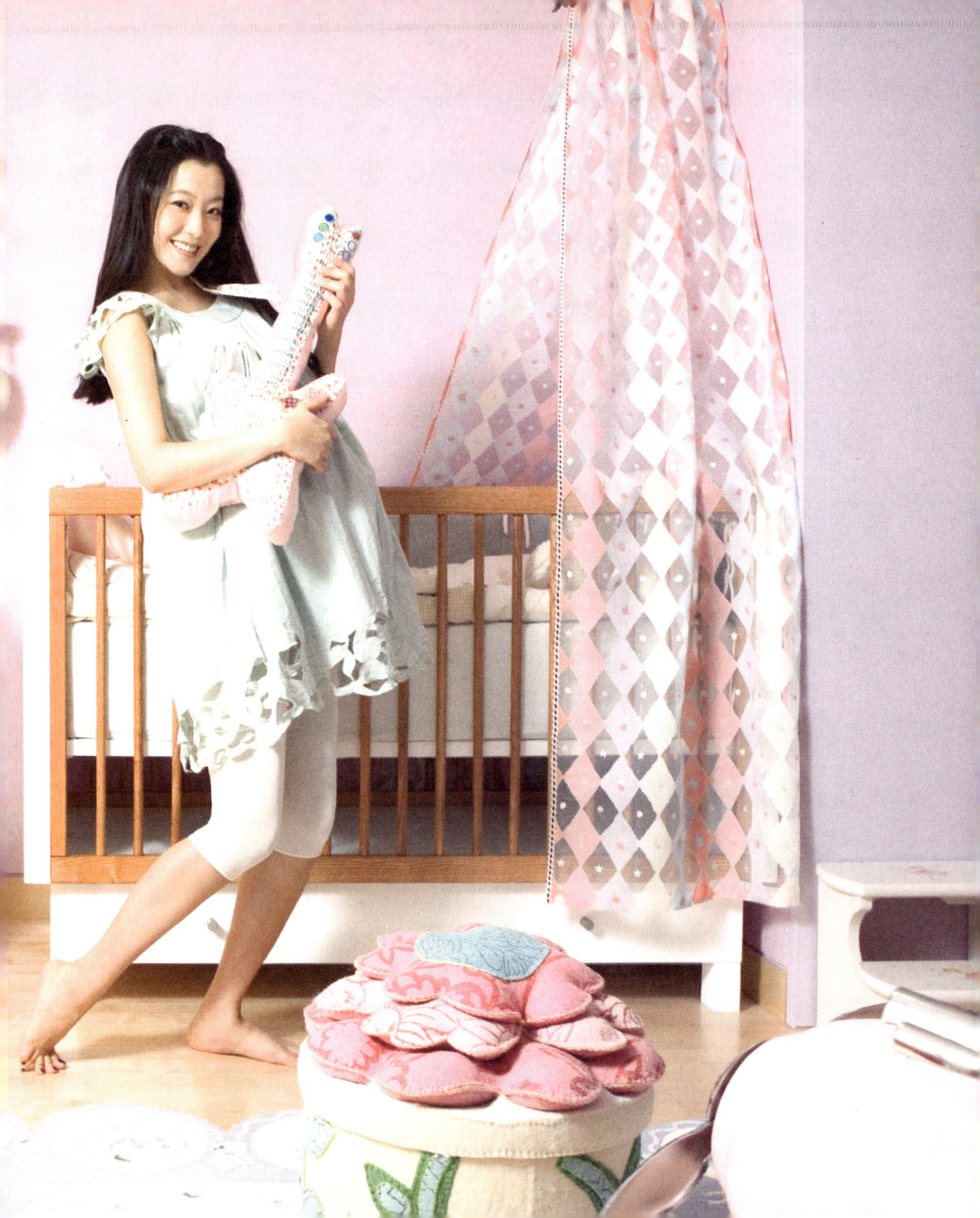

10月27日 星期五

结婚后迎来老公第一个生日。

为了照顾小Jackpot和我这两个公主，
老公真是忙得不可开交，
而我和宝宝
为老公准备惊喜生日Party的过程，
比任何时候都开心幸福！

选生日蛋糕时，
选生日帽子时，
就连选一根根生日蜡烛时，
我都在不停地问小Jackpot，
"爸爸到底会更喜欢哪个呢？"

原来三个人的生活
就是这样的感觉啊……
恍惚中，
突然感觉到宝宝的到来对我是多么重要啊！

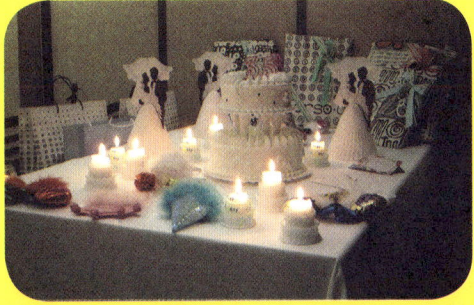
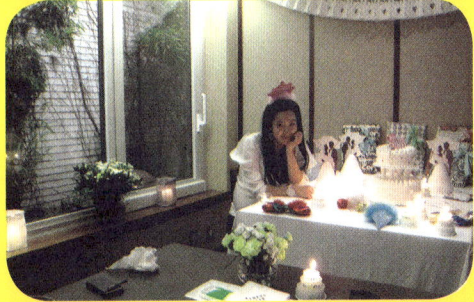
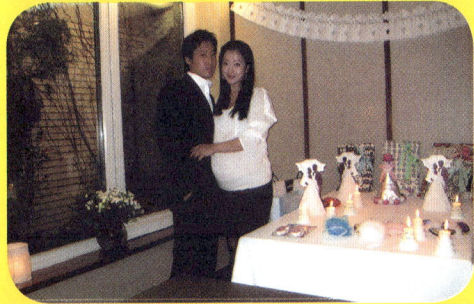
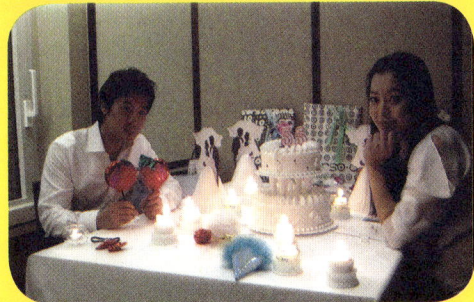

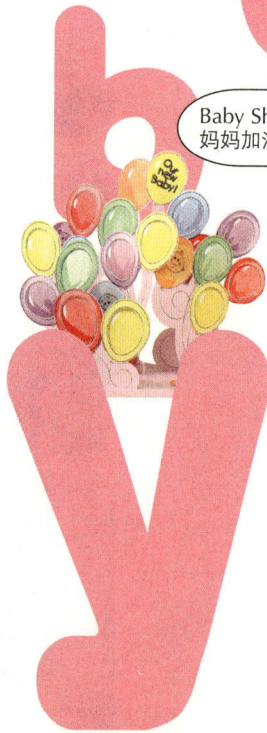

baby

Baby Shower Party就是为新手妈妈加油鼓劲的特别Party。

9

像雨一样洒落祝福的
Baby Shower Party

爸爸说:"感谢老婆一直用心守护着我们的小宝贝。"
朋友们说:"准妈妈,你太了不起了。"
为宝宝准备的礼物和祝福如雨而至,幸福的Baby Shower Party开始啦!

1.什么是Baby Shower Party

Baby Shower Party是专门为祝福怀孕7～8个月的准妈妈和即将出生的宝宝而准备的"送礼"聚会，礼物一般都是宝宝用品。关系较好的朋友及同事们聚在一起，一边品尝着美味佳肴，一边为准妈妈送上祝福。如今这样的Baby Shower Party在年轻妈妈当中很是流行。聚会大多数由准妈妈的好朋友们来举办，负责人提前向参加聚会的来宾分发"礼品心愿卡"，送的礼物最好不要重复，这样既可以减轻准妈妈的经济负担，又可以让朋友们提前准备精心的礼物。

Party的形式可以多样化。在家里举行的随意式聚会最为普遍。如果你想有创意，也可以委托Party专门策划公司承办。最近，在高级酒店里也设有Baby Shower Party承办服务，许多相关企业也都在举行与此相关的各式活动。积极利用这样的传统来拓展资源的确是个好办法，因为Baby Shower Party不同于一般的Party，它是与家人、朋友们等20人左右，一起品尝健康美食，愉快地进行可以减轻孕妇心理压力及忧郁症的各种游戏，温馨地分享宝宝礼物，这是一种有利于身心健康的文化，是一个快乐的健康Party。因此，我希望能一直保持它的初衷，不要将它变成像情人节那样纯粹模仿西方文化的一种商业模式。

228

贴士 确定Party风格

为了使Baby Shower Party办得更有品位、更正式，最重要的事情就是确定Party的风格。有一段时期，利用表情和动作都很搞笑的动物玩具扮成"OZ魔法师"风格的妮可·里奇的Baby Shower Party一度成为网上的热门话题。金喜善的Party主题就是小公主形象，因此将主题风格定为"小公主皇冠"。确定好风格后，从制作请柬到场内的装饰设计都会变得超级顺利了。在请柬封面粉红色的宝宝小脚印儿上"戴上"公主皇冠，布置Party场地时也可以多多使用。另外，糕点也可以做成公主皇冠的模样。也就是说，只要将Party的风格确定好，接下来所有的事情都会非常顺利哦！

建议|李英顺（Mini Party）

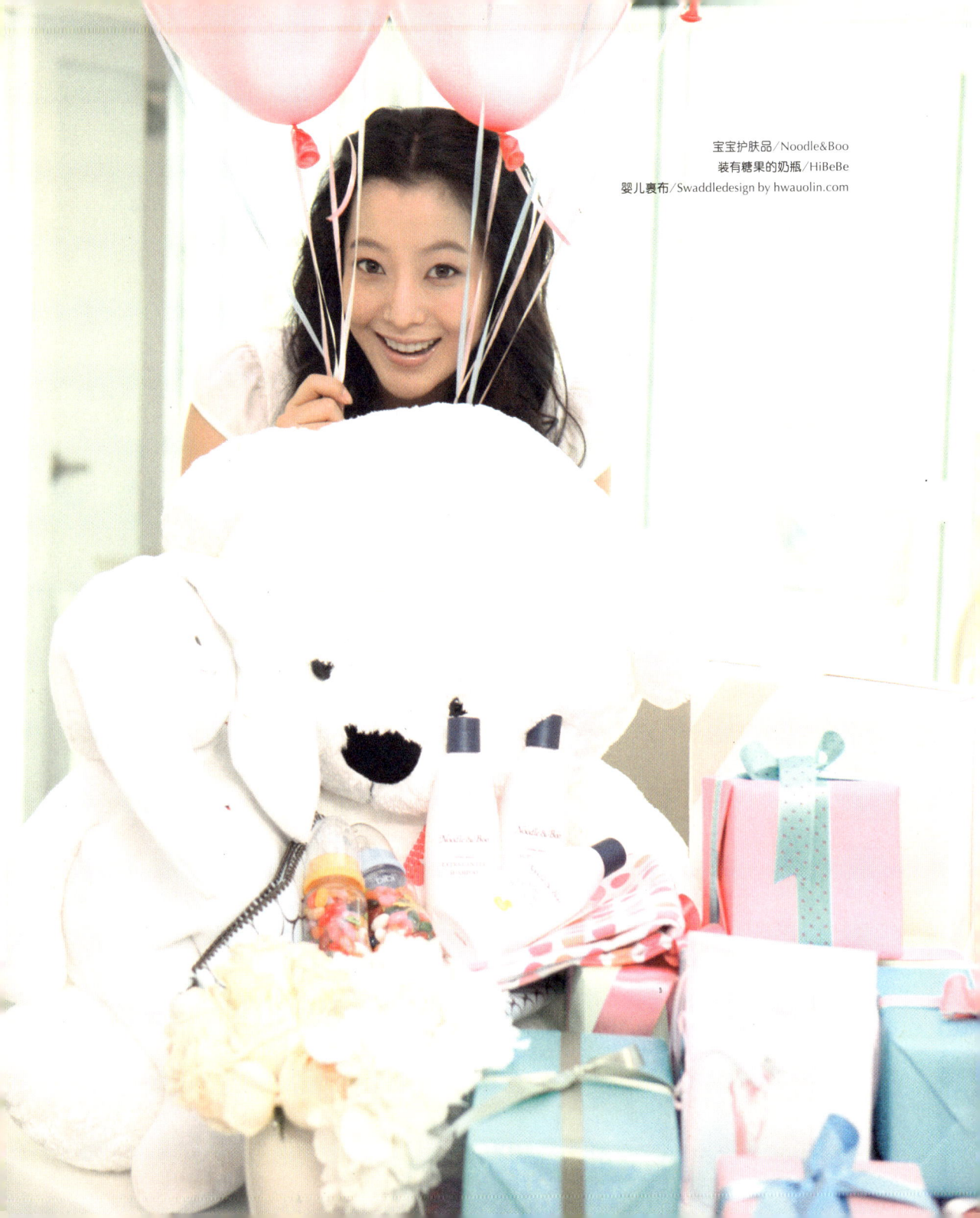

宝宝护肤品/Noodle&Boo
装有糖果的奶瓶/HiBeBe
婴儿裹布/Swaddledesign by hwauolin.com

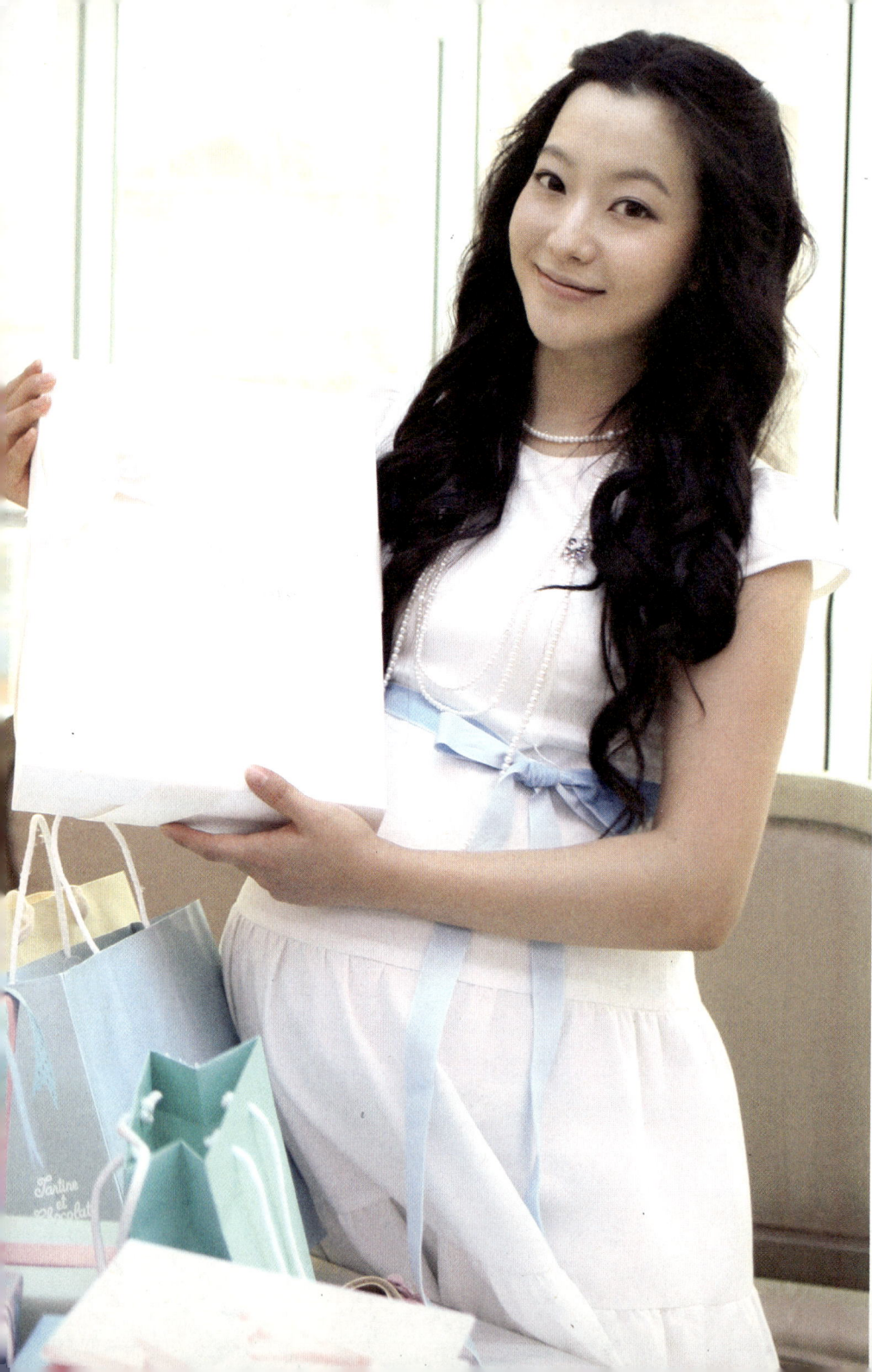

白色公主裙／Fe Story
珍珠项链／E.S.donna
宝宝礼物盒／Petit Chou
公主皇冠和发卡／Jestina

2.事半功倍的Party准备法则

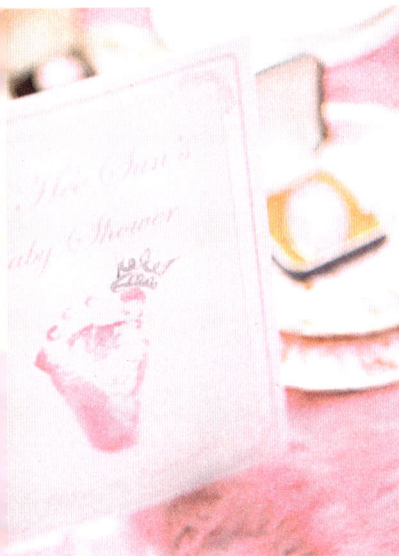

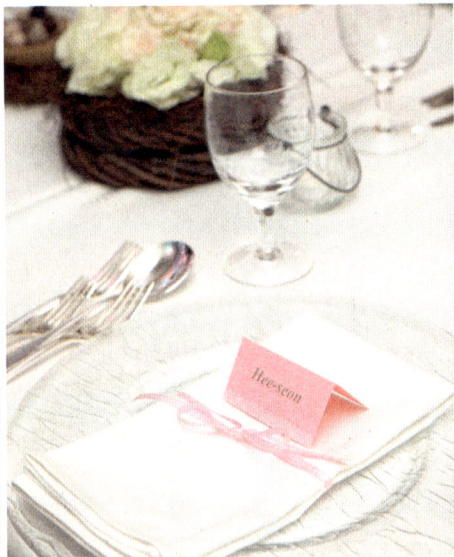

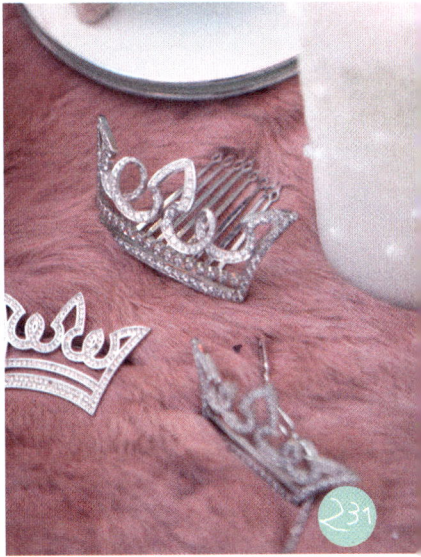

法则1 由好朋友来负责Party的策划

Baby Shower Party是为足月的孕妇而准备的，所有的准备工作都最好交给比较亲近的朋友。他们需要负责落实场地、确定举行Party的方式及风格。

法则2 确定场地及Party风格

确定Party场地之后，根据你所能承担的费用来决定Party的方式及场地装饰。如果想办得简单一些，可以在家里举行随意性Party；如想奢华一些，可以委托专门公司，给亲朋好友来一个惊喜。委托专业公司的费用从30万韩元（约合1650元人民币）到200万韩元（约合10998元人民币）不等。

法则3 列出礼物清单

Baby Shower Party最重要的意义在于为即将出生的宝宝以及准妈妈送一些必要的礼物。准妈妈首先要列出所需的宝宝用品清单，然后让朋友们共享，这样礼物就不会重样了。

法则4 发送亲手制作的请柬

如果已经确定场地并定好礼物清单，那么，接下来的事情就是向参加Party的亲朋好友发送请柬了。也可以在请柬上加上好友们的祝福。当然，要是再有一些可以让准妈妈大为感动的宝宝爸爸的邀请"宣言"，就再好不过了。

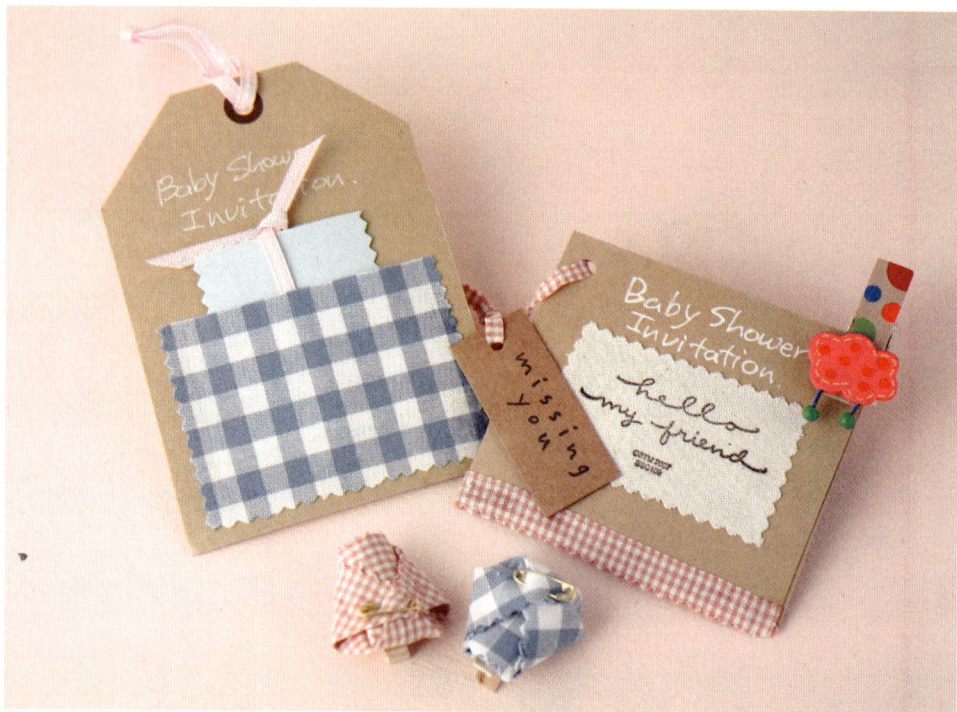

亲手制作请柬

像喜善公主一样自制请柬

① 请柬的大小根据个人喜好而定, 可以是A4彩纸的 1/2或1/4。

② 把宝宝脚印的图片放在卡片中间, 宝宝脚印照 片可以从网上下载。将脚印的颜色设成粉红色 或蓝色, 可以悄悄揭示宝宝的性别。

③ 按照Party的风格, 对宝宝脚印加以点缀。在宝 宝小脚的大拇指上 "戴上" 公主皇冠, 也可以系 上粉色蝴蝶结或者用黄色小鸡、小汽车等可爱 的小东西点缀。

④ 在电脑字体中挑选可爱漂亮的字体来修饰邀请 语言。

漂亮可爱的DIY请柬

① 最近流行有机环保风格的请柬。到大型文具店 里购买可再生环保纸, 再准备一些有机棉布料 以及花格布料。

② 用锯齿剪刀裁剪布料, 放在卡片上加以点缀。用 胶水或胶条把4个边儿粘住, 做成可爱的口袋形 状。

③ 将颜色清新柔和的布料剪成一小块做成mini- card放在口袋里, 或者在卡片上系条彩带加以点 缀。

④ 最后, 用白色笔写上 "Baby Shower Invitation"。

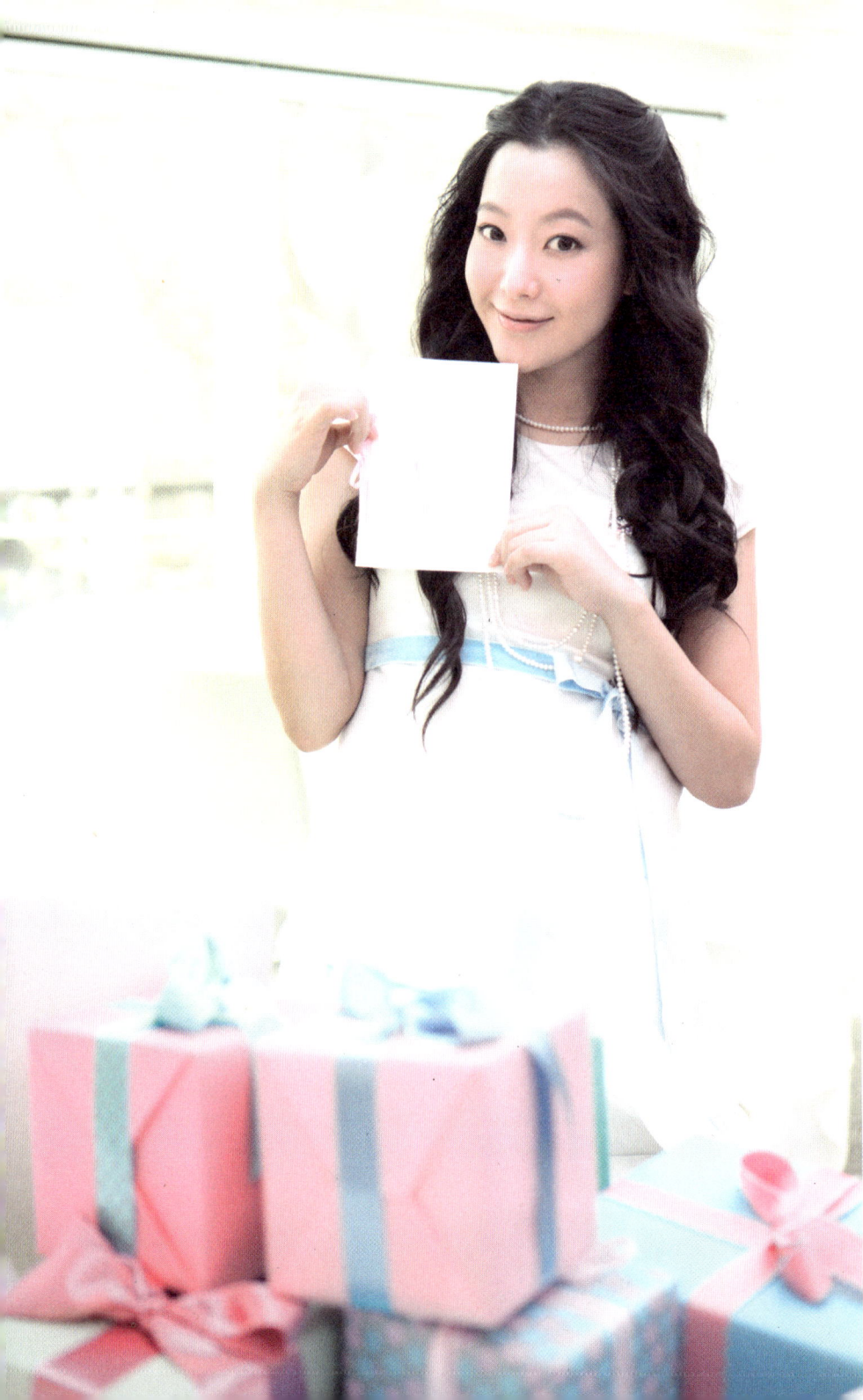

3.闪亮的个性创意

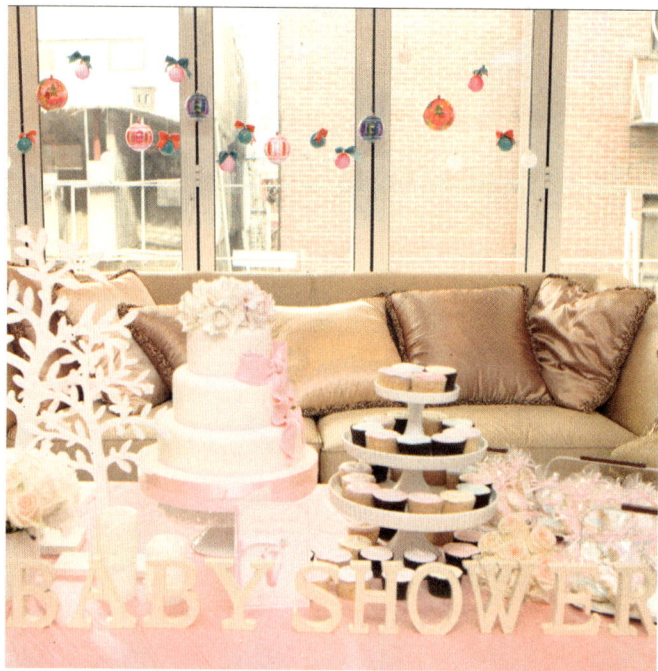

创意-1
与大家分享胎教日记

　　与朋友们分享自己从刚怀孕到现在的胎教日记，与小宝贝第一次见面的开心瞬间，以及怀孕心得等等，这样可以让大家度过一个更加美好的Party时光。

创意-2
挂上宝宝超声波照片

　　在超声波照片中，可以看到宝宝缓缓动着的小脚趾，以及打哈欠的可爱小模样。将之前宝宝所有的超声波照片都放到相册中，再加以修饰，这样Baby Shower Party的气氛就更浓了。

创意-3
向来宾幸福地展示礼物

　　Baby Shower Party最主要的意义就是接收育儿用品礼物。向来宾们一件件幸福地展示玩具木马、布娃娃、宝宝小衣服等礼物，这样可以为Party留下美好的回忆。

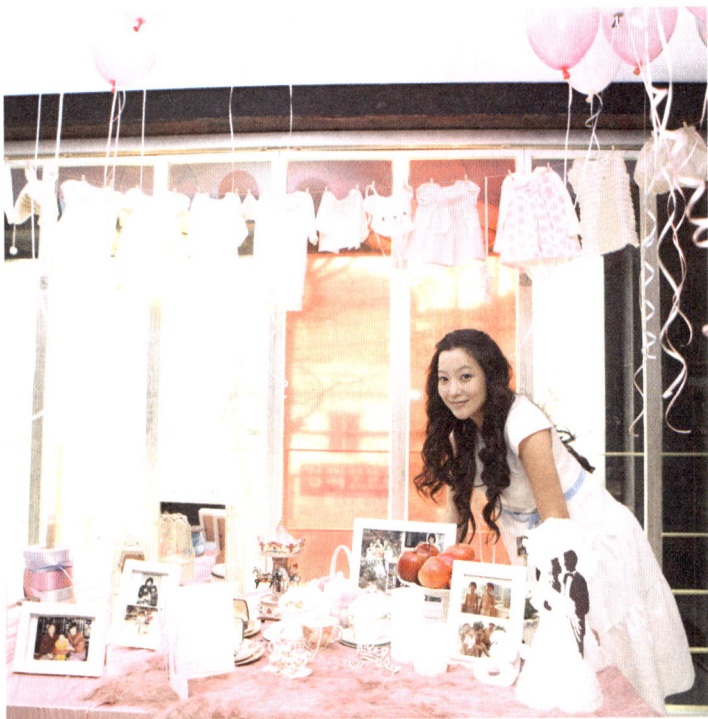

创意 4

用宝宝的衣服装饰Party场地

可以在桌边或墙壁上挂上宝宝小巧可爱的小衣服和小鞋子来装饰场地,这样Party的氛围会更加浓烈。

创意-5

填写祝福卡片

让每位参加聚会的亲朋好友在卡片上为即将出生的宝宝写上一句祝福的话,然后将这些饱含深情祝福的卡片收起来挂在墙上,长久珍藏。

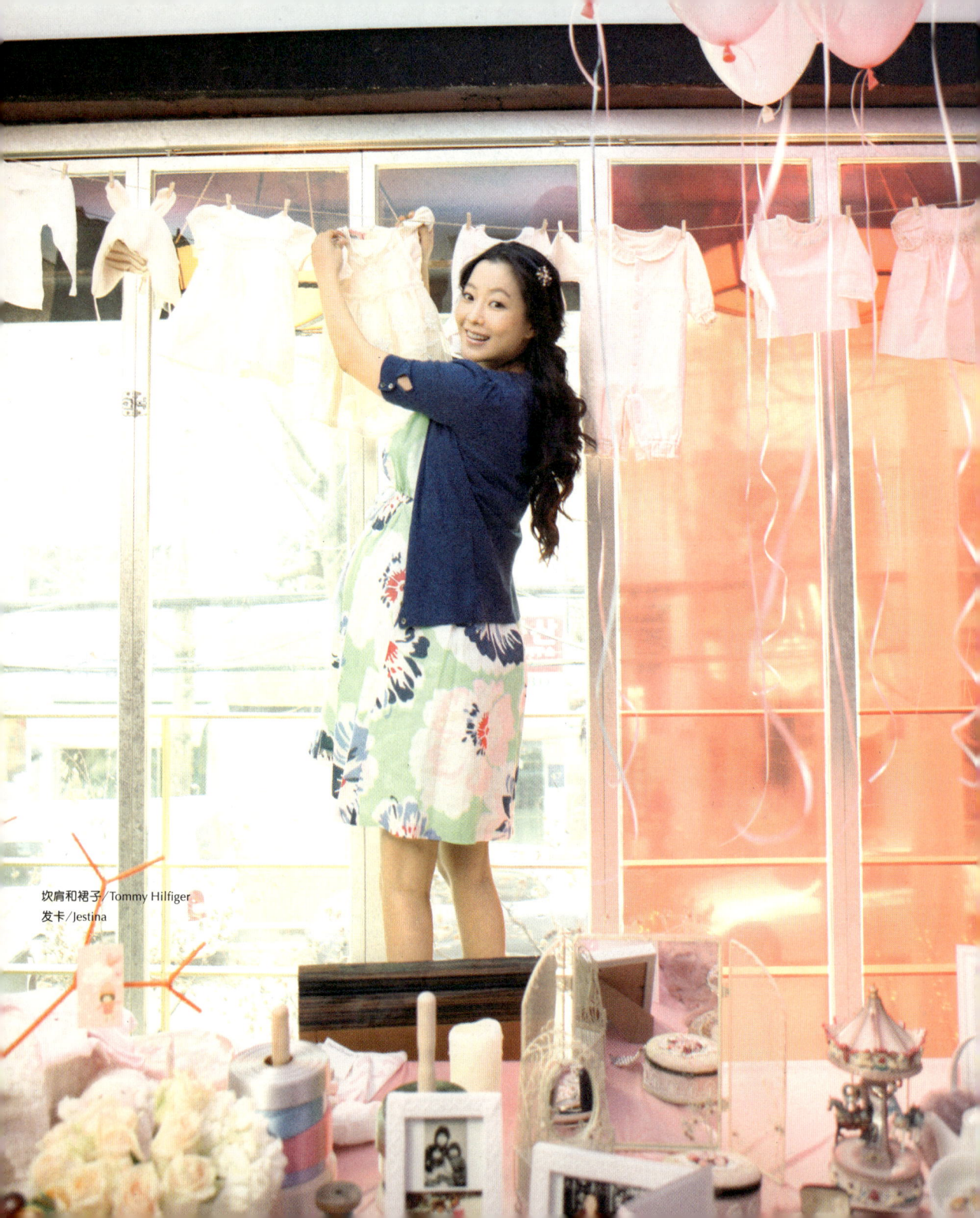

坎肩和裙子／Tommy Hilfiger
发卡／Jestina

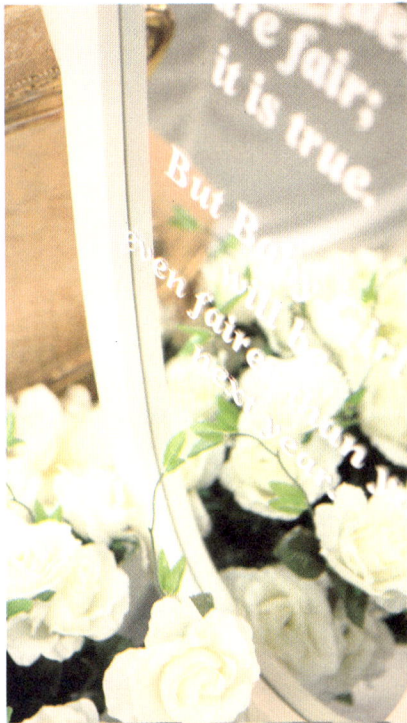

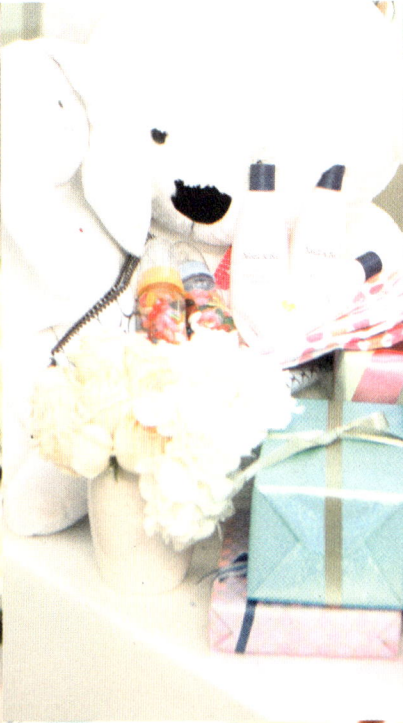

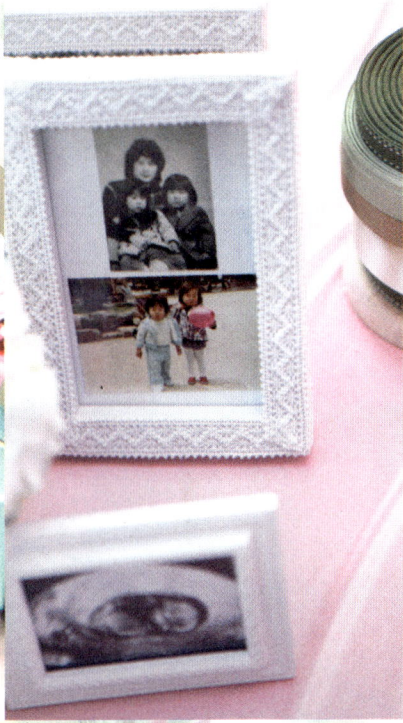

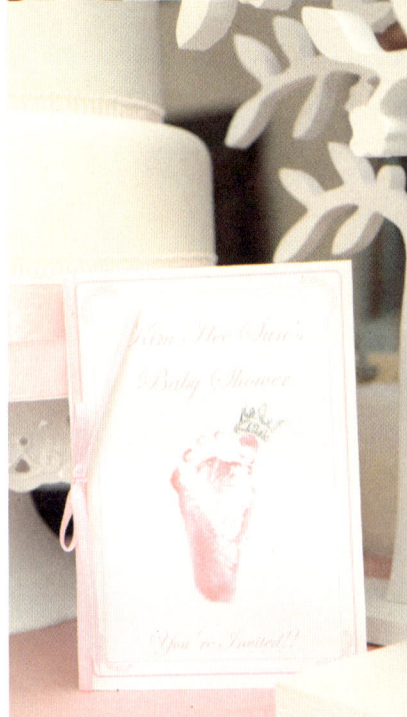

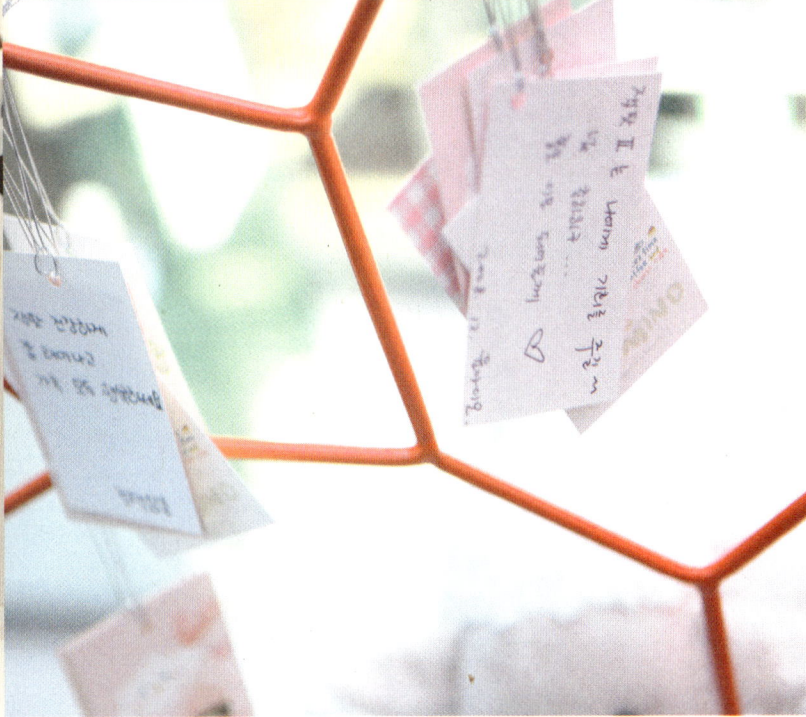

4.超有趣的Baby Shower Game

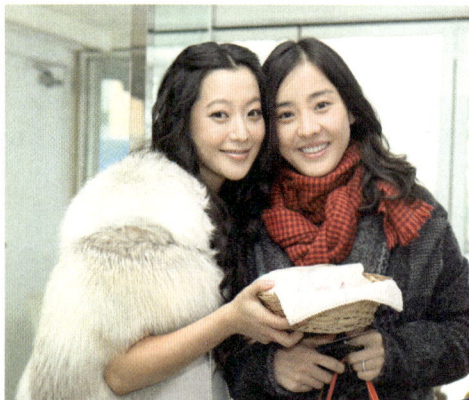

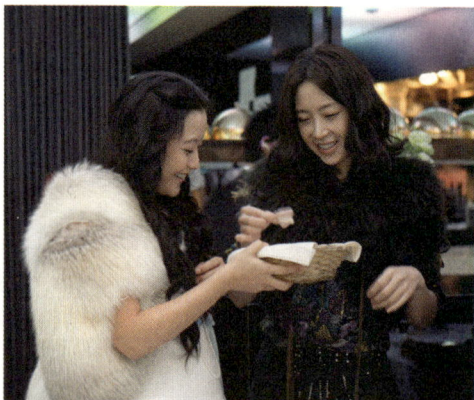

238

游戏1 "黄金便便"尿布

可以用真的尿布，也可以亲手做一些小尿布。

做法

❶ 按参加Party的人数准备好尿布。

❷ 在其中的一块尿布上涂一些巧克力，做成"黄金便便"尿不湿。

❸ 任意分给朋友们，或者藏在床、沙发底下让朋友们去寻找。

❹ 分到或者找到涂有巧克力的"黄金便便"尿布的人就会有礼物拿哦!

游戏2 这是什么味道呢

猜猜尿布上涂的是什么?

做法

❶ 准备好6块尿布。

❷ 在尿布上分别涂上蛋黄酱、橙汁、花生黄油、番茄酱等。

❸ 让朋友们写出尿布上涂的到底是什么?

❹ 谁写得越多越准确，就获胜喽，当然有奖品拿了。

游戏3 猜宝宝用品游戏

蒙眼用手触摸，猜宝宝用品的游戏。

做法

❶ 在一个大纸包或大箱子里装10~15个宝宝用品。

❷ 朋友们蒙上眼睛用手触摸约5秒钟左右。

❸ 然后在准备好的纸上写下宝宝用品的名称。

❹ 写得多而准确的朋友就获胜了。

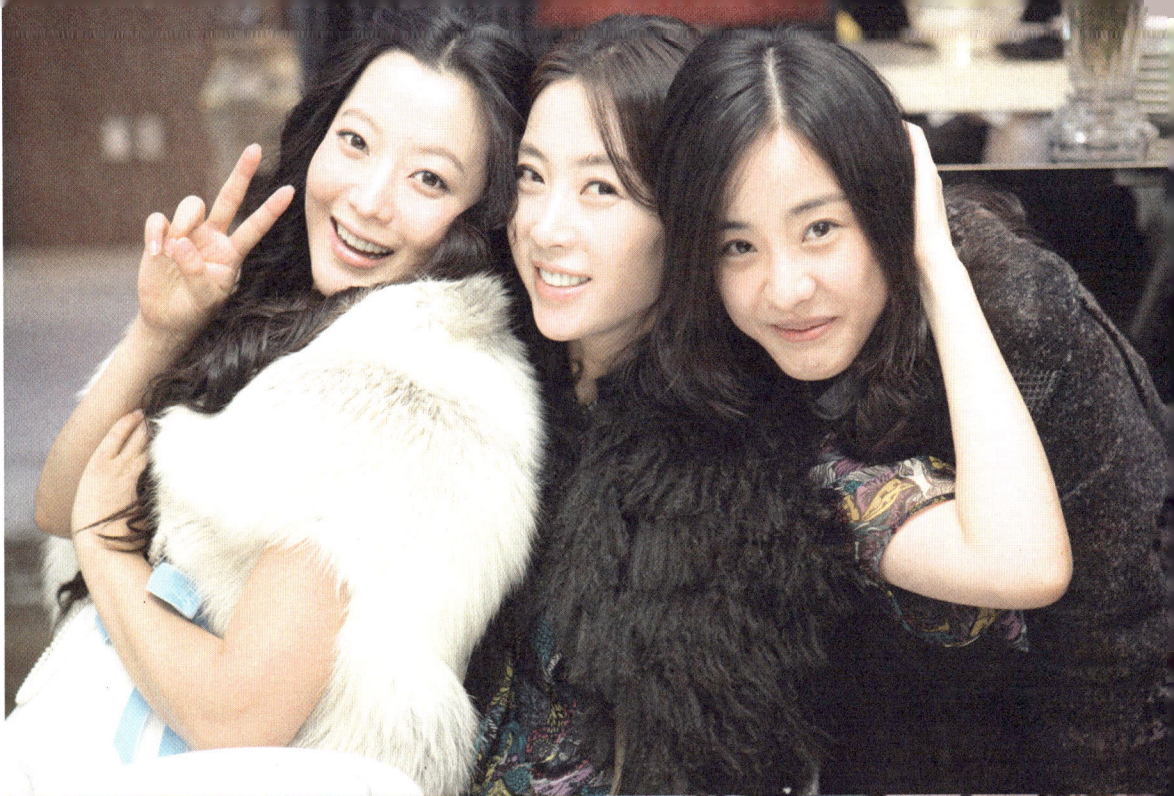
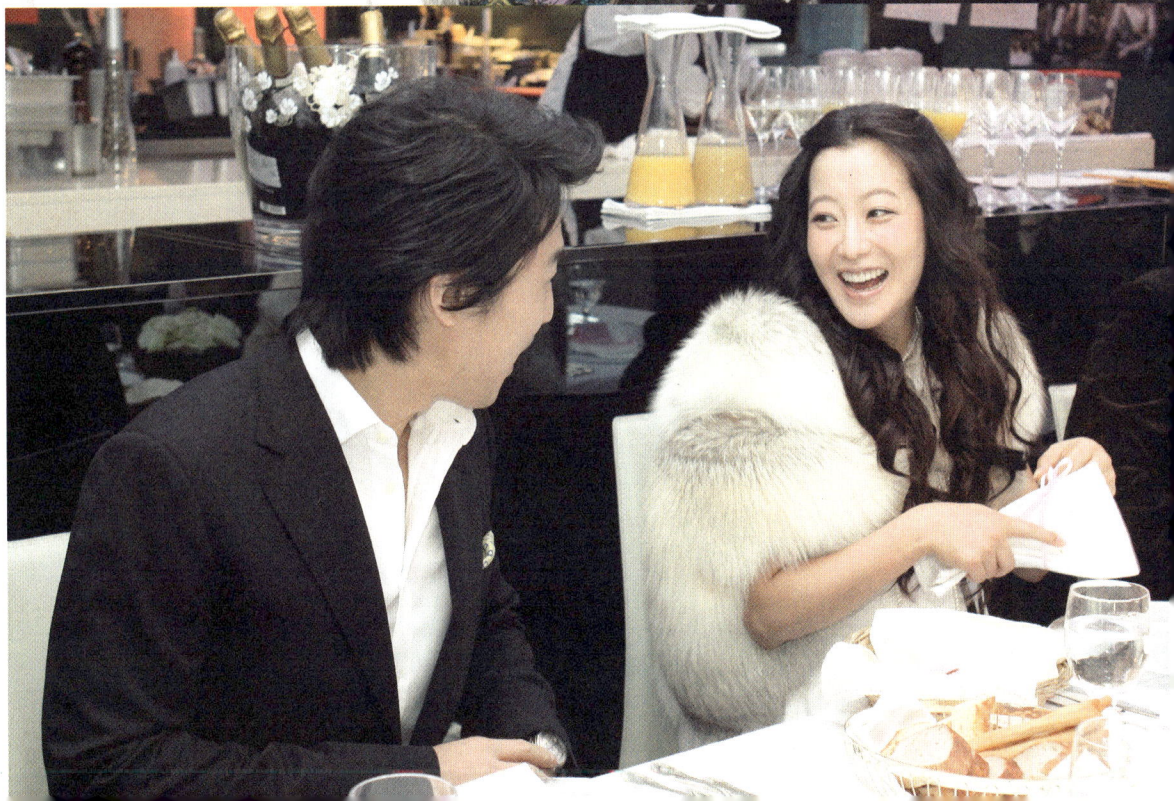

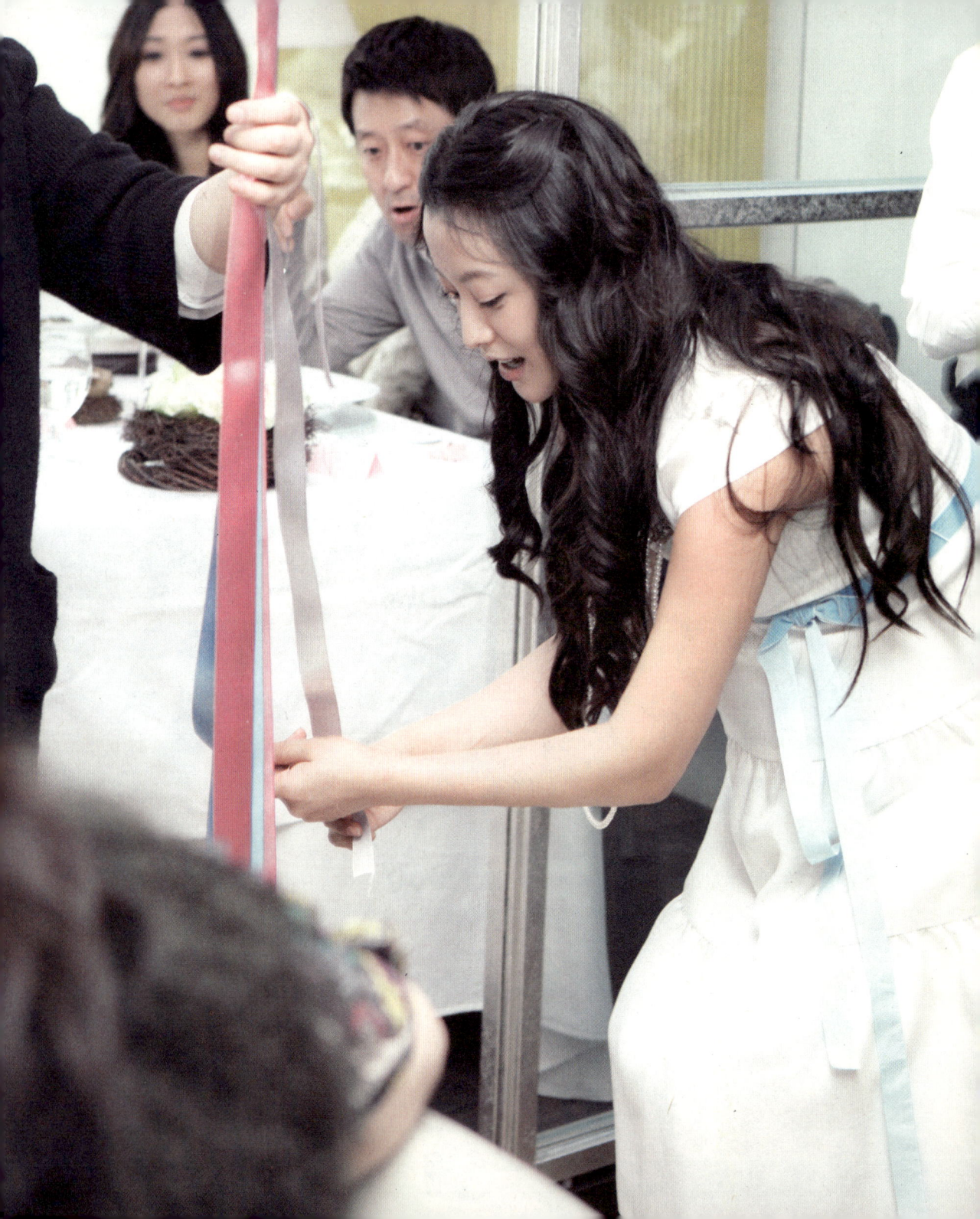

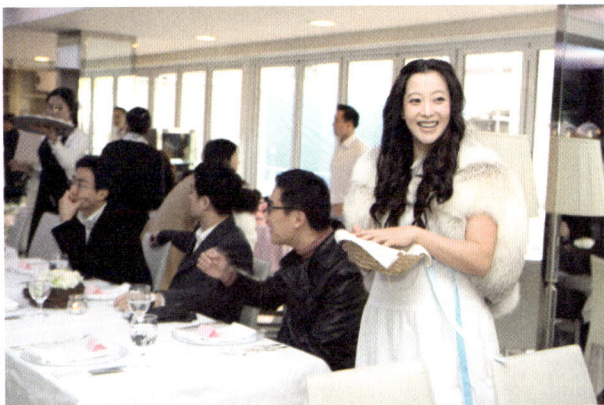

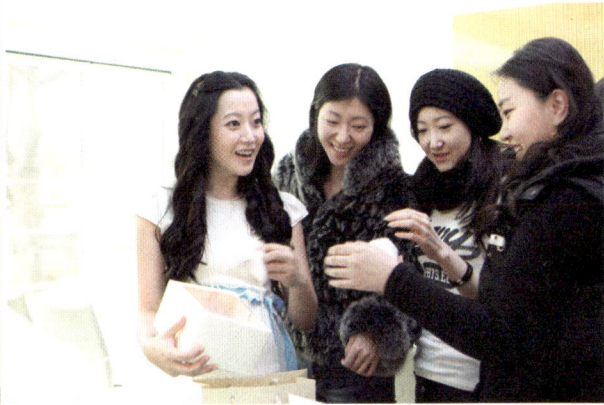

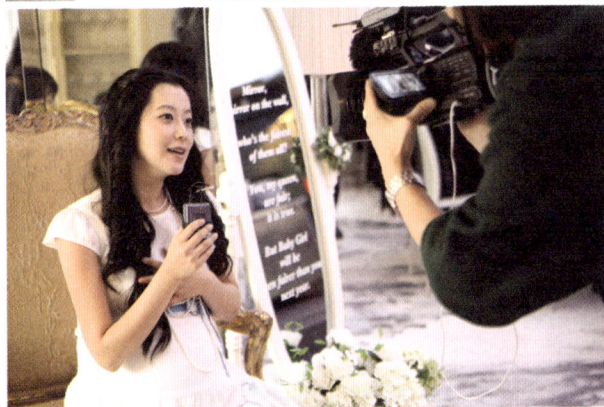

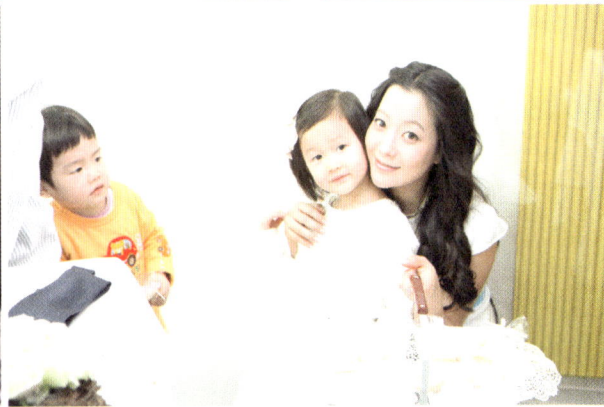

游戏4 猜准妈妈、准爸爸小时候照片游戏

将准妈妈、准爸爸小时候的照片和名人小时候的照片放在一起，然后让朋友们猜。

游戏5 猜准妈妈腹围游戏

猜猜足月准妈妈的腹围吧。

做法

❶ 先在网上找大约20张名人小时候的照片，要知道选择越小时候的就越难猜，就会越有意思哦。

❷ 扫描准妈妈、准爸爸小时候的照片，然后用彩色打印机打印出来。

❸ 将所有照片粘在一张纸上，标上号码。最先找到准妈妈、准爸爸小时候照片的朋友可以得到奖品哦。

做法

❶ 准妈妈在朋友们面前走一圈。

❷ 将事先准备好的彩带分给他们。

❸ 朋友们估计准妈妈的腹围大小，然后剪出目测的长度。

❹ 准妈妈拿出彩带亲自量一下腹围，然后和朋友们手拿的彩带进行比较，猜得最接近的人就有礼物拿哦。

5.最好的馈赠礼品
跟我学做可爱的糕点

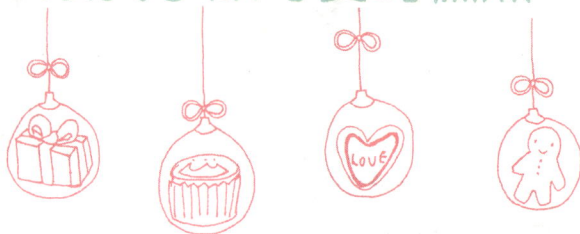

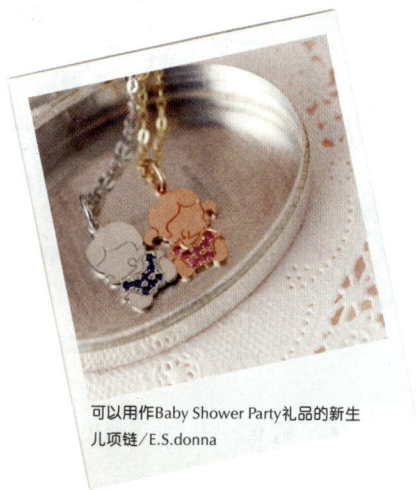

可以用作Baby Shower Party礼品的新生儿项链／E.S.donna

可以当Baby Shower Party的装饰品，也可以作为馈赠来宾最好的礼物，那就是精致甜美的糕点了。如果Party上少了漂亮的糕点，那就好比没有馅儿的包子，总感觉缺点什么似的。

最近受美剧《Sex and City》的影响，各式各样的杯状蛋糕得到人们的青睐。杯状蛋糕的形状漂亮，颜色鲜艳，很符合Baby Shower Party的风格。给朋友们分蛋糕的时候也无需用刀切，既简单又方便。还可以根据来宾人数提前准备一个2层或3层的主蛋糕，用彩带或公主皇冠加以点缀，如果再写上对宝宝的祝福就更好了。但要记住，因为孕妇也要吃，所以尽量不要选择过甜的蛋糕。

如果说大而华丽的蛋糕是Party的核心，那么小巧玲珑、漂亮可爱的曲奇饼干就是馈赠朋友们最实用的礼品了。将曲奇饼干做成奶瓶、婴儿车、尿不湿、宝宝小衣服等婴儿用品形状，这样Baby Shower Party的氛围就会变得更加温馨融洽了，尤其对小客人们来说，这可是他们的最爱哦。

坎肩和裙子／Tommy Hilfiger
发卡／Jestina
大蛋糕、cupcake、曲奇饼干
等都是在treats订购制作的

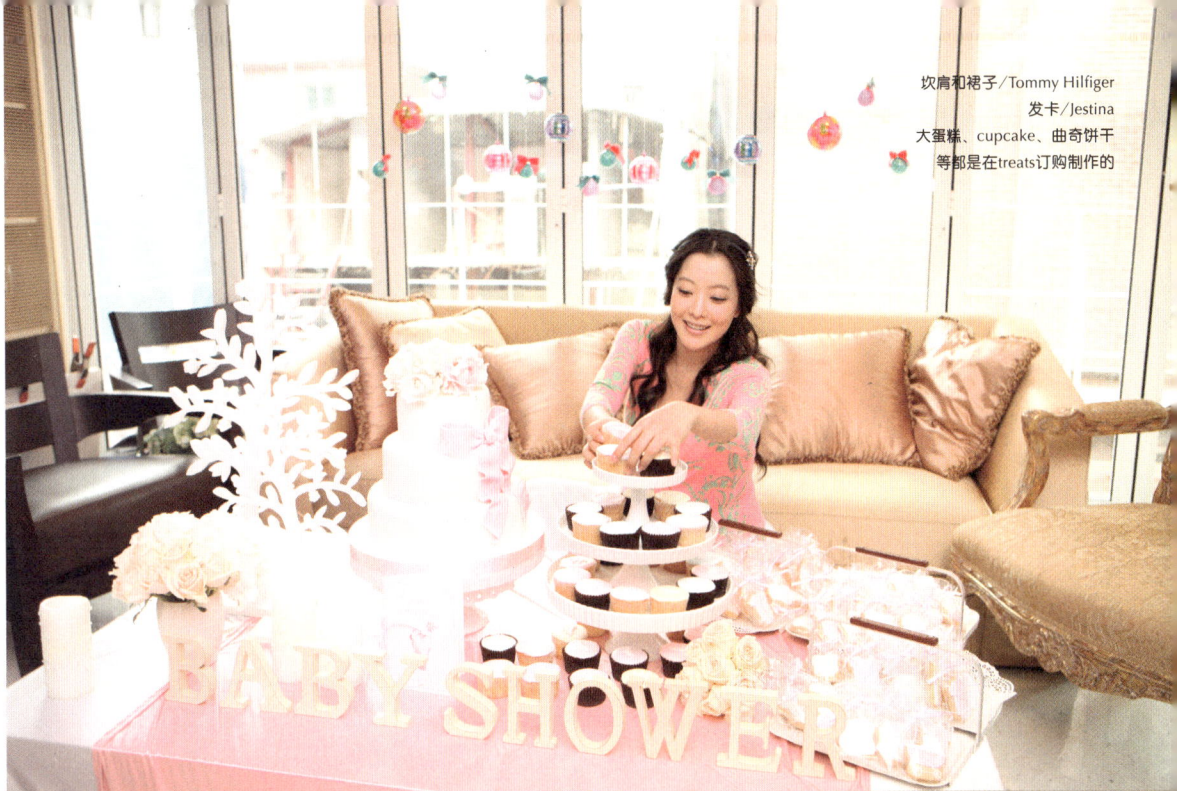

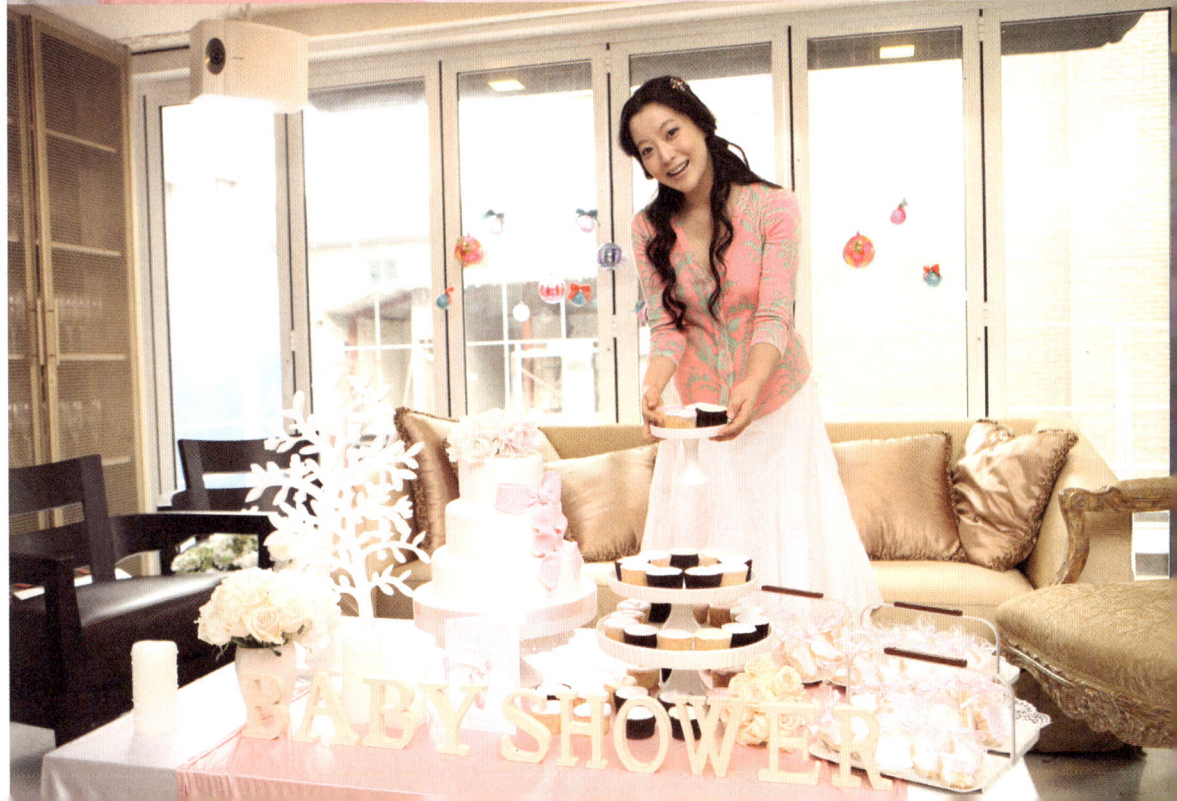

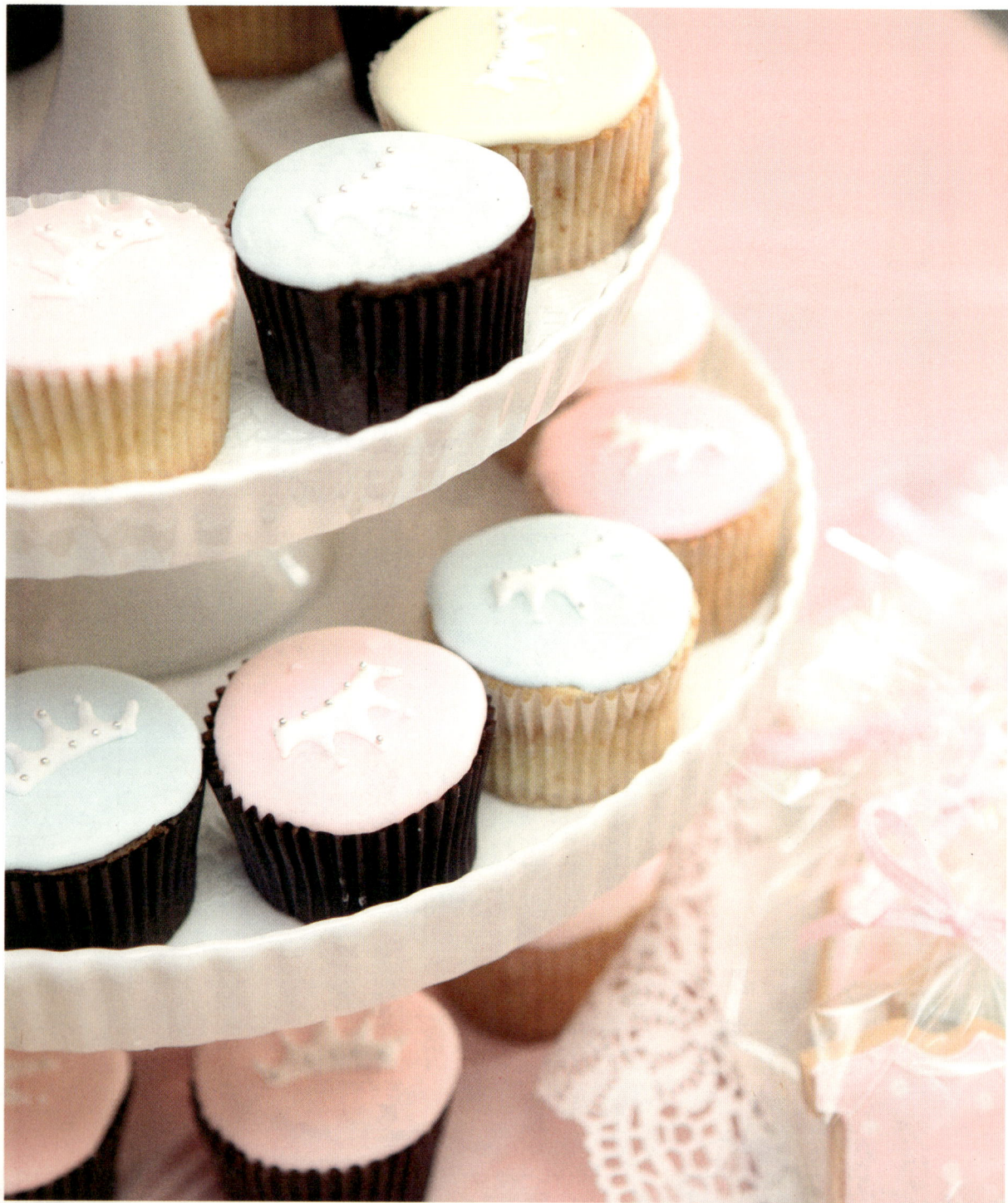

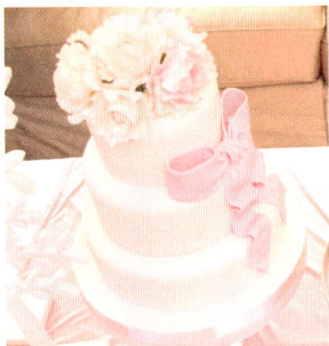
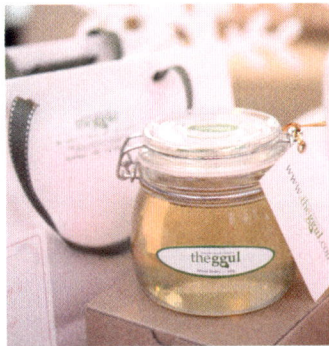
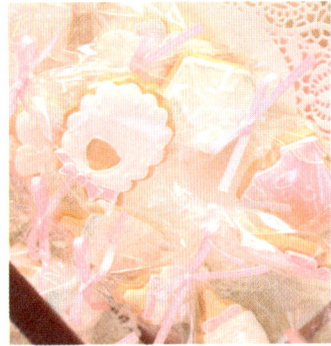

彩带装饰的蛋糕和各种曲奇饼干都是在treats订购制作的。
中间的照片：用于馈赠客人的礼品——健康蜂蜜。包装很
漂亮，非常受欢迎，是在www.theggul.com上订购的。

向大家推荐几个制作精美糕点的地方：

❶ Treats
· **地址** | 檀国大学附近
· **咨询方式** | www.treats.co.kr
· **开放时间** | 上午11点~晚上7点（周日休息）
· **menu** | 各种糕点系列

❷ lynn's cupcake
· **地址** | 汉南洞U&Ivillage入口
· **咨询方式** | 02-792-0804
· **开放时间** | 上午10点~晚上8点（周日休息）
· **menu** | 没有想象的那么甜，强烈推荐菠萝蛋糕

❸ vanilla cupcake
· **地址** | 弘毅大学对面的游乐场附近
· **咨询方式** | 02-333-0221
· **开放时间** | 下午1点~晚上10点
· **menu** | 樱桃巧克力, vanilla blossom cupcake
　　　　　　最棒

❹ good ovenning
· **地址** | 狎鸥亭地铁站3号出口附近
· **咨询方式** | 070-8118-9524
· **开放时间** | 中午12点~晚上9点
· **menu** | red velvet, 薄荷巧克力奶油cupcake

12月19日　星期五

Baby Shower Party，

会不会显得太"招摇"了呢？

为此，我也烦恼了好一阵子。

但一心想着要给我们的小Jackpot

带来更多的祝福，

妈妈的"贪心"就怎么都停不下来了……

Shower Party的意义来源于"友情像雨一样洒落"，

Baby Shower Party

一方面是为了减轻

因怀孕无法经常和朋友见面的孕妇忧郁症，

另外，也可以帮助准妈妈提前准备待产物品，

很有实用意义呢！

想到这里我就信心倍增，浑身充满了力量！

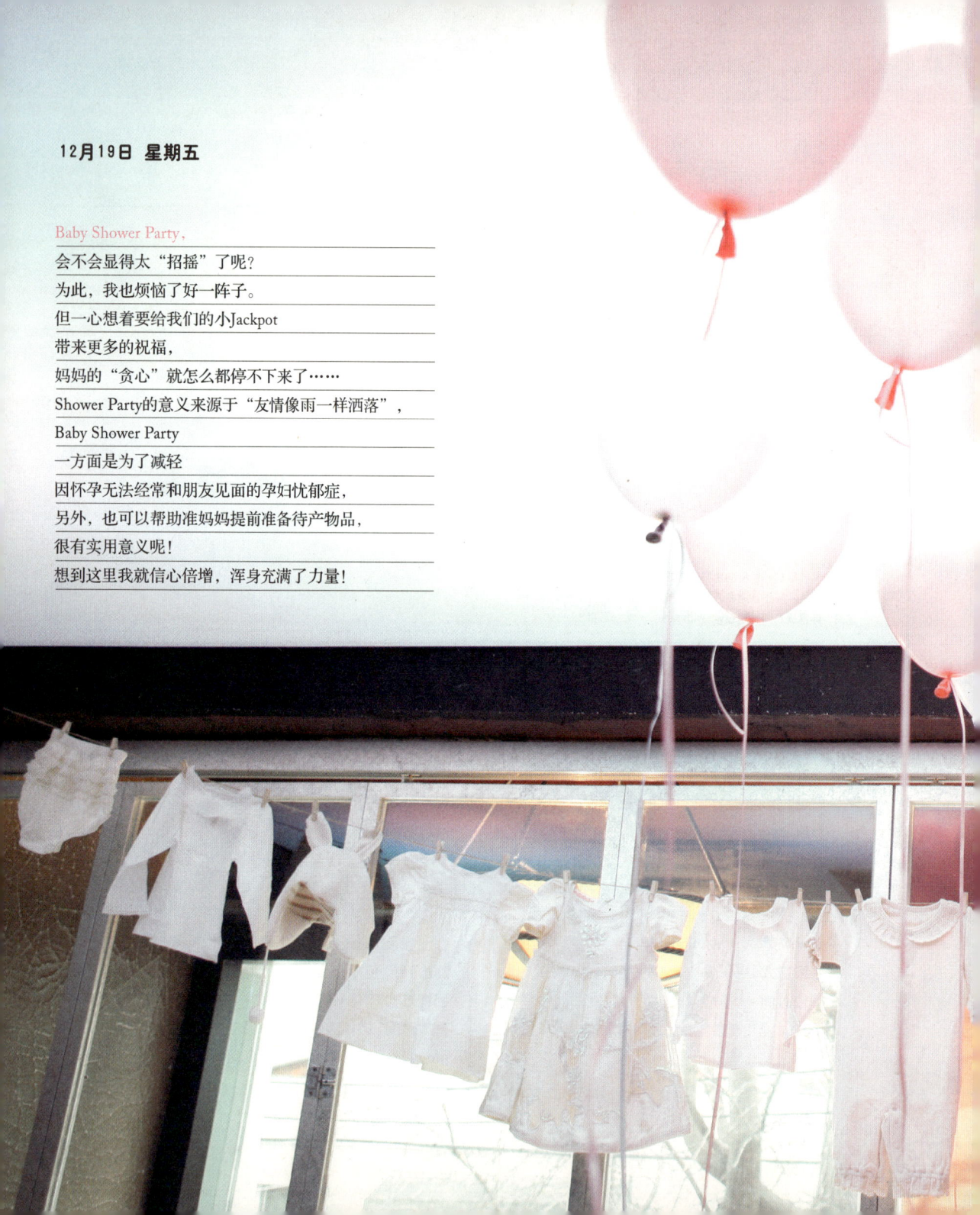

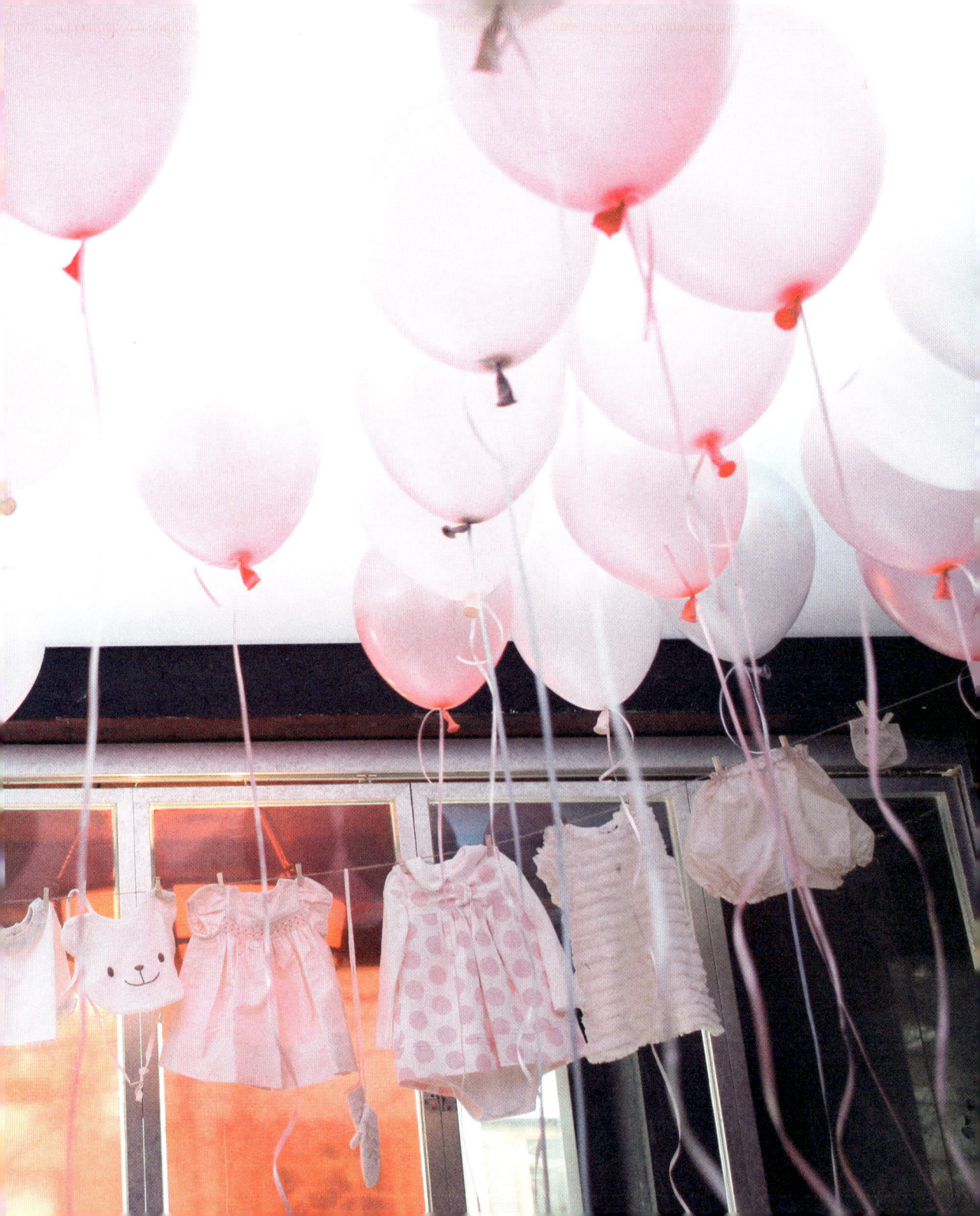

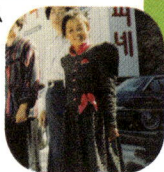

10

让喜善公主变漂亮的秘密武器

体重增加引起的肥胖，激素分泌失调导致的妊娠斑，
还有折磨准妈妈们的浮肿和脱发……这些都是喜善公主绝不能忍受的！
那么，现在就——公开喜善公主的每日护理秘诀吧！

1.一定要用孕妇专用化妆品吗

女人一生中，经历了怀孕、分娩并成为宝宝妈妈的时刻是让我感到最为贴心的时刻。但是，就像怀孕、分娩所带来的戏剧性的变化一样，女人身体和皮肤也在此时发生了变化，同时，这也是女人一生中老化速度最快的"悲哀时期"。

准妈妈们不要太过伤心，这些问题并非不可解决，现在就告诉大家我的保养秘诀，那就是在怀孕&分娩期间一定要使用孕妇专用化妆品！因为在怀孕、分娩期，女人的皮肤会因激素分泌不均而导致短时间内迅速老化，如果此时不针对最大的烦恼——妊娠斑、雀斑、面色暗沉、皮肤松弛等症状进行专门的预防及护理，就很容易导致症状恶化，很难彻底根除。因此，此时期选择孕妇专用化妆品会比只针对一般女性使用的护肤防老化产品更有效。另外，虽然化妆品只是涂抹在皮肤上，但也会对胎儿产生一定影响，因此最好使用对孕妇和胎儿完全无害的专用化妆品。

孕妇挑选化妆品时一定要注意以下三种元素

❶甲醛

很多时候，化妆品中会添加一些具有强力杀菌作用的防腐成分，如甲醛。但甲醛是一种能引起"新房综合征"及皮肤过敏的有毒物质，即使含量极少也不能使用。

❷松香油

在皮肤加速老化的怀孕期，孕妇很容易无意中使用各种抗老化系列的化妆品，殊不知这些化妆品中含有松香油，过量使用容易诱发形成畸形儿。事实上，如果化妆品只少量使用，谁也不能断言它会给孕妇和胎儿带来什么特定的伤害。但为了我们的宝宝，小心，再小心是不是更好呢？

❸异黄酮

被用作化妆品主要原料的大豆、石榴中都含有植物性雌激素——异黄酮。在怀孕期间，任何含带激素的产品都应该避免使用。

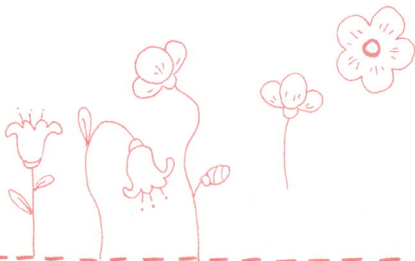

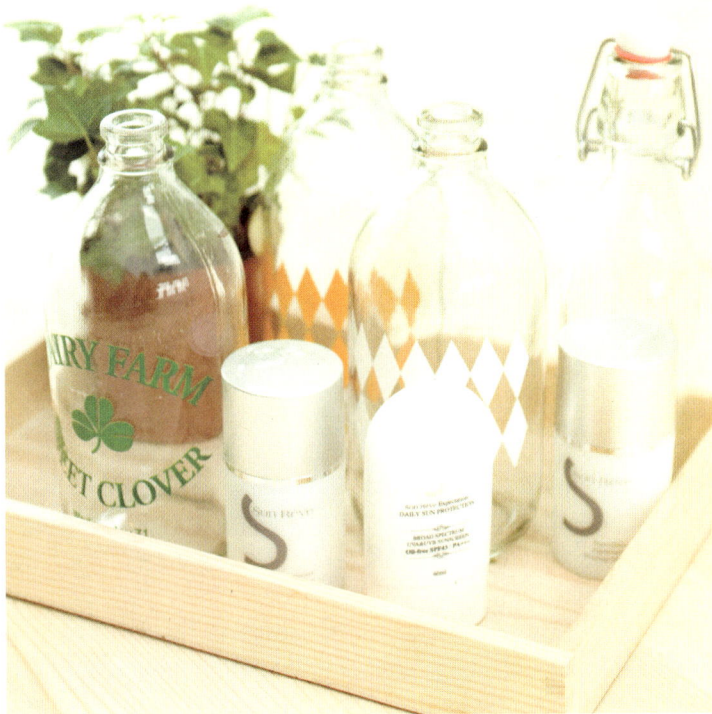

孕妇化妆品 / Son Reve

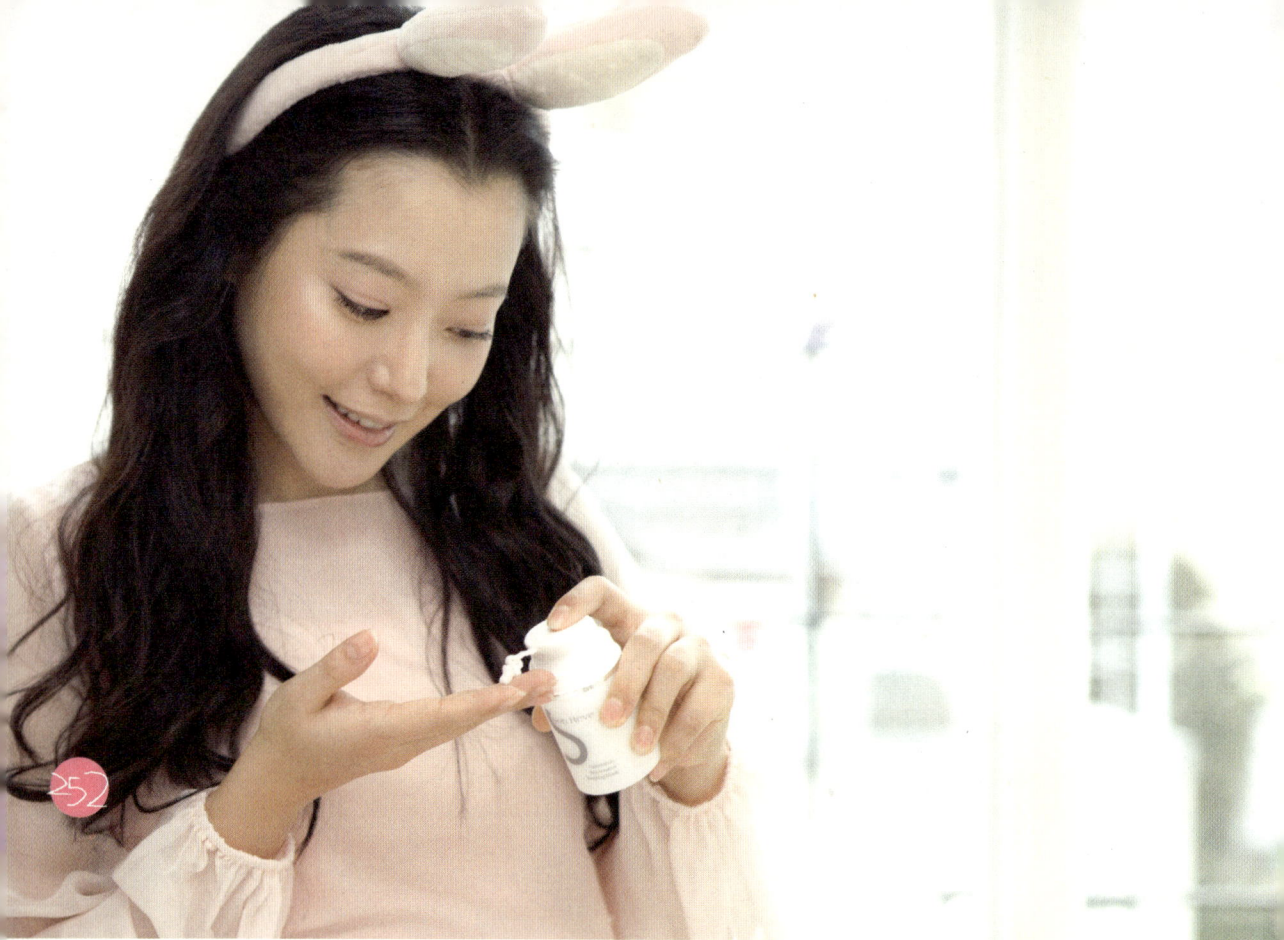

　　金喜善式的妊娠斑预防法很简单，就是使用孕妇专用化妆品。可能有人会问，"这样就可以了吗？"其实，这也是因为孕妇没办法放心地接受除角质或皮肤科的小手术，更没办法放心地使用美白系列的功能性化妆品，也就是说，如果有专门为孕妇提供的化妆品，那么选择专用化妆品不就是一个值得让你竖起耳朵来听的秘诀嘛！而且，效果也很不错哦。

　　我要向大家推荐孕妇专用化妆品品牌Son Reve。之所以知道Son Reve这个牌子，真得要感谢给了我好多建议的朋友们，只有真正用过的人做出的评价才是最可信的，不是吗？我在怀孕期间一直使用这个品牌，感觉特别温和，让我用得放心。结果，妊娠斑一点都没出现，你说能不让人欢欣雀跃吗？！特别是Son Reve的甜睡面膜，不愧是孕妇专用产品，用起来特别方便，只要睡前将它涂抹在脸上就行了，闻着淡淡的清香，心情也会变好，自然而然就进入甜美的梦乡。第二天早上洗掉，皮肤变得特别滋润，心里甭提有多高兴了……

2.喜善公主的妊娠斑彻底预防法

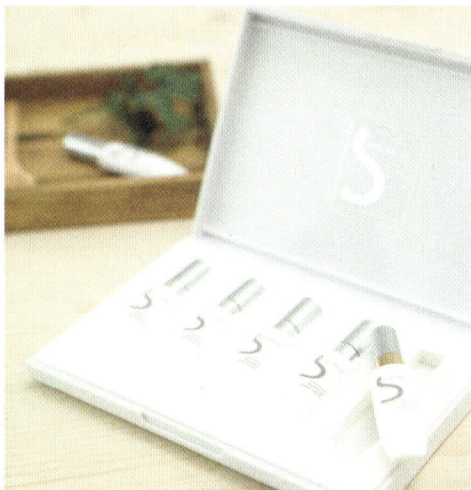

Son Reve美白精华中的美白物质是纯天然成分，孕妇可以放心使用。

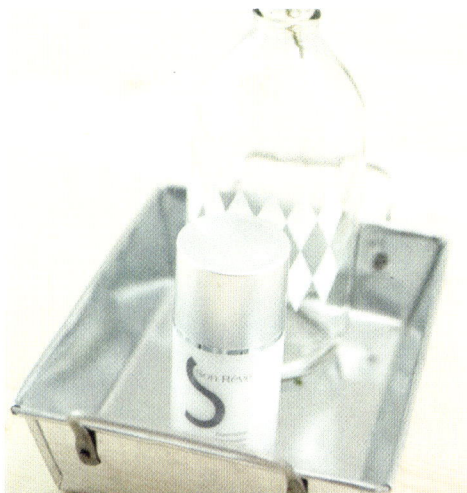

Son Reve甜睡面膜可以在睡眠过程中滋润保养孕妇的皮肤，真是再好不过了。

　　在我怀孕的280天内，一直使用这款Son Reve美白精华。随着肚子渐渐变大，妊娠斑也越来越多，我曾一度为此忧郁。但自从每天使用了对胎儿无伤害的Son Reve美白精华，我的肤色变得比怀孕前更有光泽、更加均匀细腻了。Son Reve美白精华用从柘树中提取的一种叫"morus bombycis"的天然提取物，代替了一般美白产品中叫做"albutin"的美白功效成分，可以让你100%放心使用。每盒Son Reve美白精华中有5小瓶，如果持续使用一个月可以亲眼目睹它的神奇功效。除此以外，Son Reve产品中还有一种抗皱的提拉精华。每天睡前，我都一边和小Jackpot聊着天，一边坚持使用着Son Reve的提拉精华、美白精华和甜睡面膜这三种产品。准妈妈好好照料自己、扮靓自己也是和胎教一样重要的事情哦！

　　别忘了，孕妇可是更有"女人味"的女人，在怀孕期间要有比世间任何一个女人都美丽的信心哦！

3.喜善公主的紫外线精致隔离法

超讨厌的妊娠斑、让人深恶痛绝的妊娠斑！虽然它是因为孕期激素分泌失调而引起的，但是，完美地隔离紫外线还是预防孕期妊娠斑最有效的办法。所以Jackpot妈妈就选择戴帽檐足足有20cm的帽子和大镜片太阳镜来遮住半张脸，这样就可以星味儿十足地尽情逛街了。还有，尽量不要在紫外线最强烈的上午11点~下午3点时外出，也不要忘了随时涂抹Son Reve的防晒霜哦！它用非化学矿物过滤成分Zin Oxide和Titanium Dioxide代替了被认为对孕妇有害的紫外线隔离成分PABA，将对皮肤的刺激降到最小。特别是Son Reve防晒霜没有添加任何人工香味（清新淡淡的香味是它的一大亮点），还可以迅速被吸收，产后我也会继续使用呢。

254

早早预防妊娠斑的方法

❶ 好好保养你的子宫

传统医学认为，子宫的健康状况对妊娠斑的影响最大。少女时不曾出现的雀斑而在怀孕后变深变重的原因就是子宫状态的变化。因此，产后调理时注意子宫保健的话，可以帮助预防或淡化妊娠斑。

❷ 一定要备好防晒霜

雀斑通常是因为紫外线、避孕药、压力和化妆品等因素产生，而妊娠斑却不同。为了维持妊娠而分泌的雌性激素会促进黑色素的生成，即使只待在室内也会出现妊娠斑。虽然妊娠斑通常会在一年后变淡，但一旦出现就很难完全消失，因此，最好提前做好预防措施。

❸ 用杏仁、黄瓜和白茯苓来预防

杏仁｜将杏仁磨碎与蛋黄搅在一起后涂在脸上作面膜，可以预防妊娠斑。

黄瓜｜用黄瓜片作面膜，有预防和治疗妊娠斑的功效。

白茯苓｜白茯苓一直被用来缓解怀孕后出现的较严重的妊娠斑。把白茯苓磨成粉末，放入蜂蜜调匀，每晚睡前涂抹面部，可有效治疗妊娠斑。

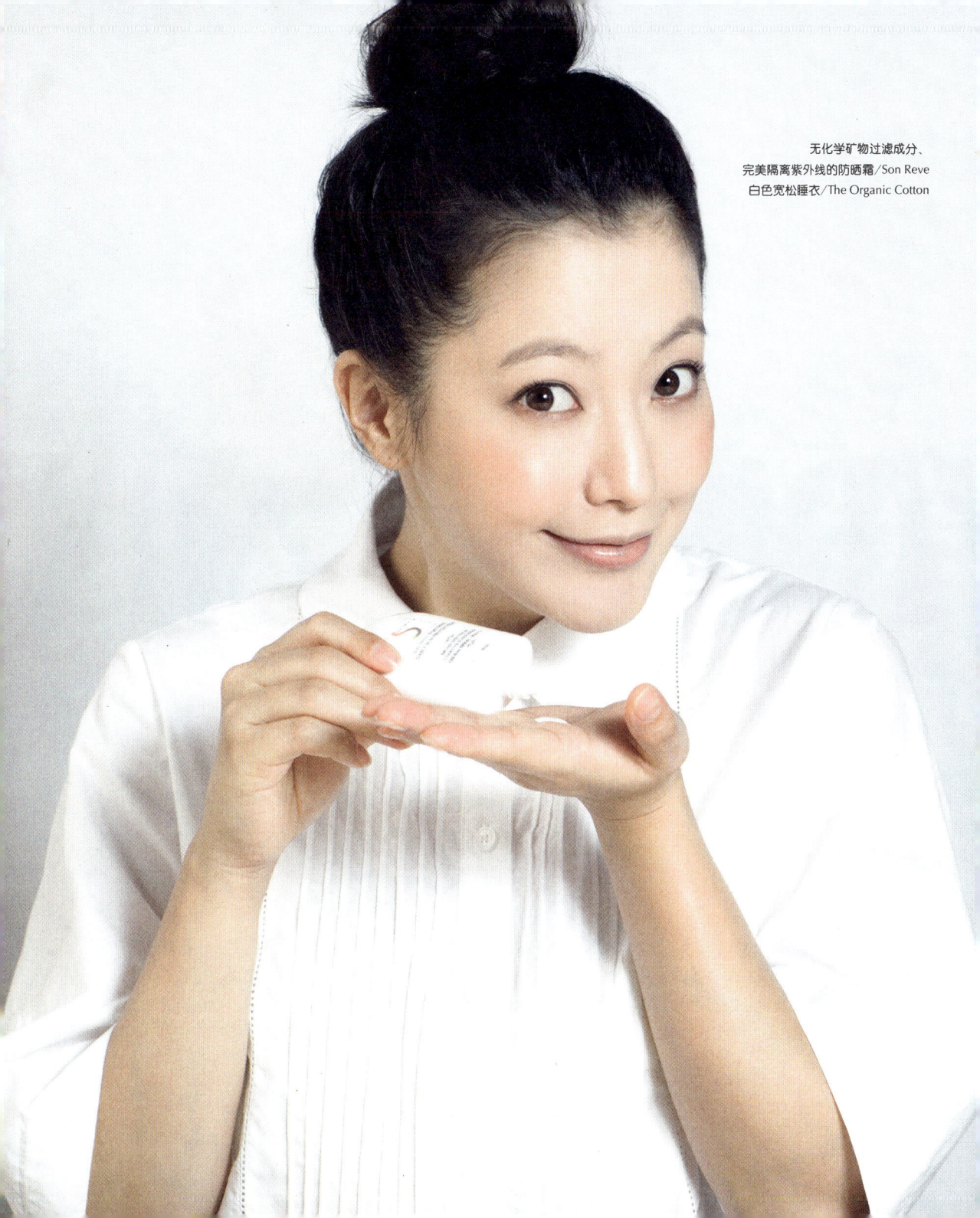

4. 多种方法教你赶走妊娠纹

为了预防妊娠纹，我特别注意孕期的体重变化。但实在没能克制住贪吃的毛病，所以饮食调节以失败告终！接着，我通过能放松身体的水上有氧运动来调节体重，持续近一年的时间坚持每天泡在游泳池里，难道是因为这样才没长妊娠纹吗（听起来好像说谎一样吧）？就连我的主治医生都惊呼："哪有不长妊娠纹的孕妇？"还让我去参加《天下居然有这样的事》的电视节目呢！呵呵。

还有一个秘方就是用温水沐浴。我每次结束水上有氧运动后都用温水沐浴，听说热水会让静脉扩张，加重妊娠纹，所以我从不使用热水。还有，沐浴后要尽情地享受风浴，所谓风浴就是不要擦干身上的水分，而是让自然风来吹干。这种方法可以有效防止肌肤干燥、老化。这之后要留出充足的时间，保持放松的心情来涂抹预防妊娠纹的乳霜和精油。听说柑橘精油可以有效预防妊娠纹，所以我一直非常非常认真地使用着。

那么，只要调节好体重就能远离妊娠纹吗？答案当然是No。传统医学认为，皮肤气血循环出现问题是引起妊娠纹和橘皮纹的原因。因此，长肉并不是出现橘皮纹的唯一原因，即使你拥有像超模一样的身材也有可能出现橘皮纹。而橘皮纹一旦出现就很难彻底清除，因此一定要多花心思来预防。孕妇要从怀孕初期起坚持每天喝8杯以上的水，防止皮肤干燥。别瞧不起这些不起眼的小方法，它可以帮你赶走讨厌的妊娠纹哦。

早早预防妊娠纹的方法

❶ 注意不要让体重剧增。如剧增过多，在带来妊娠中毒症、难产等问题的同时还会出现妊娠纹。应该进行适当的运动和调节饮食热量。

❷ 有时会因为孕期身体肿胀而出现妊娠纹，应该避免摄取过量的盐分。

❸ 沐浴时在容易出现妊娠纹的部位进行按摩，保持肌肤弹力也可以有效预防出现妊娠纹。

❹ 肌肤干燥能产生很多皮肤问题，包括妊娠纹。注意摄取充足的水分，并保持室内空气湿润。

贴士

在产后对已出现的妊娠纹可以这样来处理

❶ 涂抹除妊娠纹产品或做去角质

沐浴后，将热毛巾敷在出现妊娠纹的部位，皮肤稍稍变红后涂抹薄薄一层除妊娠纹专用乳液，稍微捏住肉，轻轻抓拧按摩，最后用手指尖轻轻拍打。

❷ 接受激光治疗

如果希望去除已经变成珍珠光泽的细条状妊娠纹，选择接受激光治疗效果最佳。使用专用激光去掉一层薄薄的表皮，刺激断裂损伤的胶原纤维，使胶原再生成，将会恢复原有的肌肤，如同时使用除妊娠纹专用产品，效果更佳。另外，为了更快地恢复原有肌肤及美白，还有一种注射胎盘素和高浓度维生素C的方法。

❸ 通过腹部运动让妊娠纹变浅

腹部和胸部出现的妊娠纹是由于激素分泌不均衡所导致的，产后只会变浅而不会完全消失。通过腹部运动使腹部保持一定的弹性可以淡化妊娠纹。注意产后不要让体重剧增，通过按摩和简单的腹部运动增加腹部弹性可以达到预防效果哦。

5. 预防妊娠纹的良方：Body Massage

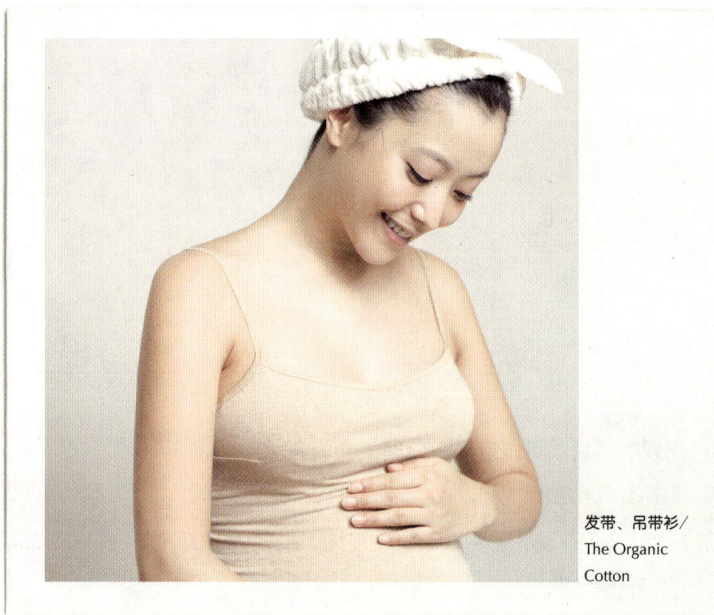

发带、吊带衫/
The Organic
Cotton

　　每天早晚涂抹预防妊娠纹的乳霜或婴儿润肤油，再加以按摩是个不错的方法。早晨最好选择油分少易吸收的乳液，晚上则选择油性霜。在定期产检或照超声波的日子里不宜涂抹乳霜。

可以有效预防妊娠纹的腹部按摩法

❶ 以肚脐为中心画圆按摩。

❷ 按顺时针方向从肚脐开始轻轻抚摸整个腹部。

❸ 从肚脐周围开始画圆，圆圈渐大。

❹ 弓起手掌，从肚脐周围拍打整个腹部。

6.孕妇的安全沐浴

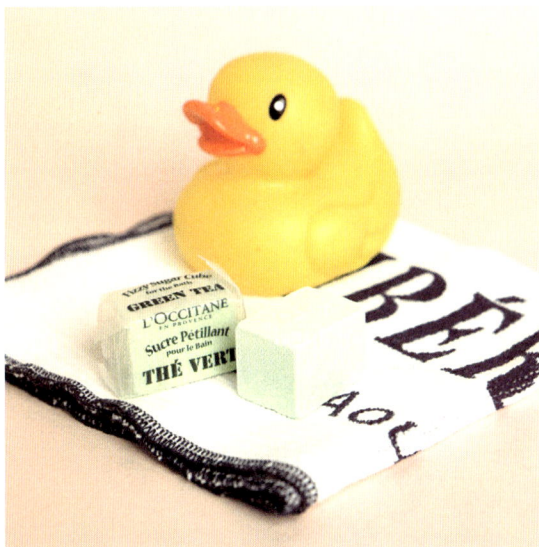

绿茶方糖／Loccitane
毛巾／CAREL

　　虽然老一辈说怀孕期间沐浴不好，但那并非事实。怀孕后阴道分泌物增多，而且很多孕妇因体温上升而大量出汗。因此通过淋浴或沐浴解除疲劳、保持清洁是很重要的。那么，为什么会有这样的说法呢？那是因为如果使用盆浴或去大众浴池、桑拿，对孕妇是无益的。

　　首先，大众浴池属于容易滋生细菌、传染疾病的公共场所，在胎儿还不稳定时期，要尽量避免去这样的公共场所。如果使用盆浴或进浴池沐浴，水汽太多很容易滑倒，孕妇应该特别注意。另外，进热水浴池泡澡、桑拿或敷热面膜等容易使孕妇体温上升从而妨碍胎儿发育，诱发畸形儿。特别是桑拿房或蒸汗房会让孕妇体内水分大量排出，引起眩晕。而洗冷水澡会引起子宫收缩，是导致早产的原因之一，也要绝对禁止。孕妇沐浴时的水温十分重要，38℃～40℃之间最为合适。

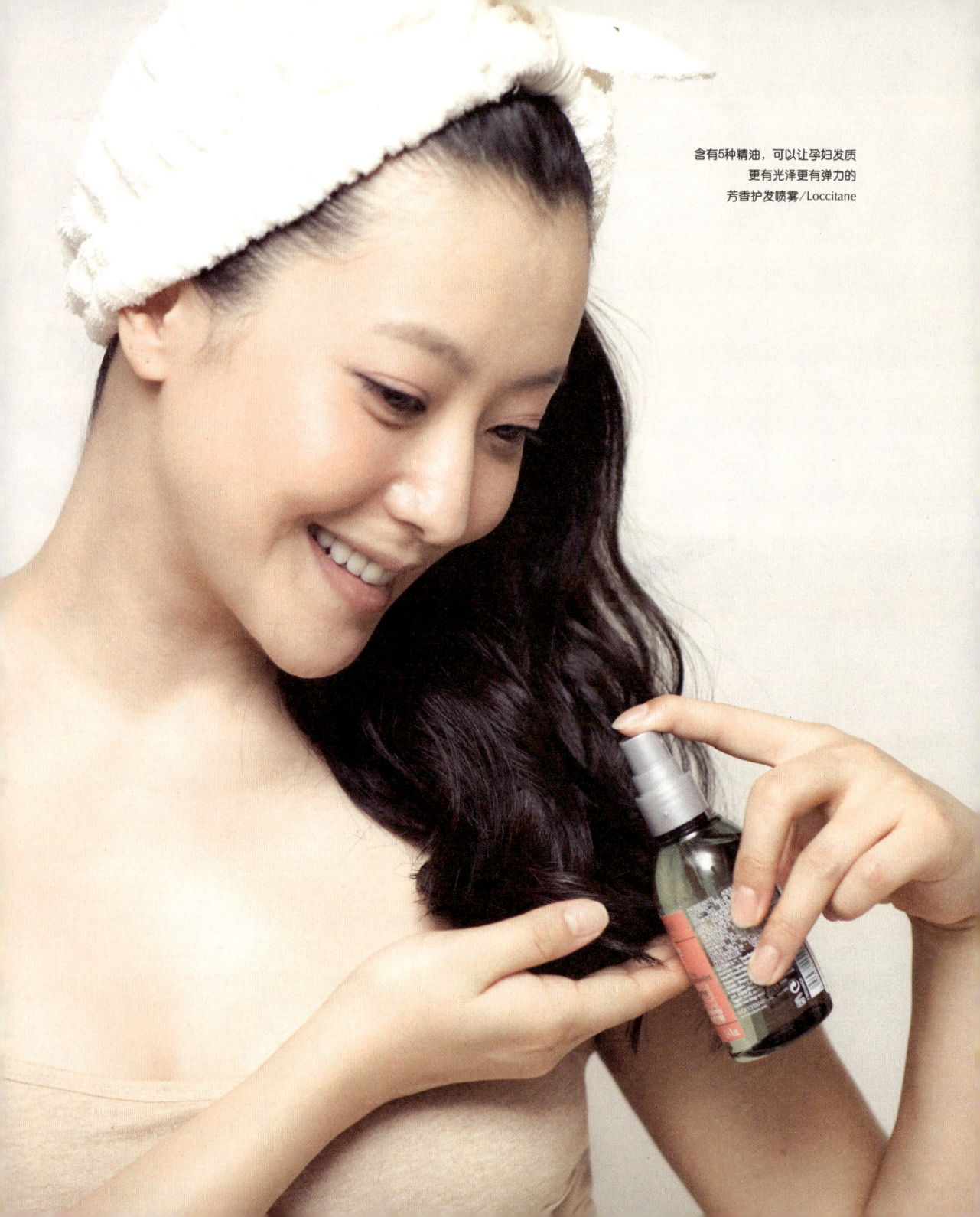

含有5种精油，可以让孕妇发质
更有光泽更有弹力的
芳香护发喷雾/Loccitane

7. 排毒兼护发

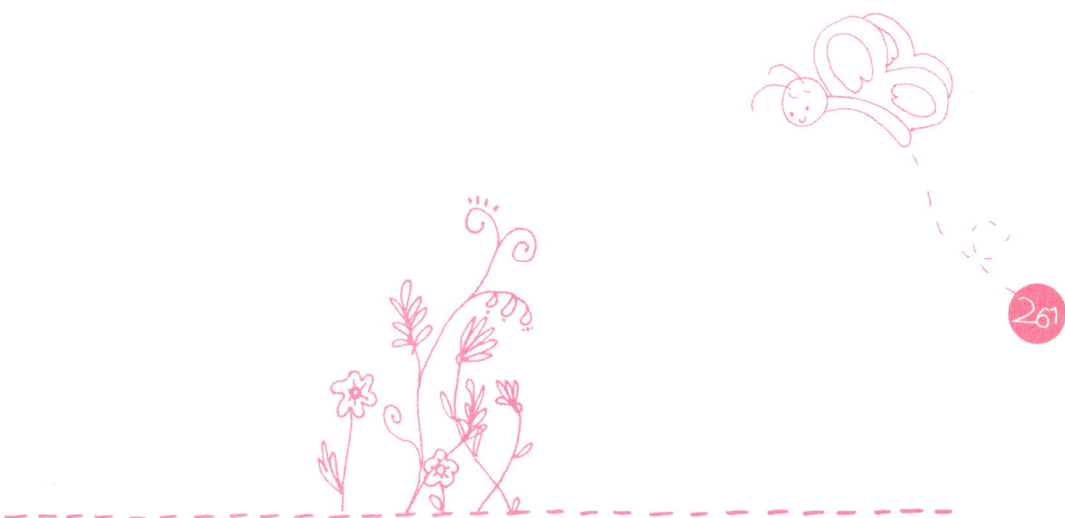

　　二噁英（dioxin）、快餐食品中的添加剂、重金属、农药等毒性物质会不知不觉地在人体内沉积。而二噁英和重金属不易分解或排出体外，会一直在体内积累。因此平时养成健康的饮食习惯，从源头上阻止有害物质进入体内才是最重要的。

　　这些有害物质持续在体内沉积会导致不孕或增加胎儿过敏概率，因此计划怀孕的女性都要格外注意。

　　关于护发，Jackpot妈妈也曾特别认真地接受了排毒护理，它能有效减少头皮和头发上积聚的有害物质。洗发水和护发素也都换成了无界面活性剂、无香料、无色素的植物性产品。怀孕后，因体内容易缺乏维生素而无法向头发提供充足的营养成分，如果是长发，更要注意补给养分。如果头皮严重发黏发痒，可以用刺激小的弱酸性洗发水轻轻揉洗，并用手指肚轻轻按摩头皮以促进血液循环。

8. 如何预防恐怖的脱发

怀孕、分娩过程中，令人最为恐惧的就是脱发了。看着一把一把脱落的头发，心情真是跌到谷底，因此，防止脱发比什么都重要！怀孕期间为了防止脱发，首先要做到早睡。就像早睡可以让孩子长个儿一样，它也同样可以让头发更好地生长。而晚睡或熬夜不但会使身心疲惫，头发也会承受压力，我们应该牢牢地记住这一点！其次就是饮食习惯。一定要坚持每天吃早饭，以促进脑部血液循环。还要远离快餐食品、零食、冷饮和咖啡，多吃富含矿物质和维生素的粗杂粮、海苔、莼菜等海藻类食品和干果。这样，在产后你也能拥有一头乌黑浓密的靓发了。当然，还要根据个人头皮和头发的类型选择正确的洗发水。另外，经常饮用与室内温度相当的温水，也会让肌肤和头皮变得滋润。

可以预防脱发的黑豆的故事

黑豆是治疗脱发最好的食物，它富含维生素E和不饱和脂肪酸，可以扩张血管，使血管末梢的血液循环更加通畅，从而给头皮提供所需的营养成分。怀孕期间，可以将黑豆磨碎放入牛奶或豆奶中空腹饮用，不仅可以预防脱发，还可以轻松调节体重，真是一举两得的好办法！

此外，黑芝麻、猪肝、海藻类、香蕉、糙米等食物都有预防脱发的功效，牛奶和新鲜的蔬菜也会有所帮助。另外，在注意饮食的同时，到户外做做伸展运动，并用腹式呼吸法呼吸一些新鲜空气，更会锦上添花哦。

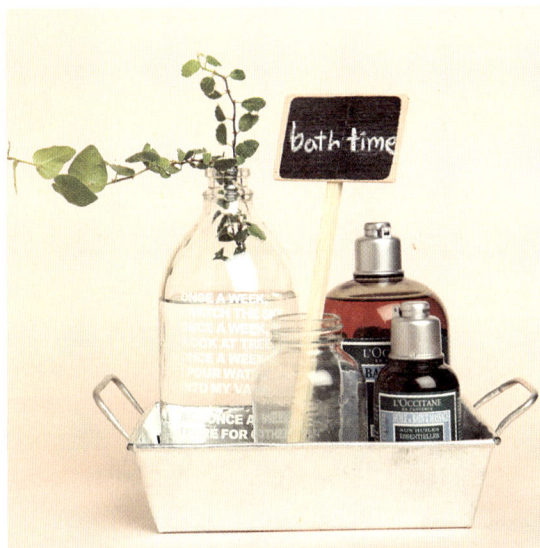

用精油成分制成的、孕妇可以安全使用的芳香
舒缓泡泡浴露、舒缓浴露、按摩油／Loccitane

帮你保持绸缎般发质的5·5·5养发法

❶ 每天2次，低头往前梳头5分钟以上

脱发患者一般都很害怕梳头，她们认为梳头会让头发掉得更多。其实不然，梳头可以促进头部血液循环，是治疗脱发的好方法。梳头时，应该选择梳齿端不尖锐，不会引起头皮静电的天然材质的梳子。

❷ 每天3次，按摩头皮5分钟以上

在闲暇时按摩头皮是防脱发的有效方法。每次想起时，用手指轻轻拍打或挤压头部就可以了。

❸ 每天做3次矫正姿势的动作达5分钟

脱发患者与一般人比起来，颈部和肩膀相对较硬。平时可以伸展两臂扩胸，或将颈部和腰部向后倾，多做这些伸展运动可以有效预防脱发。

9. 想要烫发和染发该怎么办

姐妹们可知道，大家为了美貌而不吝惜投资进行烫染发会让我们的身体生病吗？据悉，长时间使用染发剂会增加非霍奇金淋巴瘤的发病率。这说明，准妈妈们在用烫染发剂让自己变漂亮的同时，腹内的胎儿也处于形成畸形或过敏症状的危险之中。特别是怀孕初期——胎儿所有的器官形成时期最容易导致畸形，因此，此段时期要尽量避免烫染发。到怀孕中期以后，虽然危险程度降低，但孕妇有可能会出现怀孕前不曾有的过敏症状，因此，在不得不做染烫发时，一定要在48小时前做皮肤过敏试验！即便是使用天然成分的美发护理产品，也最好要提前做过敏试验。

虽然，被吸入体内的染发剂量很少，不需要太过担心，但目前还没有绝对安全的精确数据能确保烫、染发制剂对身体无害，所以还是慎重为好。

不同症状的完美解决法

头皮屑较多

怀孕期间皮脂分泌旺盛，当皮脂没有得到很好的处理，就会造成细菌繁殖，产生头皮屑。通过适当次数使用洗发水和护发素来补充水分，达到皮脂分泌均衡，就可以治愈。

解决方法 » 头皮屑多的孕妇可以经常做一下头皮按摩和顺梳，这样可以促进血液循环，让头皮更健康；还要注意为头皮和头发充分供给养分，避免过于干燥。

因烫发染发变得干枯的头发

如果经常烫、染发会使头发变得毫无光泽，干枯，脱色，看上去很不健康；烫、染发后，头发的蛋白质和水分流失，头发变干变脆，容易分权、断发。

解决方法 » 坚持做发膜可以补充水分，用完洗发水后，在潮湿的头发上充分、均匀地涂抹发膜；吹头发前一定要涂抹保湿精华，保护头发不会因过热而受损。

发梢分权断裂的头发

如果头发的表皮层被破坏会引起头发分权断裂，而且，表皮层一旦被破坏将很难恢复。怀孕期间很容易疏忽对头发的护理，会让损伤的头发看起来更加疏松、干枯。

解决方法 » 如果发梢已经出现分权和断裂，最好的办法就是剪掉它！把损伤的头发剪掉2~3cm，在剪后的发梢涂抹护发乳或护发精华。最好不要经常梳发，梳发时要用梳齿端为圆形的梳子。

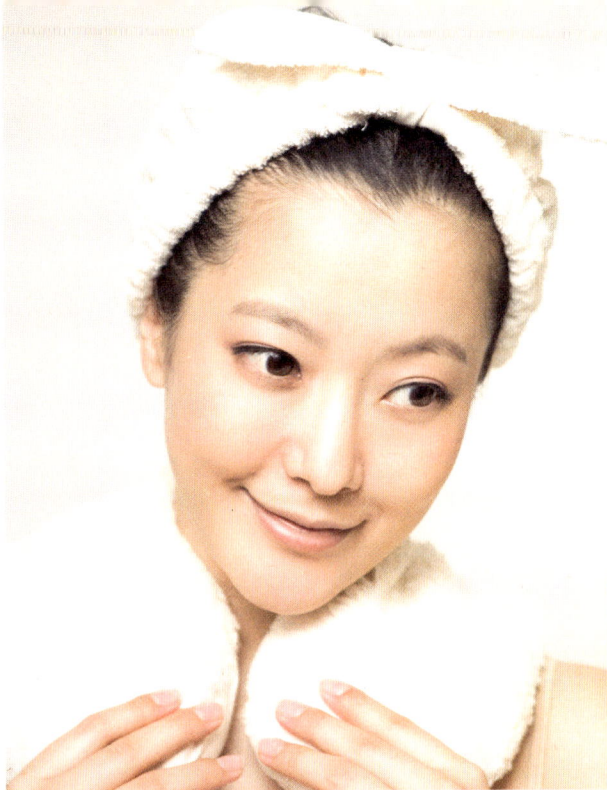

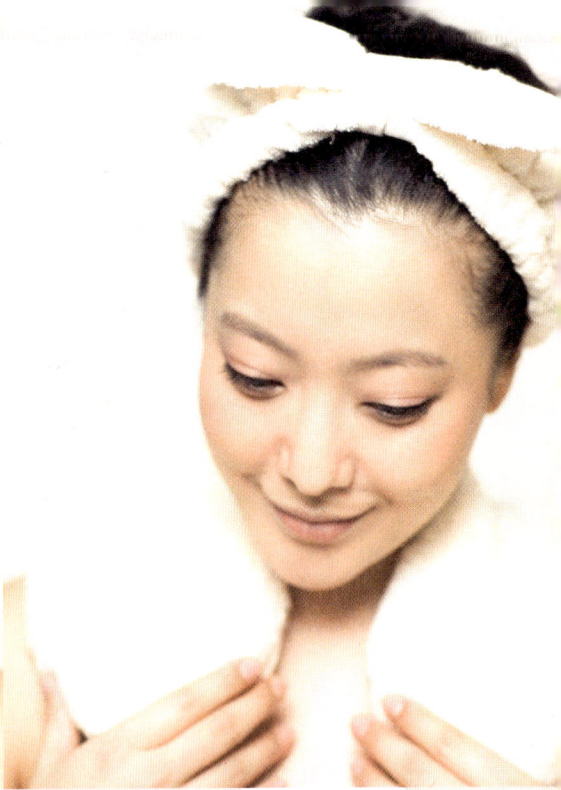

颈枕/The Organic Cotton

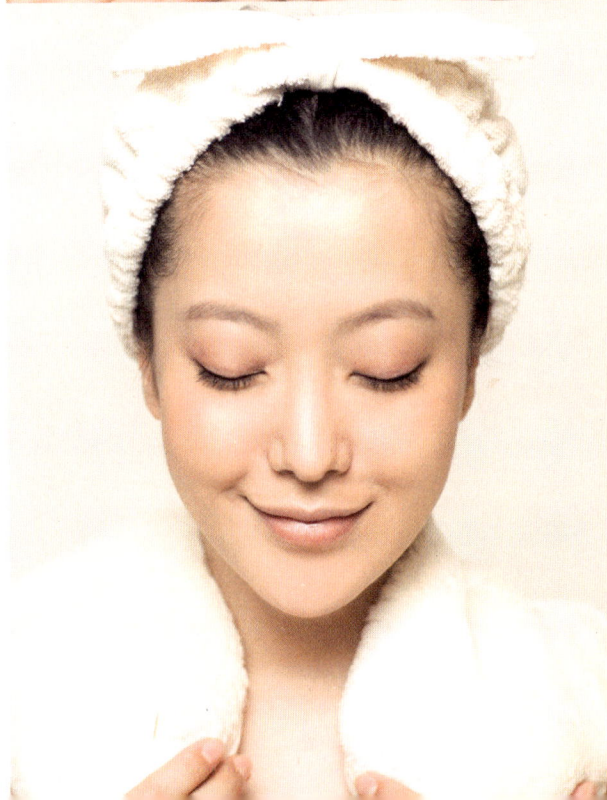

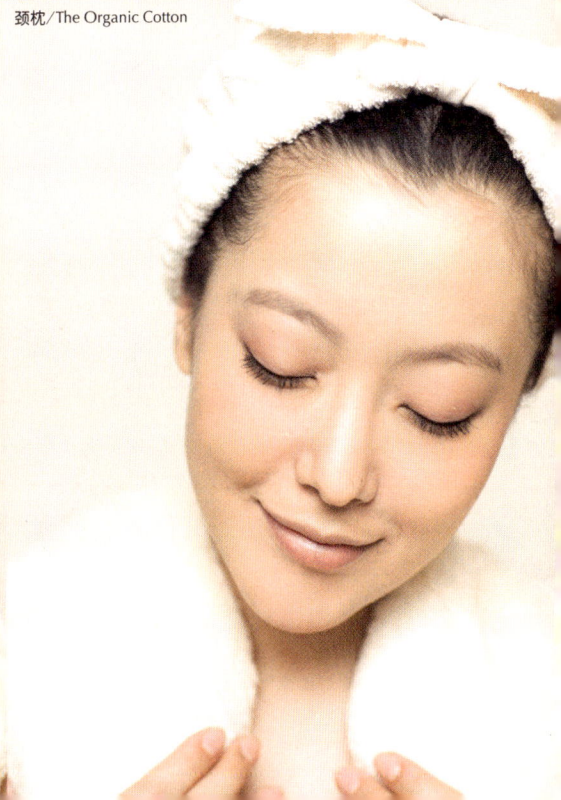

10月17日 星期五

今天，主持人尹仁九的夫人

给我送来了祝福的礼物，

那是饱含朋友深情的礼物。

她是一位花卉设计师，

是能赢得所有男性赞美的纯真女性，

也是一位完美太太。

我也要向她学习……嘿嘿……

她给我送来了一捆书

（居然有10本），

每本书里的重要内容都被她

一一标注出来，并贴上了即时贴，

她的细心和亲切真是让我感动。

如果怀着感恩的心来进行胎教的话，

那我的宝宝是不是就会成为

心胸宽广、亲切聪明的小宝宝呢？

不知不觉低下头摸着我的小Jackpot。

她还送给我可以放心使用的

孕妇专用化妆品！

（啊？什么？孕妇专用化妆品？）

我早就因为冒出了一两个妊娠斑而

苦恼着呢。"Son Reve"

一看名字就让人觉得好可爱，

好亲近，

我仿佛觉得在这280天内

都离不开它了……

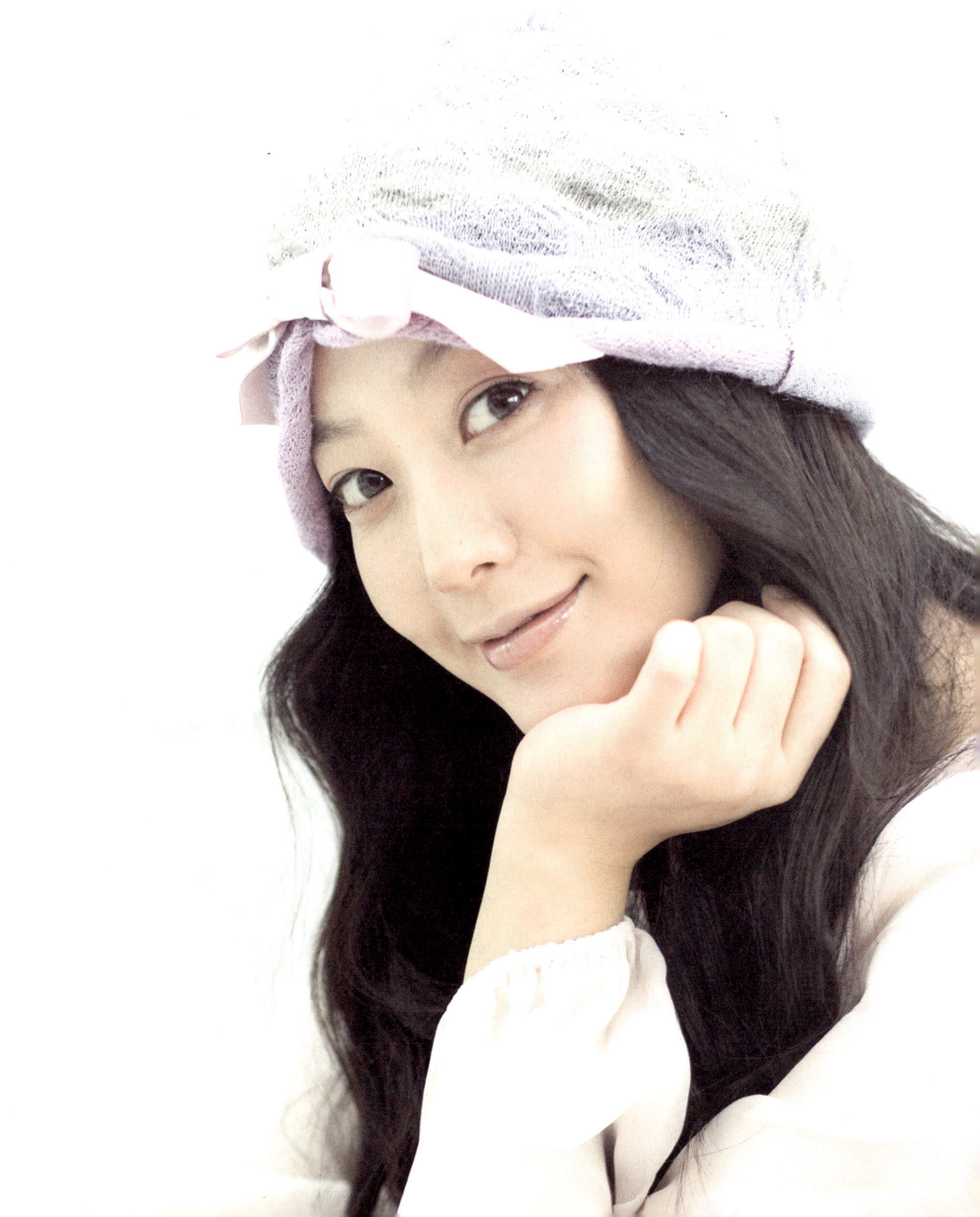

11月3日　星期一

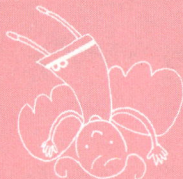

真让人恐怖啊……

将来生下小Jackpot后

头发就会像秋天的落叶一样

"簌簌"落下……

听说产后脱发症在6~12月后，

才会随着激素的分泌正常而自然消失。

但我总觉得头发好像会一直这么掉下去……

再想到这也是成为妈妈的一个过程，

所以就先不想今后要面临的烦事了。

还有人说，压力是造成脱发最大的原因，

所以我决定放松心情！相信自己！

"我的身体一定会恢复，

一定会拥有一头比从前更加光泽、

靓丽的秀发！"

我开始自言自语地祈福了……

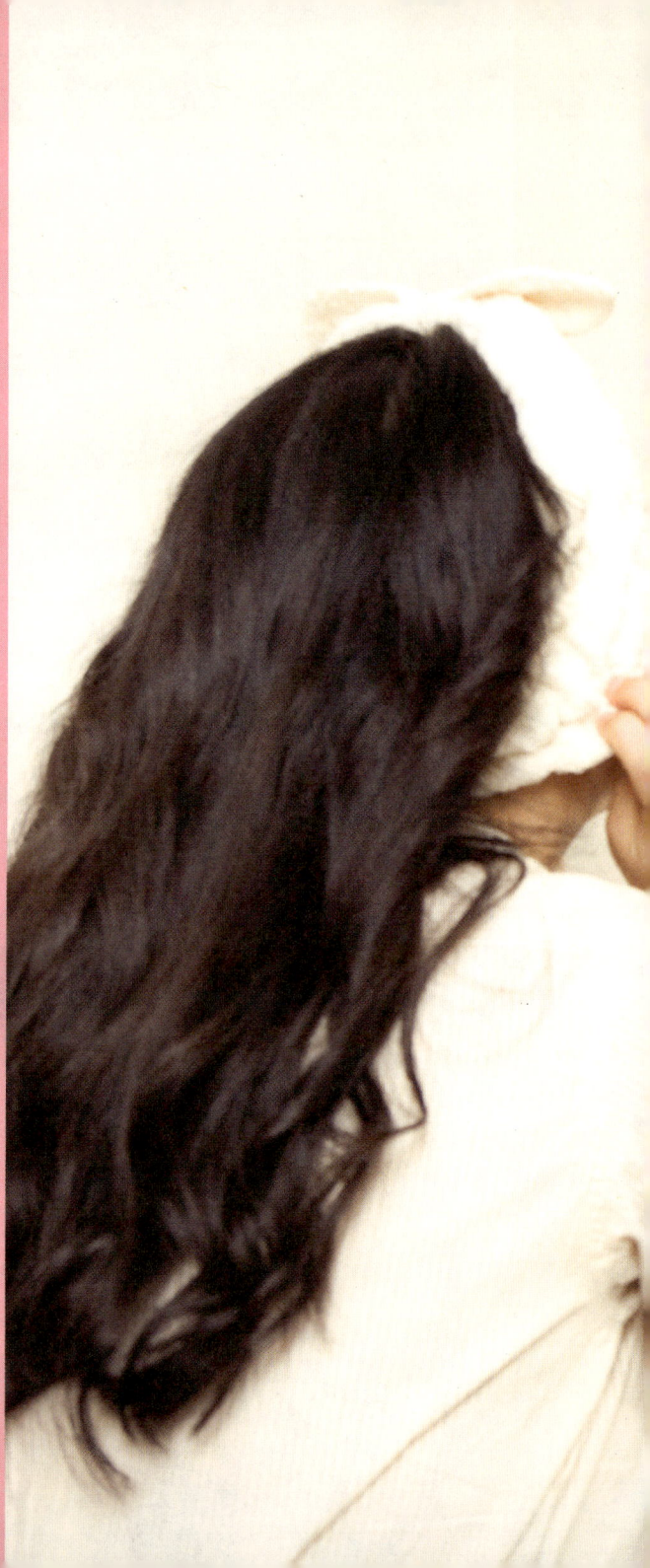

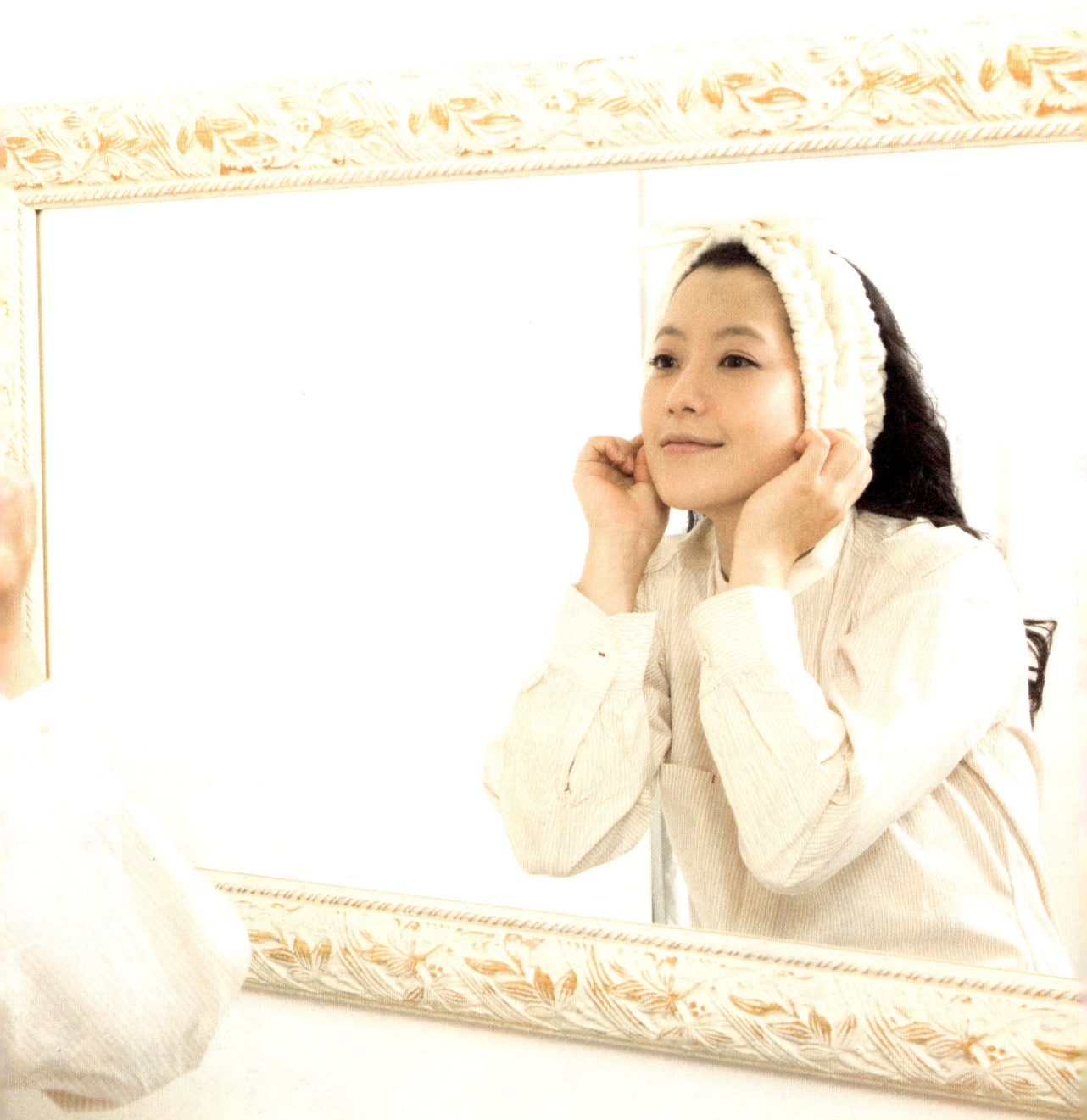

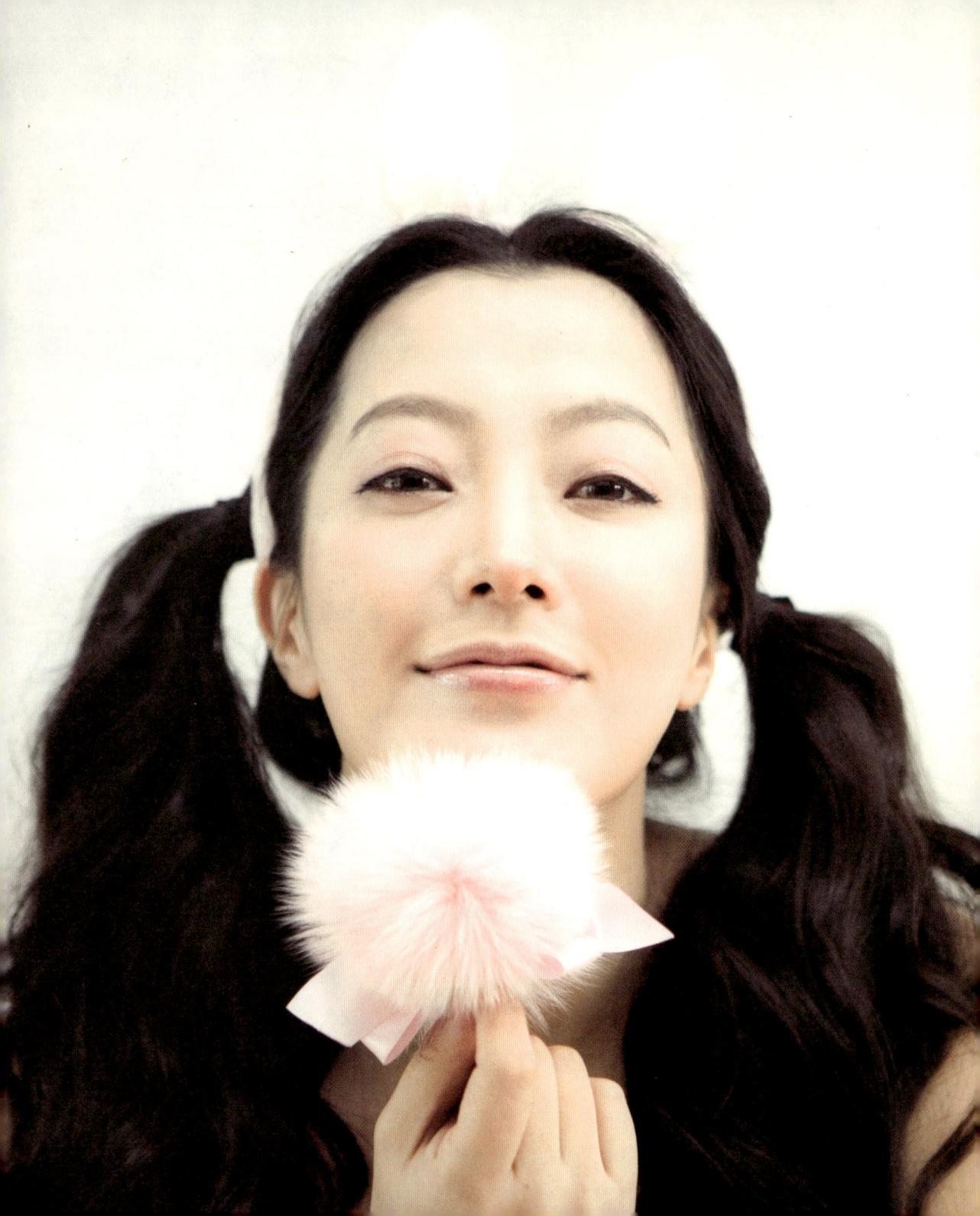

12月30日 星期二

听说有很多准妈妈因为怀孕期间

不能烫、染发而烦恼，

这让原来就不喜欢烫发染发的我不禁暗想，

原来，我真是适合怀孕的体质啊……

摆成X形的发绳，

可爱的狗狗发卡，

还有名声响当当的"金喜善头花"，

就像当年因我而流行起来的

发饰一样，

怀孕期间，

petit chou的头饰一直伴我左右。

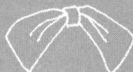

本来都是买给我们家小Jackpot戴的头饰，

但实在是太可爱了，就忍不住……

还是得长幼有序嘛！嘿嘿

就这么"放肆"地撒着娇……还有一点，

怀孕期间随便撒娇也不用看眼色可真好啊！

这次，金喜善式的乐观主义是不是又冒出来了啊？！

daddy

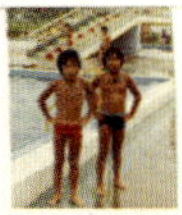

11

辣爸俱乐部

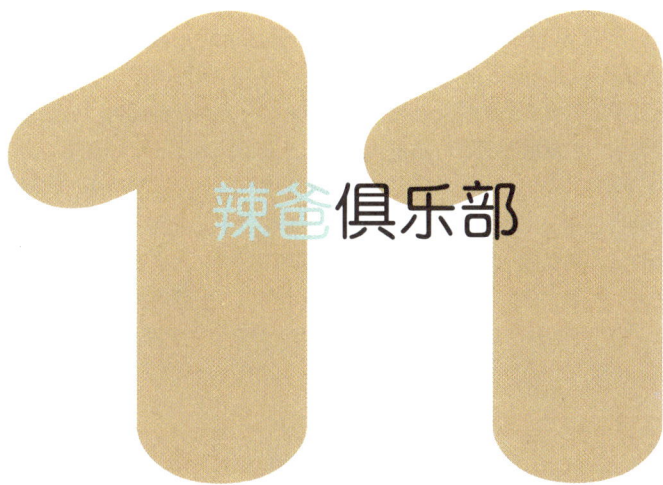

无论从医学上还是心理上，为怀孕准备绝不仅是妈妈一个人的事。只有爸爸也作好准备，才能共同创造出聪明的宝宝。夫妻俩一同作准备，会让准妈妈在心理上感到更安定，胎儿也就能更健康地成长。另外，怀孕期间形成的夫妻相处之道，能让两人的感情变得更深厚。

1. 辣爸攻略

与快要当妈妈的喜悦相伴的，是幸福的苦恼——胎教。我相信，天下每一位父母都希望生一个既健康又聪明的宝宝。但实践起来，却不那么容易。这是因为，准妈妈和准爸爸们根本就不知道从何处着手。所以，书店里有关胎教的怀孕育儿类图书层出不穷。最近，有关准妈妈与准爸爸一起进行胎教的书籍也隆重登场，牢牢吸引了准爸爸的目光。那种认为从胎教到产后育儿都应归妈妈一个人管的传统观念，已渐渐发生改变。

所谓胎教，实际上就是准父母们为给胎儿创造一个良好的环境所做的努力，让胎儿感受到无尽的疼爱和照顾。这也是为生一个健康宝宝及产后育儿所应作的准备。而在这个过程中，男人和女人成为爸爸和妈妈后，能深刻体会到家的珍贵和父母的责任感，以及巩固与宝宝的情感。其实有关爸爸在胎教中所起到的重要作用，在很久以前就被认可了。一些古典文献中就提到了"天气、地气、人气"，强调了在丈夫情绪愉悦、心理健康时怀孕的重要性。另外书中还说，丈夫在妻子怀孕后要与其一起禁欲，并协助妻子做胎教，让妻子保持身心愉悦，同时自身也可以过上健康的生活。只有这样，夫妻俩才能生下出色的宝宝。胎儿虽然只待在妻子一个人的肚子里，但需要夫妻俩共同关怀。

274

贴士　**健康身体七诫命**

❶ 无条件戒烟、戒酒。

❷ 有规律地进行增强前列腺的下肢运动。

❸ 减食咖啡、快餐等，多吃健康食品。

❹ 避免热水浴或长时间蒸桑拿。

❺ 长时间驾车或工作后，一定要保证充足的睡眠。

❻ 穿宽松的四角内裤。

❼ 定期做体检。

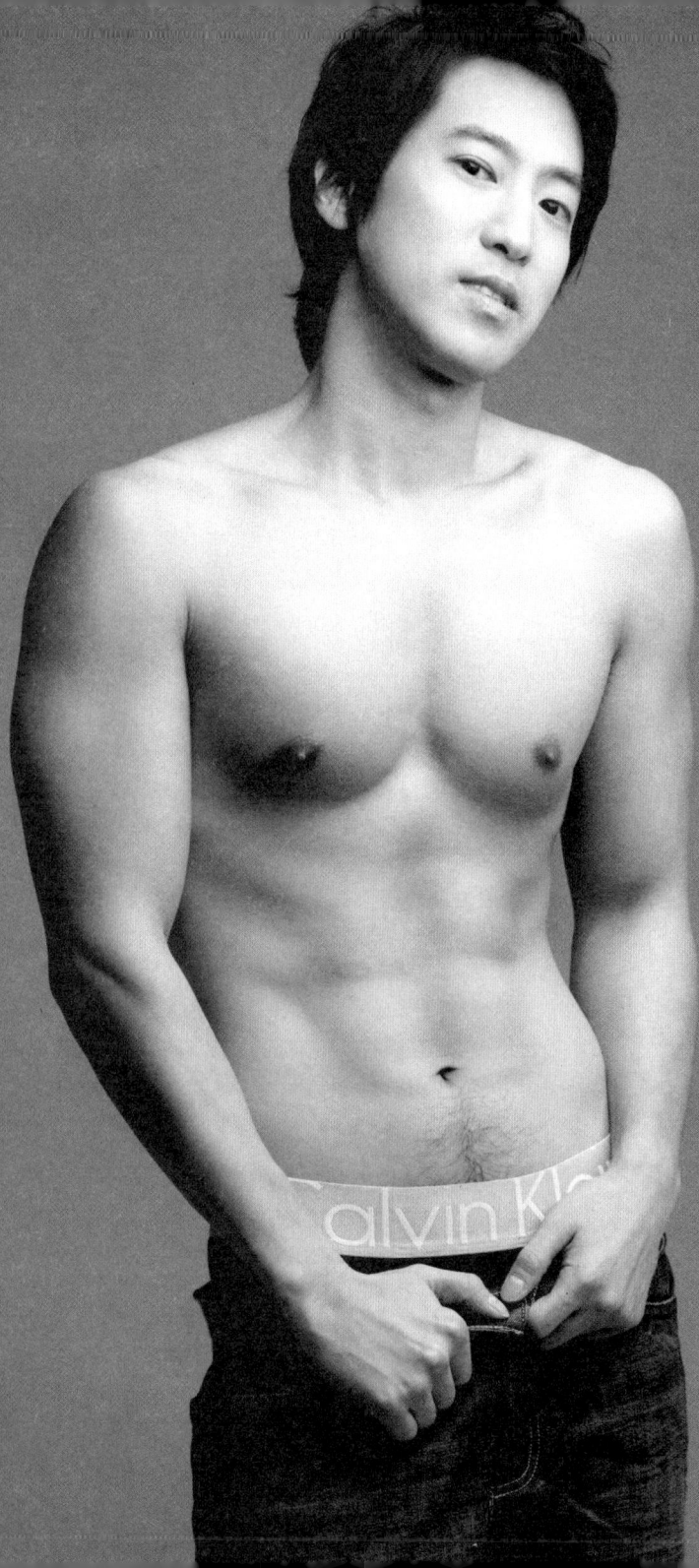

2.爸爸为迎接宝宝要准备些什么

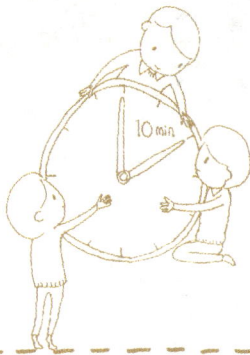

❶ 怀孕初期，一起制订胎教计划

与其说一些"祝贺你"、"我爱你"等老套话，还不如说"我们的小宝宝长得像你就好了"、"我们的小宝宝那么像亲爱的，真不知有多漂亮多可爱"等讨好的话更会让准妈妈感动。而准爸爸最需要做的，就是每次妻子产检都要陪着去！就像许多丈夫不好意思去妇产科一样，其实准妈妈有时也很难为情的。所以不需要额外做什么，只是陪着一起去产检，就能让准妈妈和宝宝的心情更安定。

给准爸爸的建议

① 无条件戒烟、戒酒。

② 替妻子制订孕期280天的胎教计划表。

③ 陪妻子一同去做产检，对胎教等与怀孕有关的事情表现出关心。

④ 为了让妻子更安心，要多给家里打电话，下班后尽早回家。

⑤ 经常为怀孕的妻子拍照，并不断地称赞她变得更漂亮了，让妻子的心情好起来。

⑥ 为受孕吐困扰的妻子精心准备菜肴，发现理想的散步场所。

❷ 怀孕中期，努力通过对话与宝宝进行交流

随着腹部不断涨大，妻子的心理可能会发生很多变化，丈夫要多留意哦！在妻子有可能得忧郁症时，通过爱的对话可让妻子的心情安定下来。只要有时间，就多帮妻子按摩胸部、腰部和腿部。在怀孕第5个月时就能听到胎动啦，从这时起就能与心爱的宝宝进行对话喽！宝宝可是特别喜欢爸爸的低噪音呢。与宝宝进行交流的方式有很多，比如可以对宝宝说一些想表达的话，可以为他（她）念童话故事，还可以唱歌给他（她）听。不过需注意的是，不要把注意力全都集中在宝宝身上！在进行胎教时，如果不向妻子表达谢意，妻子的内心可能会很不是滋味，感到酸溜溜的哟。

给准爸爸的建议

① 为分娩作准备，与妻子一起报名参加顺产体操学习班。

② 亲自为妻子准备需要服用的补铁药剂。

③ 送妻子一些小礼物，比如身材变化后需要穿的孕期内衣，或能缓解腰痛和浮肿的舒适鞋子。

④ 带妻子参加展览、音乐会，或到近郊散心。

⑤ 每次听到胎动时，都要向妻子说："谢谢你为我送来了这么可爱的宝宝。"

⑥ 每天，一边抚摸着妻子隆起的肚子，一边跟宝宝对话。

⑦ 在妻子喊腰痛、肌肉痛之前，就应主动帮妻子做身体按摩。

⑨ 怀孕后期，与妻子一起为分娩作准备

　　越是临近分娩期，准妈妈就越会感到烦躁。这时丈夫要以身作则，提前为分娩和产后调理做好所有准备。仔细检查，是否还有遗漏的地方。在怀孕后期，孕妇容易患上妊娠中毒症，因此丈夫要格外关注妻子的身体健康。

给准爸爸的建议

① 每天为宝宝讲童话故事。

② 与体重明显增加的妻子，一起散步或做简单的运动。

③ 为妻子制订产后调理计划。

④ 与妻子一起准备分娩时所用的物品，并为她打好包。

⑤ 随时向妻子传递爱的信息。

⑥ 将爸妈家的电话写在明显处，以便在妻子阵痛时能及时通知到。

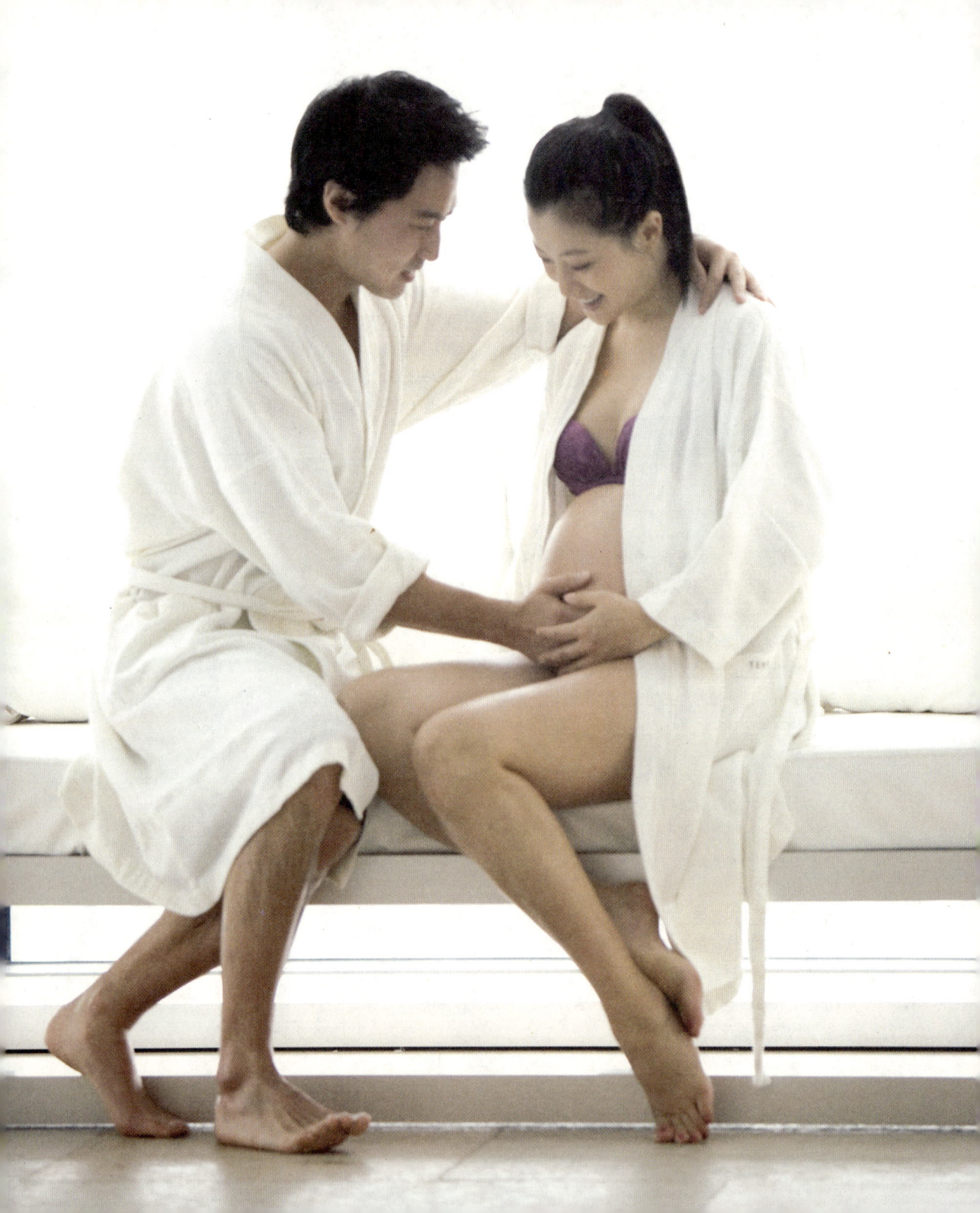

3. 跟宝宝对话的要领

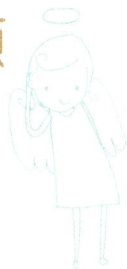

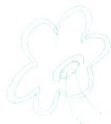

准爸爸参与胎教，不仅能够安抚孕妇的心理和身体，而且对胎儿也很有好处。胎儿的听觉、视觉等感觉器官会在怀孕第4～5个月时发达起来。从这时开始，胎儿在妈妈的腹中能听到所有来自外界的声音。有实验证明，怀孕后期，如果妈妈突然听到较大的声响，腹中的胎儿会因为受惊而踢来踢去。当有强光照射到孕妇腹部时，肚子里的胎儿也会因感知到环境的变化而开始乱动起来。这样看来，电视剧里准爸爸将耳朵贴在妻子的肚子上与腹中宝宝对话的场景，也不都是虚构的啊。与妈妈不同，当爸爸用低低的嗓音跟宝宝说话时，宝宝会更容易受到刺激。刚开始，宝宝只会静静地听爸爸说话，如果爸爸继续说，宝宝则渐渐用踢腿或更换体位来回应。如能持之以恒地进行对话胎教，宝宝就会在出生后很快适应爸爸的声音。而且，在爸爸爱的信息滋养下长大的宝宝，其感觉器官的发育或情绪的培养都会受到更好的影响。对了，晚上8～11点，是妈妈和胎儿的听觉神经系统最敏感的时候，所以准爸爸们一定不要错过哦

还有，最好在宝宝醒着的时候与他对话。其实在大多数时间里，腹中的宝宝都在睡觉。怀孕后期，准妈妈如果细心一点就会熟悉宝宝的睡眠规律。如果每天都能在宝宝醒着的时候，让他听到爸爸的声音，宝宝和爸爸之间就能形成很多共鸣之处。

4. 向高手爸爸学习感动爱妻胎教法

❶ 无条件先为爱妻着想

当听到医生那声"怀孕了"的诊断时，准妈妈会由衷地感到兴奋，不过茫然的不安感也随之袭来。准妈妈的心情会变得非常奇妙复杂，有时还会因心理压力过大而不高兴。但是，准爸爸不能把这当成妻子在莫名其妙地发火，更不能朝妻子大吼大叫了！父母大声吵架的话，会让腹中的胎儿受到惊吓，如果发生在怀孕初期甚至可能造成流产，所以要特别注意哟。下班后，准爸爸要尽早回家，多与妻子共度二人时光。夫妻间要多交流，随时保持联络，让妻子感受到爱意。**如能让妻子感受到丈夫是可以依靠的，并且只爱自己，那么，妻子的不安感和烦躁感就会消失得无影无踪。**如果妻子是上班族，准爸爸更要细心地替爱妻制订胎教及分娩后的计划，为妻子排忧解难。

How to do 2009年春天，准爸爸金学道为怀孕的妻子韩海苑，打破了"笑星在家都很安静"的偏见，展开了逗妻子开心的微笑胎教。世上还有什么比笑容更能让人感到幸福的特效药吗？还听说，由于妻子的洗澡时间长，金学道竟把音响接到了浴室里，只为让爱妻舒服而放松地沐浴。聪明的金学道通过幽默和奇思妙想让妻子远离了烦躁。对了，他还去书店买了许多关于怀孕、分娩、胎教、育儿的书籍送给妻子。是啊，**没有比丈夫对妻子和胎儿的关心更好的胎教啦！**

❷ 胎教也要看准时间

胎儿在妈妈肚子里，形成嗅觉、听觉、视觉、味觉、触觉的时间各不相同。最先形成的是嗅觉（怀孕初期~17周），之后是听觉（第6~20周完成，35周时发达到能听到很细微的声音）、视觉（第8~27周）、味觉（第12~34周）和触觉（第24~26周）。因此，按照感觉器官的形成顺序胎教，效果会更好。

准爸爸可以为妻子挑选合适的胎教音乐，下班后还要抽时间为胎儿读英语童话书，虽然白天时准妈妈已经读过。**另外我也说过，晚上8~11点，是妈妈和胎儿的听觉神经最敏感的时候，所以一定不能错过这个最佳时机！**有意思的是，这个时间段正好爸爸下班回到家，所以听觉胎教当然就是爸爸的活儿了。

How to do 去年，歌手金C录制了一套胎教语音音乐，其中收录了许多大自然的声音，当然还有作为准爸爸而不是歌手的金C讲述的许多故事。告诉其他准爸爸们一个重要的事实：爸爸的声音是一种多么重要的胎教啊。对了，要把手温柔地放在妻子的肚皮上，同宝宝一起听爸爸用爱选出的胎教音乐。**对宝宝来说，爸爸用低沉的嗓音讲述的小故事是最最温情的胎教。**

❸ 当准妈妈的御用厨师

妻子怀孕后，会不断感受到身体的变化。怀孕初期的典型症状自然是孕吐。有的孕妇在感觉到月经来迟的瞬间就会孕吐，一直到确认怀孕后还会继续。一旦开始孕吐，孕妇就变得特别挑食。很可能喜欢吃的和不喜欢吃的完全掉了个儿，也有可能不分昼夜地想吃某种食物。这时，**作为丈夫，应该用尽所有办法来帮助妻子克服孕吐带来的不舒适感**。虽然揉搓着惺忪的睡眼为妻子买回来想吃的食物很值得嘉奖，但最好也要偶尔下下厨。既可以用鲜鱼、鲜肉、蔬菜、大豆、水果等当季食物做一些营养均衡的大餐，也可以费些心思做一些能够缓解孕吐症状且妻子也很爱吃的美食。这是兼顾到妻子和宝宝两个人营养的好办法哦。

How to do 孕吐期是准妈妈们对老公感到最抱歉的时候。最近生了老二的李惠苑就是在丈夫安正焕的帮助下度过了可怕的孕吐期。听说，安正焕为了让妻子的胃口好一些，每天一早就准备好面包和果汁，这虽然不是什么伟大的事，但其中可是蕴藏着丝丝智慧哦。那些富含碳水化合物的食物，能制造出缓解紧张的激素，酸酸甜甜的果汁则十分爽口，很容易喝下去。比起油腻的食物，清淡的食物对缓解孕吐更有效。

❹ 准爸爸也要作好分娩准备

适当运动，对孕妇和胎儿健康以及孕妇将来顺产都很有帮助。有的孕妇还会因为与孕前大不相同的体形外貌而患上忧郁症。这都是准爸爸的错！不要看了照片中明星孕妈妈的苗条身材就埋怨妻子，而是要尽量拉着妻子的手享受一起散步的悠闲时光。注意，这应从怀孕初期胎儿逐渐稳定时就开始实施。妻子怀孕5个月后，准爸爸可以与妻子一起去学习顺产体操和按摩。孕妇通过按摩，可以有效缓解肚子变大后带来的肚子痛、腰痛和浮肿。**怀孕后期，要尽量与妻子一起去分娩学习班学习相关知识**。记住，重点学习阵痛和分娩时使用的呼吸法，这会在分娩当天起到很关键的作用。

How to do 拉玛泽呼吸法可以让专注于阵痛的神经放松下来，并帮助向分娩中的产妇和胎儿供给氧气。阵痛开始时，一边轻抚腹部，一边以每分钟12次的间隔吸气（用鼻子）和呼气（用嘴）。阵痛加剧时，按照"吸－吸－呼"的拍子进行呼吸。阵痛的间隔变为2~3分钟时，用比正常呼吸频率快1.5~2倍的速度进行快速呼吸。羊水破裂，阵痛变为每分钟一次时，要用力吸气。**分娩前，准爸爸可以与妻子在家每天练习20~30分钟**。

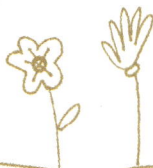

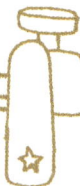

贴士 自检！自检！如果你是一个辣爸，就应该做到以下几点

❶ 怀揣一颗爱心

要在10个月内一直保持不变的心情和念头，除了圣人外谁也做不到。只要不忘把妻子和宝宝摆在心中第一位就可以啦。

❷ 严禁夫妻吵架

胎儿对妈妈生气时或心情烦躁时产生的压力非常敏感，这会妨碍胎儿正常成长和发育。因此要尽量听妻子的话，通过对话解决矛盾，让妻子时刻保持愉悦的心情。

❸ 戒掉快餐食品

快餐食品大都含有防腐剂或化学调味剂，且盐分较高，孕妇应尽量不食。在外就餐时，很难保证营养成分被均衡摄取，甚至还面临着摄取过量盐分的危险。所以，一定要慎重选择菜品，更不能在禁食快餐食品的妻子面前，一个人大吃特吃。

❹ 送给妻子孕妇专用内衣

当妻子因腹部渐渐变大而开始有思想负担时，一定要送她一套孕妇专用内衣。它不仅会将妻子的肚子安全裹住，还会让胎儿感到更舒服。另外，这个意外的礼物还会深深地打动妻子哟。

❺ 大自然是最好的胎教场所

最理想的胎教场所就是那种拥有清新空气和迷人风景的地方。但如果住在城市里，可以去离家较近的公园，或在家里养一盆小小的花草，让妻子与大自然更亲近。

❻ 当一个健康端正的男子汉

虽然每对夫妻的情况较不相同，但妻子怀孕后最想依靠的肯定是丈夫。如果经常因公司事务交际应酬或晚归，妻子就会很难度过孕期。因此要尽量早回家，细心照顾怀孕的妻子。还要无条件戒掉烟酒，尤其烟草中的尼古丁会对胎儿产生不良影响。如果能为亲爱的妻子和宝宝做到这些看似很小的事，那么成为一个健康端正的爸爸不在话下！

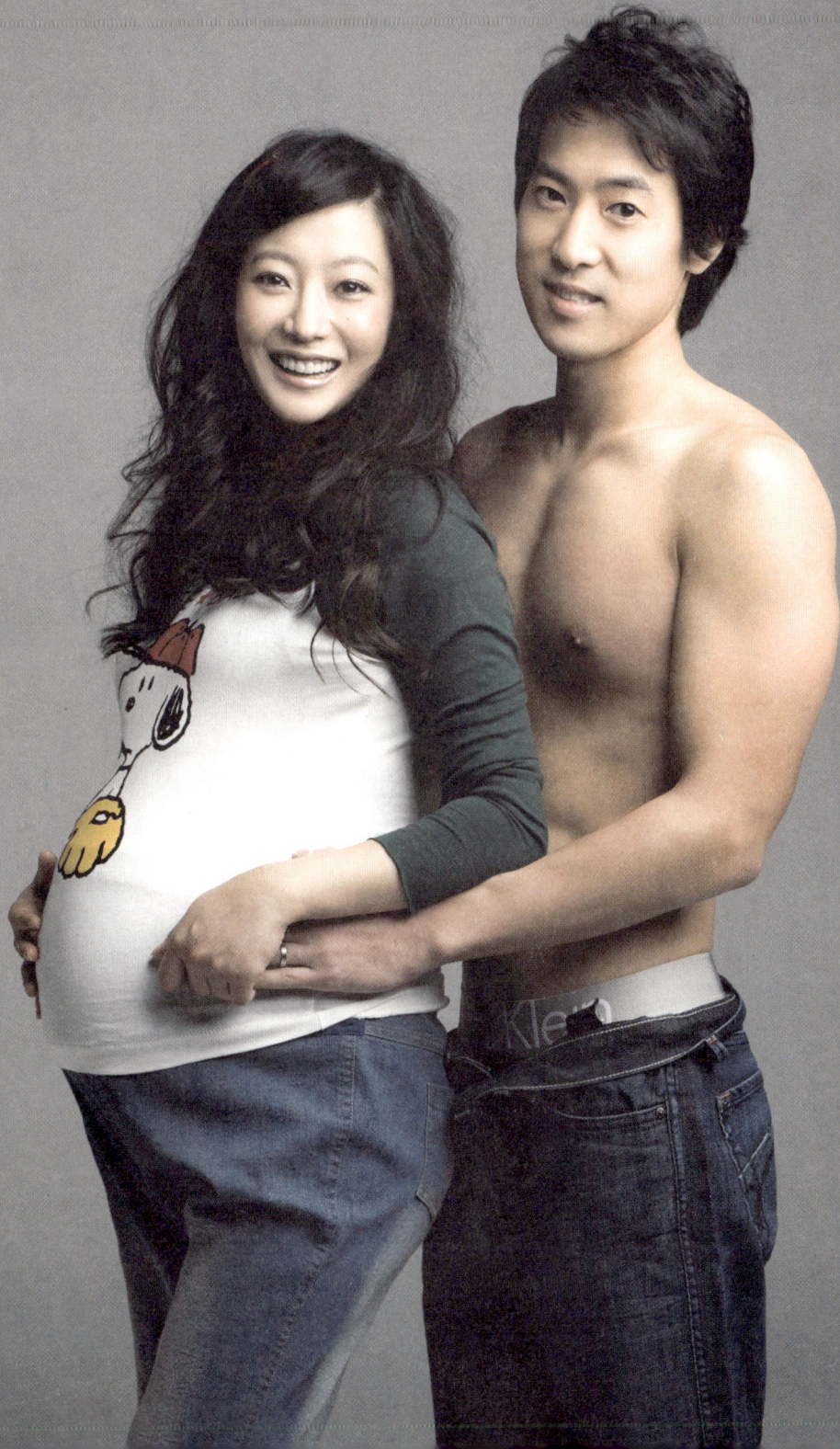

5. 洋溢着老公爱意的烹调法

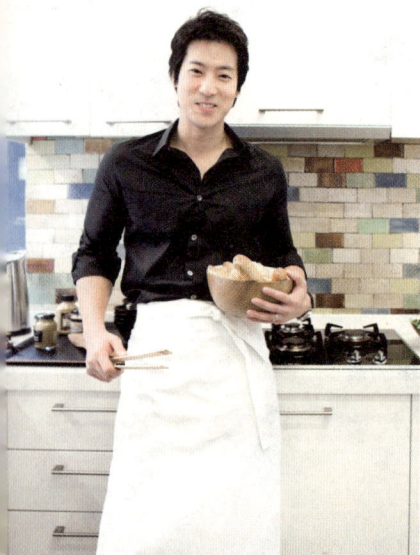

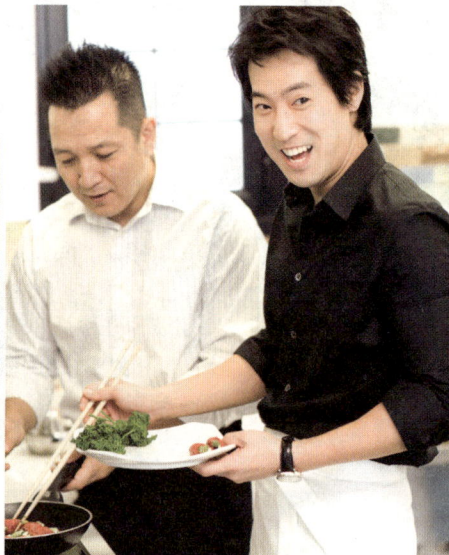

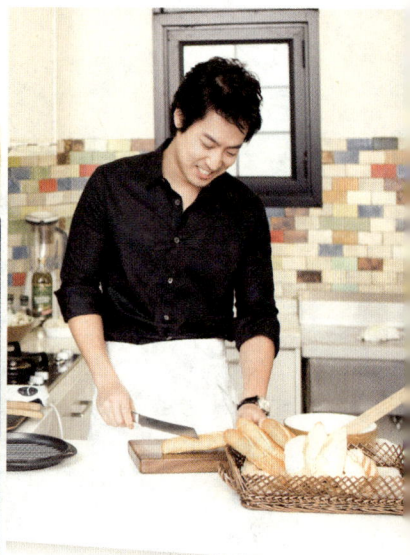

　　为了能让妻子克服难受的孕吐症状，以及走出妊娠忧郁症，当然还为了将要出生的宝宝的健康，准爸爸应努力成为一名爱心料理师。其实，仅凭为妻子和宝宝着想的那份真诚就足够感动妻子了。如果再加上几个聪明的小点子，就更锦上添花了。下面就向大家介绍几个能让妻子深深陷入感动的海鲜料理法则。**首先**，当然也是最重要的一点，是要用当季的有机食材做健康菜肴。如果妻子体会到了丈夫那用有机食材做菜的真诚，即使吃不到什么精致的菜肴，而仅仅是一份简单的沙拉，也会大为感动的。**其次**，为妻子准备充满浓浓爱意的盒饭。如果在盒饭里悄悄放入一张爱心便条，盒饭的味道显然就不是最重要的啦！**最后**，可以多利用准妈妈们想吃但又不敢吃的方便面、比萨饼等食品，制作健康美食。比如可以先把方便面煮一遍，将人工添加剂和油分都去掉后，再用来制作新菜肴。对了，还可以在家里自制面粉，并尝试自制健康比萨。而最让妻子感动的，是丈夫亲自下厨招待自己的朋友！选择量大、容易做而又精致的菜肴"讨妻子欢心"，可以让妻子的孕期生活变得有趣100倍！

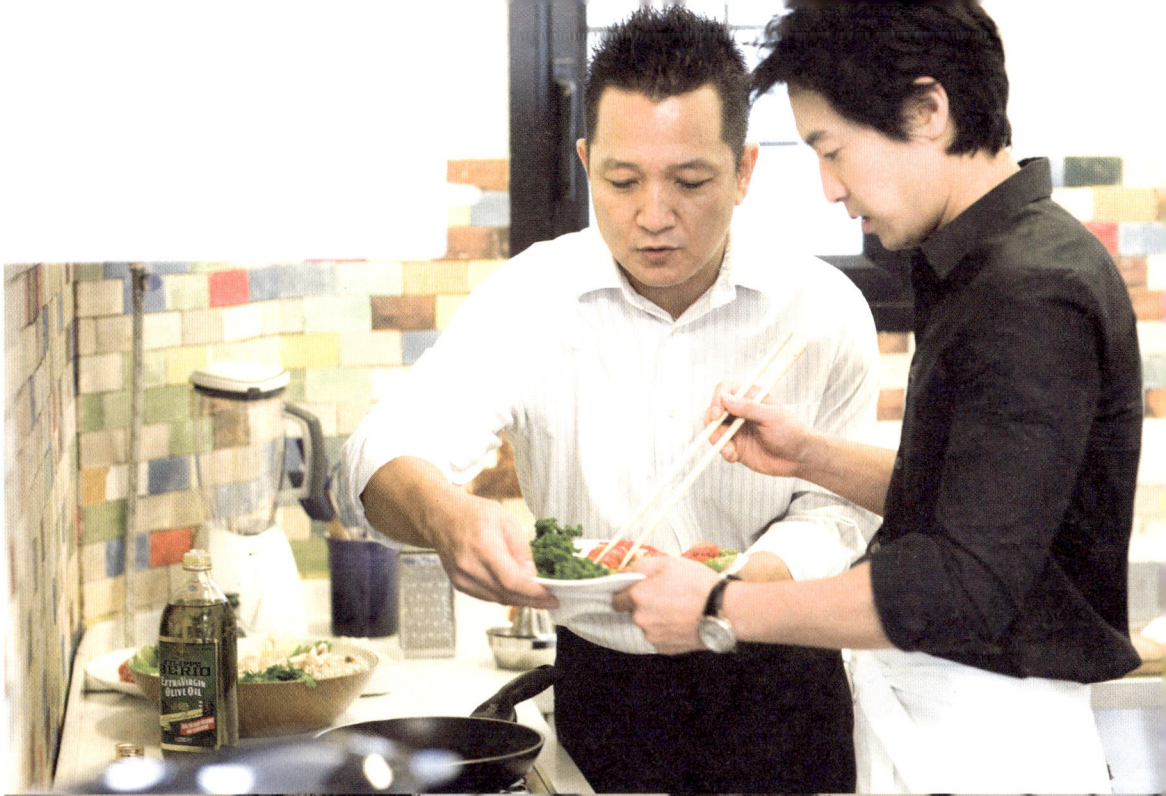
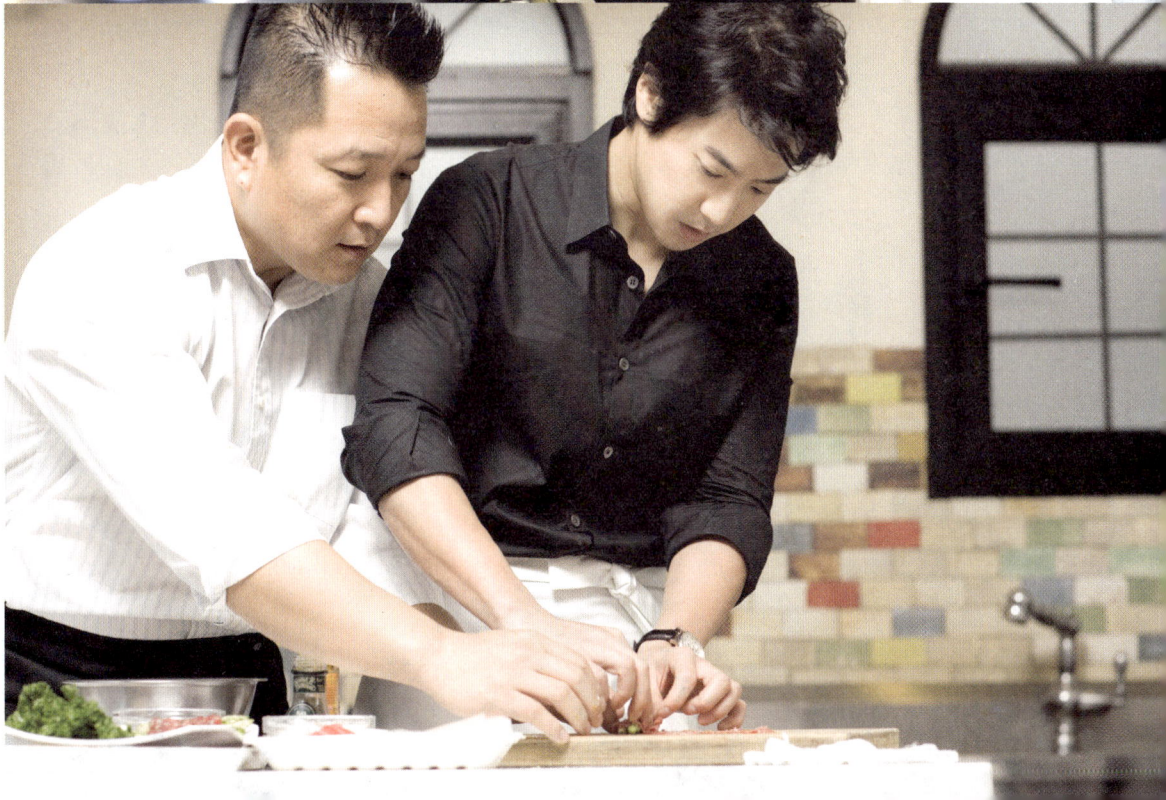

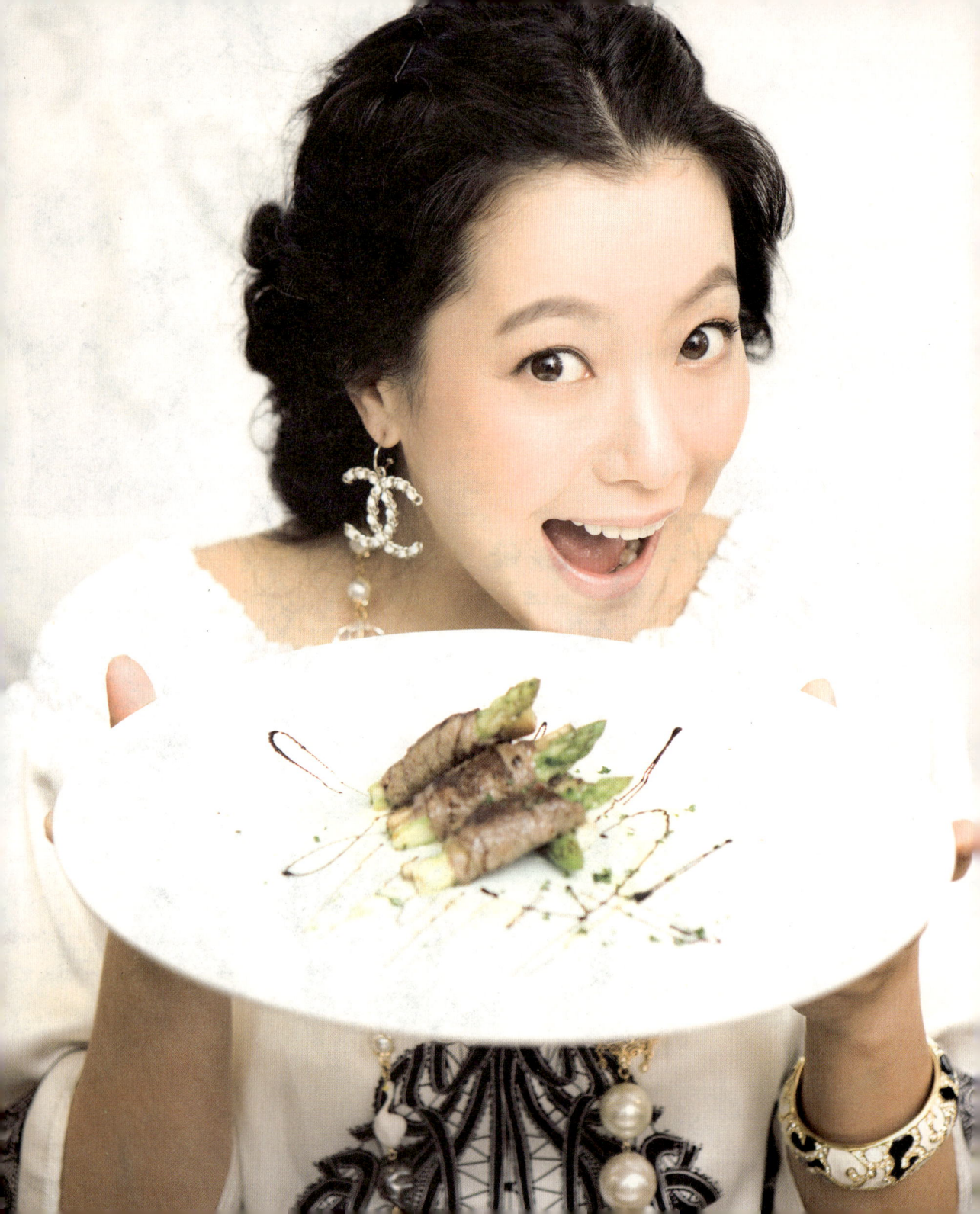

烤牛外脊肉包芦笋

{将妻子不喜欢的菜肴大变身！}

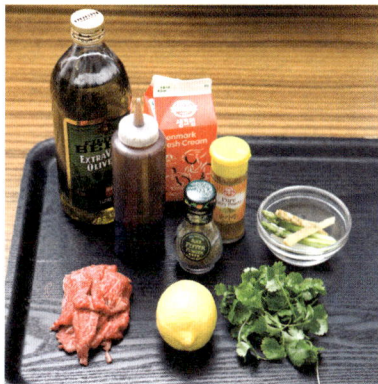

原料准备

❶ 材料 | 牛外脊肉300g、芦笋、茄子、山药、西芹末、醋、淀粉、橄榄油、帕尔马奶酪、胡椒粉、盐

❷ 酱汁 | 咖喱粉、鲜牛奶、柠檬汁、盐、胡椒粉

制作方法

❶ 将芦笋、茄子、山药切成7cm长的细长条儿。

❷ 在做法❶中放入橄榄油、盐、胡椒粉调味。

❸ 将切成长薄片的牛外脊肉展开，撒上咖喱粉、盐、胡椒粉。

❹ 用牛外脊肉把准备好的芦笋、茄子、山药包起来，末端用淀粉粘住。

❺ 在平底锅里放入少许橄榄油，将肉烤熟。

❻ 将鲜牛奶稍稍加热，放入柠檬汁、盐、胡椒调味，制成酱汁。

❼ 先在盘子上浇一遍酱汁，然后摆好烤熟的做法❹，再浇一遍酱汁。

❽ 撒上西芹末和醋。

❾ 最后，撒上帕尔马奶酪。

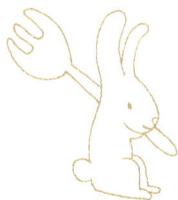

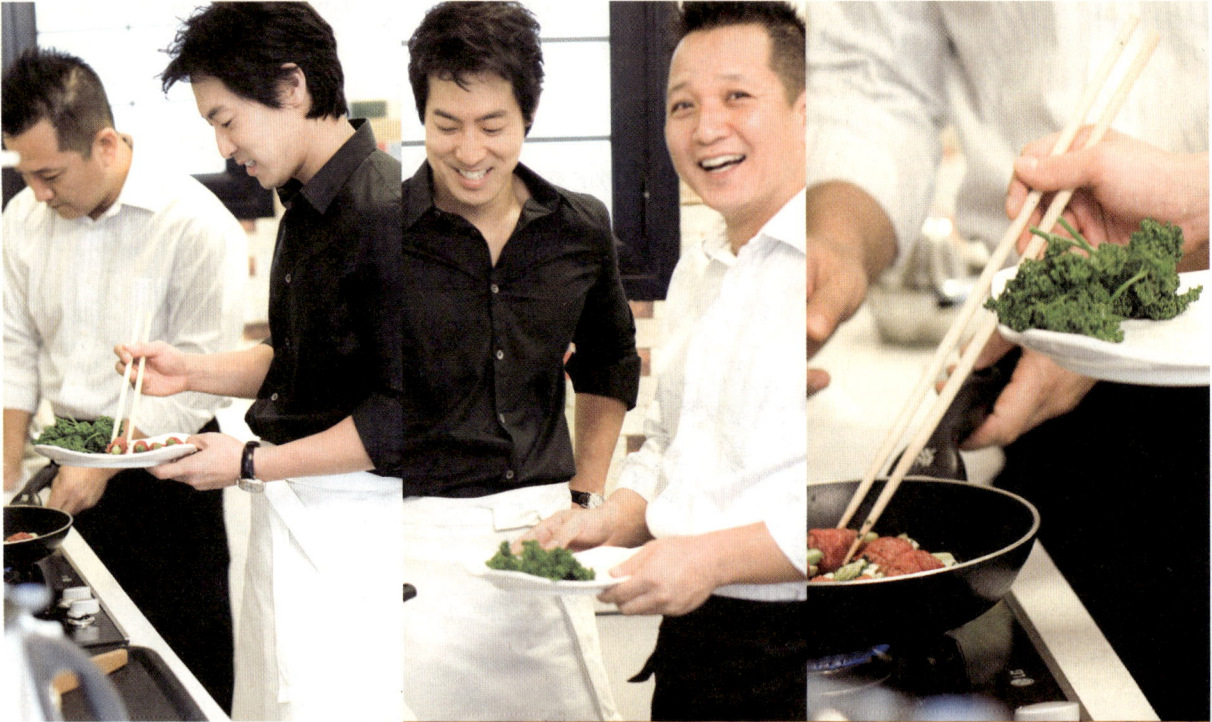

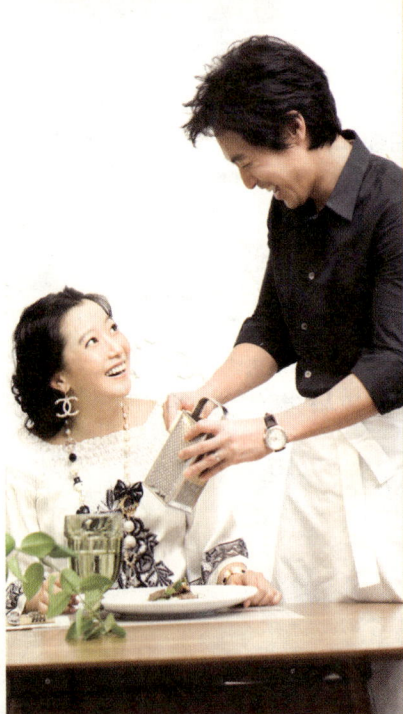

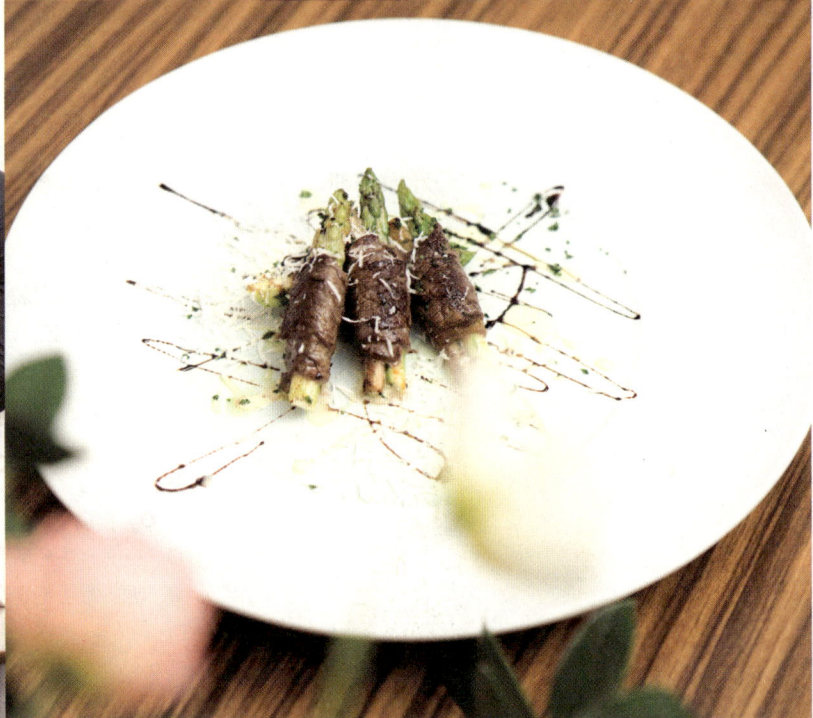

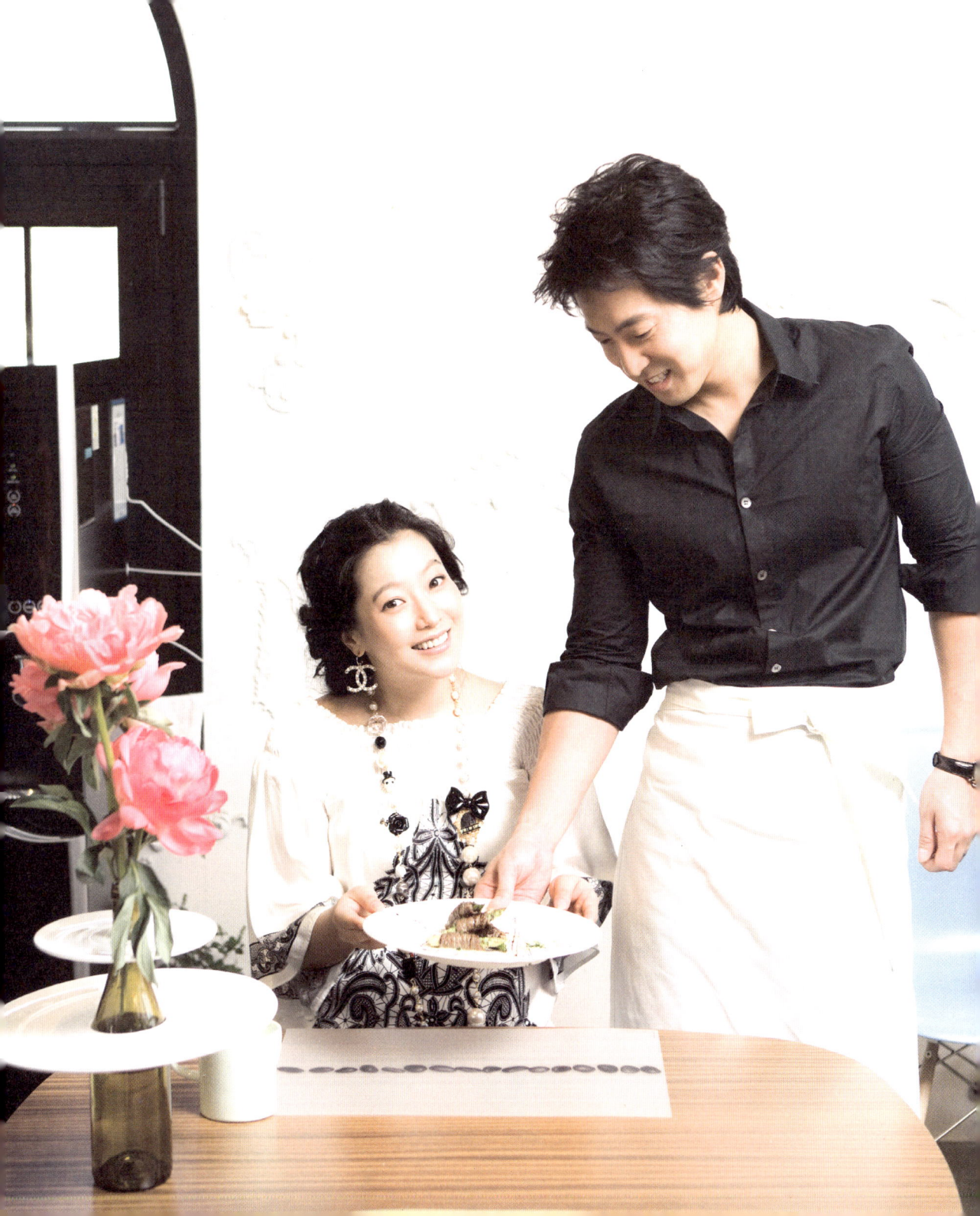

夏威夷饭团

{送给她一份感人至深的爱心盒饭！}

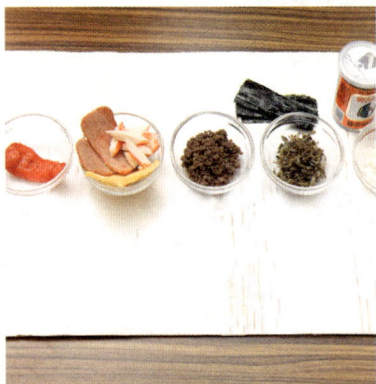

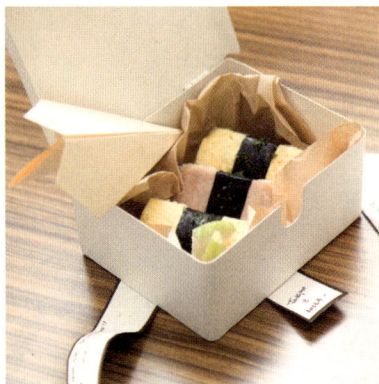

原料准备

材料 | 米饭、干菜料（可以在超市买到）、明太鱼子
酱、炒过的小鳀鱼、炒牛肉末（将牛肉末与
酱油、盐、胡椒一起炒）、鸡蛋（做成煎鸡蛋
饼，再切成午餐肉片大小）、午餐肉（切成
0.3cm厚的长薄片后，再放入平底锅里煎
熟）、海苔（切成1.5cm宽的长条）

制作方法

❶ 在米饭里放入干菜料调味。

❷ 将调好的米饭盛入空的午餐肉罐内，做成长方
形饭团（提前在午餐肉罐中铺上一层保鲜膜可
以不让米饭粘在罐子上）。

❸ 按照做法❷，多做几个长方形饭团。

❹ 在长方形饭团上撒些炒牛肉末，再依次放上准
备好的煎鸡蛋饼和午餐肉片。

❺ 将做法❹绑上海苔条，加以固定。

❻ 也可以用明太鱼子酱或炒过的小鳀鱼来代替炒
牛肉末，做出多种口味的饭团。

有机虾+豆腐

{有机食材最重要！}

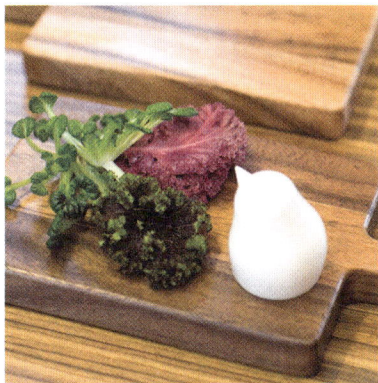

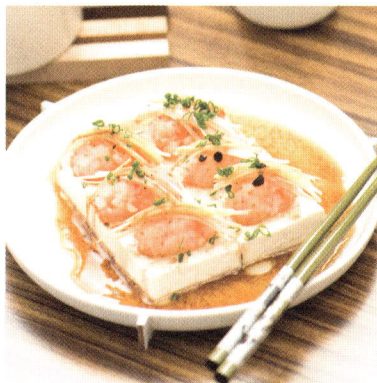

原料准备

❶ **材料**｜一整块豆腐、大虾100g、葱丝、姜丝、
  淀粉、食用油、香菜
❷ **酱汁**｜酱油3茶匙、白糖1茶匙、水4茶匙
❸ **腌制大虾用的调料**｜蛋黄、淀粉、盐、胡椒、
  绍兴酒

制作方法

❶ 将豆腐切成4小块，分别在中间挖一个圆洞，抹
  上淀粉。
❷ 把大虾剁碎，放入调料腌制。
❸ 将腌制好的大虾塞进豆腐上的圆洞中。
❹ 做好酱汁。
❺ 将塞入大虾的豆腐蒸大约5分钟。
❻ 在蒸熟的豆腐上撒些葱丝和姜丝，并将烧热的
  油泼在上面。
❼ 将做法❹中做好的酱汁加热后，淋在豆腐上。
❽ 最后，再撒一点香菜末。

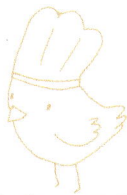

3种口味的意大利式蒜蓉烤面包片

{多选用孕妇想吃而不敢吃的食物！}

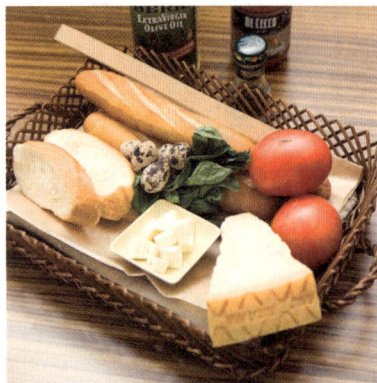

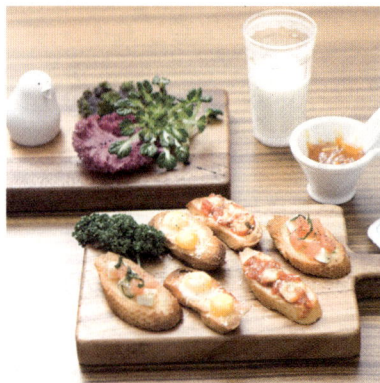

原料准备

材料 | 法棍面包、橄榄油、大蒜

Ⓐ 番茄、马苏里拉鲜奶酪、紫苏叶、橄榄
油、盐、胡椒

Ⓑ 番茄酱、马苏里拉鲜奶酪、牛至粉

Ⓒ 鹌鹑蛋、帕尔马奶酪

制作方法

❶ 先将法棍面包斜切成适当厚度的薄片，然后将
蒜瓣捣碎成蒜蓉，涂抹在面包上。之后再撒上
少许橄榄油，放进烤箱里烤成浅黄色。

❷ -Ⓐ 把番茄和马苏里拉鲜奶酪切成小丁，撒在面
包片上，再加少量盐和胡椒。之后把罗勒叶切
成长条撒在上面。

-Ⓑ 把做好的番茄酱涂抹在面包片上，再撒上莫
扎里拉鲜奶酪丁和牛至粉，放入烤箱烘烤，直
至奶酪融化。

-Ⓒ 把2个鹌鹑蛋小心地打在面包片上，再撒些
牛至粉，放入烤箱烘烤，直至鹌鹑蛋半熟。

❸ 把Ⓐ、Ⓑ、Ⓒ放入盘中摆好。

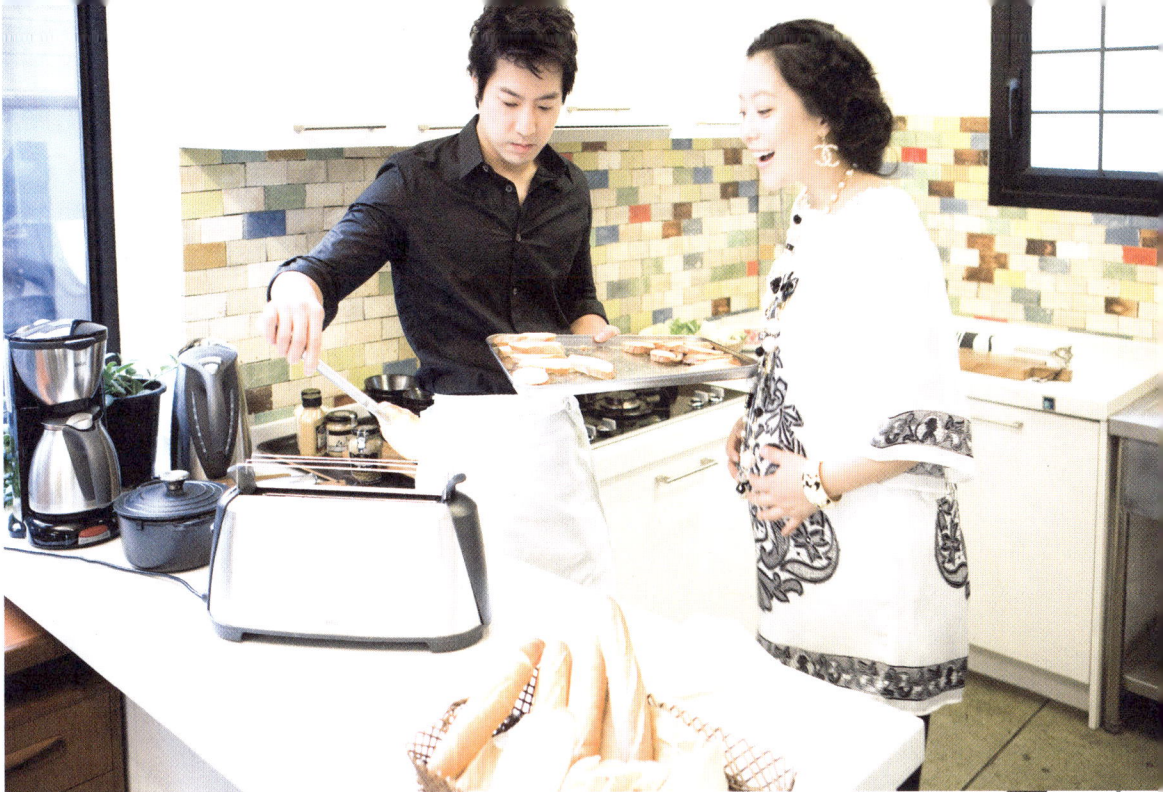
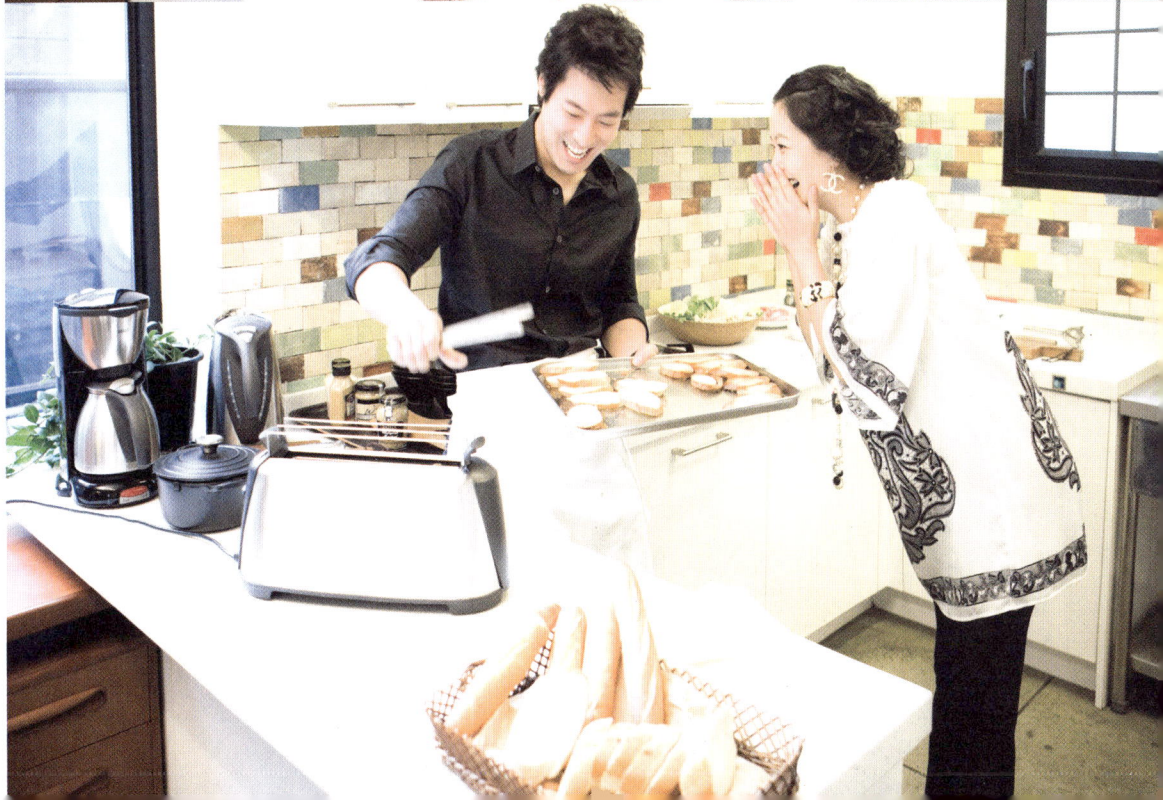

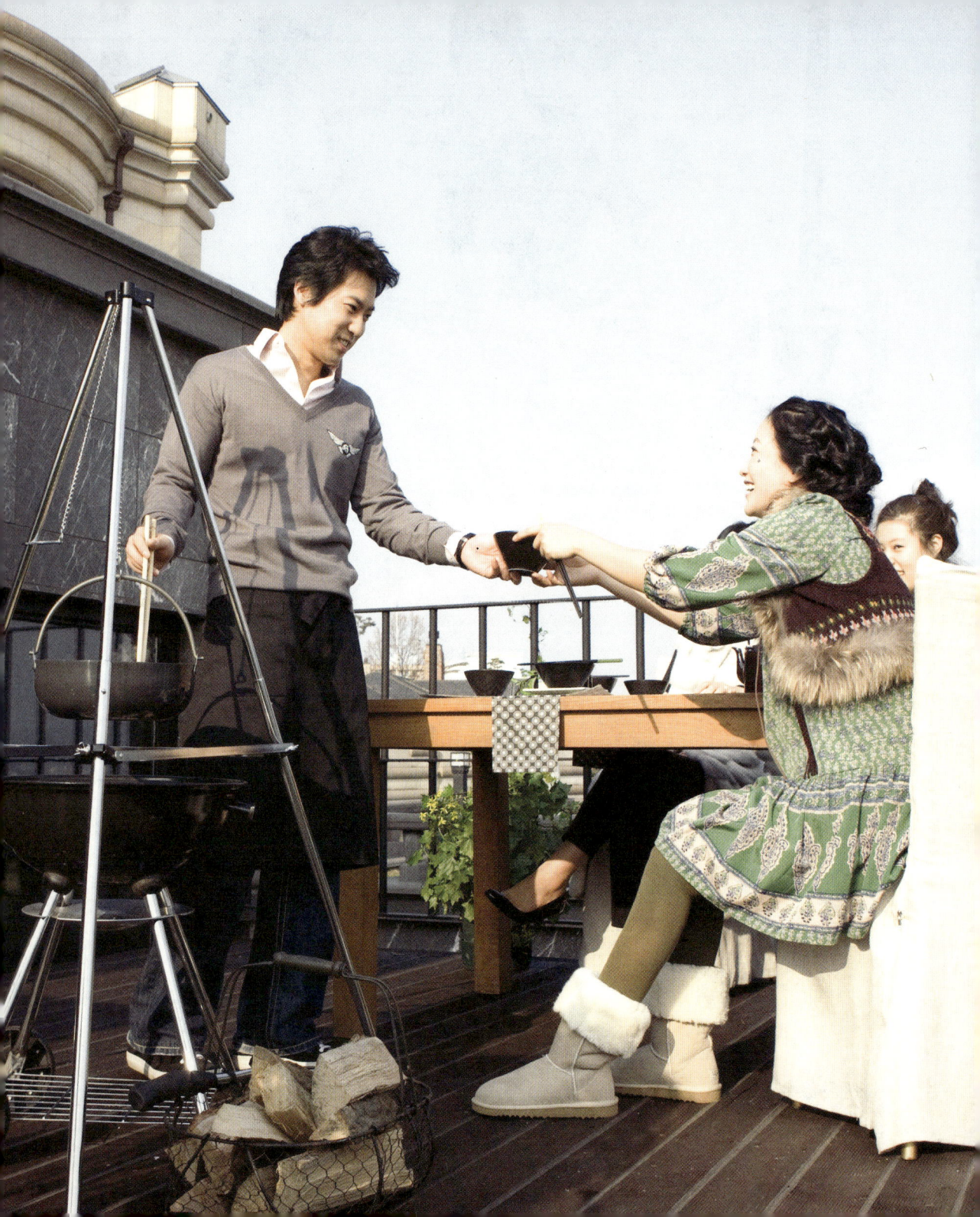

超简单的日式火锅

{专为招待爱妻的朋友！}

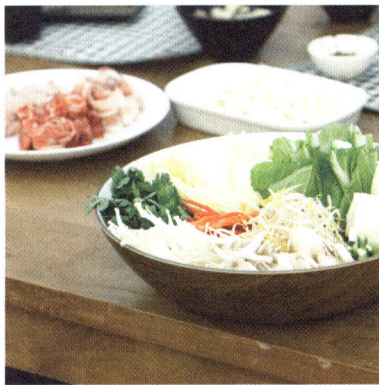

原料准备

❶ **配菜** | 童子鸡、牛肉片、猪肉片、洋松茸、秀珍菇、豆腐、白菜、葱、茼蒿、油豆腐、洋葱、鸡蛋、面条

❷ **底汤** | 在清水中放入鲣鱼汤、韩国大酱、日本大酱和蒜泥，调制成淡淡的底汤

❸ **酱汁** | 可以选用成品酱汁，也可以用酱油、醋、水、料酒自制酱汁

制作方法

❶ 将准备好的鸡肉放入锅底，再整齐地码放好蔬菜、豆腐和油豆腐。之后倒入事先准备好的底汤，烧开后按照自己的食量放入切好的牛肉片和猪肉片，以及各种蔬菜。

❷ 将涮熟的食物夹出来，蘸着酱汁吃。对了，还可以将鸡蛋直接放进锅中煮着吃。

❸ 最后，可以将面条放入剩下的底汤里煮着吃。由于火锅没有什么固定模式，因此可以根据自己的喜好随意添加配菜。

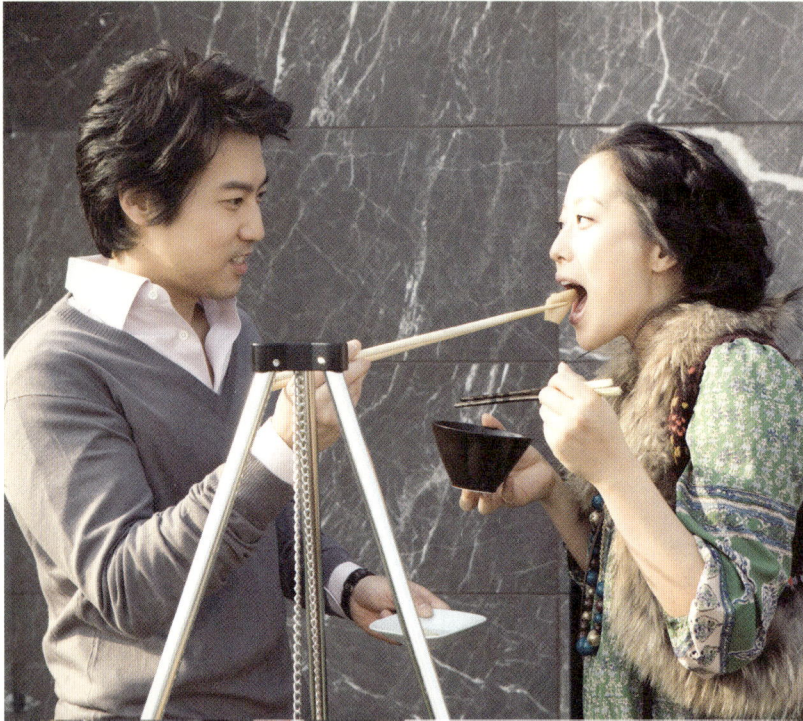

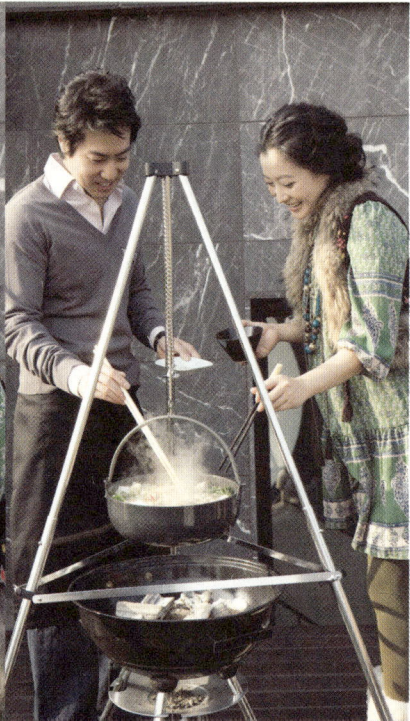

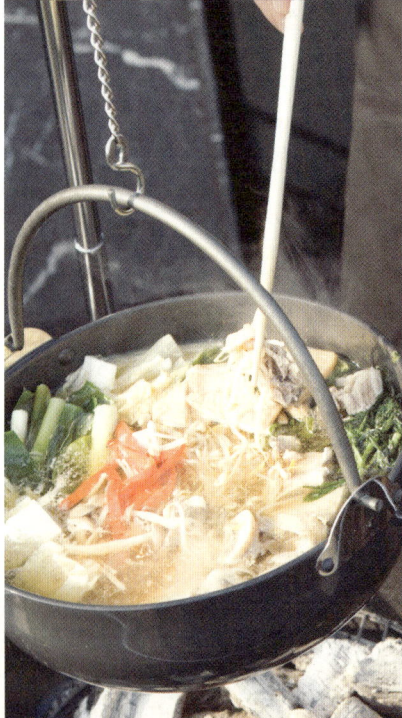

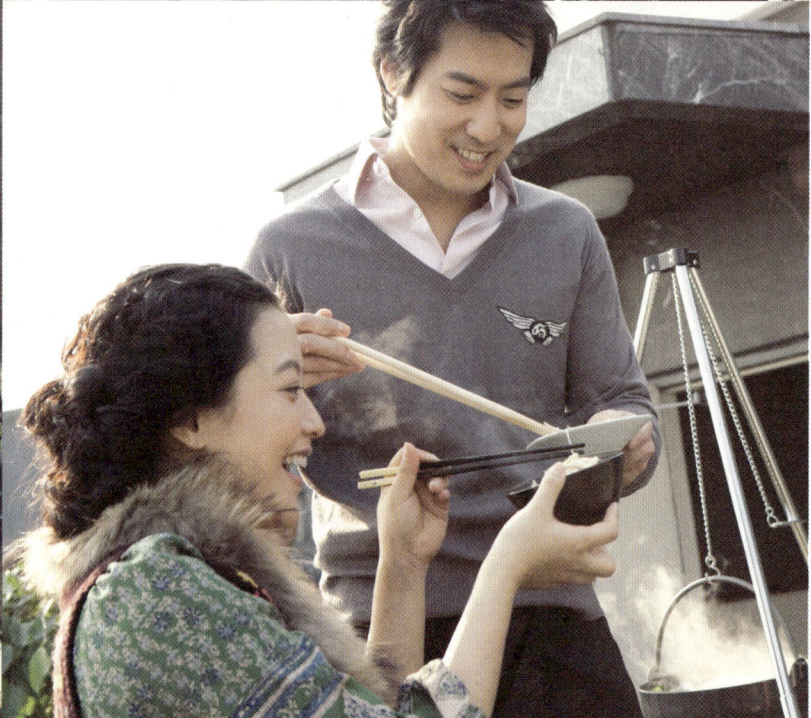

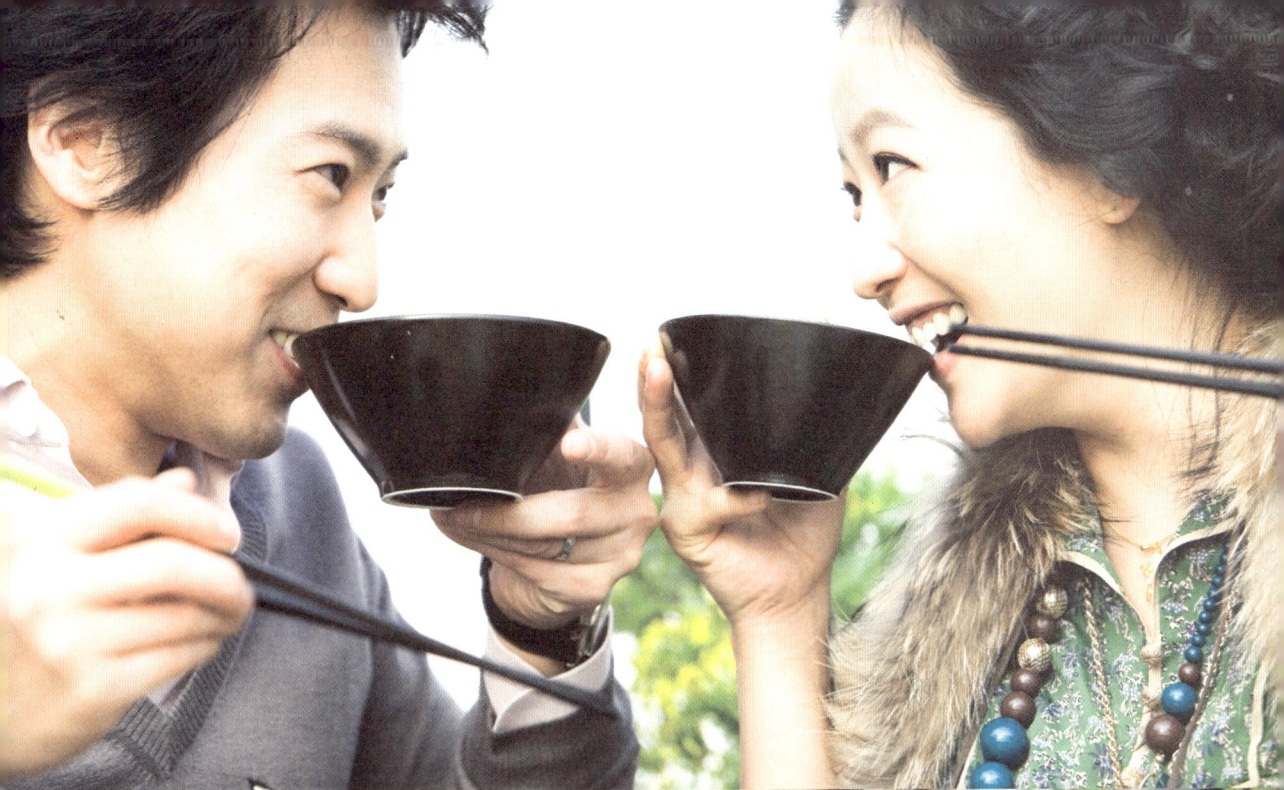
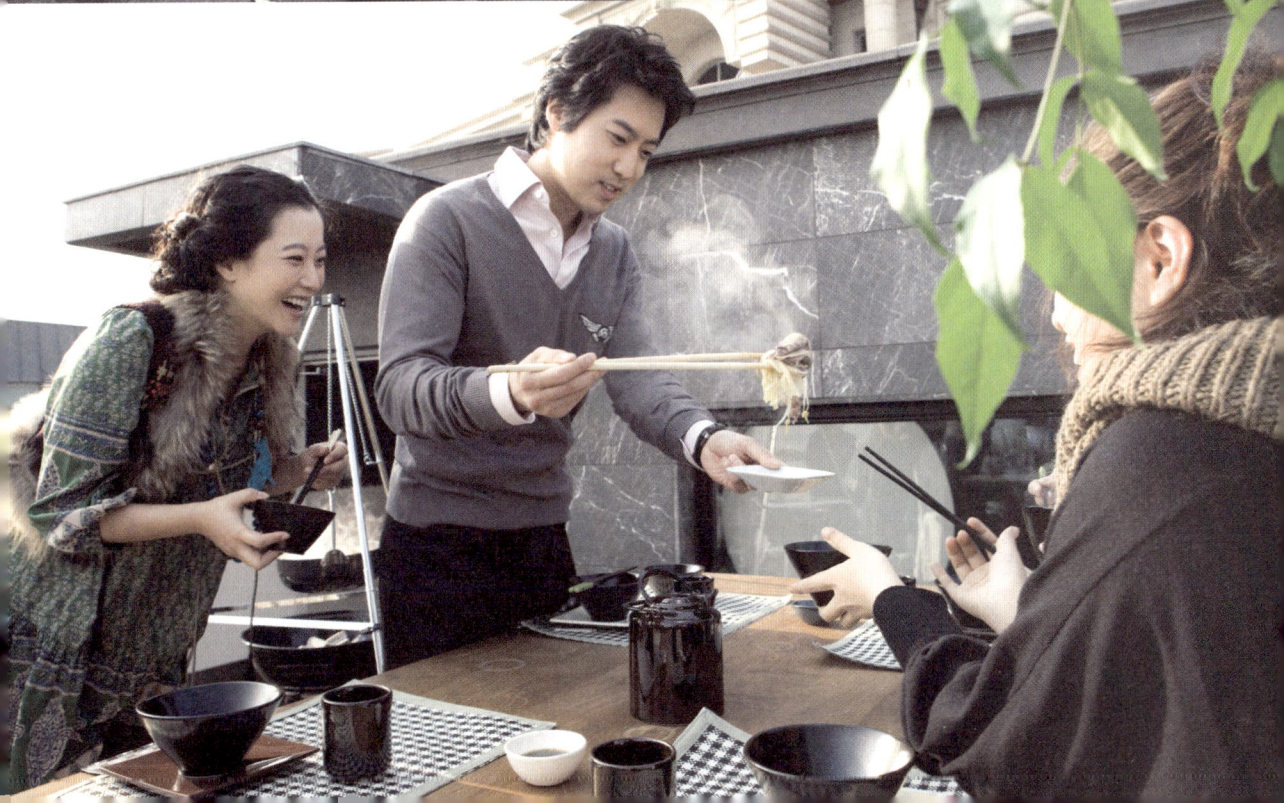

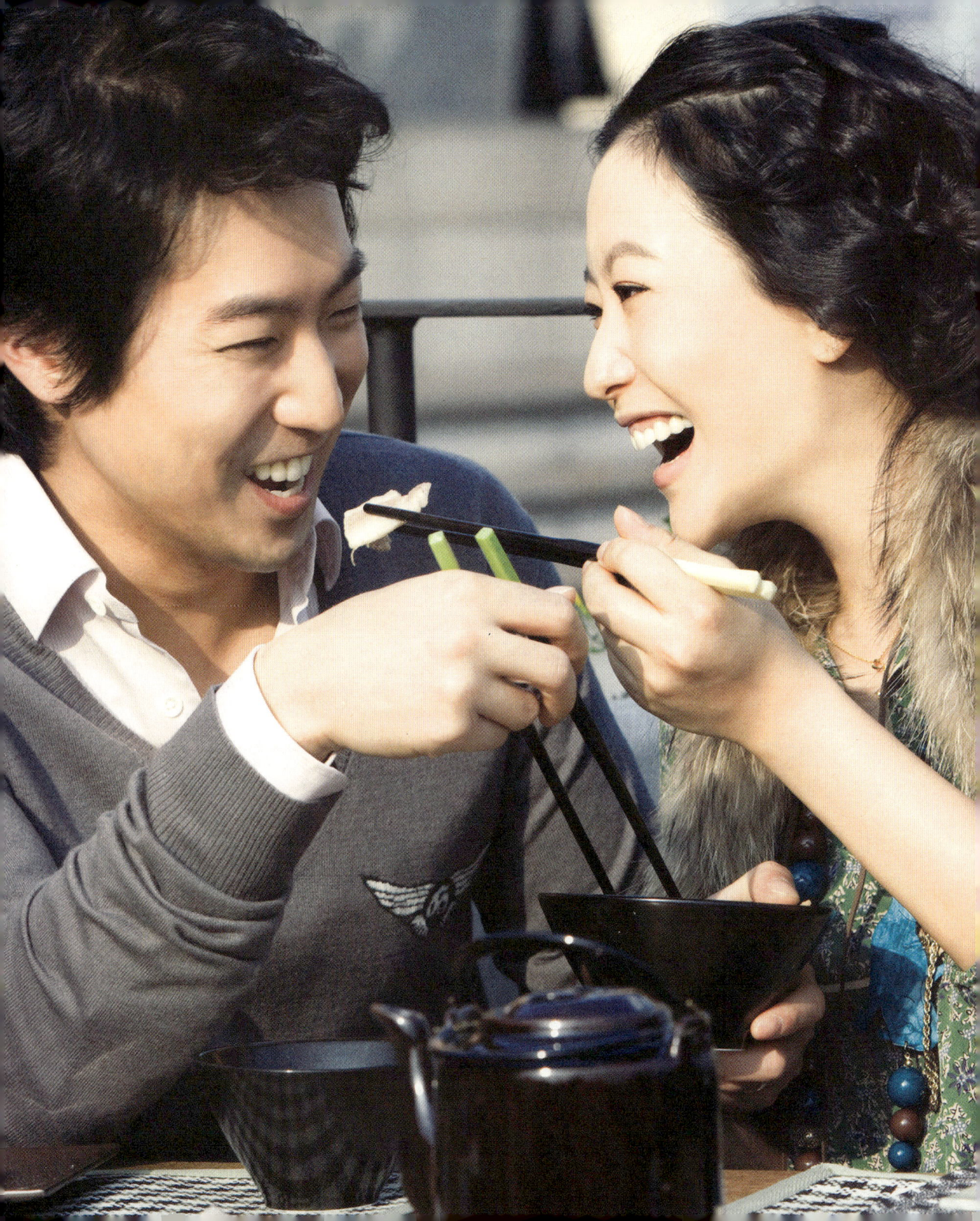

11月29日 星期六

跟妻子的密友见面，对我来说同样是件尴尬的事。
我的性格并不那么外向……
但与妻子的密友融洽相处
对我们家的安定和幸福来说，是件最重要的事。
由于妻子是演艺圈中人，又怀孕了，挺着大肚子，
实在不方便经常外出，于是我就邀请了她的朋友们。
今天选择了最简单、最丰盛、最有格调的日式火锅！
点上炭火，再支上三脚架，还真有点像野炊。
感谢道世勋社长向我提供了紧急援助，教给我一些料理的做法，
还有借给我们漂亮屋顶花园的好朋友。
真的好感谢你们哦。我们就用永远的幸福生活来报答你们了！

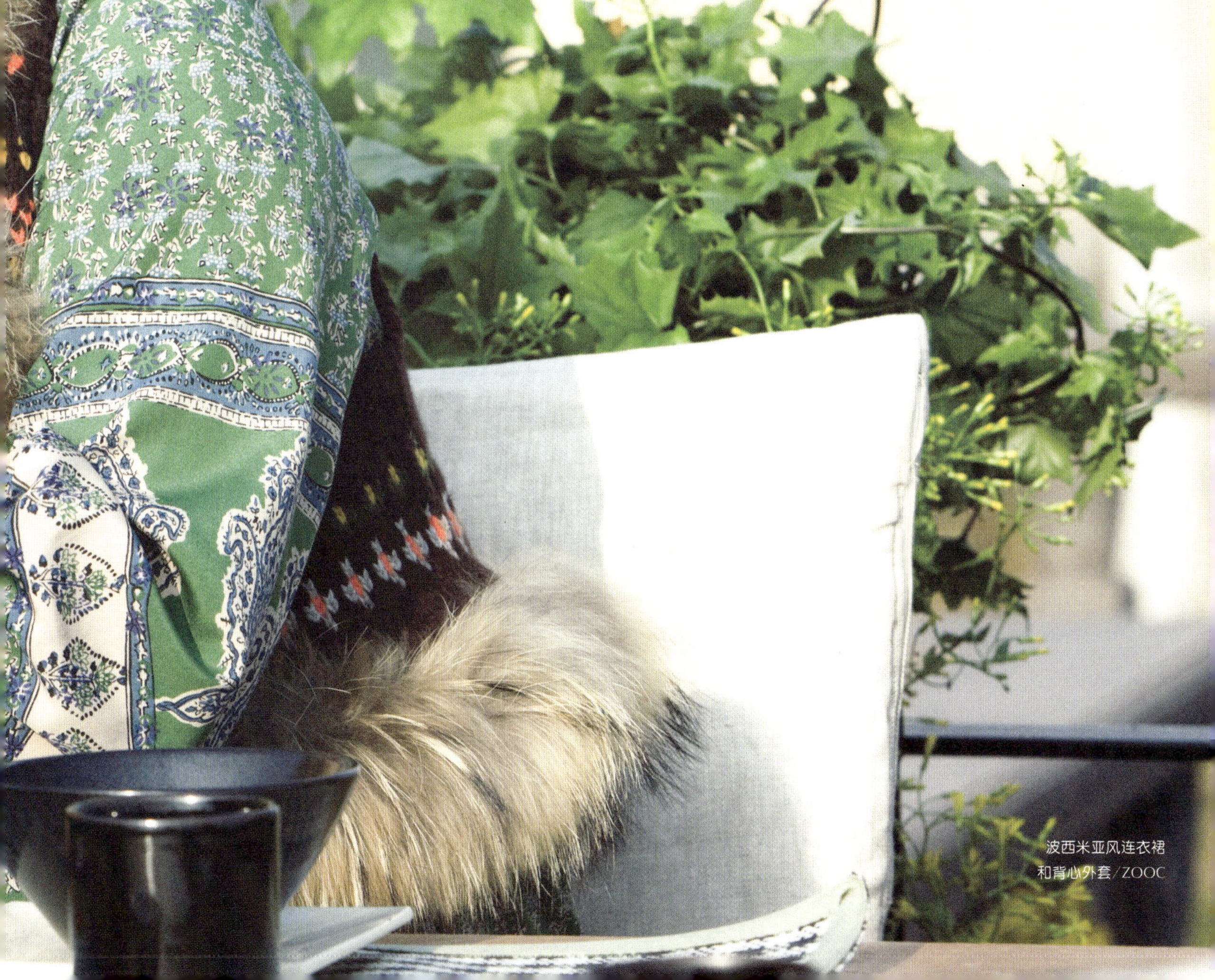

波西米亚风连衣裙
和背心外套/ZOOC

10月22日　星期三

第一次用信纸折了一架纸飞机，
可能有人会嘲笑
又不是什么小孩子过家家，
但看到妻子因渐渐鼓起的肚子
而难受的样子，
即便只是个纸飞机，
也希望它能给妻子加油打气。
但内容是个秘密！

今天要用日益磨练的厨师手艺
给妻子准备爱心盒饭了。
看到妻子展开的笑容，
不禁觉得劲头倍增

爸爸有所变化宝宝才会开心

是啊，同样的，
爸爸有所变化宝宝才会高兴。

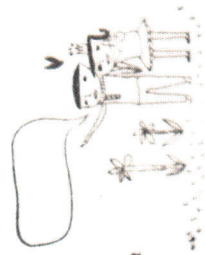

우리 Jackpot 이랑 행복하고 재미있게 잘 살아야돼 ~♡

喜善公主殿下：
永远都要像现在一样和我们的小
Jackpot相亲相爱，幸福永远哦！

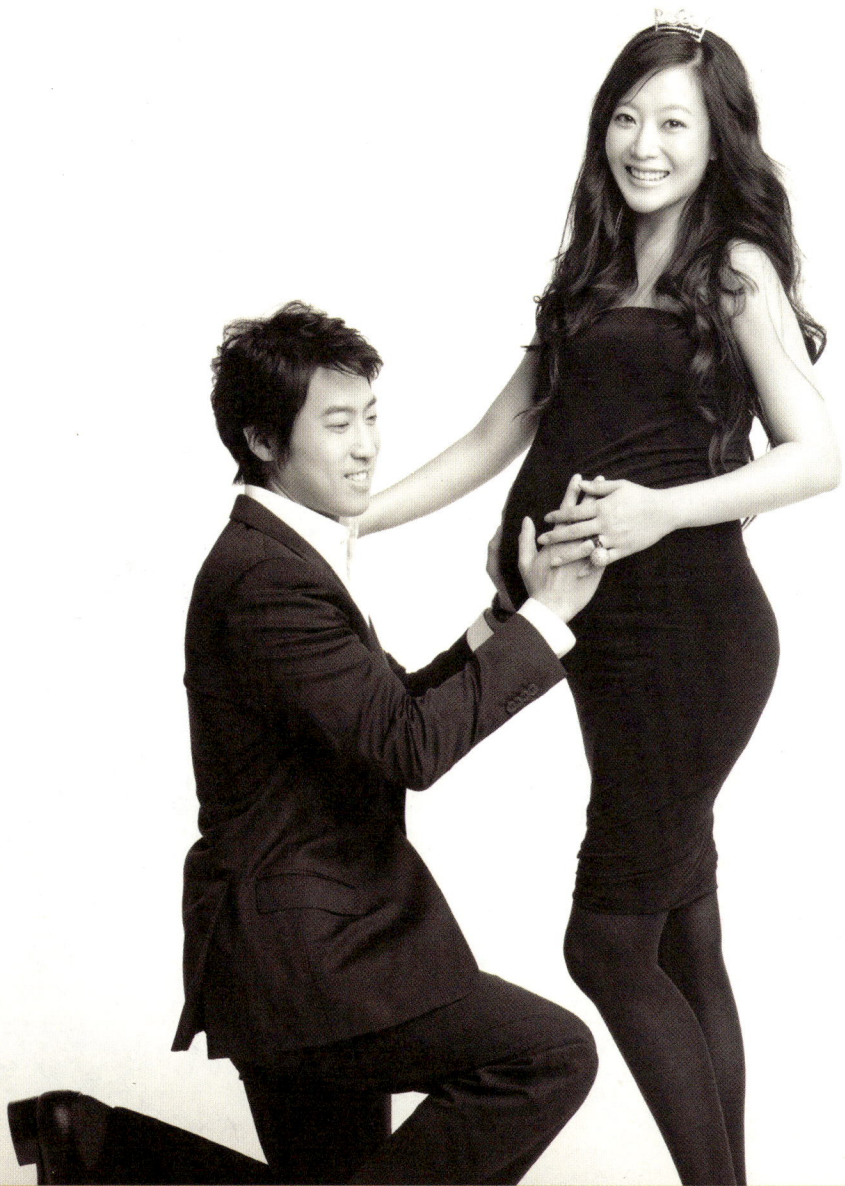

11月5日 星期三

曾经是万人的喜善公主
现在成了我一个人的公主殿下。
现在，又放弃了公主的桂冠，
生下了属于我们俩的美丽小公主。

虽然周边那些
"公主生个小公主，真让人期待啊"！
"公主生下的小公主，
真不知道会有多美丽啊"！
的祝福会给我带来很多压力，
但在这10个月里，
我的喜善公主比任何人过得都开心，坚强！
真不愧是我的妻，我的爱，我的喜善公主……

永远都不会忘记这份心意，
永远都会爱你。
永远都不会忘记这份幸福，
永远都感谢你。

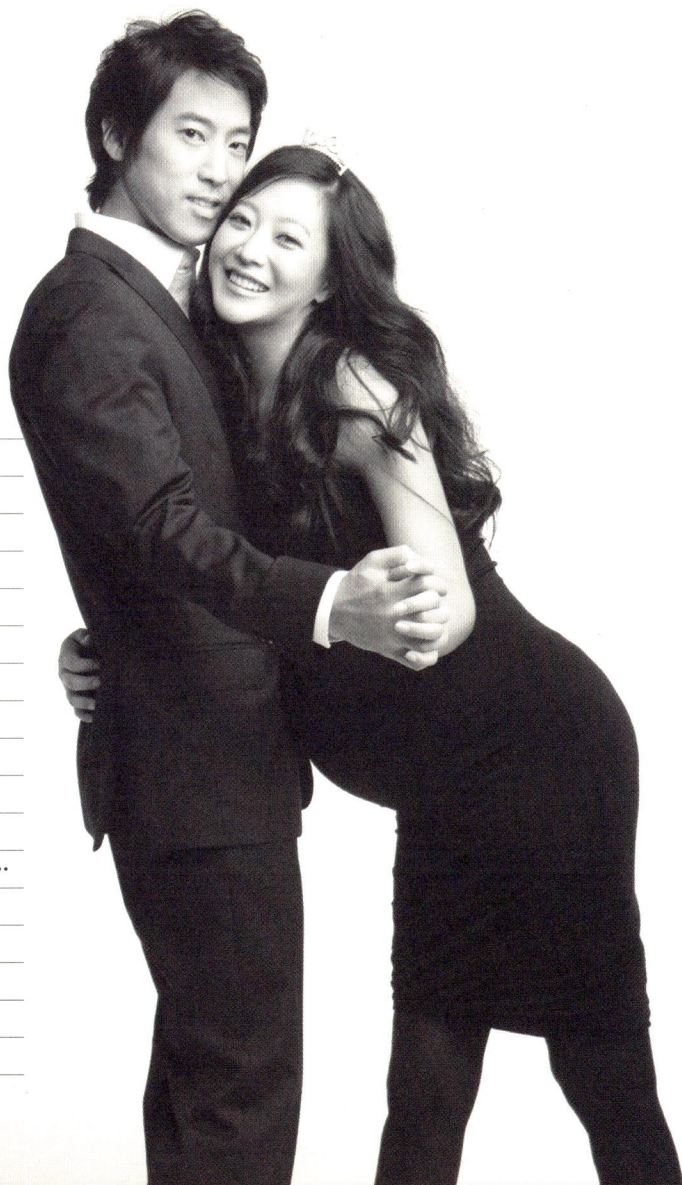

公主皇冠 / Jestina
针织连衣裙 / push BUTTON

11月5日 星期三

每个月我都给爱妻准备了~
或大或小的惊喜。
（好像已经听到了周围传来的
笑话声……）

瞒着麦子，跟她的朋友准备
Baby Shower Party时，
为了写一封让她感动的信，
曾经几夜蜷缩着没睡好觉。
（哪知聪明的喜善公主早就看出来了，
提前找到了我写的信，
让我的秘密计划化为泡影……）

还有为了照一张完美的足月纪念照，
连续几天几夜在网上冲浪，
发誓一定要让喜善公主在这天成为一个
真正的公主，
特意准备好了公主皇冠

还因为要脱掉上衣裸露出镜，
（这也是为了让喜善公主笑得更开心）
临时抱佛脚忙着锻炼肌肉，
连续2周节制肉食。

但看到比我辛苦百倍的麦子那么的高兴……
即使这世上所有的丈夫都来笑话我，
我也要把我的肉麻进行到底！

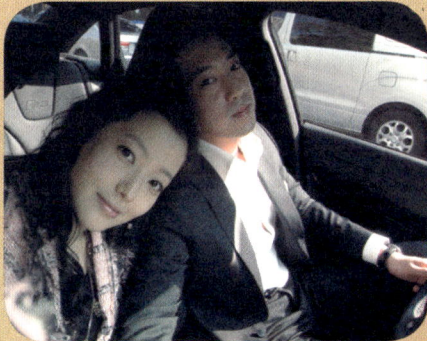

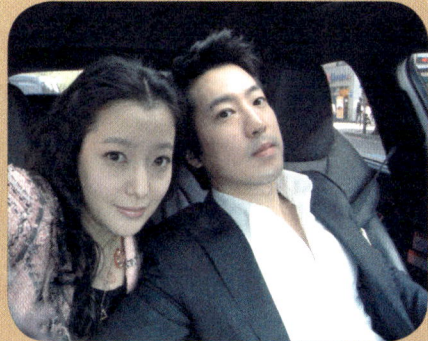

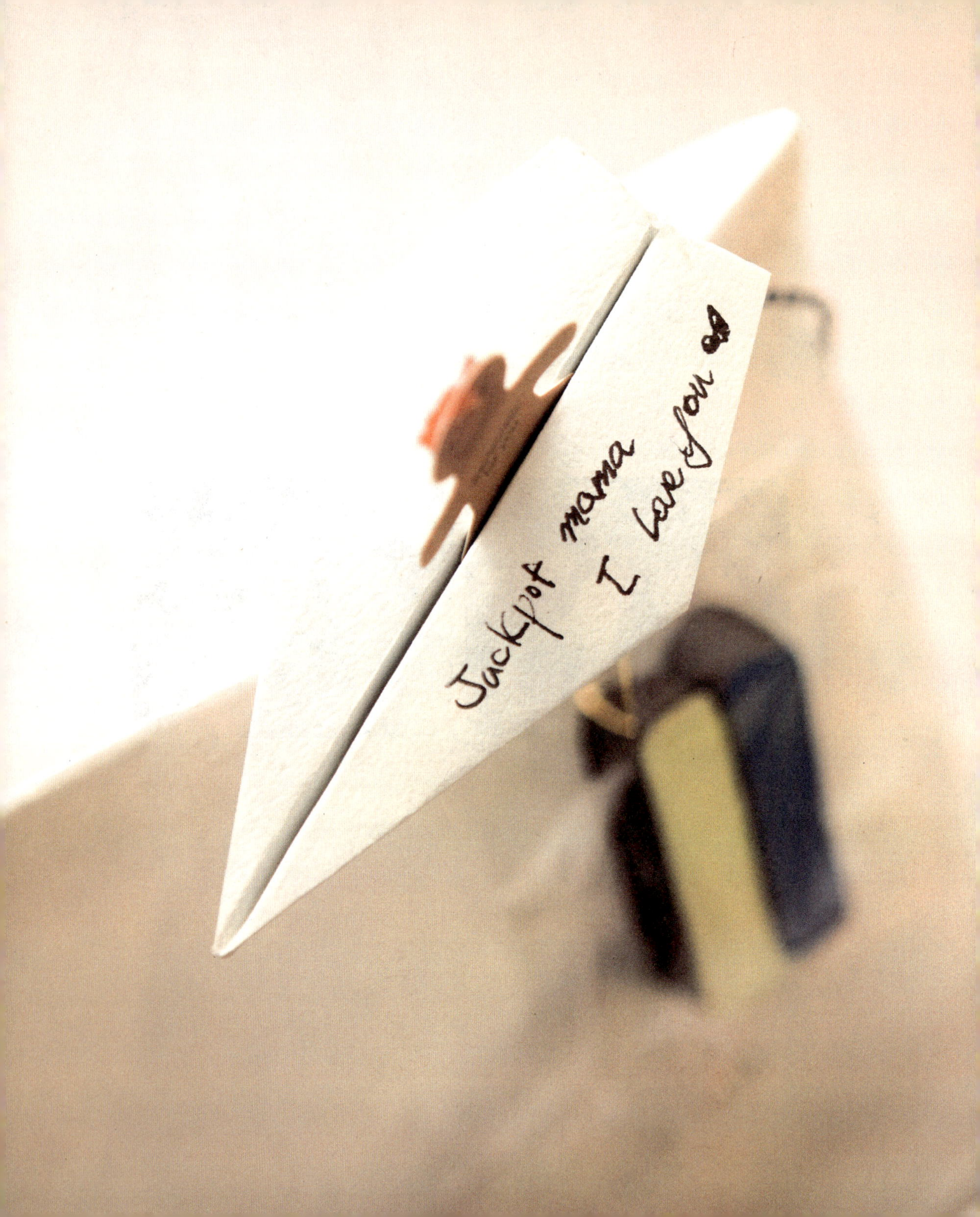
Jackpot mama
I love you

10月30日 星期四

结婚前恋爱的日子里，

妻子在我的手机里

用"喜善公主"的名字储存了她的手机号码。

给我们的小宝宝起完胎名那天，

妻子删除了我手机里她"喜善公主"的名字，

换成了"Jackpot妈妈"。

我的公主殿下是那么自然又骄傲地接受了

成为宝宝妈妈的事实。

那天，

我决定了

要把"喜善公主"的名字

深深地埋藏在我心底，

永远在我心中闪烁着耀眼光芒的

公主殿下，

我的妻，

我的喜善公主，

永远爱你！

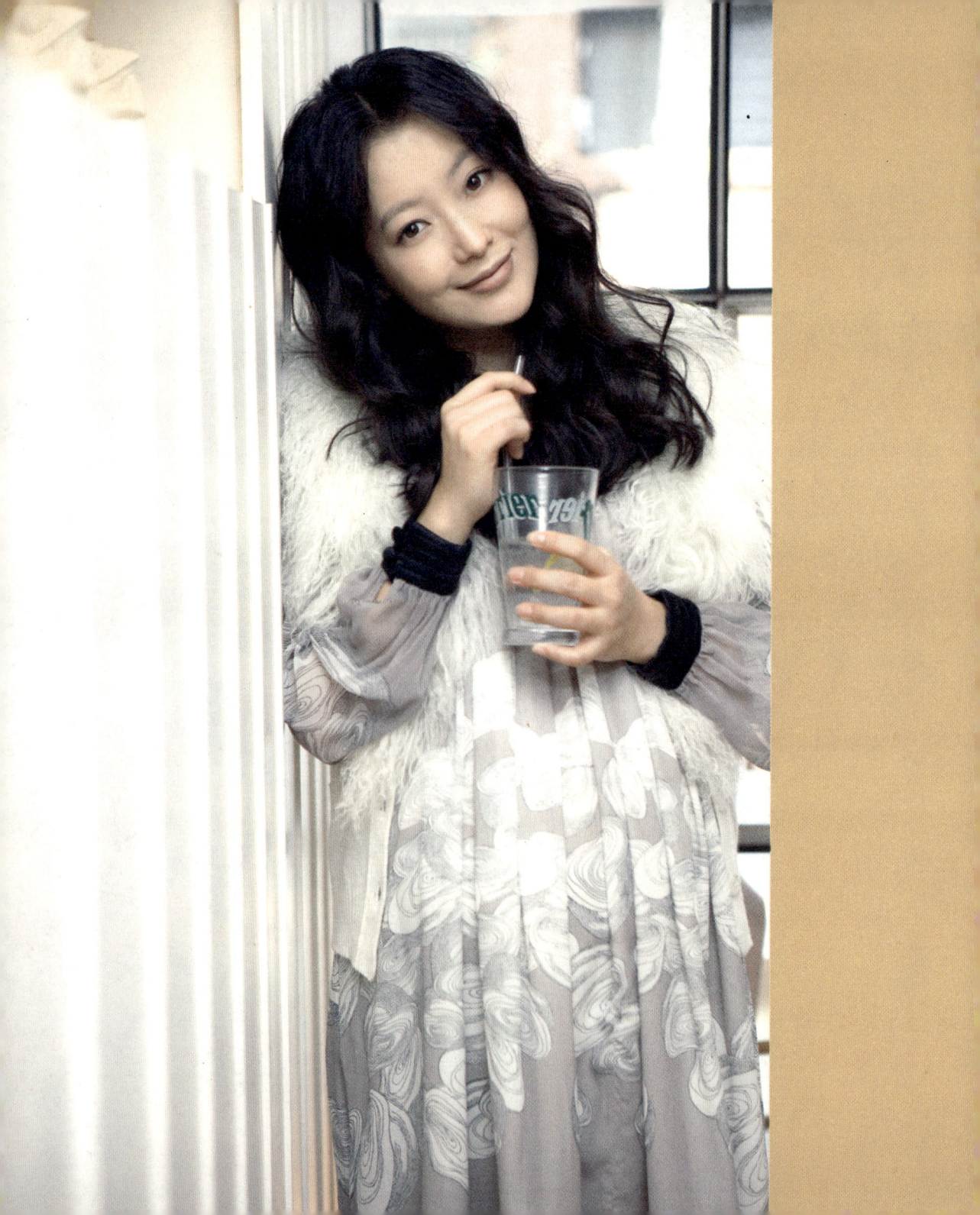

11月30日　星期六

看着
高高兴兴地吃着
我亲自做的菜肴的妻子，
是天下最美的。
想象着妻子和小Jackpot都吃得那么高兴，
满足和欣喜像泉水一样不断涌出

虽然我也"叫嚣"着说
这是天底下最好吃的美食，
但同时我也知道总还是缺那么点儿东西！
可妻子还是带着满面笑容，
连连称赞这是世上最好吃的！

"称赞可以让鲸鱼也跳舞"
这句话可真没错啊！

"要不要趁能热打铁把给小jackpot断奶食品的
做法也学会？"

连衣裙／MaysMay
皮草坎肩／VOV

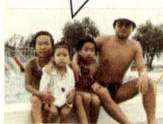

12

婴儿物品准备集锦

聪明妈妈为宝宝准备的每一件物品，都是经过仔细研究且精心挑选出来的。
但如果你是位新手妈妈，就会面临着到底从何时开始准备，以及为了宝宝又该
注意些什么等等一系列问题。
这个时候，可得仔细倾听前辈妈妈选择商店和产品的秘诀了。

1.分娩准备要这样来做

前辈妈妈南珠姐一再叮嘱我：如果太早准备宝宝用品，将来会有好多东西都用不上。大多数产妇都认为，孩子出生后就哪儿去不了了，因此需提前准备产后用品。另外，还要进行产后调理、照看孩子等。但如果以这样的理由不出门，那就真的没有什么事情值得出去啦。长此下去，产妇很容易得忧郁症，身体也会渐渐变胖。另外，每个小孩的成长速度不一样，如果买得太早，对季节和时间的感觉就会变得迟钝。其实，当初我也为小Jackpot买了许多根本用不上的东西呢！

因此我决定，就算再想尽快买宝宝用品，也还是要将时间尽量往后拖。当然，哪怕是提前一天也要尽快买好宝宝用品的这种心情还是存在的，然而一想到随着收到的礼物一件件增多，购买重复的物品也是一种浪费，就又坚定了决心。尽管每天都会做几次这样的思想斗争，但总算坚持到了最后。不过，需要注意的是，新家具里含有损害宝宝健康的有害成分，因此需提前购买，以便有足够的时间使有害成分挥发掉。

但凡是宝宝用品，看起来都非常漂亮，很容易激起准父母的购买冲动，从而导致过多的消费支出。还有，迎接腹中宝宝的喜悦心情会遮住我们的视线，一下子购买五六个类似的物品，堆积成山，真是浪费。为防止重复购买以及超前消费，我制订了一个原则，那就是整理"待产物品清单"。最好的办法就是，将宝宝百天前需要的和百天后需要的物品区分开，如果是宝宝百天后需要的，那就将购买时间往后拖。这样，对避免一下子购买很多东西是很有帮助的哦！

贴士 **让宝宝幸福的精打细算购物法**

① 参考互联网上育儿网站的相关商品评论，将使用过该类商品的妈妈们的评价整理出来。

② 如果有些品牌在国内难以买到，可以去寻求代购店的帮助，或者去最近越来越多的孕婴连锁店看看。

③ 购买时一定要弄清楚，宝宝用品出现质量问题后能否退换、售后服务、有效期等相关信息。

④ 尽量不要一次性购买所有的物品。只准备目前必需的物品，有需求时再买是避免不必要消费的最佳方法。

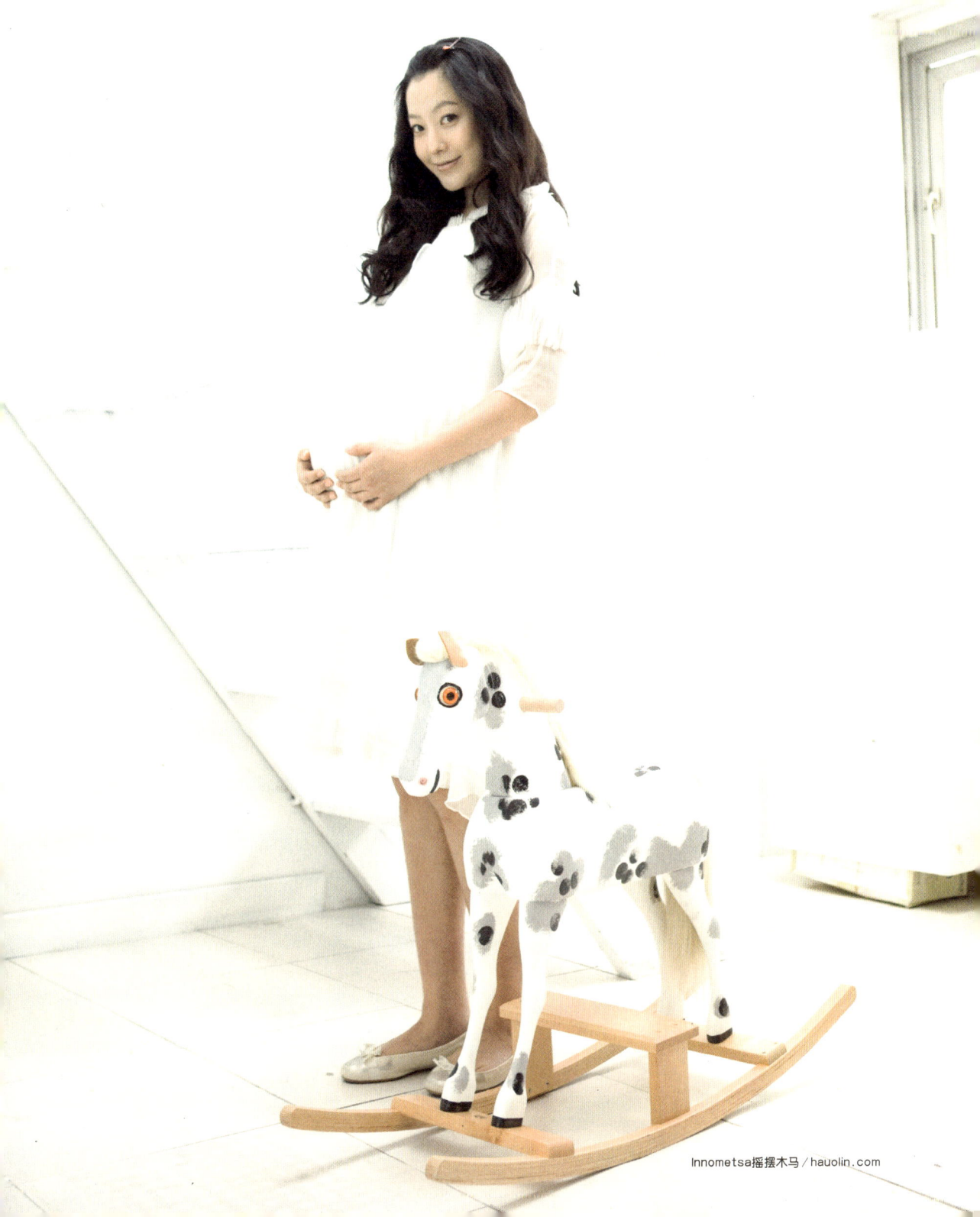

Innometsa摇摆木马 / hauolin.com

（1）新生儿衣物

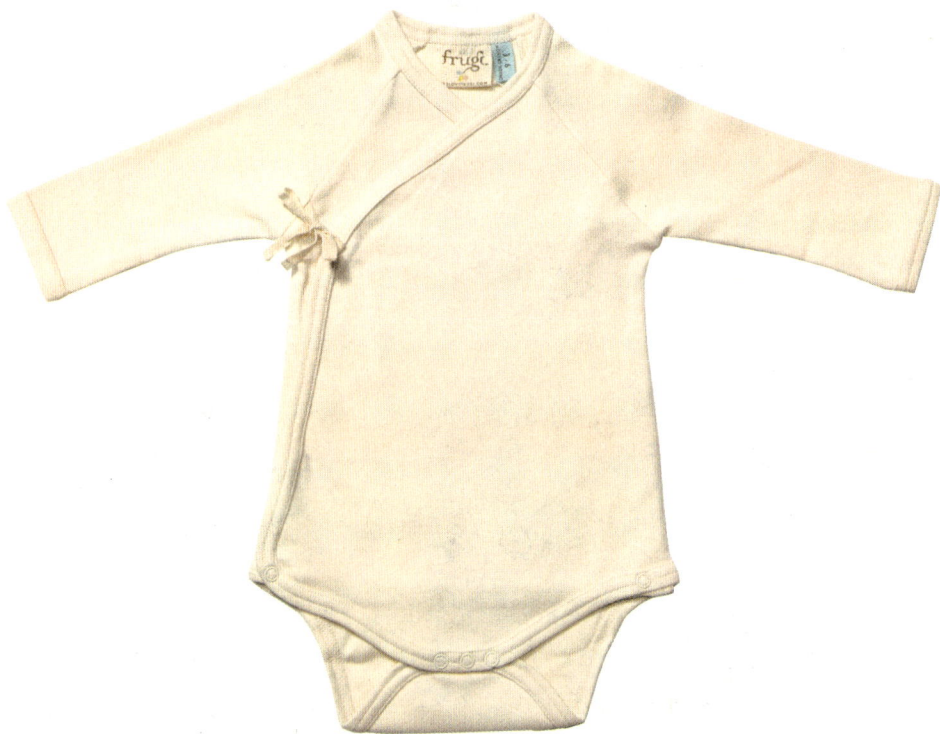

3¹⁴

婴儿衣服

　　宝宝出生2周内穿的衣服，如果长一点儿还可以穿到1个月左右。实际上，只需3件尺寸适当的婴儿衣服就足够啦。因为是宝宝刚出生后穿的衣服，所以面料最好选择天然有机棉的。如果预产期在冬天，那么选择长一点儿的宝宝睡袍会更实用些。

来自hauolin.com

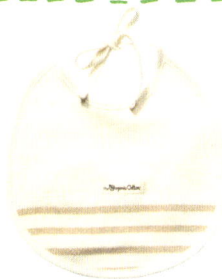

围嘴

对新生儿而言，最好能用棉手巾代替，只要勤洗勤换就行啦。宝宝出生6个月后便可以吃辅食，这时最好为他们准备围嘴。围嘴的作用主要是避免奶汁、水、宝宝唾液等东西弄脏衣服。那种设计简单、手感柔软、吸水性能好的围嘴是最佳选择。

The organic cotton

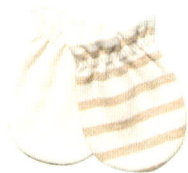

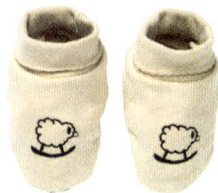

婴儿手套和脚套

婴儿的手指甲和脚指甲虽然柔软，但不小心也会伤到自己粉嫩的皮肤。另外，宝宝经常会吮吸手指，所以最好给他们准备婴儿手套，以防不测。当然，要选择那些质地好一点儿的。

The organic cotton

袜子

刚开始学步的宝宝，最好穿那些有防滑功能的袜子。如果宝宝还不会走路，就选择像脚套鞋一样的袜子，这样出门时就不用再穿鞋了，简单方便。

Burberry kids

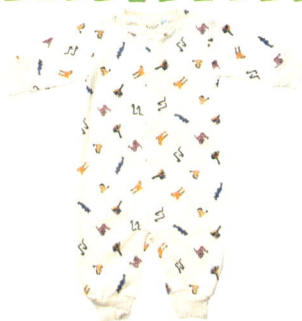

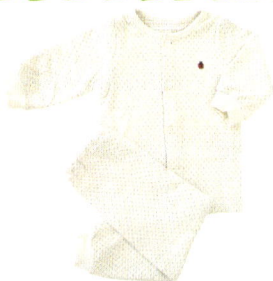

连身装

宝宝穿上这种上下一体的连身装，就不会再出现上衣总是向上移的窘况啦。另外，下衣的皮筋也不会勒着宝宝的腹部，出外打预防针时，还能防风。但是，宝宝稍微大点儿的话，由于上下部分连在一起无法穿上。因此考虑到实用性，我认为还是不准备连身装的好。

来自hauolin.com

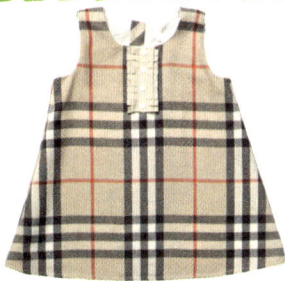

外套

如果宝宝是在春天或夏天出生的，就要买适合6个月以上宝宝身形的冬衣。即便宝宝刚出生就要带出门，但因有内外裹布围起来，所以就不用单独准备外套了。

Burberry kids

内衣

内衣一般是在宝宝4～5个月大时才穿的衣服。如果在分娩前购买的话，需提前想好宝宝穿内衣时的体形大小，以免到时尺寸不合适。另外那时的气候如何，也要有所了解，以决定内衣的面料和厚度。

The organic cotton

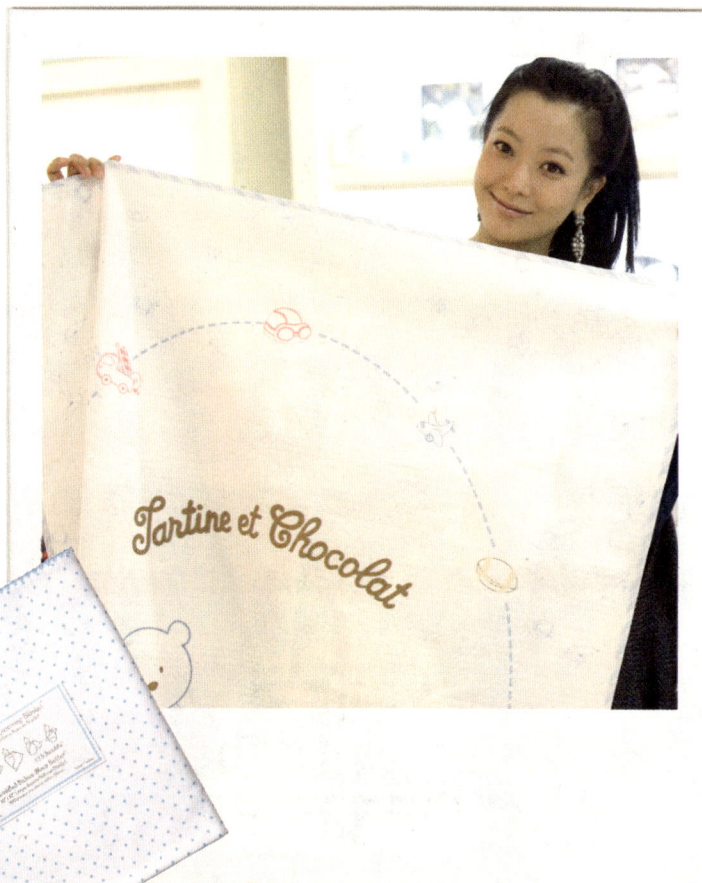

Tartine et Chocolat

婴儿裹布

　　可以多买一些裹布。因为要用它将刚
出生的宝宝包起来，且要常常换着使用。
尤其是每天给宝宝洗澡的时候，柔软易
干的裹布比厚厚的毛巾更管用。

来自hauolin.com

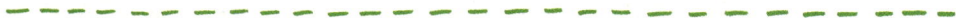

(2)新生儿寝具

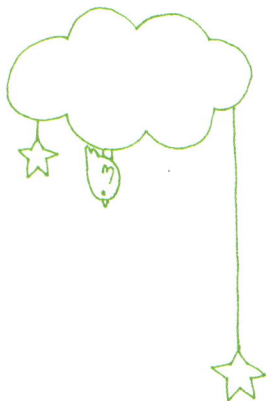

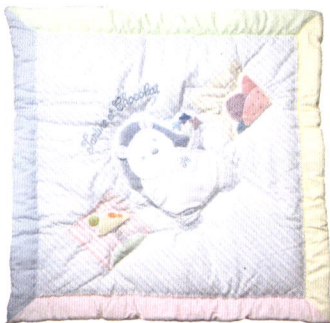

外裹布

主要在打预防针或者外出时使用，应根据季节特点来购买。大部分外裹布都比较厚，感觉暖融融的。如果宝宝是在春天或夏天出生的，稍微薄一点儿的比较实用。对了，外裹布还可以当做宝宝的小被子用呢。

Tartine et Chocolat

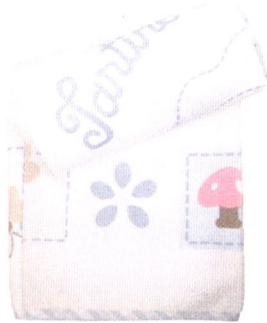

防水尿垫

好多妈妈都认为这个没有必要买。其实也可以准备一件，这样可能会大大减少清洗那些被宝宝大小便污染过的被单次数哦。

Tartine et Chocolat

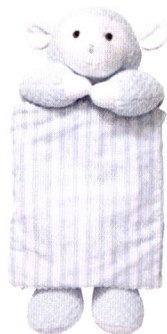

枕头

对新生儿而言，商场里出售的枕头大部分都偏高。一些前辈妈妈的建议是，最好把棉尿布叠起来当枕头用，并且要根据宝宝当天的状况来调整枕头的高低。这种自制枕头不仅吸汗好，还可以每天清洗交替使用。

Tartine et Chocolat

(3)新生儿沐浴用品

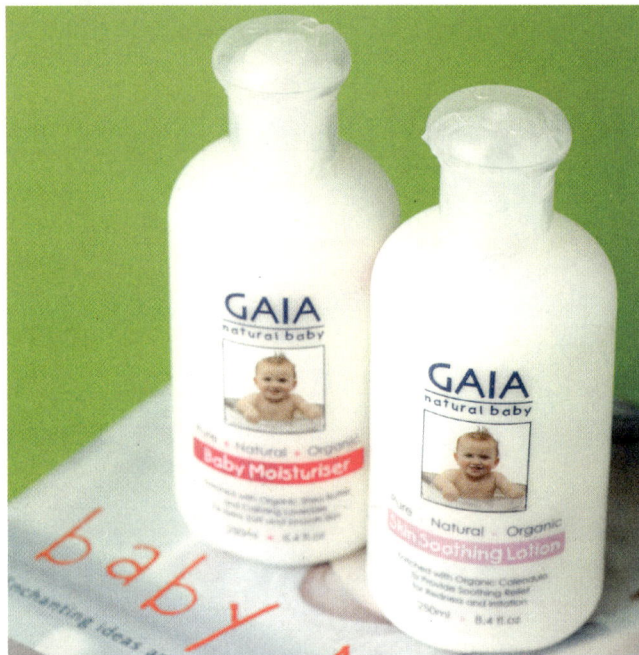

婴儿润肤乳

　　婴儿润肤乳是一定要准备的。给宝宝洗完澡后需要用婴儿润肤油按摩一遍，但如果宝宝是过敏性皮肤，就需要准备过敏性皮肤专用护肤品；如果是干性皮肤，最好准备深层润肤乳或润肤霜。

来自 gaiababy.co.kr.

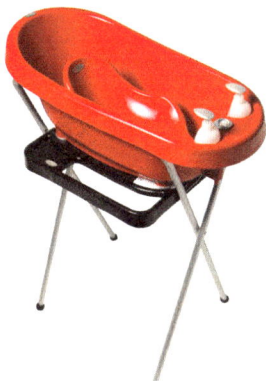

婴儿浴盆

对新手妈妈来说，给宝宝洗澡可不是件轻松的事儿。浴盆要选择盆底有防滑功能的，要是有自动排水装置就更方便了。如果浴室比较暖和，可以安装立式洗澡盆，这样妈妈就不用蹲着给宝宝洗澡。

Wildalp

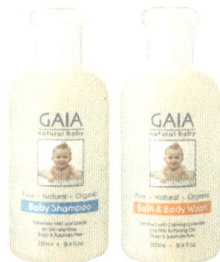

婴儿洗发水和沐浴露

既可以将洗发水和沐浴露分开使用，也可以选择二合一的洗发沐浴产品。有观点认为，将洗发水和沐浴露分开用好。但我认为，作为婴儿用品，首先要考虑的是原料是否天然。

来自gaiababy.co.kr.

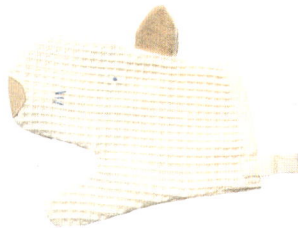

沐浴手套

最好使用有机棉制成的沐浴手套，柔软而安全。在给新生儿洗澡时，用罗纱布手巾会更方便些，因此先不要急着购买沐浴手套。等宝宝6个多月大时再买也不迟。

The organic cotton

3.9

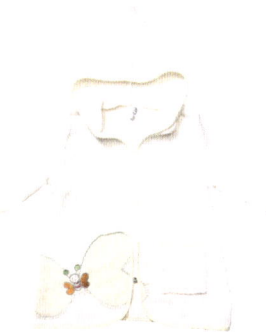

浴袍

浴袍更适合宝宝洗澡后穿。宝宝每天都要洗澡，最好使用有机棉做的内里布来代替厚厚的浴袍。这是因为用厚浴巾制成的浴袍干得慢，有很多不便之处。

Wildalp

婴儿牙刷

宝宝一两个月大时最好不使用婴儿牙刷。妈妈可以直接用手指裹上纱布去清洁宝宝的牙床，同时还能给宝宝的牙床做轻轻按摩呢。

来自hauolin.com

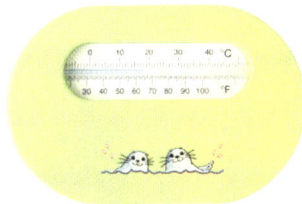

温度计

给宝宝洗澡时，千万不要忘了测量室温和水温，这样可以防止感冒。最合适的水温在42℃左右，室内温度在28℃左右。如果家中经常通风换气，坚持在每天最暖和的时候，即上午11点~午后1点之间给宝宝洗澡。

Wildalp

(4)哺乳用品

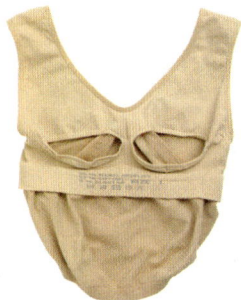

哺乳文胸

对母乳喂养的妈妈来说，胸前系扣且可以解开的哺乳专用文胸，或者伸缩性较好而又方便给孩子喂奶的文胸，必不可少。

Fe Story

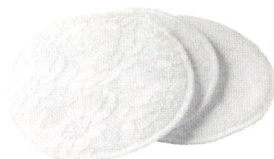

乳垫

无论是喂母乳还是不喂母乳，能够暂时阻止奶水渗出的乳垫还是有必要准备一些的。

I.MOM House

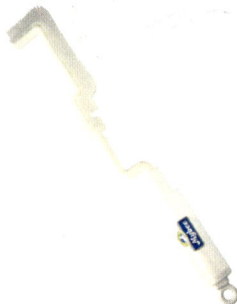

奶瓶清洁刷

即使是玻璃奶瓶也可以使用。但有的奶瓶清洁刷太硬，可能会将厚厚的玻璃表面刷出划痕，要注意啦。

Mybee

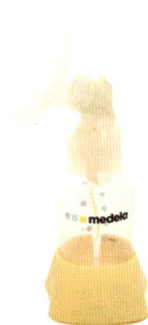

吸奶器

吸奶可比想象的要费力多啦！手动吸奶器会使产妇的手腕疲惫。如果是电动吸奶器，就要确认一下吸奶的时候是否会感觉疼痛，以及吸奶的效果如何等。

来自 hauolin.com

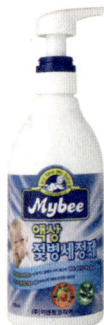

奶瓶洗涤剂

奶瓶就像是宝宝吃饭用的饭碗。所以清洗时，一定要使用纯天然洗涤剂啊！

Mybee

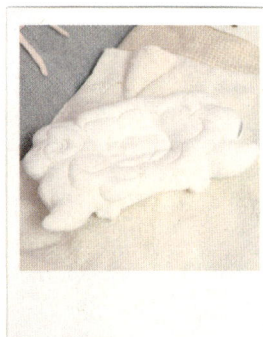

哺乳靠枕

哺乳靠枕的形状类似马蹄，可将产妇的腹部轻轻卡住，喂奶时便能代替产妇的手托住宝宝，减轻腰部和手臂疲劳。还可以将宝宝的脖子圈在中间，起到良好的支撑作用，进而进行正确抱姿的训练。

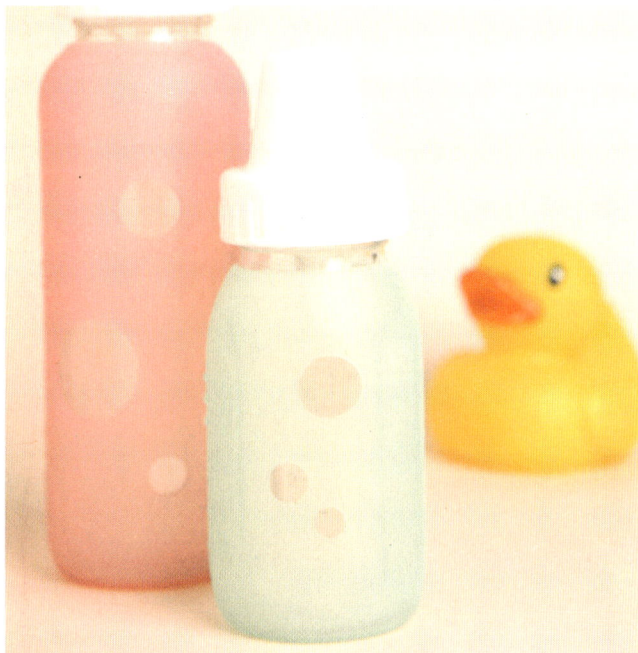

奶瓶

　　如果对宝宝进行奶粉喂养，那么大概需要6个奶瓶；如果母乳喂养，则只需2个左右。对刚出生的宝宝而言，150mL的小号奶瓶就足够啦。起初，奶嘴一般都选择只有1个奶洞的，然后再慢慢过渡到有2个和3个奶洞的。当然，宝宝喝奶的速度和奶量不尽相同，产品更替的时间应视实际情况而定。通常情况下，每2个月升级一次。

(5)尿布

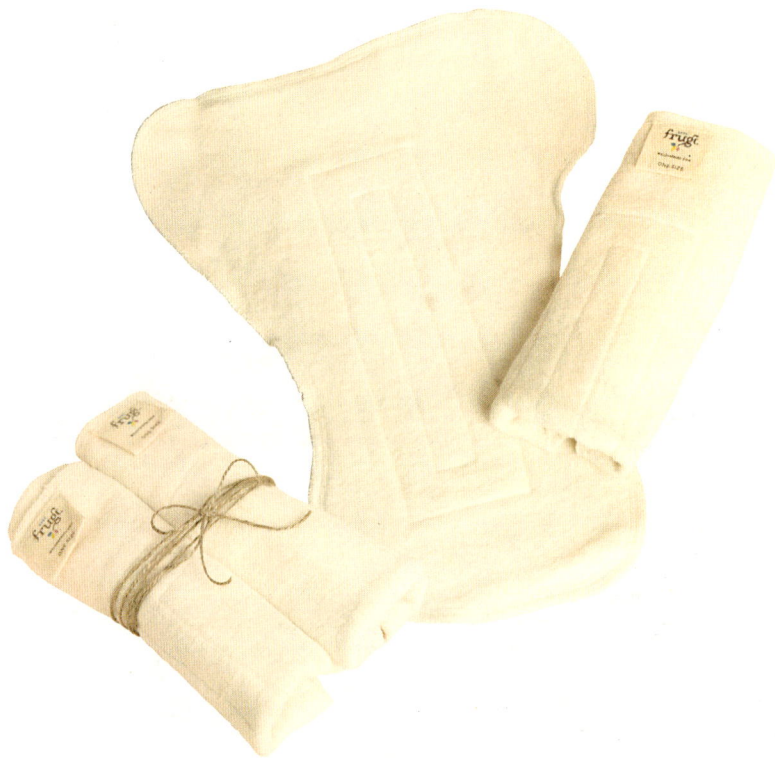

322

happy organic有机棉尿布

　　自己做的布制尿布可要比商场里买来的好一些。来听听前辈妈妈们的忠告，由于商场卖的棉尿布太厚、尺寸偏大，新生儿使用起来不是很舒服。妈妈们可以买一些又薄又软的高档棉布料，然后将它们裁成90cm × 90cm大小的方块，锁好边。因为要经常换洗，所以最好准备20块以上。新生儿时期，宝宝每天都得大小便15～20次，因此使用一字形尿布比使用名牌纸尿裤更经济实用。使用便宜的尿布并经常更换，这样对宝宝比较好。另外，宝宝排胎便时使用纸尿布要比布制尿布好，这是因为胎便非常黏稠，就算将尿布洗得再干净也无法彻底清除污渍。如果使用布制尿布，可以购买2～3张尿垫与之配合使用，最好买尺寸为80cm的，刚开始可以折短点儿用，等宝宝大一些就正合适了。

来自 hauolin.com

(6)日用品

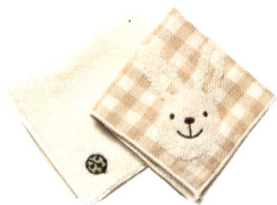

纱布手巾

准备5块左右，用来擦宝宝小便后的小屁屁。另外，再准备20块专为擦脸设计的纱布手巾。

The organic cotton

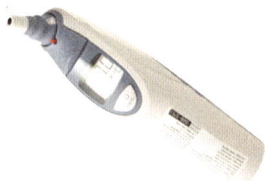

体温计

必须有一个能迅速判断是否发烧的电子体温计。电子体温计属于敏感材料，容易发生故障，所以最好买品牌值得信赖的产品。

Braun

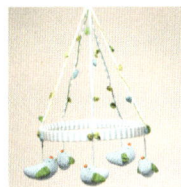

音乐转转乐床铃

如果使用婴儿床，那么能够固定在床头且可旋转的床铃，更能吸引宝宝的注意力。

来自ulalabebe.com

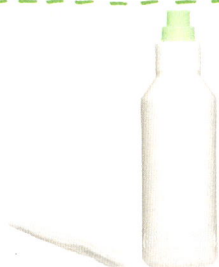

肚脐消毒酒精

肚脐还没长好时，每次宝宝洗完澡，都要给他的小肚脐消毒。独立灭菌包装的消毒酒精棉，用起来更方便。

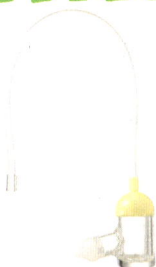

吸鼻器

吸鼻器随时随地都能将宝宝的鼻涕吸出来，很好用。

I. MOM House

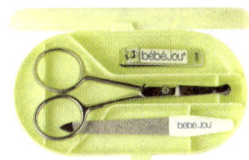

婴儿指甲刀

对躺着的新生儿来说，使用指甲刀更方便。0.7cm宽的指甲刀很适合宝宝用。

Wildalp

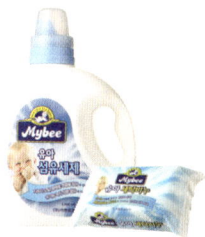

宝宝专用清洗剂

布制尿布和纱布手巾每天都要清洗，因此要准备专用清洗剂。

Mybee

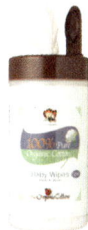

湿纸巾

湿纸巾主要用来擦宝宝的大便。

The organic cotton

棉棒

棉棒用来擦宝宝的眼睛、鼻子等敏感部位。

The organic cotton

2. 随时都要用到的物品

324

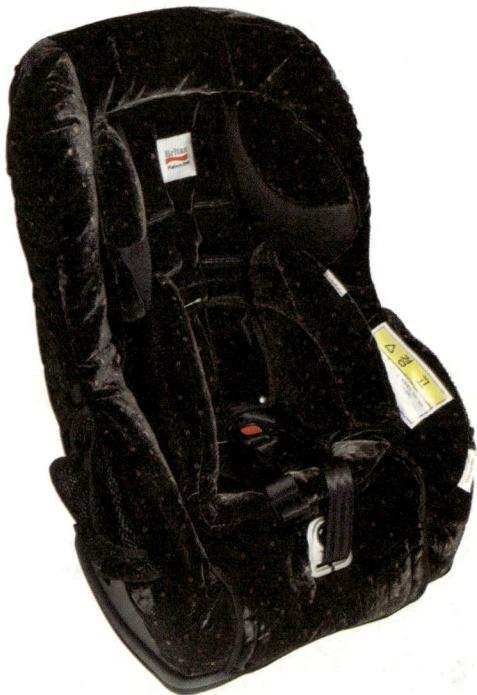

贴士 买儿童汽车座椅时要了解的常识

① 儿童汽车座椅有3种。一种是从刚出生到
9个月内可以使用的婴儿座椅；一种是从9
个月左右到满3岁之间可以使用的幼儿座
椅；最后一种是从刚出生到满3岁之间可以
使用的转换式座椅。

② 宝宝会将饮料汁洒到座椅上，所以购买
时要选择椅套能完全拆下来清洗的产品。

③ 仔细查看安全带是否伸缩自如。一方面
是因为宝宝不会老老实实地坐着，另一方面
是因为宝宝的衣服厚度会随着天气的变化
而变化。所以，好的安全带应该在任何情况
下都能迅速调整到合适的位置。

④ 确认儿童汽车座椅与汽车本身座椅的椅
背是否吻合。最好亲自去商店里挑选，并将
它安装到汽车座位上调节好。

Britax Platinum AHR Tracker Carseat

　　不用多说，这是个非常有名的英国汽车座椅品牌。如果有需要仔细挑
选之处，那就要好好看看生产地来自哪个国家。虽然同为英国品牌，但澳
洲生产的OEM产品更值得信赖。Britax Carseat是唯一通过4个方向立体冲
击测试的产品，让人更加放心。为了提高安全性能，安全搭扣设计得较小
且处于恰当的位置，因此受到外力冲击时，不会挤压到宝宝的胸部和背
部。此外，头部两侧的支架进深较大，宝宝会感到很舒服。我买的儿童汽车
座椅非常酷——头部附近装有播放器，这样就可以给宝宝放好听的音乐
啦。

HiBeBe

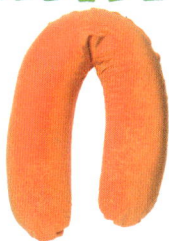

孕妇护腰枕

　　幸亏有了这个护腰枕，让我从怀孕到顺利分娩一直都能舒舒服服地睡觉。

来自useven.co.kr

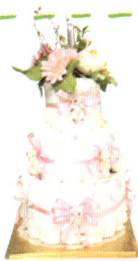

尿布蛋糕

　　收到这个礼物时，让我笑了好久。它的意义在于让280天里辛苦孕育宝宝的准妈妈们露出笑容!

来自hauolin.com

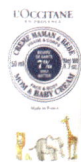

妈妈&宝宝护肤霜

　　产品包装上的图案太可爱了，一下子就把我吸引住了。

L'occitane

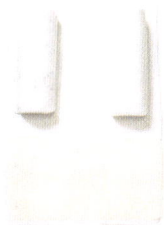

小枕头

　　前面部位略微有点高，宝宝吃完奶后马上躺下也可以很好地消化。

来自useven.co.kr

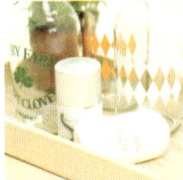

孕妇专用化妆品

　　孕妇专用化妆品，让所有孕妇放心。

Son Reve

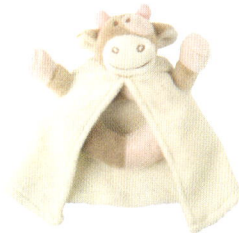

铃铛布娃娃玩具

　　好漂亮的布娃娃啊，碰一碰还能发出悦耳的铃铛声!

HiBeBe

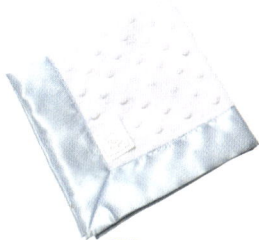

手帕

　　我太喜欢这种手帕啦，喂完奶后，把它放在肩膀上可以帮助宝宝打嗝，这可是最最棒的产品哦!

来自hauolin.com

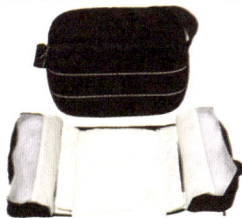

便携式换尿布装备

　　公共场所里的换尿布台，用起来还是不放心。为妈妈们设计的便携式换尿布装备闪亮登场喽!

Baby bjorn

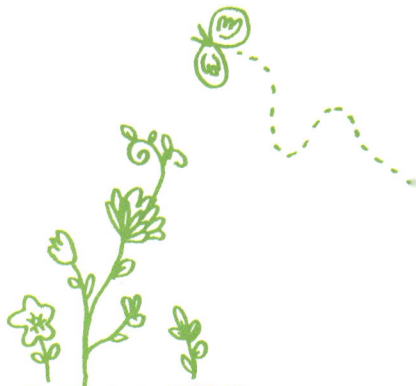

耳套和皮手套 / UGG

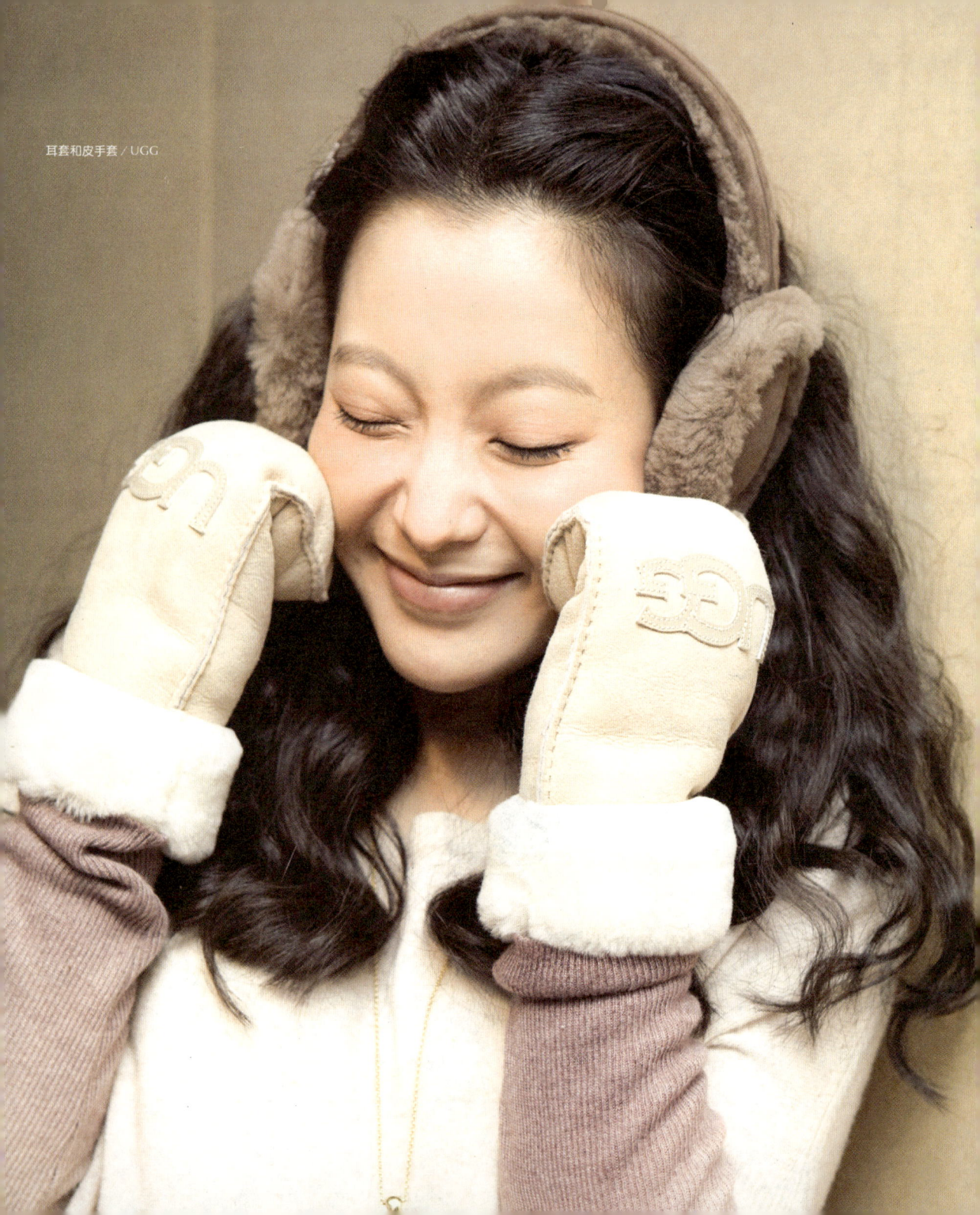

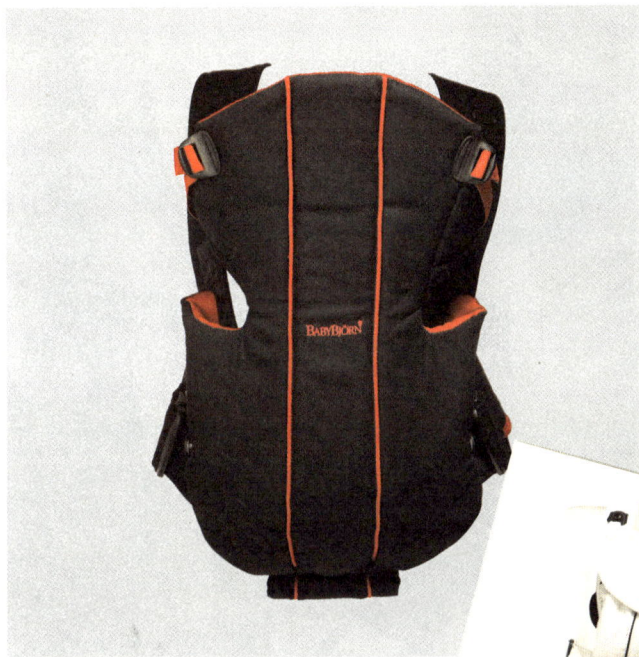

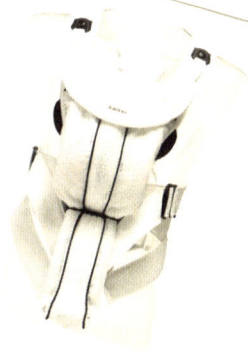

婴儿背带

　　关于婴儿背带我是这么认为的，外出时宝宝常常由丈夫来抱，所以过于可爱的或者太女性化的不要选择！baby bjorn 款式漂亮的婴儿背带终于问世啦！它像背心一样可以轻松穿上脱下，不需要别人帮忙就能完成外出准备！还有，它的腰部支架、头部保护带以及旁边的固定装置都可以完美地保护宝宝，怪不得我心里会这么踏实呢……另外，我考虑到夏天时带小Jackpot出门的时间会比较长一些，baby bjorn背带（名称为synergy）正好有网孔设计，于是毫不犹豫地把它买下了。通气性能好的3D网孔可以帮助排汗除湿，即使在炎热的夏天也能让宝宝保持最佳状态。

Baby bjorn active & synergy

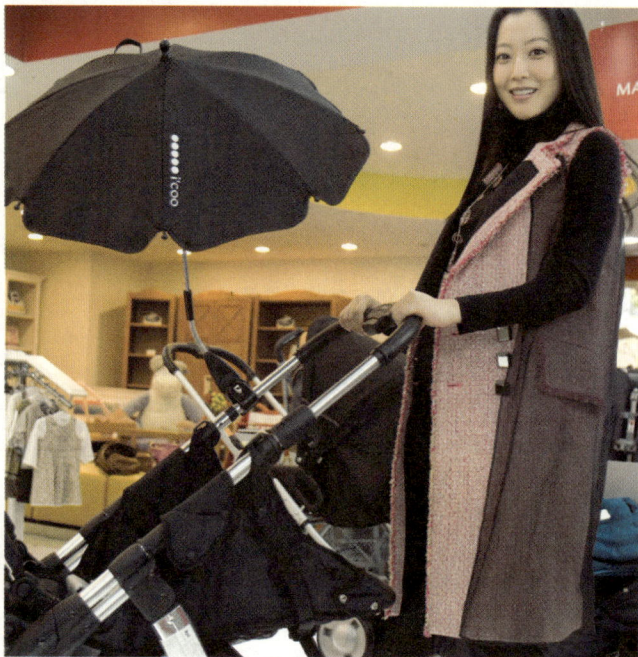

婴儿推车

　　在宝宝头顶上方，设计有可放入ipod的口袋。在宝宝耳旁，还装有音乐播放器，这样我们的小Jackpot就可以听到爸爸妈妈为她精心挑选的音乐啦！另外，为防止突如其来的声音吓着宝宝，在每次重新安装MP3 player时，音量都会调整为0，设计得真是太周到了！由于新生儿的头部和颈部还无法抬起，所以它的椅背可完全放平，当婴儿床用。就算是普通的座椅型，也可将婴儿篮放进推车里，这样宝宝就能和妈妈面对面了。而让我最满意的一点是，它的后车轮的抗冲击性能是最棒的，可以完全防止宝宝得婴儿摇晃症。现在的许多大型豪华婴儿推车都不容易折叠，需将车轮和座椅分开后才能放入汽车后备厢里，用起来很不方便。但，对icoo pico婴儿推车而言，只需操作按钮就能轻松叠起，折叠后体积较小，哪怕是放在小型车的后备厢内，也轻而易举。噢，对了，车上还装有遮阳伞呢，轻巧又可爱！

Icoo pico sound / HiBeBe

3.名牌婴儿车的细致指南

在选购婴儿车时，请一定要确认以下这些细节哦。

❶ 座位舒不舒服？

确认宝宝坐着或平躺的时候，姿势是否舒服。座椅最好是由毛绒绒的、松软的材料制成。

❷ 刹车灵不灵？

最近市面上出现的婴儿车，大部分的刹车调节杠杆都装在车轮上，确认一下是否在妈妈可以用脚轻易控制的位置，以及刹车按钮灵不灵等。

❸ 座椅的调节杠杆结实吗？

确认可以调节座椅角度的杠杆（它能为宝宝找到一个舒服的姿势）是否结实可靠。

❹ 折叠起来是否方便？

大部分婴儿车都采用one-touch折叠方式。要确认妈妈独自带宝宝外出时，婴儿车折叠起来是否方便，这可是一项非常重要的检查哦。

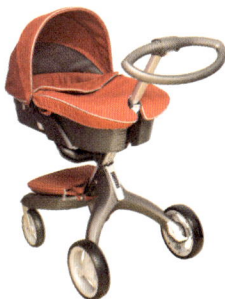

STOKKE XPLORY

设计简单，在追求时尚的辣妈中很受欢迎。它不仅方便父母和宝宝更好地进行视线交流，还可以便于宝宝的视线向多个方向转换。它由一般用于汽车和飞机制造的铝和塑料聚合物材料制作而成，绝对高品质。车座适配器、便携式婴儿床、蚊帐、遮阳伞、脚垫等各和零部件又为使用stokke带来了一大乐趣，但所有零件都需另外购买。

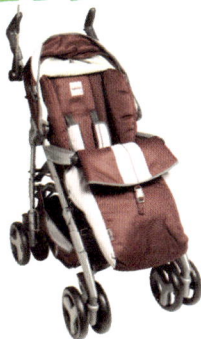

INGLESINA ZIPPY

比较吸引人的是，可以一手抱着宝宝一手把婴儿车优雅地折起来。这款婴儿车具有很好的保暖功能，此外还设计有挡风功能的遮脚盖儿、遮光和通风功能的拉链式车篷、能装湿纸巾和尿布的布袋儿……真是一应俱全，仿佛完全读懂了妈妈们的心思一样，既方便，又漂亮。

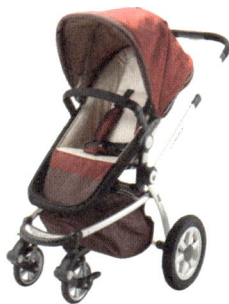

Avent LA SCALA Puccini

有婴儿用摇篮型和幼儿用座椅型两种款式，因此在新生儿时期就可以使用啦。推车时，将手把与座位的方向前后转换，宝宝就可以和妈妈面对面了。它的优点是，无论从前面还是从后面都可以调整座椅的角度，能易推动。

4. 就来这儿买新生儿用品吧

HiBeBe

是由专门进口McLaren品牌的Safian公司运营的商店，在首尔瑞草区和京畿道盆唐区都有直营店。这里集中了海外大明星们经常使用的婴儿推车品牌McLaren和Britax Carseat，以及在德国、瑞士、比利时等欧洲国家大受好评的分娩用品、婴儿服装、幼儿家具、哺乳用品等各种各样的品牌。商店里常年都有专业指导人员，可以为顾客提供有关产品和安全方面的咨询，常年无休，售后服务也很方便。

瑞草分店: 02-581-3434 , 盆唐分店: 031-728-4477 www.hibebe.co.kr

The A's BABY

这是一家位于现代百货商店贸易中心店8层的进口幼儿用品专卖店。The A's BABY的意思就是为了最棒的宝宝。该店一直引以为豪的是，这里汇集了格温妮丝·帕特洛、凯蒂·赫尔姆斯等好莱坞明星喜欢的Noodle & boo、Natures baby；设计师Lisa Lowe以自己儿子Aden Blue的脸作为创意的Sugar Boogar；比利时Premium婴幼儿用品品牌DELTA & DooMoo等受到全世界妈妈们认可的最好的产品。

现代百货商店贸易中心店02-3467-8806

Cha The Shop

Cha The Shop是一家位于首尔驿三洞CHA医院附近的产妇文化中心大楼一层的孕产妇专门购物中心。这里专门销售那种材质伸缩性好、能让孕妇的身材变得更加婀娜多姿的时尚孕妇装品牌——比利时的Fragile和法国的Ballon，以及专为宝宝设计的La Angelot、Bonne Mere、Mann等在韩国很少见的海外著名品牌。

02-3468-3366 www.chatheshop.co.kr

Little Orse

幼儿用品专门品牌AGABANG经营的进口产品专卖店Little Orse，名字取自于巴黎Orse美术馆，是一个蕴涵着历史和传统意义的高品位商店。婴儿车座椅、婴儿手推车等高价产品可以享有40%～50%的优惠，哺乳用品、化妆品等可以享有30%的优惠，玩具、食品、首饰、安全用品等可以享有20%的优惠! 在这里亮相的产品主要有Tommee Tippee奶瓶和奶嘴，Vertini和Drbrown的奶瓶，Mutsy和Vertini的婴儿手推车等一些进口品牌产品。

Mom's Mom

是以玩具销售而闻名的TOY WORLD运营的购物中心，因其具有线上和线下销售一体化服务而受到人们的喜爱。也就是说，顾客可以在网上商店对产品和价格进行比较后，再到线下商店里去购买。线上以及线下商店都有售后服务，深受那些对宝宝用品选择较为挑剔的妈妈的欢迎。这里有分娩用品、幼儿服装、幼儿用品、玩具、车座椅、婴儿车等各种各样的产品6万余种，不用东奔西走，就能完成"一站式"购物哦。

031-938-8300 www.momsmom.com

Off Label

虽然是西洋物产运营的批发大卖场，但让人意想不到的是，那里的装修整洁利落，产品摆放整齐划一，品种丰富多彩。从西洋物产自有幼儿服装品牌MN、童装品牌R.ROBOT，到BLUELABEL自有品牌Denim in the box、Lullaby等产品都可以优惠50%呢。每到周末全国各地的人都会到这儿来购物，真是太受欢迎啦!

首尔芳荑店02-412-0182，京畿道安阳店：031-381-9700

www.benetstory.com

这是一个新生儿用品销售网站，专门出售由有益宝宝健康的天然染料制成的商品。该网站取得了权威的亲环境商标——德国DIN商标，出售的商品由通过甲醛含量安全检测认证的材料制成。不仅如此，这里还出售妈妈们为宝宝亲手制作物品时使用的DIY材料，在进行"针线活"胎教的妈妈们中很有人气哦。

www.ggomaya.com

是一家站在育儿父母的立场上，借助运营线下商店7年经验而开设的网上折扣商城。低价出售国内外各种各样的育儿用品，好多产品都能在这里买到，十分方便。

www.alleymall.com

只销售根据商品安全管理法获得安全确认的产品，是一家信得过的幼儿用品专卖店。在这里，不仅能买到宝宝用品，还能通过准妈妈间的交流，一起分享怀孕、分娩以及育儿方面的苦与乐。据说这个网站还通过慈善机构将销售额的7%，用于支援非洲地区的儿童和家庭呢。

www.babyan.com

这是那些为了宝宝的健康，誓用布尿布代替一次性尿布的妈妈们经常去的一家尿布专卖店。在《消费者举报节目》中，还曾介绍过不含荧光物质的安全布料尿布。

331

11月17日　星期一

什么样的产品更适合我们的小Jackpot？
这件产品真的是小Jackpot一定要有的吗？
哪怕是一秒钟也会有这样的犹豫。

出大事了！
宝宝的小鞋子、小衣服、袜子、奶瓶……
别说是这样的小东西了，
就连那些昂贵的婴儿车、宝宝用汽车座椅，甚至婴儿床
我都想把它们全部放进我的购物车呢……

所幸的是，瞬间定下心来，突然想起了
不久前阅读的一本关于分娩用品书中的两句话，
"购买宝宝用品的时候，一定不能带信用卡"。
"在购物时，尤其要注意那些具有攻击性的店员"……
就这样嘟哝了几遍，
买了点纱布手巾和一双鞋就走出了商店的大门……

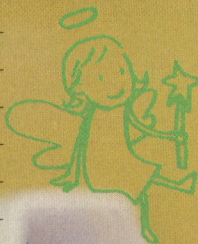

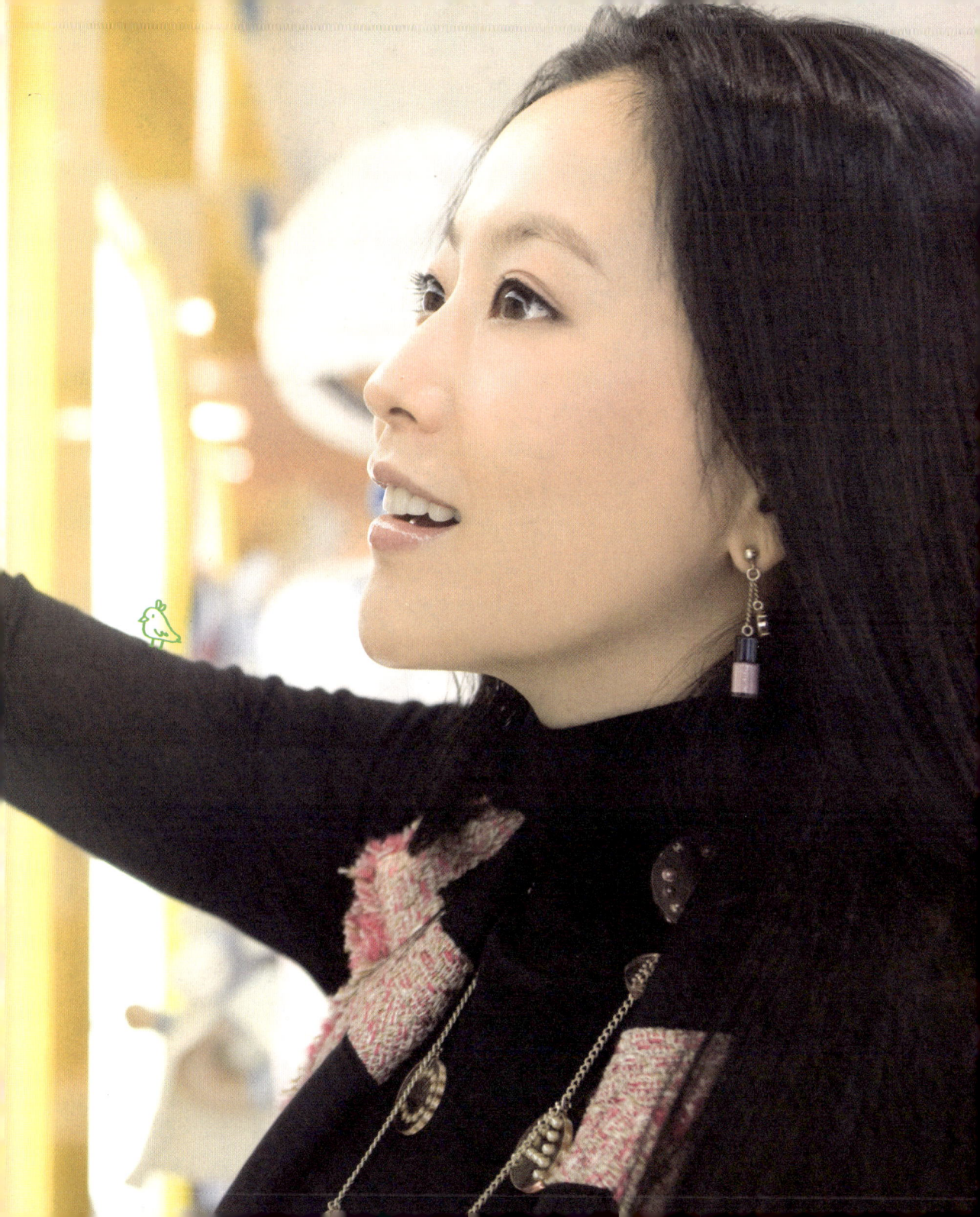

12月8日　星期一

今天，在经常去的一家首饰店里
发现了可以装宝宝胎发和乳齿的
珠宝盒……

就好像在意想不到的地方
突然遇见特别特别想见的初恋情人一样，
感觉真的很奇妙，
心脏在一直跳个不停……

啊，我们的小Jackpot也要
健健康康地出生，
不久以后
头发、牙齿又会重新长出来的哦……

我把这个可爱的小盒子
放在我们小Jackpot的床上
妈妈想着想着，
心头一酸，
愣在那儿好久……

可以装宝宝胎发和乳齿的玲珑可爱的
珠宝盒／E.S.Donna

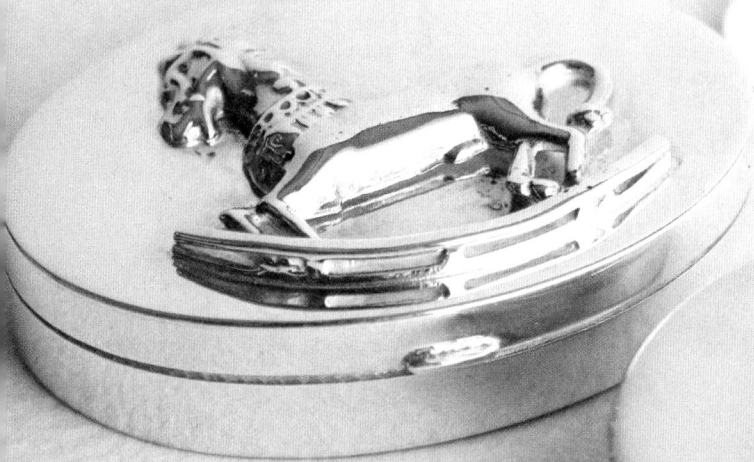

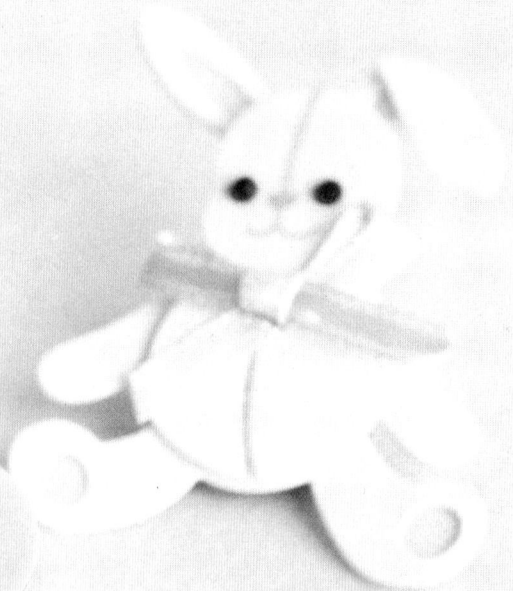

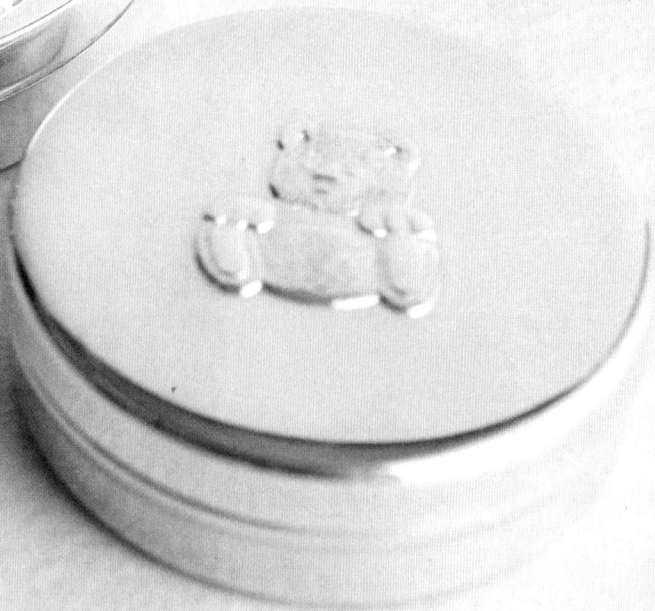

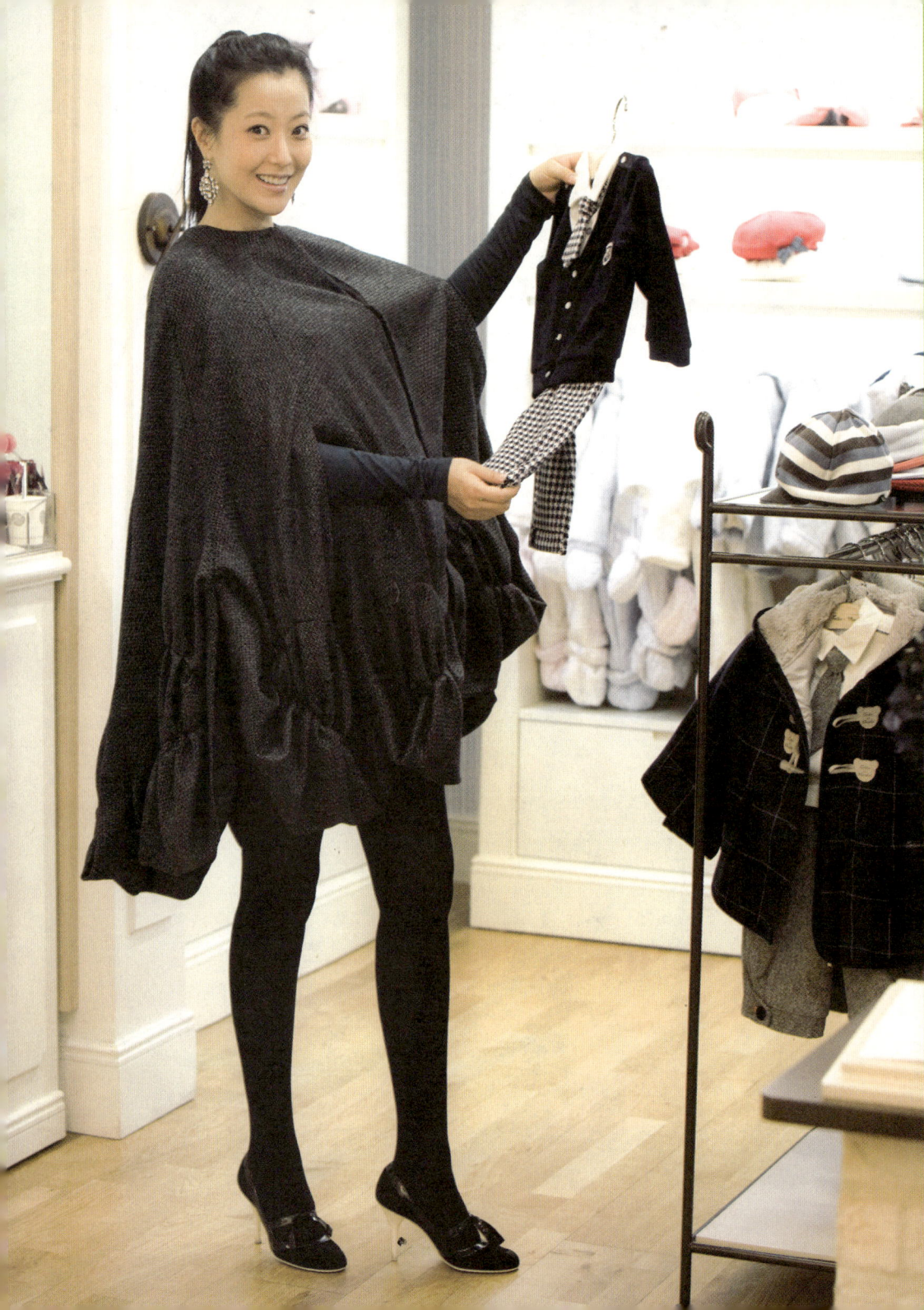

10月22日 星期三

到家附近的
幼儿用品专卖店I.MOM House
去转了转……和老公手牵着手
尽量显得有风度些，
挺起大肚子大大方方地走着……

现在可以这么自由地走来走去了，
想当初也有不好意思的时候啊，
怀孕初期，
也就是关于我怀孕的消息还没有被报道，
逛街的时候，
不知为什么我特别想去看看宝宝用品，
就和老公一起去逛有机棉用品商店……
明明怀着孕呢，
却担心商店里的工作人员
是否会察觉出我怀孕了。
我就装作没事儿一样，
着实考验了一番演技……

当然没有必要那样
但不知为何，
怀孕初期，总觉得
怀孕本身怪不好意思的……
"啊哟，羞死人了！"

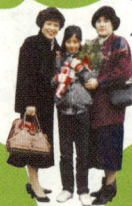

13

分娩让我终于见到了漂亮宝宝

分娩也是需要准备和练习的。为了让我们的宝宝幸福平安地来到这个世界，妈妈可得努力练习呼吸和用力的方法哦。还有，要和老公一起准备好分娩用品，以及选择最最适合宝宝和自己的分娩方法啊。

1.如何选择妇产科

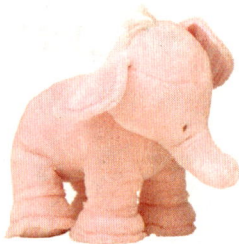

❶ 产妇可否直接选择主治医生?

在大部分妇产医院,产妇都可以选择自己喜欢的医生为自己做产检。原则上,还应由主治医生为其分娩。但如果医院里待产的人较多,那就不一定能如愿了。因此,如果希望去有名的妇产医院就诊或找有名的医生为自己分娩,一定要提前预约,否则可能会遇到麻烦哦。

❷ 如何了解主治医生的相关信息?

人们对主治医生的评价如何,想要了解清楚可不是件容易的事。建议,通过阅览医院网站上的留言栏,或去有关怀孕和分娩的网上论坛查看大部分妈妈们的评论,来了解相关信息。但由于个人情况不同,仁者见仁,想获得准确的信息也是比较难的。另外,可以选择2~3家妇产医院,亲自去比较比较,或者让前辈妈妈们推荐几家,这些都是不错的办法哦。

❸ 能否知道自然分娩和剖腹产的比率?

尽管每家医院的情况有所不同,但公开自然分娩和剖腹产比率的医院现在是越来越多了。当

然,这也是为了让大家对医院产生信赖感。通过医院的宣传手册或网站就能了解到相关信息。

❹ 能否得知分娩费用?

关于费用方面的问题,最好直接询问在这家医院生过孩子的前辈妈妈们,而不是去咨询医院。另外供大家参考的是,如果属于正常分娩,因为都有保险,所以各家医院的差别不会太大。住院费的差别主要与病房的费用有关,不同等级的病房,费用自然不一样。

❺ 能否选择分娩的方法?

在与医生充分商量后,可以选择分娩的方法。不过有一点必须清楚,就是每家医院实行的分娩方法是不同的。但一定要铭记的是,自然分娩才是最好的分娩法。如果在产前检查中没有发现异常,那就应该选择自然分娩。在可以帮助自然分娩的许多方法中,是选择水中分娩还是勒博耶分娩,主要取决于医院所能采取的相应措施。

(编者注:此处提到的分娩法,不在中国大陆适用)

2.不同医院的分娩费用价目单

34

有医疗保险的能够报销多少费用？（编者注：此部分内容源自原文，不作为中国大陆读者参考之用。）

❶ 诊疗费｜分娩费、诊断费、药品费、试剂费、手术费、血液检查费等都属于可以报销的保险项目。如果属于自然分娩可全额报销，剖腹产则可报销80%，另外可将相当于总金额20%的费用在收据上标明为"手术费"。

❷ 餐费｜从2008年6月1日开始，只要属于自然分娩，住院时的所有餐费都能减免。如果属于剖腹产，则需要交纳全部餐费的20%。但这仅限于普通医院。如果是私人诊所，保险公司将不予报销。即使是普通医院，也得按照营养师和调理师的人数，以及是否为定点医院和规模附加一定的费用。

❸ 病房费｜无论是自然分娩还是剖腹产，只报销普通标准病房费用的80%。至于普通病房的标准，每家医院都有所区别，不过住5~6人的情况居多。如果住单人间或特殊病房，那么除去普通病房的费用，剩下的部分要由自己承担。

❹ 检查费｜有的项目是不能报销的，有的项目则可以报销，但报销多少也是有区别的。新生儿先天性代谢异常检查等6个基本项目都可以全额报销，但新生儿听力筛查、泌尿系统检查等都不在保险报销范畴。

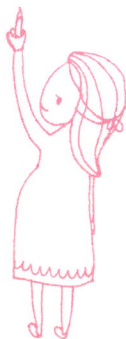
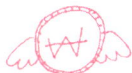
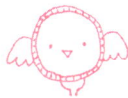

3.分娩用品全攻略

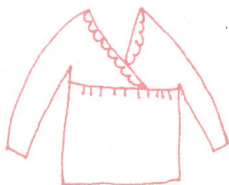

保暖内衣

为了防止患上产后风，即使是夏天也最好准备保暖内衣。

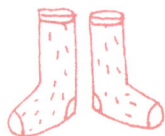

长筒袜

产妇应该把脚包裹得严严实实的，因此需要准备一些舒适的睡袜。

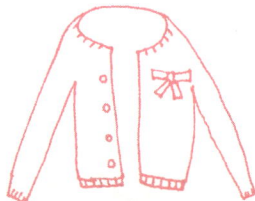

坎肩

如果不是母婴同室，为看宝宝而离开病房时，最好穿上外衣。

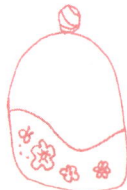

产妇卫生垫

20个左右（大约1包），产后排恶露时用。妇产医院没有提供，最好提前准备！

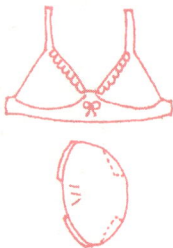

哺乳文胸和防溢乳垫

分娩以后就要开始母乳喂养啦，因此一定记得装上哺乳文胸和防溢乳垫哦。

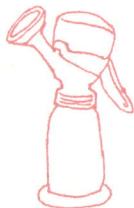

吸奶器

如果自然分娩后马上出院，那么吸奶器就不一定会用上。不过还是自己准备一个比较好。

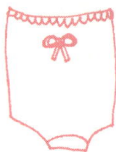

内裤

准备2~5条大号内裤。特别是进行剖腹产的产妇，需要将刀口及整个腹部全都盖住。

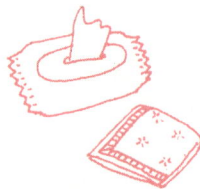

湿纸巾或手帕

分娩后不能随便进行清洗，但可用湿纸巾或手帕沾点水来洗脸或擦汗。

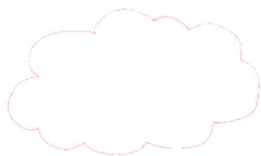

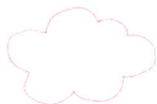

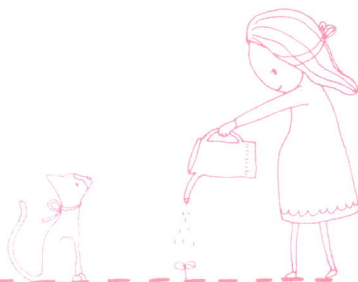

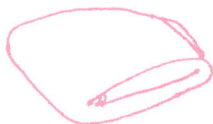

毛巾

在妇产科，要想随心所欲地找到毛巾可不容易哦。

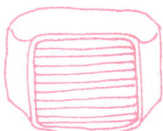

腹带

这是那些腹部难以用力的剖腹产产妇绝对需要的。自然分娩的产妇就不需要了。

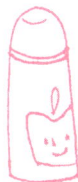

保温瓶

即使住在单人病房，净水器也都是公用的。如果在综合医院分娩，保温瓶是必需的。

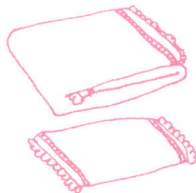

薄毯子和枕头

对需要充足睡眠的产妇而言，这两样可都是必备的哦。

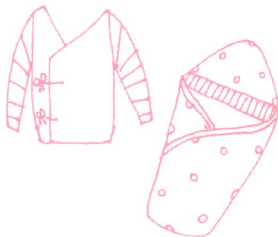

婴儿衣服、裹布（襁褓）

有些医院是可以购买婴儿衣服及裹布的，但出于安全考虑，最好事先准备好。

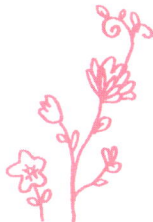

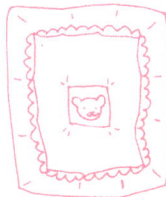

外裹布（披风）

带宝宝一起出院时（这可是宝宝第一次出门啊），厚厚的披风是一定要有的哦。

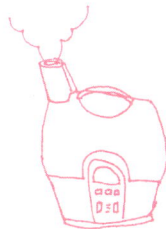

抗菌加湿器

提前确认一下病房里是否有加湿器。如果有，应先用加湿器、清洗剂清洗干净，然后再使用。

4.分娩时爸爸的行动指南

什么时候去医院分娩

初产妇 | 间隔5~10分钟就出现一次阵痛，且一直持续一个小时，就应该马上去医院啦。阵痛间隔时间比这长，但疼得实在无法忍受的话，必须赶紧去医院。如果见红，则通常在几天后分娩，但如果破水了，就得尽快去医院啦。

经产妇 | 有过分娩经历的经产妇，出现规则阵痛后应马上去医院。如见红就要立即去医院。与初产妇不同，大多情况下，经产妇一旦见红，即使还没出现阵痛或阵痛很弱，也说明宫口已开。

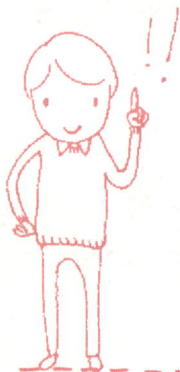

❶ 开始阵痛

出现规则阵痛或破水就是即将分娩的征兆。初产妇阵痛一般会持续8~20个小时，经产妇阵痛一般会持续3~10个小时。没有必要过于着急，联系父母或亲戚告诉他们阵痛已经开始，然后与妻子一起前往医院。作为丈夫，千万不能慌张或兴奋过度，一定要沉着冷静，尽量不给妻子增加不必要的紧张和不安情绪。

① 羊水已破的情况

破水是指在阵痛开始前包住胎儿的羊膜破裂，里面的羊水外流，这是伴随分娩出现的一种自然现象。一旦破水，要马上去医院，但需注意的是，如果破水超过2天以上还不出现分娩迹象，那么受到感染的可能性就比较大了。

② 开始阵痛的情况

如果妻子出现阵痛，应仔细计算一下阵痛的间隔时间。如果每间隔5分钟出现一次，就该赶紧去医院了。

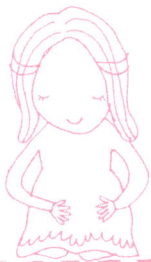

❷ 待产室

在不妨碍妻子的前提下，尽量积极地帮她擦擦汗、用湿毛巾润润唇、做做腰部按摩等。应了解妻子的痛苦，在妻子面前表现出坚强。让妻子感觉到，不是她一个人在"战斗"，而是"两个人正一起努力克服这个痛苦的过程"。

· 提前准备好待产物品

丈夫的按摩对减轻妻子的阵痛很有效。不过，最好还要准备擦汗用的毛巾，以及能滋润妻子干燥嘴唇的优质润唇膏哦。

· 化解父母及亲戚间的焦虑，也是丈夫的工作

丈夫还要注意化解来医院探望的父母及亲戚间的焦虑。

· 帮助按摩阵痛时疼痛的部位

随着分娩的临近，疼痛变得越发厉害。丈夫应帮助妻子按摩，以减轻疼痛。

· 所有人的分娩情况都不一样

原以为可以自然分娩，但突然被告知需进行剖腹产等一些意想不到的情况。这时，千万要耐心哦。

❸ 产房

① 阵痛时与妻子一起在产房

能与妻子在一起，就已经足够啦。所以，尽量不要说太多没用的话让产妇心烦，丈夫应该做的是，在一旁时不时地帮妻子擦擦汗或握紧妻子的手。

（编者注：此种情况只适用于丈夫能够进产房陪待产的情况。）

② 分娩时在产房门外等待

告诉进入产房的妻子，自己会和她一起经历整个过程。丈夫的一句"加油"会给妻子带来莫大的力量和勇气。或者在说这些话的时候，紧紧握住她的手或轻轻抚摸她的头。同时告诉妻子，她和孩子对自己是多么的重要。

③ 分娩结束后

要对妻子说："老婆，辛苦了！"好多丈夫都会沉浸在孩子出生的喜悦中，而忘了向妻子送上这样安慰的话。所以这个时候，可别忘了说"谢谢"、"你受苦了"等充满真情爱意的话哦。

5.这就开始了

马上就要分娩的征兆——产兆

❶ 见红

在分娩的第一征兆——阵痛来临之前,阴道会流出少量血性黏液,这个现象被称为"见红"。同时,说明子宫开始慢慢张开。粘稠的分泌物里带有一些血丝,所以比较容易区分。每位孕妇的情况各不相同,有的孕妇即使见红也可能没有分娩征兆,有的孕妇则快分娩了也没有出现见红,因此不要过于担心。

❷ 持续出现规则阵痛

当子宫有规律地收缩,好像要将胎儿挤出去的时候,就会出现规则阵痛。刚开始,每隔40～50分钟出现一次;分娩临近时,每5～10分钟出现一次,而且每次阵痛会持续1分钟左右。

❸ 羊水破了

当包住胎儿和羊水的羊膜发生破裂而流出热热的羊水时,就叫做"破水"。通常情况下,破水后的24～48小时之内必须分娩,这样胎儿才安全。

阵痛的3个阶段

❶ 预备阵痛

随着胎儿头部进入骨盆并伴有下坠感,且阴道流出带有血丝的粘稠分泌物,宫缩次数变得频繁,强度也开始增大。

❷ 假阵痛

经常听前辈妈妈们说,感觉像真的阵痛一样,于是赶紧去医院,却被告知是假阵痛而返回家。如果宫缩的时间不规则,变换姿势后阵痛会消失,就不是真阵痛。

❸ 真阵痛

如果出现那种痛不欲生、无法忍受的疼痛,就应该属于真阵痛了。宫缩变强、间隔越来越短,且很有规律,腰酸得像快要断了似的,这时候真的阵痛来临了。

贴士 怀孕末月接受的检查

❶**血压检查** | 每次产检都必须测量血压,最后一个月尤其要仔细些。因为,如果血压突然发生变化,出现问题的可能性就大。

❷**尿检** | 主要是为了检查怀孕末月高血压的严重程度。

❸**体重检查** | 怀孕最后一个月,体重增加11～16kg属于正常。如果体重增加过多,那么在饮食上就应以低盐和低热量食物为主啦。

❹**多普勒检查** | 即胎心检测。通过测量胎心跳动的强弱、频率以及位置,可以判断胎儿的健康状况。

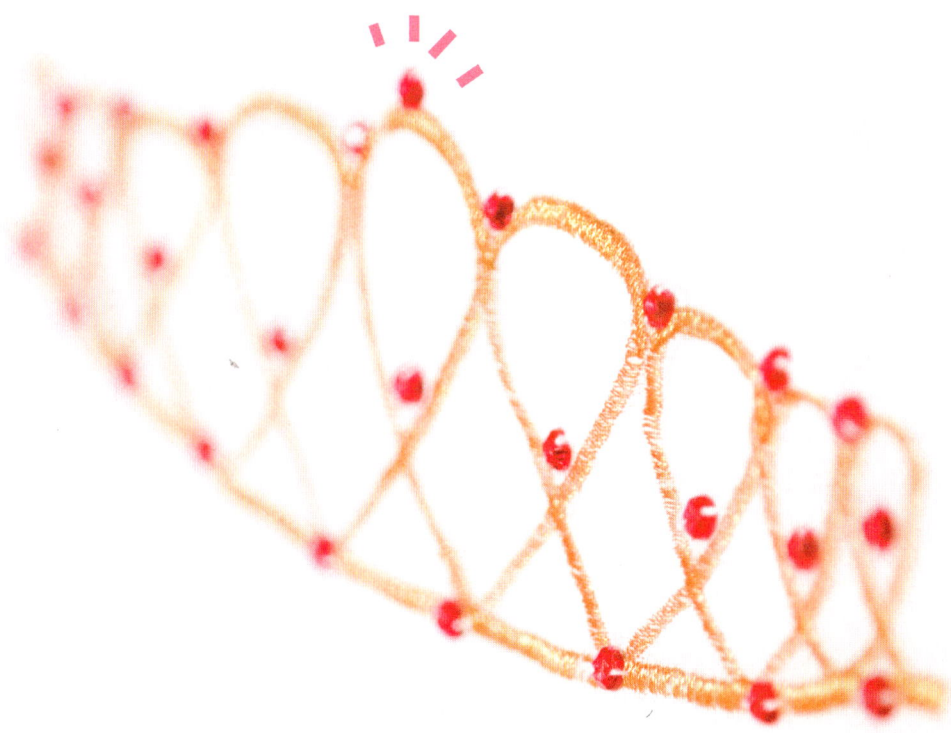

6.哪种分娩法适合我

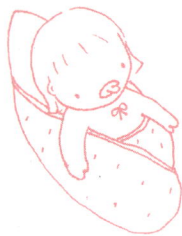

❶ 自然分娩

　　怀孕第37～42周之间，通过阴道分娩出胎儿的方法，也是最正常的分娩法。自然分娩的整个过程大致可以分为3个阶段：第一阶段为分娩第一期（开口期或准备期），即宫口张开，直至10cm。如果每隔2～3分钟就出现一次持续1分钟左右的规则性阵痛，那就说明子宫口开始张开。大部分的产妇会因为突如其来的阵痛而措手不及，会不时地呼喊医生和护士，甚至要求进行剖腹产手术，这样做可不明智哦。阵痛会让准妈妈们变得焦虑恐慌，但为了宝宝，正确的做法是，选择自然分娩并掌握正确的呼吸方法。如果产妇对自然分娩有着坚强的毅力并怀有信心，那么也就没有必要使用催产素了。但也有很多妇产医院，为了增强产妇子宫的规则性收缩而使用催产素。所以，最好在医生的指导下适当使用。

　　第二阶段为分娩第二期（排出期或产出期），终于可以见到宝宝啦，感觉非常奇妙。在宫口完全张开直到宝宝降生的过程中，产妇需一直坚持用力，以保证分娩的顺利进行。用力的时候，嘴巴要张开并喊出声来，同时使劲地呼气。正确的呼吸将有助于身心放松，使胎儿顺利分娩，这可是很重要的哦。其实，如果在怀孕期间进行过充分练习，还是很容易做到的。另外，就像前面所说的那样，如果准妈妈们对自然分娩抱有很大的信心，没有太多的恐惧，那么它就不是一件多么难的事啦！为了能顺利分娩，有时会视情况实施会阴侧切术，以及插入导尿管等。如果产妇需要，还会施以非静脉麻醉注射（无痛分娩注射）。但从医学上来讲，孩子顺产最好避免外界干涉。在分娩过程中应用巧力，尽量避免过度用力。在阵痛来临同时，配合婴儿外冲的力量，进行呼吸，以帮助婴儿顺利地出世。分娩的第三个阶段是将胎盘娩出的过程，胎盘排出后分娩才算结束。

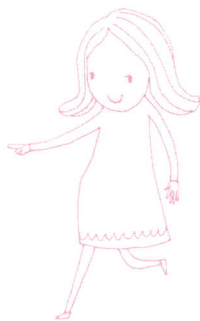

❷ Hypno Birthing自我催眠分娩

Hypno Birthing是一种通过催眠来达到自然分娩的催眠分娩法，创始人Mary Mongan将它理解为"重回自然分娩"。她认为，催眠分娩法实际上就是通过自我催眠来激发身体的本能，即一种通过发挥自然分娩的潜能来克服阵痛的分娩方法。

那么自然分娩到底是不是我们身体本身具备的能力呢？大部分的产妇可能会对此表示怀疑，但是我们的身体尤其是子宫本身是具备自然分娩能力的。既然如此，为什么分娩时会出现无法忍受的疼痛呢？对此，在韩国提倡Hypno Birthing分娩法的郑焕旭院长强调说，分娩时的痛苦主要来自对分娩的担心和恐惧。一旦意识上认定分娩是件可怕的事，那么就会引起我们人体中许多交感神经兴奋，进而处于紧张状态。作为危机时的防御反应，肌肉开始收缩，这时身体就会呈防御姿势而蜷缩起来。如果持续紧张就会分泌儿茶酚胺，该成分会刺激肾上腺素，从而使全身变得更加紧缩。仔细想一想，宝宝一直在努力向外使劲，妈妈的身体却缩成一团，那么就只能感觉更加痛苦了。

所以，他希望产妇对分娩不要畏惧，认识到分娩其实是件很平常的事，才能够减轻阵痛。实际上，如果不是因为使用催产素或者过度恐怖，大部分产妇都是能够承受分娩阵痛的。

怀孕期间就要通过自我暗示，想象着自然分娩的过程，充分练习呼吸法，这样产妇才能最大限度地放松自己，并通过调节呼吸来准确感受到体内发生的奇妙的分娩过程，比起痛苦，反而更能感觉到成就感。当然，这样的自我催眠不仅能给产妇带来美妙的感受，所有情感也会通过胎盘传递给胎儿。胎儿将会变得积极自信，即使没有催产素等医学药品的帮助，也能独自顺利分娩。阵痛虽然像马拉松一样漫长，但依然可以忍受，而克服了困难的产妇将会同丈夫一起把分娩的过程当成祝福。

"分娩是痛苦的"，赶快抛开这样的传统观念吧。当然，为了让只有女性才能享受的Hypno Birthing，产前可得进行一些专门的培训哦。

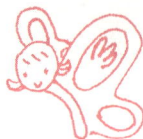

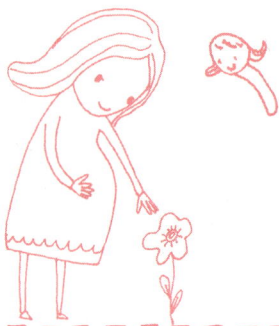

❸ 无痛分娩

一种能够帮助产妇去除正常分娩带来的阵痛及痛苦的分娩方法。通常情况下，采用的是硬脊膜外注射的非静脉麻醉法。非静脉麻醉法会使孕妇的下半身麻醉，从而能减轻宫缩引起的阵痛，缓解肌肉紧张，最终达到顺利分娩。**由于不麻痹运动神经，只麻痹感觉神经，所以产妇能够感知到分娩过程，在孩子出来的那一瞬间也会自己用力。** 也就是说，无痛分娩不会给产妇和胎儿带来不良的影响。同样是进行分娩，它却能去除产妇的痛苦。如果想无痛分娩，应该去那些配有丰富经验的麻醉科医生的医院，并和医生充分商量后再作决定。如果产妇患有脊椎异常、高血压或神经系统等疾病，应避免使用这种分娩方法。非静脉麻醉（无痛分娩注射）要在分娩进行到一定程度，即子宫开口约3~4cm时实施。如果过早注射，反而会减慢分娩速度哦。

❹ 引产分娩

即阵痛不是自然发生的，而是通过药物人为诱导的一种分娩法。把栓剂放入阴道，使宫颈张开。**注意，这种分娩方法不是任何一个没有阵痛产兆的产妇可以使用的。** 医生首先要检查子宫人口的状态，是否出现因分娩诱导剂带来的有效反应，然后才能实施。如出现超过预产期1~2周的过期妊娠、胎儿在子宫内不再生长、羊水早破以及产妇患有疾病等可能危害胎儿健康的情况，则要采用引产分娩。

❺ 胎吸分娩或产钳分娩

宫颈口完全张开后，胎儿的头部经过骨盆几乎快要到达阴道口，但还是不能娩出的话，**解决这一问题的办法有胎吸分娩和产钳分娩。** 胎吸分娩是指用一种吸引器吸住胎儿头部，然后帮助产妇分娩。但胎儿出生后，可能会出现头部血肿。不过通常情况下，不久就能恢复到正常状态。当胎吸不能解决的时候，要使用产钳来帮助分娩。产钳虽然有一定风险，但在有经验的医生正确操作下，还是很安全的。

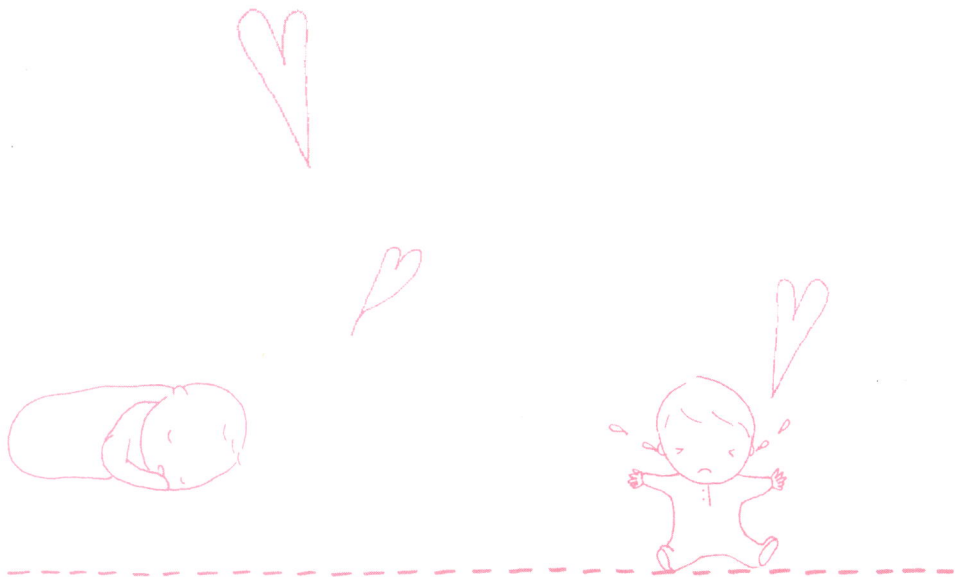

❻ 水中分娩

即一种采用坐在水中的姿势进行分娩的方法，主要利用身体在水中能够舒展放松的原理。几年前水中分娩很受欢迎，但由于担心引起感染，最近人们对水中分娩的关注越来越少了。然而，研究结果显示，几乎没有发现引起感染及并发症的病例。**水中分娩的优点是，可以减轻阵痛，以及容易形成最适合分娩的"蹲坐"姿势。**此外，还能让产妇充分放松，缓解紧张。在水中，会阴的弹性会增加，这就减少了会阴侧切的概率。另外，因为是在与羊水温度相当的温水中进行分娩，因此能够减轻新生儿对陌生环境的紧张感。不过，要在鼓励自然分娩的产科医生的指导下进行水中分娩，才比较安全哦。

❼ 拉玛泽分娩

由法国医生拉玛泽博士研究发明的拉玛泽分娩法，实际上是由联想法、放松法、呼吸法3部分组成的心理疗法，**也是一种能够减轻分娩痛苦的分娩法。**拉玛泽分娩能否成功进行，主要取决于产妇的努力。准妈妈们可以通过综合医院或妇产医院开设的分娩准备课堂来学习。该训练主要针对孕期在第28～34周的孕妇，整个课程大约需要4～6周，每周1～2次。

❽ 勒博耶分娩

这是法国著名的妇产科医生勒博耶博士提倡的一种分娩法，**即尽可能地把产房布置成与妈妈子宫相似的环境，从而使新生儿的压力降到最低。**他认为产房内透亮的照明、产妇歇斯底里的尖叫声、医生护士急切的大嗓门以及按压腹部的分娩处理等，都会给刚出生的新生儿带来巨大的冲击。选择分娩医院时，可以询问院方是否能够进行勒博耶分娩（许多医院都在实行这种分娩法）。

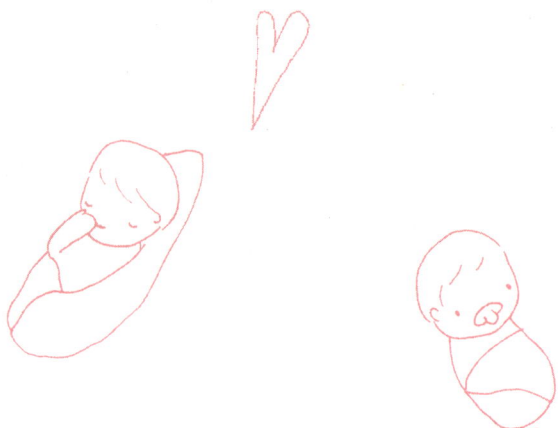

⑨ 冥想分娩

这是一种在肌肉放松的基础上，辅以瑜伽腹式呼吸法和佛教禅定冥想法的分娩方法。它能使产妇更快地进入身心松弛的安定状态。

⑩ 剖腹产

如果胎儿胎位不正致使无法自然分娩，或者产妇的健康状况不适合自然分娩时，就要实施剖腹产手术，即剖开产妇的腹部和子宫，然后取出胎儿。分娩时如果出现胎心跳动不规则、胎盘早剥、宫口无法张开等可致分娩时间过长的情况，也需要实施剖腹产手术。还有，如果在正常分娩过程中胎儿出现异常，也可以实施应急手术。不过，即使胎膜早破或超过预产期1~2周还未出现产兆，也并非一定要进行剖腹产。对了，"第一次分娩是剖腹产，以后分娩还必须选择剖腹产"等类似的说法也都不是绝对的。再次怀孕后，只要不再出现相同的症状，也是可以进行自然分娩

的。在医学上，将剖腹产后的自然分娩称为"VBAC(剖宫产后阴道分娩)"。如果符合阴道分娩条件，自然分娩的可能性还是很大的，但也存在着再次进行剖腹产的风险——阵痛中，子宫破裂的概率达到1％左右。剖腹产后选择自然分娩所面临的最大危险是子宫内出血，如果不及时采取措施，将会给产妇和胎儿带来致命的危险。剖腹产时，如果在子宫下部水平或垂直切开的话，将来子宫破裂的风险就会明显减少，下次分娩时自然分娩的可能性也就比较大。因此，必须和专业医生进行商量后再作决定。许多剖腹产产妇因考虑到使用了麻醉剂或镇痛剂而拒绝给孩子喂奶，但即便是全身麻醉也不会对孩子造成危害。因此，最好尽快让孩子吸奶来刺激乳房分泌乳汁。

建议｜郑焕旭（UB女子诊疗医院）

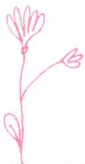

贴士 分娩时的危险症状

❶ 胎膜早破 | 10%～20%的孕妇都会在阵痛开始前出现羊膜破裂、羊水流出的早期破水症状。热热的羊水从体内流出，而有些孕妇却不知这是早期破水现象。需注意的是，如果羊水破后很久都没有察觉的话，就很容易感染细菌哦。这个时候，千万不能去冲洗流出的羊水哦。赶紧垫好卫生巾，然后立刻去医院。怀孕34周之前出现早期破水就该进行引产了，如果对早产儿处理得当，一般问题不大。

❷ 胎盘早剥 | 正常的分娩过程是胎儿先出来，然后才是胎盘。但如果与之相反，胎盘先出来的话就属于胎盘提前剥落。如果没有了供给氧气和营养的胎盘，就会为胎儿带来致命的危险。这时需立即进行剖腹产手术。

❸ 前置胎盘 | 即胎盘盖住宫颈前部或者离宫颈部位很近。如果宫口开始大量出血，大多都属于前置胎盘。不过前置胎盘也有多种类型，如果宫口完全被堵，胎儿找不到入口的话，就会引发严重出血，这时剖腹产是最明智的救助办法。

❹ 脐带绕颈 | 通常情况下，即使出现脐带绕颈也可以顺利分娩。但要注意，情况严重时可能会致胎儿缺氧。

❺ 胎盘粘连 | 胎儿生下来后，大概再过5～10分钟，胎盘就会自动脱落滑出。但如果胎盘的一部分或全部粘连在子宫壁上不能脱落，就属于胎盘粘连。这种情况下，子宫不能正常收缩，会给产妇带来危害，一定要采取措施去除粘连的胎盘。

b a b y

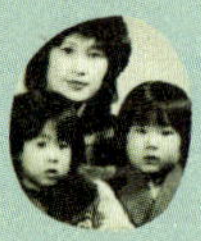

14

女王级待遇的产后调理法

产后调理一旦出现失误，就有可能影响一辈子的健康！
因此，为了幸福快乐的产后调理生活和一生的健康，一定要谨记本章中提到的
注意事项啊。

1. 产后调理日历

（编者注：仅供参考，应根据产妇和医院情况而定。）

● 同时
● 自然分娩
● 剖腹产

1st day	2nd day	3rd day	4th day	5th day	6th day	7th day
	按摩乳房		坐浴			可进行产褥期体操
		出院				
	拿掉尿管	喂奶			可以沐浴、洗头	出院

8th day	9th day	10th day	11st day	12nd day	13rd day	14th day
						可用电脑、吃补药
可以沐浴、洗头	可进行产褥期体操	分娩后检查		分娩后检查		照看孩子

15th day	16th day	17th day	18th day	19th day	20th day	21st day
皮肤保养						可以散步

照看孩子

22nd day	23rd day	24th day	25th day	26th day	27th day	28th day
可以坐着 干些家务		可以适当 外出		可以进行 外出散步		可以坐着 干些家务

29th day	30th day	31st day	32nd day	33rd day	34th day	35th day
		产后首次月 经开始；可 以去超市购 物				
产后健康 检查				产后健康 检查		可以开始 游泳

36th day	37th day	38th day	39th day	40th day	41st day	42nd day
可以推婴儿 车散步				可以短途 旅行		允许 性生活
		可以开始 游泳				

43rd day	44th day	45th day	46th day	47th day	48th day	49th day
可以开始 减肥和跑步			可以驾车			可以和宝宝 单独外出

2.基础产后调理百科

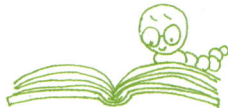

哟吼！

❶ 室温多少摄氏度合适？

　　无论什么季节，室温都要维持在22℃～26℃之间。尤其当和新生儿共处一室时，更要注意啦！新生儿的体温会比妈妈高一些，再加上用襁褓裹得严严实实的，如果房间温度过高，他们很容易出汗。而热桑拿式的产后料理也有可能让产妇变得气虚无力哦。

❷ 摄入多少卡路里合适？

　　为了每天给孩子喂700mL左右的母乳，就应该去充分补充营养吗？如果这样的话，多余的营养可就会"溜"到腹部形成厚厚的赘肉喽，并非营养成分全都分给了宝宝哦。分娩后，体内储存的能量会被调动起来，为了哺乳则会消耗掉600左右的卡路里，因此**每天另摄取300～400卡路里的能量就足够啦**。这相当于2杯牛奶、3个红薯或3个苹果的热量。

❸ 何时可以使用公共浴室？

　　通常情况下，分娩出院后2～3天就可以进行简单的淋浴啦。但需注意的是，产后6周内可千万不能去公共浴室哦。如果恶露不是很严重，可以在自家浴室里进行简单的温水浴，时间应控制在10分钟以内。

❹ 何时开始避孕？

　　分娩后何时出现首次月经，主要取决于是否母乳喂养。**通常情况下，不喂母乳的话，产后4～6周就会来月经**；如果喂母乳，大概需要2个月左右才开始排卵。偶尔有些产妇会在分娩后就开始出现少量月经，但不要太慌张，母乳喂养的情况下一般不会排卵。但由于每个人的情况不同，所以还是尽早避孕会更安全些。

❺ 完全恢复需要多久？

　　通常在自然分娩4小时后、剖腹产12小时后，就可以慢慢活动啦。**但身体要完全恢复，一般需要大约6周的时间**。当然这指的是自然分娩的情况，如果是剖腹产，那么所需的时间就要加倍了。

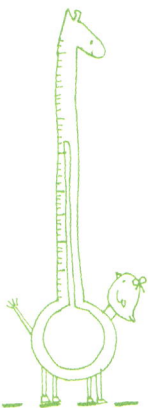

⑥ 何时开始性生活？

　　通常情况下，**产后6周就可以进行性生活啦**。但如果会阴部的伤口愈合较慢或者持续恶露的话，就会面临感染的危险，因此应尽量将时间延后。刚开始绝对不能使用高难度体位哦！尽量避免在会阴部及剖腹产部位过于用力，夫妻俩都采用侧躺的姿势或者女上位的姿势比较合适。

⑦ 产后如何检查？

　　出院后的第一次检查应在产后10~14天内完成，主要检查会阴侧切处或剖腹手术部位的恢复情况，以及分娩后身体的状态等。**分娩4周后，**为确认身体是否完全恢复，应进行最后一次产后定期检查。

⑧ 子宫何时恢复正常？

　　分娩大约一周后，子宫会变得只有拳头那么大；10天后继续变小；2周后会回到骨盆；4~6周后会恢复到孕前状态。

⑨ 手术部位该如何照料？

　　剖腹产的刀口部位如果沾水或渗水后，不认真进行消毒的话，会产生炎症。分娩后1~2天消毒一次，敷上消毒纱布，直到拆线后。**注意，尽量不要增加手术部位的负担。**伤口愈合以后，涂上硅制软膏或贴上创口贴，还具有除痕的功效呢。

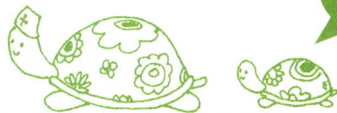

妈妈！

3. 宝宝和妈妈的休养空间——
产后调理院

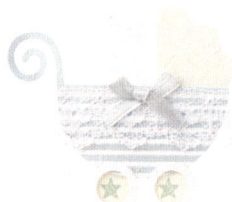

"选择好的产后调理院，决定一辈子的健康"！真的，此话一点都不假。所以，我也像前辈妈妈们一样，加入了"寻找产后调理院的征程"。去了几家曾听说过的，以及前辈妈妈们推荐的调理院，对各个方面都仔细地进行比较后，终于选定了"De Rama产后调理院"。在结束2周的产后调理后，我得到了太多太多的帮助，心中充满了感激。我要向希望完全母乳喂养的新手妈妈们强烈推荐这个地方哦。

为了进行完全的母乳喂养，De Rama产后调理院的母乳喂养专家们，会针对每个人的情况，像亲妈妈一样细心传授方法，所以以母乳喂养的成功率非常高。

不过，价格稍微贵了点儿。对此，我也犹豫过，但一想到这可是一生当中仅有的一两次享受女王级待遇的机会，贵一点儿又何妨呢？曾在一些产后调理院调养过的前辈妈妈们，大部分都会对那里的饮食存有抱怨，但在De Rama产后调理院，厨师们会想尽办法使用新鲜、质优的食材，当然厨艺也相当出色，食物的味道十分可口，真是辛苦他们了。哺乳妈妈们奶水的多少和饮食有着很大的关系呢，因此可以说，在选择了De Rama产后调理院的那一刹那，就相当于母乳喂养已经成功了一半啦。

每天早上，儿科专家都会检查新生儿的身体状况，还会和产妇们亲切交谈。另外，像预防产后抑郁症的心理专家咨询、容易被产妇疏忽的牙科诊断、产后皮肤护理以及产后健身等各种项目别出心裁。尤其是，幸亏有了产后健身服务，胳膊上及两肋下的赘肉很快就不见了。真的，当我从De Rama产后调理院出院的那天，脸上的浮肿也消失了，妈妈和基雨姐都十分惊讶，感觉很不可思议呢。

但有一点遗憾的是，除了指定的一名看护人外，其他亲人都不能进入，就连探望新生儿也是绝对不允许的。所以在这儿的2周里，都没法见到曾经每天都在一起的基雨姐和妈妈呢。为了保护免疫力较低的产妇和新生儿，绝对不允许无节制地探视，这可是De Rama产后调理院的铁规，当然我也不能例外，只好遵守喽。另外，分娩2周内的宝宝和妈妈都要为了适应母乳喂养，而度过一段比较辛苦的时期，不准探视的规则不也是理所当然的吗？不管怎样，多亏有了De Rama完美的产后调理项目、热忱的服务和无微不至的关心，无论是作为新手妈妈的我，还是我们的小妍儿都可以开始全新的健康生活啦！

www.derama.co.kr

如何挑选产后调理院

❶ 在足月前准备

即使很累也要亲自去几家备选调理院看一看。在怀孕第5~7个月时去选择最合适。如果遇上生产高峰期或者想去特别受欢迎的产后调理院，有时即使提前5个月也未必能够预约上，因此要尽早准备啊。

❷ 位置很重要

需考虑到产后调理院与医院、家或丈夫单位的距离。事实上，几乎没有什么事情是需要产妇离开调理院亲自去办的，但要考虑到如果出现孩子突然不舒服等紧急情况，为了以防万一，还是选择离医院近一点的比较好。

❸ 仔细检查周围环境以及室内环境

需避开喧闹嘈杂的街道、存在火灾隐患的高楼或有很多台阶的地方。检查是否具有隔音设备，如果窗户是双层的，检查一下采光及换气是否方便等等。还要仔细检查房间的温度是否能够调节，温水供应情况如何，洗手间是否可以单独使用等。

❹ 确认有无附加项目

在产后调理院，像特别保养调理（比如提供帮助下奶的中药等）、产后体操、产后皮肤护理、乳房按摩、看护孩子、讲授避孕知识等这样的服务项目有很多。每家产后调理院都有自己的规定，有的可以让家属随时探视，有的则会限制探视时间。如果事先了解到这些情况，那么在产后调理院的生活就会更加便利啦。

❺ 新生儿室尤其要仔细检查

产妇们最关心的要数新生儿室的环境了。因此需查看一下，这里是否离访客出入的门口有一段距离，有无空气净化系统以及过滤检测等。另外，有无配备护士、新生儿室的消毒如何进行、奶瓶是否单独使用等细节也要仔细确认。

❻ 检查医疗系统是否专业

产后调理院的护士们主要负责给孩子喂牛奶、洗澡以及检查有无异常情况等。因此一定要确认新生儿室护士的任职是否符合《母子保健法》的规定，有无应对突发情况的急救措施以及医疗人员查看病房的次数。

❼ 产后调理院的饮食也很重要

对需要进行母乳喂养的产妇来说，饮食是再重要不过的了。但通常情况下，产后调理院不会让你试尝他们的食物。因此可先确认一下，那里有无专门的营养师和厨师制作的食谱，饮食是否丰富，以及能否随时提供零食，等等。

❽ 检查卫生管理是否彻底

产后调理院是有许多访客和职员出入的地方。因此，一定要仔细检查为免疫力较低的产妇和宝宝提供的卫生管理是否到位。公共场所是否干净整洁，是否配备了空气净化器和杀菌消毒器等等。

4.好可怕!产后疾病细致预防法

❶ 何为产后风?

　　产后调理中，**如果产妇受了凉风或提了重物等而没有好好调理身体的话，就容易引起产后风**。每一块骨头都很僵硬，身上好像背了千斤重的东西，稍微吹点风就会流泪，浑身感觉冰凉等，各种各样的产后风症状让人无法忍受，十分可怕。据说如果得了产后风，即使到医院进行许多检查，也不会发现有什么异常，偶尔还会给出类似风湿症、过敏或神经性症状等相关诊断。所以，最好的治疗就是预防。冬天的时候要特别注意，不要受风着凉；夏天的时候太热，如果没有正确使用空调或电风扇，或者哪怕是开一次冰箱门再关上，也有可能得产后风哦。尤其要注意的是，在桑拿房过度出汗后，或嫌冬天时房间太热，而暂时想换换新鲜空气时，更得小心喽。

❷ 何为急性肾炎?

　　症状和产褥热很相似：**浑身发冷，伴有腰痛和脐部疼痛。由于肾脏有炎症，小便时也会有疼痛的感觉。**大多数情况下，都是因膀胱里的大肠杆菌进入肾脏而导致的炎症。在分娩之后的导尿过程中，细菌也会通过导尿管经过尿道而感染炎症。如果不加以治疗而任由发展的话，可能会慢慢发展为慢性肾炎，因此一定要尽快治疗啊。

❸ 出现严重掉发怎么办?

　　产后2~3个月的时候，随着激素分泌减少，毛发的生长速度减慢，就会开始出现脱发现象了。但在产后6~12个月以后，这种现象会随着激素的分泌恢复正常而逐渐消失。平时，**要避免烫发、吹发、拉直头发等，尽量也不要染发。**另外，使用营养护发素也会有所改善哦。

❹ 恶露持续6周以上怎么办?

　　恶露就是产后子宫排出的分泌物。如果产后6周后恶露量还没有减少，颜色较浓，异味很重的话，则有可能是由感染引起的，最好去医院检查一下。通常情况下，产后2~3天恶露为粉红色，3~10天会持续出现褐色，然后一直到第3周都会为淡黄色。**通常，产后4~6周时恶露消失。**

❺ 如果得了乳腺炎怎么办?

　　如果乳汁没能及时排出，那么乳房就容易肿胀发热而患上乳腺炎。如果是轻微发热的话，可以通过按摩乳房，将乳汁吸出等办法来解决。**如果炎症十分严重，甚至出现奶疮，那么必须去医院找专门医生诊治啦。**

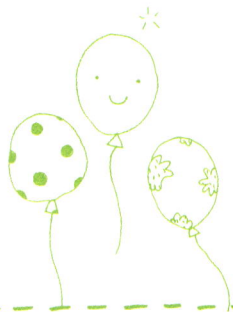

❻ 何为产褥热？

自然分娩过程中，产道、阴道、会阴部以及子宫壁等都较容易受伤，**细菌侵入这些伤口引发炎症，并伴有发高热的症状，即为产褥热。**通常，产后2~3天时全身开始突然发冷，38℃~39℃的高烧持续2天以上，那么就应该怀疑是否得了产褥热。症状较轻的话，2天后会自然好转，严重的话会持续高烧7~10天左右。孕期子宫颈或阴道细菌感染、胎膜早破、剖腹产或侧切伤口感染等，都是出现产褥热的常见原因。

❼ 胎盘残留如何是好？

分娩时，如果胎盘没有完全脱落，胎盘的一部分还留在子宫内，就会使子宫壁恢复不良，引起恶露带血或子宫出血。**产后10天左右，如果持续出现红色恶露，或者严重出血，就要怀疑是否为胎盘残留，**应尽快接受治疗。

❽ 如果得了膀胱炎怎么办？

分娩之后，膀胱感觉变得迟钝，会出现尿道肿胀、小便困难等一些不舒服的症状。**症状持续时间较长，小便混浊，颜色变白或发黄，就要怀疑是否得了膀胱炎，**最好去检查一下。

❾ 会阴部疼痛加重怎么办？

如果在自然分娩中，**会阴部做过侧切术，那么产妇在产后就会感觉疼痛。**通常情况下，会阴缝合处出现的红肿疼痛症状，在分娩后5天左右就会慢慢消失。但也出现过产后都2周了，痛症不但没有消失，会阴部位仍然红肿的情况，这就有可能是伤口处有淤血或产生了炎症。出现这种状况后，应该马上到医院治疗炎症。

❿ 出现产后腹痛怎么办？

产后腹痛指的是怀孕中变大的子宫在分娩后回到原来状态时产生的疼痛，症状大约会持续3~4天，然后便慢慢消失。

⓫ 出现尿失禁怎么办？

因子宫力量变弱而产生的尿失禁现象，并不十分可怕。**如能持续进行可以帮助阴道收缩的盆底肌运动，产后6周后，尿失禁会出现一定程度的好转。**用力收紧肛门10秒钟，然后放松3秒，这样的动作每天要做100次以上，记得要随时练习哦。

建议 | 郑焕旭（UB女子诊疗医院）

363

5. 除掉产后的敌人——妊娠斑和妊娠纹

❶ 好讨厌的妊娠斑

　　黑斑主要是由紫外线、避孕药、压力、化妆品使用不当等引起的，但妊娠斑的形成却与其不同。怀孕后，自然分泌的雌性激素会促进黑色素的合成，即使在室内也会出现黑斑。一年之后，妊娠斑的颜色会慢慢变浅，但一旦长了就很难完全去除，因此会给产妇带来很大的压力。

　　中医认为，妊娠斑是面部色素沉着性皮肤病，由于肝肾阴虚，是女性激素代谢失调引起。**子宫健康与否对黑斑的影响最大**。因此，在产后调理过程中，要注意子宫健康，这样可以帮助妊娠斑变浅。另外，也有一些民间疗法能帮助有效去除妊娠斑，那就是利用杏仁。方法比较简单：将杏仁磨成粉后与鸡蛋黄一起搅拌，然后将其涂抹在脸上并轻轻拍打。韩国出版的一本中医本草书籍《真南本草》中记载，带霜的柿子叶有治疗皮肤黑斑的功效。柿子叶中含有美白效果极佳的维生素C，含量是柠檬的20倍，能让因黑斑而显得灰暗的脸部肌肤变得有光泽。方法也很简单：将柔软细嫩的柿子叶晒干磨成粉，然后和凡士林一起调匀制成软膏，每晚睡前抹在脸上，次日早晨用温水洗净就行。

传统医学特效治疗法

① 肝郁型妊娠斑

　　即过多的压力和烦恼影响到肝脏肝郁气滞，导致脸部血液供给不畅而出现的黑斑。一般还伴有头疼、烦躁、眼睛充血、入睡困难等症状。传统医学中，主要是用疏肝解郁的处方进行治疗。

② 脾虚型妊娠斑

　　由于产后气血虚引起。脾主运化，统摄血液。脾虚致各脏器气虚，营血化生不利。症状主要为：脸部、胳膊以及腿部易出现浮肿，呼吸急促，容易受惊，没有食欲。另外，若消化不良会伴有腹胀等症状。这时就该服用补中益气汤啦。

③ 肾虚型妊娠斑

　　由产后过劳亏耗，劳倦内伤，肾水不足引起气血不足。症状主要为：腰部、膝盖酸痛，耳鸣头晕，手掌脚掌发热等。服用传统医学处方中的六味地黄汤或滋阴降火汤后，症状会大有好转。

④ 肾阳不足型妊娠斑

　　肾脏受损、持续虚热而致使体内阳气不足和循环功能下降后，会使得面部"垃圾"代谢缓慢形成黑斑。主要症状为：感觉寒冷、气喘肢冷、手脚发凉。传统医学处方中的八味地黄汤和右归丸，可以治疗此症。

❷ 好讨厌的妊娠纹

妊娠纹的医学名称为"皮肤膨胀纹",主要是在小腿、大腿及腹部的皮肤上出现的白色或红色线纹。它主要是因体重增加或怀孕时激素异常而形成的,虽然不会给健康带来特别影响,但因属于美丽问题而会降低生活质量哦。比起过度治疗,采用没有副作用的慢慢减轻法尤为重要。传统中医疗法对去除妊娠纹很有帮助哦。

去除妊娠纹的方法

① 去除妊娠纹的微针疗法

在进行MTS疗法时,首先要使用带有192个微针的按摩棒。将它放在皮肤表面并不断滚动,皮肤大约会产生15~20万个细微伤口。除皱、美白、促进细胞再生的药物便会通过这些洞口,被吸收进皮肤里。如此超强的药物吸收功能可不是一般的药物吸收疗法所能比的。另外,微针刺入真皮层后,会阻断杂乱的胶原组织,使其反复进行重新排列,或者借助细微伤口处的细胞自身恢复功能,来使妊娠纹渐渐变淡。MTS手术的优点是,在产生妊娠纹的部位进行均衡治疗,几乎不会产生副作用,术后也不会给日常生活带来不良的影响。在进行微针疗法MTS手术时,如能注入对皮肤再生有显著效果的胎盘素或有美白功效的维生素C,治疗效果会更好。

② 腹肌运动能让妊娠纹的颜色变浅

腹部和胸部出现的褐色妊娠纹,主要是由和怀孕有关的激素引起的,分娩后会慢慢变浅,但不会完全消失。注意,尽量不要让怀孕时的体重突然增加。按摩腹肌或做轻微的腹肌运动,能增加皮肤弹性,起到一定的预防作用。

建议 | 金钟权 (Mi-green韩医院)

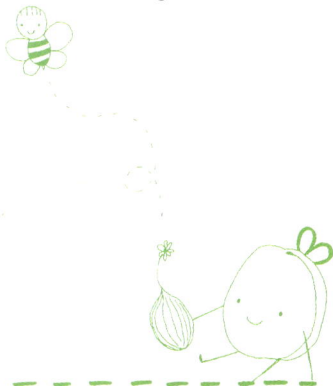

6.拒绝肥胖!产后减肥计划

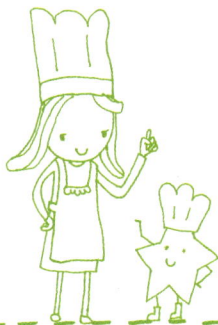

经历过怀孕分娩,身体的辛苦虽然可以忍受,但失去原本苗条的身材可是绝对不能忍受的哦。这就是现代女性的矛盾心理。中医认为,肥胖是由于肾虚脾虚,体内水湿堆积过多而引起的。尤其在**怀孕分娩过程中,大多数准妈妈的状态是,很少运动而营养摄入增多,体内垃圾增加但排出机能相对下降,因此产后肥胖在所难免。**为了解决肥胖问题,有的人偶尔会进行节食,但这种方法不但没有效果而且还很危险呢。仔细分析与产后肥胖一起出现的诸多症状,重新找回健康的减肥方法才是最好的方法哦。

❶ 伴有高血压及便秘症状,腹部脂肪堆积的腹部肥胖型

防风通圣散系列处方:可以降低内热,清除体内垃圾,从而减轻体重。

❷ 怕冷、多汗、关节浮肿的软绵绵肥胖型

防风黄芪汤系列处方:将能够补充体力的黄芪和防己配合使用,吸收体内水分的效果会增强。不仅可以减少出汗、治疗关节肿痛,同时还能达到减肥的效果哦。

❸ 上火并伴有脸部皮肤问题、手脚冰凉、月经不调等症状的肥胖

桂枝茯苓丸系列处方:化解小腹淤血,帮助全身循环顺畅,还可以减肥。

❹ 属于本身骨架大的健康肥胖型

薏苡仁汤系列处方:薏仁能够使体内过多的水分和垃圾排出,并可以减轻食欲,还能基本补充身体必要的营养成分,是最常用的减肥处方。

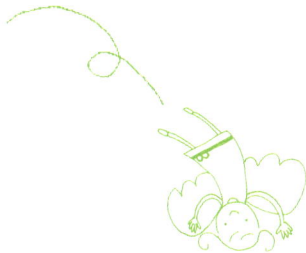

产后的减肥战略

在分娩后1~2周内，平躺着做一些舒展身体及关节的运动。在分娩后的4周内，每次运动不要超过10分钟，每天不要超过30分钟以上。一个月以后，可以进行慢走、瑜伽等有氧运动。正式的产后减肥至少要在分娩4周后才能开始。这时可以制订一个全面的减重计划。即使体重减轻，但臀部、腹部、大腿等部位的赘肉也有可能存在，因此在减重的同时要针对不同部位进行增强弹性的自我锻炼哦。

减轻产后浮肿的处方

① 怀孕期间及早预防浮肿和肥胖。

② 怀孕期间坚持食用低盐食物。

③ 最好在分娩第二天就开始慢慢活动身体或做一些徒手体操。

④ 分娩后过多食用具有利尿作用的食物会导致其他并发症，因此要特别注意。

⑤ 玄米、高粱、大豆等掺在一起的杂谷饭比白米饭含有更多的纤维质，可以帮助排出体内多余的水分，对消除产后浮肿很有效。

⑥ 益母草去除产后浮肿的效果，堪比南瓜。可将益母草泡茶喝：在500mL的水里放入10g益母草，然后用小火煮40分钟，每日可随时饮用。

⑦ 西瓜、绿豆、黄瓜、莲藕、裙带菜、海带、白菜、莼菜等都是能去除浮肿的代表食物。饮食上如能以这些食物为主，就可以健康有效地去除浮肿了。

⑧ 也可食用南瓜来去除浮肿。但南瓜不具有补充气血的功效，而只会促进利尿，因此会给肾脏带来负担，最好在产后体力恢复后再食用。

建议 | 金钟权（Mi-green韩医院）

贴士 Dinner Cancelling减肥

根据自身状况进行的传统中医减肥，既可以轻松减肥又能够保证健康，这是它最大的优点。**但是，一定要铭记减肥的根本在于调节饮食。但无节制的节食减肥只会短时期内产生效果。**Dinner Cancelling 减肥实践起来比较简单，减肥效果明显，还能保持健康呢。不过，Dinner Cancelling本身也属于节食的一种，因此可不要在怀孕时尝试哦。当然，即使在产后，乳汁分泌不好的产妇或患有糖尿病、贫血的产妇都要尽量避免。

中医的解释是：白天，为我们的身体提供活动能量的主要是心脏和肺；夜晚，最为活跃的器官是能够排出体内垃圾、毒素的肝脏和肾脏。如果晚上用餐时间太晚，就会在消化方面消耗太多的气力。白天阳气旺盛，可以很好地进行消化，但到了夜晚，阴气旺，消化功能本身就会减弱。因此，如果用餐时间太晚，将不能正常消化，肝肾的排毒功能也会减弱，早晨起床时就会出现身体浮肿，脂肪也会堆积。

❶ **下午5点以后禁止晚餐** | 不是指一周内持续不吃晚餐，而是在一周内有两三次不吃晚餐。进行Dinner Cancelling当天只吃早饭和午饭，在下午5点之前吃一些简单的零食。

❷ **多喝水** | 多喝水的话可以更快地减轻体重，还能排出体内的垃圾和毒素呢。另外，我们的身体经常会出现又饥又渴的状况，如果不断喝水，还可以减轻食欲呢。

❸ **重视饮食质量** | 要想减肥，无论如何都要避免食用高热量、高脂肪食物。饮食需要以高蛋白食物、新鲜的蔬菜水果为主。

❹ **每天坚持实践** | 一周只进行2~3次，体重减轻的效果就会很明显。如果需要集中减重，那么每天都实践的2周Dinner Cancelling计划可以减掉4~6kg脂肪哦。

7. 让你变苗条的产后营养餐

也曾听过产后吃中药会长胖的说法，但这是误解。事实正好相反，分娩后吃中药的话，有利于促进血液循环，迅速排出体内垃圾，加快赘肉分解，帮助体重恢复到孕前水平。从中医的观点来看，刚分娩完的女性身体处于健康不均衡状态。漫长的怀孕过程不仅使身体变得虚弱，分娩时出现的淤血还会阻碍气血循环，甚至还很容易患上全身疼痛的产后风等疾病。分娩之后需要安心静养，阶段性的产后补养最为重要。要想恢复健康，首先要从清除体内垃圾开始。不过，只要是对身体有好处的东西就给产妇进补，这样轻率的补养也是不可取的。分娩之后最好先服用生化汤。生化汤能够帮助排出产后子宫内的淤血，生成新的血液，促进子宫收缩，加快产后恢复。即便产后没有出现特别疾病，但作为预防将来可能会出现的许多疾病，生化汤也是有好处的。服用生化汤后，可以根据身体的状况再服用补气血的八珍汤、十全大补汤等。

贴士 针对不同症状的有效食品

· 浮肿不消 | 西瓜、绿豆、黄瓜、莲藕、裙带菜、海带、白菜、莼菜等
· 严重贫血 | 菠菜、莼菜、海带、裙带菜、贝类食品、动物肝脏等
· 母乳分泌不足 | 核桃、花生、猪蹄、芝麻、松仁、鲤鱼、鲍鱼、草莓、莴苣等
· 严重掉发 | 黑芝麻、大豆、猪肝、海藻类食物、香蕉、玄米等

鲫鱼汤，究竟好不好

据说，味甜性温的鲫鱼汤对产妇有补血功效，对治疗女性贫血也有好处。中医书上说，鲫鱼能够补养气血、保护消化器官，对治疗痔疮、急性咽喉炎也有效。产妇喝的鲫鱼汤里不要掺杂太多其他东西，清炖最好。

建议 | 金钟权（Mi-green 韩医院）

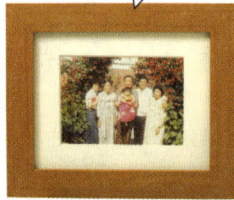

15

像超级妈妈一样照看新生宝宝

温柔地哄宝宝睡觉，细心地给宝宝喂奶，轻柔地为宝宝换尿布，熟练地给宝宝洗澡……这所有的一切都要考验妈妈的技术哦。万一淘气的宝宝出现什么突发状况的话，新手妈妈肯定会手忙脚乱吧。请不要担心，现在，就让我为你讲解365天守护宝宝健康和幸福的超级妈妈手册吧！

1.初乳，为了给宝宝完美的一口

妈妈在分娩后7天之内分泌的乳汁叫初乳。初乳中含有新生儿所需要的所有的营养成分，因此，即使妈妈们因为种种原因无法喂养母乳，也要把这宝贵的初乳喂养给宝宝哦。初乳不仅量少，而且只在分娩后的几天内有。因此，可以说是母体专为新生宝宝准备的绝无仅有的特别营养食物。

初乳的功效-1 促进宝宝生长的第一份营养

宝宝在妈妈腹中时是通过脐带吸收营养成分的，出生后也迫切需要补充营养。此时，初乳对于宝宝来说特别重要。这是因为初乳中含有帮助宝宝生长发育的所有的营养成分。其中的TFG-β不仅可以让软、硬骨组织持续形成、促进细胞增殖，还能有效预防皮肤过敏；IGF是初乳中含有的脑细胞成分，可以促进新生儿大脑发育，促进细胞成长和分化。EFG则是表皮细胞的生长因子，可以促进皮肤表皮细胞再生，治愈伤口。

初乳的功效-2 让母乳喂养成为现实

小儿科医生建议在分娩30分钟内就让宝宝吮吸母乳。因为刚出生的宝宝吮吸能力最强，如果在此时及时让宝宝吸奶，不仅可以让他/她吃到含有多种营养成分的初乳，还可以使母乳喂养变得更容易实现。除此以外，妈妈的乳腺也会得到刺激，将会更好地制造奶水。

初乳的功效-3 提高宝宝的免疫力

初乳中含有能增进免疫力、促进细胞分裂等多种营养成分，最重要的是含有人体不可缺少的免疫球蛋白。占据初乳免疫成分80%的免疫球蛋白是对抗各种病原性细菌和病毒的自然抗体。由于新生儿的免疫系统还不成熟（新生儿的免疫力系统在出生5个月之后开始形成），自身免疫能力低下，所以，最初只能靠初乳来获得免疫功能。

初乳的功效-4 预防黄疸

有60%的足月婴儿，80%的早产儿会在产后第一周内出现黄疸症状。新生儿的黄疸症状是由血液中的胆红素增加而产生的疾病，它会使婴儿的皮肤呈黄色或橙色。宝宝在妈妈腹中时，由母体帮助代谢胆红素，但新生儿自身代谢功能却不足。初乳中含有帮助代谢胆红素的成分。因此，通过喂养初乳就可以有效预防黄疸症状。

312

2.喂养母乳，姿势很重要

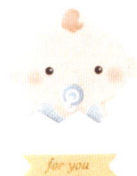

for you

哺乳似乎是在无意识中进行的，但其实，它形成的过程却蕴涵着对宝宝的关怀和照料。Best-Mom 的金正熙院长将亲自传授给你成功喂养母乳的方法!

步骤1

由于地心引力的作用，妈妈的乳房一定会有些下垂，所以宝宝吃起奶来并不容易。妈妈应该用手托住乳房，辅助宝宝吃奶。一般是把拇指放在乳头上方，其他4根手指头托住乳房下端，让整个手掌呈C字形握住乳房。

步骤2

只要用乳头轻轻碰触宝宝的嘴唇，他/她就会神奇地张开小嘴，宝宝真乖! 一旦他/她张大嘴，就要迅速地拿开乳头附近的大拇指，一定要让宝宝尽量深含乳头。如果用乳头碰触后，宝宝没有张开嘴，可以用拇指轻轻掰一下宝宝的下巴，并发出"啊啊"声。

步骤3

宝宝张大嘴后，将乳房的下部贴住宝宝的下嘴唇，乳头深深地塞入宝宝嘴中。这时，宝宝的嘴和舌头含住乳晕。宝宝的嘴巴尽量张开并紧紧地贴在妈妈的乳房上才是正确的吃奶姿势。

步骤4

哺乳时，最好让宝宝轮流吮吸两只乳房，每只吸10~20分钟左右。母体的奶水量会自动调节，如果不充分吸空，奶水量就会逐渐减少。而且，如果只是浅浅地含住乳头并且吮吸时间过短的话，宝宝将无法吃到脂肪丰富的后乳，无法摄取足够的对脑神经细胞有益的蛋白质和脂肪。所以哺乳时，要尽量让宝宝先将一侧乳房的乳汁吸空再换另一侧。

3.保持完美胸型的断奶法

宝宝吮吸乳汁成长只是暂时的，妈妈要想恢复身材，就必须下定断奶的决心！如果宝宝不再吮吸，在一般情况下，母体是可以自然断奶的。如果因为种种原因一直没有断奶的妈妈们可要注意了，母乳喂养专家金正熙院长要亲自教你保持完美胸型的断奶技巧了哦。

❶ 断奶之前要做的两件事

虽然，母乳喂养是对产妇和婴儿都有好处的无可争议的事实，但从宝宝出生后的第6个月开始，就应该正式喂养断奶食品了。从开始喂养断奶食品一直到宝宝一周岁以后的主食完全变为米饭，这可是一段艰难的时期。此期间，妈妈和宝宝要展开一番"断奶战斗"了！

因为，此时妈妈的乳汁已经无法为宝宝提供所需的营养成分。当然，如果宝宝能够自然度过断奶期就最好不过了，但这小东西对妈妈乳汁的执著可不是那么容易就放弃的。因为宝宝早已把乳汁当成了不可缺少的甜点，或者养成了吃奶睡觉的习惯。几乎每位喂养母乳的妈妈都不是一次性成功断奶的，而是在尝试多次后才能达到。因此，为了成功给孩子断奶，妈妈这时候也要对宝宝"狠一点"。

首先，不管宝宝如何哭闹着要奶吃，妈妈都不能心软。其次，要用多种方法让宝宝认识到不会再有奶水吃了。听说，有的妈妈会往胸部涂抹食醋，

当然，如饥似渴的宝宝仍然会不顾刺鼻的醋味，继续扑上前去找奶吃，但据说过一个月左右，也会自然而然地放弃；还有的妈妈会用胶布贴住乳房，让宝宝摸不到乳头。诸如此类的有趣的尝试还有很多呢。

即使你想尽了所有办法，好不容易给宝宝成功断奶了，也还有一件事情要忍耐，那就是被称为除了分娩之痛的第二痛苦——乳疮，也就是急性乳腺炎。产生乳疮的原因在于人体的奥秘，母体会牢牢记住宝宝平时的吃奶量，即使不再有宝宝吮吸，身体还是会每天产生乳汁并储存起来。如果这些乳汁储存在乳房中而不能及时排出，便会导致乳房胀热、变硬，从而引起乳疮。但断奶时的乳疮不会像刚开始出奶时那样严重，可以用手挤出奶水，并把冷藏过的圆白菜叶避开乳晕铺在乳房上，叶子蔫了以后换上新的，这样频繁更换的话，就不会感到疼痛难忍并且可以轻松度过这段时期了。

35

贴士 | 民间食疗法完成断奶

❶ **麦芽** | 虽然麦芽主要作用在于助消化、暖胃以及提高食欲，但如果将它稍微炒一下食用，也可以起到减少奶水的作用。可以每天餐后泡水喝2~3次，也可以把麦芽晒干后，去掉表皮，磨制成粉，每次取5g冲热水喝，每日喝3次就会见效。

❷ **葛根** | 把去掉外皮的葛根和300g水一起煮，每日喝3次。有利尿、稀便的作用，并能减少奶水。

❷ 自然断奶法

哺乳3个月后就断奶

因为自身奶水少，或需要回到工作岗位等原因，一些妈妈不得不在哺乳3个月后就开始展开"断奶战斗"了。但即使是这样，也要坚持给宝宝喂养1~2个月的母乳，别忘了初乳可是最宝贵的营养品哦！哺乳到第3个月时，就要开始努力减少喂奶次数了。宝宝再闹，也要按照每天8次母乳、2次断奶食品；6次母乳、4次断奶食品；2次母乳、6次断奶食品；不喂母乳，只喂断奶食品的计划缜密进行。这时，可以用提前挤出的母乳或奶粉充当断奶食品。在给宝宝断奶后，从乳汁量有所减少到完全停止分泌也需要一定的时间。此时，可以穿不带钢托的产妇专用文胸，并在里面塞入"防溢乳垫"。有些宝宝可能会抗拒奶瓶，最好买与乳头口感相似的奶嘴，这样，宝宝就更容易接受了。

在喂食断奶食品的同时断奶

到宝宝周岁时，就可以试着给宝宝喂米饭了。因为此时仅靠母乳将不能完全满足宝宝生长发育所需要的营养成分。可以用流食和米饭做主食，母乳当成偶尔一尝的"点心"或只在哄宝宝睡觉时喂。

很多妈妈都是在这段时期开始尝试断奶的，如果停止哺乳，乳汁充满乳腺后就会慢慢地停止分泌。但原来乳汁较多的妈妈们可能需要3~6个月的时间才会慢慢完成这个过程。如果希望乳汁自然地停止分泌，最好不要刺激乳房。宝宝吮吸或按摩乳房的动作都会促进乳汁分泌。但是，一旦中止对乳房的刺激，奶水会聚积在乳腺中，造成血液循环不通畅。如果乳房中结成硬块或生乳疮，可以稍稍按摩加以缓解。

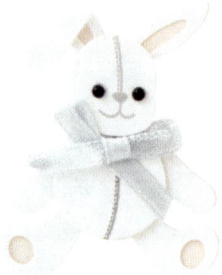

❸ 前辈妈妈开的"处方"

① 能有效断奶的冷敷法

　　有些妈妈为了更快更有效地断奶而服用具有抑制乳汁分泌功效的药物。但专家认为服药存在风险，并不鼓励。并且，如果通过服药迅速断奶的话，会使乳腺干瘪，胸部扁平，还会失去原有的弹性。而慢慢地缩短哺乳时间，延长哺乳间隔，同时给宝宝喂辅食的话，乳汁量会根据生理需求而自然地减少。这样随着计划有条不紊地进行，既不会有疼痛感，乳汁的分泌量也会减少。如果乳房发胀，疼痛感加剧，则需要把奶水挤出来，直到痛感消失。使用吸奶器挤奶容易促进奶水分泌，所以最好是用手轻轻地挤。这样，在1~2周后，即使不服用药物也能完成断奶。用冰凉的圆白菜叶敷在乳房上可以帮助断奶。

② 恢复迷人胸线的体操

　　双手抓住长皮筋的两端，两臂向两侧展开，两只手与肩同宽。深吸一口气，呼出气的同时胸部用力，两臂慢慢向胸前靠拢，慢慢吸气，前胸、肩膀、两臂最大限度展开。一次做30个回合，每日坚持练习。

③ 增加胸部弹性的自助按摩法

　　哺乳时间越长，胸部下垂越严重，真是让人无可奈何。不过，只要通过简单的按摩就可以增加胸部的弹性，让胸线变美哦。首先要养成昂头挺胸的好习惯，再通过胸部按摩来促进血液循环，就可以一点点地矫正下垂的胸部了。

　　具体按摩方法如下：

　　为提拉下垂的胸线，按摩时可以从腋窝部位开始画螺旋状的圆形，经过乳房下部，从胸部中央穿过再扫向腋窝。还可以把手放在腋窝附近，推向胸部中央，反复多次。另外，为矫正因宝宝总吮吸一侧而变得不对称的乳房，可以由里到外按摩较小一侧的乳房。按照以上3种方法替换按摩，可以帮助你的胸部恢复到怀孕之前的状态哦。但要注意胸部按摩要在乳汁停止分泌之后，如果从断奶初期就开始进行胸部按摩的话，反而会刺激乳腺分泌更多的奶水。

贴士 用手挤奶的要领

用拇指和除小指之外的其他3根手指捏住乳头，轻轻挤压乳晕后，向外拔乳头就可以了。

不要把乳腺中剩余的奶水挤出过多，只挤到乳房变得松软就可以了，否则会出现反效果。

---

④ 辅助内衣的功效

断奶后，很多妈妈因看到自己下垂的乳房而感到后悔莫及。其实要想维持之前的美丽胸型，从怀孕初期开始，就要根据体形的变化穿着合适的内衣。特别是从怀孕16周开始，乳房明显变大，此时最好改穿孕妇专用内衣。孕妇专用内衣可以托住变大的乳房，还有吸汗和保温的作用，让你在活动方便的同时防止乳房下垂。

而分娩后则要选择方便哺乳、收紧身材的产后专用内衣。能包住胃部的长款产后专用内衣可以有效地托住容易下垂的胸部，向前开口的设计更方便哺乳。

断奶时，可以根据自己乳房的情况而选择合适的内衣。但此时要重点确认的不是内衣中有没有金属环，而是有没有可以完全托住乳房的乳垫。

⑤ 收聚胸部的运动

坐在固定的沙发中，将两臂放在扶手上成90°向上弯曲。两腿伴随着呼吸伸直，脚部着地，提起臀部，使头部、肩膀、后背、臀部和腿部成一条直线。用两臂肘支撑身体，保持30秒。早、中、晚各练习3次。

⑥ 饮食塑造美丽胸型

在开始断奶的同时多吃一些帮助恢复胸型的食物吧！这对妈妈的健康以及恢复胸部弹性都有好处。首先要避开刺激性食物，多食用清淡而非咸、辣、酸的食物。为了使胸部血液循环顺畅，最好充分摄取富含蛋白质的食物。建议食用大豆等非肉类食品来摄取蛋白质，特别是每天早晨坚持喝豆浆或豆奶，不仅对恢复胸部线条有帮助，还能缓解因怀孕引起的便秘。另外，充分摄取乳制品和鱼可以使你的胸部以及整个身体的线条迅速恢复。

Q&A

Q 奶水量太少了，怎么办？

A 越经常挤奶并且挤空，奶水分泌得越多。如果因奶水量少而开始混合喂食，那就和放弃母乳喂养没什么两样了。即使你的奶水量再少，也要靠着妈妈坚持不懈的努力每天哺乳10次左右，这样坚持下去，你就一定能够成功！宝宝每天的吃奶量可以通过观察宝宝的大小便量来确定。妈妈可以以24小时为单位记录宝宝的大小便量，从而观察宝宝的成长状态。另外，母乳不足容易引起新生儿脱水和黄疸。

Q 喂奶时另一侧乳房一直漏奶，怎么办？

A 这是宝宝正确地吮吸乳汁时，妈妈身体作出的正常反应，因此不需要担心。可以在哺乳时，在另一侧文胸罩杯中塞入乳垫，就可以轻松愉悦地进行哺乳了。

Q 得了乳腺炎，怎么办？

A 乳腺炎是乳房感染细菌的信号。得了乳腺炎，乳房会胀痛，身体出现高温，被感染的部位则会变得红肿。这时需要更加努力地喂食母乳才能好起来。另外，还应该到医院就诊，喂食母乳时尽量让宝宝含得深一些，纠正哺乳姿势，这样才能有效地预防病情再发。

Q 可以在有伤口的乳头上擦药吗？

A 大部分妈妈认为乳头上出现伤口是很自然的事情，实则不然，这说明妈妈的哺乳姿势不够正确。应该让宝宝深深地含着乳头和乳晕部分。端正哺乳姿势的话，乳头就不会受伤了。即使出现伤口，矫正姿势2~3天内伤口也会自然痊愈。

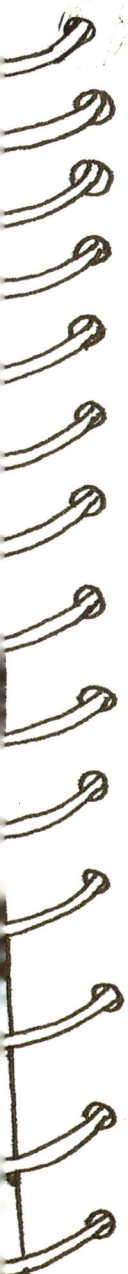

Q 乳房淤血很严重，怎么办？

A 给宝宝充分喂食母乳就是最好的治疗办法。比平时更频繁地喂食母乳，宝宝吮吸奶水可以帮助奶水流动，起到活血化淤的作用。如果胀得发硬的乳房不容易含住，可以用手先将乳头和乳晕挤揉一下，变松软后再让宝宝含住。在哺乳前按摩乳房内侧有助于奶水的流动及淋巴和血液的循环。也可以使用圆白菜叶来缓解淤血症状，把冷藏过的圆白菜叶去掉粗茎，在中间穿一个洞，敷在乳房上。

Q 得了乳头炎，怎么办？

A 乳头上长出白色透明状水疱就是乳头炎的主要症状。这是由于奶水残渣堵塞乳管所引起的，可以在喂食母乳前将热毛巾敷在乳房上并紧紧按住，之后让宝宝尽量吸空这一侧的乳汁。尽量避免直接用手挤破水疱，实在需要挤破可以到医院处理。

Q 如果乳头内陷的话，怎么办？

A 如果妈妈乳头内陷，一定要在刚开始喂养母乳时让宝宝深含乳头，并采用正确的哺乳姿势。含过一次奶嘴的宝宝一般就不愿意再含内陷的乳头了。但是，对于只含过内陷乳头的宝宝来说，就会很神奇地适应这种情况，母乳喂养也不会产生任何问题。此时最重要的是不要让奶水积累太多，喂食前可以先稍微挤出一点奶水，帮助乳头尽量突出，并按摩乳头部分，这样就可以让宝宝容易地含住了。

Q&A

Q 每次哺乳前都要擦拭乳头吗？

A 母乳中本身就含有抑菌成分，每天用温水轻轻擦拭一遍乳房，在哺乳前挤出少量奶水涂抹在乳头周围就足够了。特别注意不要在哺乳前用香皂擦洗乳房，这会让皮肤保护膜和抗菌物质消失，反而更容易导致乳房出现病症。

Q 宝宝吃奶后会吐奶，怎么办？

A 宝宝的胃是长管状的，而不是弯曲的，所以即使吃很少也容易吐奶。宝宝吐奶时如果不及时擦拭干净，吐泻物进入鼻子或耳朵会引起感染，还有可能堵住气管，妈妈们一定要小心再小心！宝宝一旦吐奶，要立刻使他/她的脸朝下，防止吐泻物堵住气管。

Q 宝宝不愿吃奶一直磨人，怎么办？

A 造成宝宝不吃奶一直磨人的原因有很多种，所以首先要找出真正的原因是什么。有可能是妈妈换了香皂；有可能是宝宝得了中耳炎，吃起奶来很难受；有可能是周围环境太吵闹或室内温度太高等环境因素；还有一个可能是宝宝吃奶的姿势不对，奶水不能很好地被吸出来。

Q 我家宝宝只愿吃一边的奶，怎么办？

A 对于宝宝来说，一边乳房的奶水量也能让他/她的体重正常增加的话就没什么大问题。但如果一直这样持续下去，妈妈两侧的乳房就会变得不对称，因此要尽可能让宝宝交替吮吸两侧乳房。如果想让宝宝吮吸不经常吸的那一侧乳房，可以先提前按摩这侧乳房的乳头和乳晕部位，让宝宝吸起来更容易。如果宝宝还是拒绝吸，可以让他/她先吮吸爱吸的一侧，把另一侧稍挤出一点奶后，再在不知不觉中换给宝宝吸，或换个姿势也能让宝宝更快地接受。

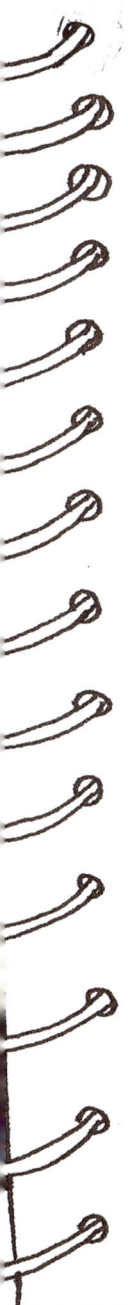

Q 宝宝咬得乳房好疼，怎么办?

A 如果哺乳姿势正确，宝宝的舌头应该在下牙和乳头中间，嘴唇和牙龈包着妈妈的乳晕外圈部分，这样是不会咬到妈妈的乳房的。如果宝宝咬着妈妈的乳房，大多时候是因为宝宝已经吃饱了，如果这时硬将乳头从宝宝嘴里抽出容易留下伤口，也会让宝宝咬得更紧，最好的办法是轻轻地捏住宝宝的鼻子让他/她自然而然地松开嘴。

Q 喂食母乳时感觉很痛，怎么办?

A 一般情况下，宝宝吃奶的姿势不正确便会导致妈妈乳房疼痛。可以先将乳头从宝宝嘴里抽出，调整姿势后再次尝试，或者让宝宝吮吸另一侧乳房。有的妈妈怕宝宝含得太深堵住鼻孔导致窒息，便只让宝宝含住乳头部分，这时敏感的乳头可能会产生疼痛感。还有可能是因哺乳姿势不正确导致乳头留下外伤产生疼痛。这时可以在喂食后涂抹一两滴奶水，并把乳头暴露在空气或阳光中。另外，奶水积累太多时也容易产生胀痛，在喂食前挤出少许可以缓解。

4.我们的小宝宝长什么样

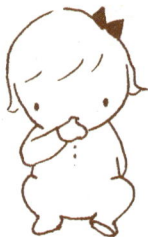

经常有新手妈妈因为觉得宝宝的样子奇怪而去找医生，其实，新生宝宝的模样和成人是不一样的。那么，让我们先来认识一下我们的宝宝的样子吧。

· **头部** | 从出生到18个月，是婴儿大脑迅速成长发育时期。因此，新生儿的头部是软软的，前后囟门不会完全闭合。每个宝宝的前后囟门闭合时间都不同，一般是从出生4个月后开始慢慢闭合，因此，要注意不能用力挤压6~8个月大的宝宝的头部。

· **胸部** | 无论是男孩儿还是女孩儿，新生儿的乳头都是突出的，这是因为怀孕时产生的激素也影响到了宝宝。有的还会分泌乳汁状物质，但一定不能挤，否则容易感染。

· **眼睛** | 新生儿的视力只有0.2左右，产后6周内是看不清物体的。此时宝宝只能看清楚离自己脸部20~25cm范围之内的事物，妈妈抱着宝宝时，妈妈与宝宝脸部的距离刚好在这个范围之内。因此，宝宝能最先记住妈妈也是很自然的。

· **耳朵** | 胎儿在25~26周时会对较大的声音有所反应，而视觉是在出生后才开始形成的。新生儿习惯有节奏的高音，因此与男声相比，更喜欢女人的声音。

· **嘴** | 新生儿是个从出生起味觉就十分灵敏的美食家。最喜欢的味道就是母乳或奶粉那种淡淡的甜味。由于新生儿的吮吸能力极强，口中容易生水疱，所以洗澡时要把宝宝嘴里擦洗干净，保持宝宝口腔内部清洁，但绝对不能使用口腔清洁剂。

· **鼻子** | 对新生儿来说，像味觉一样发达的就是嗅觉了。由于雌性激素能提高对气味的敏感度，因此女婴比男婴更容易区分各种气味。

· **手指甲和脚指甲** | 新生儿的手指甲和脚指甲既薄又尖，很容易在脸上抓出伤口。可以在给宝宝沐浴后，用婴儿专用剪指刀把它们剪成"一"字形。

5.哄宝宝入睡的好方法

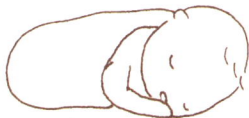

一般来说，新生儿每天要睡16~18个小时，几乎可以说是一整天都在睡觉。但问题并不是宝宝一天睡多久而是怎么睡。新生儿的睡眠周期很短，最少一个小时就会醒一次。如果在这个周期之内醒的话，宝宝就很难再次入睡了；在宝宝没有熟睡的情况下就将他/她放在床上，宝宝一般都会哭醒；宝宝从浅睡到熟睡所需要的时间要比成人多得多。

怎么哄宝宝入睡呢

❶ 宝宝需要睡在硬硬平平的床垫上，太松软反而不好。要仔细确认床垫与床板之间，或者床垫与墙壁之间的缝隙会不会夹到宝宝，还要做好防止宝宝从床上滚下摔伤的防范措施。

❷ 拿走所有妨碍宝宝脸部周围空气流通的物品。另外，如果担心宝宝被厚厚的被子压着喘不过气来，可以让宝宝穿着厚厚的睡衣，盖上薄薄的小被子就好。据研究显示，如果宝宝呼吸不到新鲜的空气，会增加患婴儿猝死综合征（SIDS）的概率。

❸ 要让宝宝保持温暖，但不能太热。要谨记如果宝宝和妈妈一起贴身睡的话，可能会因为妈妈的体温而过热哦。可以通过查看宝宝的脖子后部或手心有没有汗来确认宝宝是不是很热。

❹ 要多做让宝宝养成健康睡眠习惯的练习。在明亮的空间中和宝宝一起玩耍，而在昏暗的环境下让宝宝睡觉。当一天要结束前，为让宝宝静下心来，可以在一个较暗的房间里为宝宝做按摩、洗温水澡。之后再抱着宝宝走动走动，或坐在摇椅里，再或抱着宝宝喂奶，最后让宝宝安静地入睡。

❺ 创造一个温馨幽静的环境。宝宝睡意来临时，给他/她听一些像摇篮曲那种平静的音乐，让宝宝养成一放这类音乐就能入睡的好习惯。如果宝宝已经入睡，可以在家门口贴一张"请不要按门铃"的便条。

❻ 要让宝宝明确知道白天是玩耍的时间，晚上才是睡觉的时间。半夜里喂奶时要把灯光调暗，并且不要讲话。这样的话，宝宝即使在半夜吃奶，也能感觉到马上就是睡觉的时间了。

6. 宝宝的一切由便便来告诉你

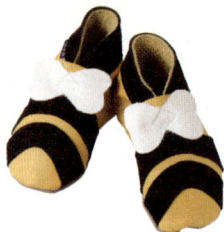

宝宝的便便就是健康状况的信号。 如果便便的状态与平时不一样，就要细心查看宝宝的状况了。要确认宝宝有没有一些特殊的表现，或之前吃了什么，并且要去医院就诊。一般来说，吃母乳要比吃奶粉的宝宝的便便更稀，而且母乳通过大肠的时间较短，还有可能出现绿便；而吃奶粉的宝宝因不能完全消化奶粉中的乳脂肪，便便中可能出现白色颗粒。这两种都属于正常现象，不需要过于担心。

· **胎便** | 指宝宝在出生12个小时以内排出的便便，多呈墨绿色且带黏性。这些都是宝宝在妈妈腹中时肠内积聚的分泌物。胎便排出并在宝宝吸收母乳之后，宝宝的便便会渐渐变成绿褐色和健康的金黄色。但如果出生后24小时内仍没有排出胎便，就要注意是不是有肠道堵塞的可能性。

· **移行便** | 又称过渡期大便，是宝宝在出生一个月内，消化器官在适应妈妈子宫以外的世界的过程中排出的便便，一般呈黄绿色或黄褐色且带黏性。此时，新生儿一般一天会排便3~9次，并且可能混有血丝，这可能是由于宝宝在出生的过程中吞食了妈妈的血液而造成的。

· **吃母乳宝宝的便便** | 要比吃奶粉的宝宝的便便稀，并且可能含有像种子一样的颗粒，因为母乳通过大肠的时间较短，还有可能出现绿便，并有馊牛奶味。刚开始时，吃母乳的宝宝要比吃奶粉的宝宝排便次数多，但2个月之后排便的次数会减为每天2次。这是因为妈妈的初乳中含有帮助排便的物质。

· **吃奶粉宝宝的便便** | 颜色不是一定的，但与吃母乳的宝宝的便便相比，颜色更偏于褐色，臭味浓烈。一般吃奶粉的宝宝一天会排便5次左右，如果宝宝得了便秘，就说明奶粉不适合宝宝，要换一个牌子或在冲奶粉时增加水的比例。

7. 宝宝沐浴要小心

　　为宝宝洗澡时，最合适的室内温度是24～27℃，而水温最好在比人体体温略高的38～40℃之间。洗澡前，可以先关上浴室的门，放出一些热水使室温稍稍升高。在浴盆中放入一半水后开始洗澡，同时另外准备热水。当浴盆中的水变凉时随时掺入，保持水温恒定。沐浴时间最好为5～10分钟。根据宝宝的生活规律，应该在准备哺乳前为宝宝沐浴，切忌在哺乳后沐浴！否则容易导致全身的血液都流向心脏，造成消化不良。

灵巧沐浴法

❶ 如果家里每个房间都很暖和的话，可以在浴室洗澡，在婴儿房穿衣服。也可以把可移动式浴盆放置在婴儿房，只要在一个地方就能完成沐浴和穿衣了。

❷ 事先铺上软布或长浴巾，上面摆放好婴儿乳液、婴儿润肤油、手巾和宝宝的小衣服。这样在完成沐浴后就不用手忙脚乱了。

❸ 迅速脱掉宝宝的衣服，用纱布手巾盖住宝宝的肚子和前胸。

❹ 如果室温较低，就先不要给宝宝脱衣服，洗完头后再脱衣沐浴。

❺ 托住宝宝的脖子，把干净的纱布手巾浸湿，仔细地擦洗宝宝的面部。然后让宝宝的小脚支撑在妈妈的膝盖上，头部稍稍向后仰，开始洗头，妈妈可以用手指腹轻轻地按摩。由于新生儿很容易受惊，比较安全的方法是用纱布手巾沾湿擦掉洗发水和泡沫。此时，可以用拇指和中指将宝宝的耳朵轻轻内折，防止水流进耳朵里。

❻ 洗身体时，应该先用宝宝的小脚划几下水，适应后再小心地将宝宝放进水里。妈妈用一侧手臂撑住宝宝的后背，手掌托住宝宝头部，另一只手轻轻擦洗颈部或腋窝处等肉多有褶皱的部位。也要仔细擦洗宝宝手臂和腿部的褶皱处，洗肚子时可以慢慢画圆擦洗。

❼ 让宝宝翻过身来，膝盖轻轻地靠在浴盆底部，手托宝宝前胸稍稍抬高，轻轻擦洗宝宝的背部和小屁股。

❽ 把干净的水慢慢地浇在宝宝身上冲洗。这时可以让宝宝捏着喜欢的玩具，或放宝宝喜欢的音乐，让他/她更有安全感。用另一只手托住宝宝的小屁股从水中捞出。

❾ 将宝宝放在事先准备好的毛巾上，迅速盖上毛巾，擦干水。首先要用纱布手巾擦干宝宝的头部，然后轻轻揉搓着擦干手臂和腿，最后还要把手指和脚趾间的水分擦干。

8.万事通博士教你又快又好地换尿布

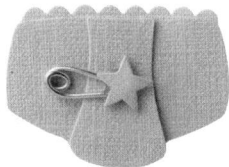

对新手妈妈来说，换尿布也不是一件容易的事。特别是在宝宝哭闹时，就更容易慌张。因此，要在换尿布前，提前准备好乳液、软膏以及宝宝可以躺着的软布等必需品。在用布制尿布时最好能提前把尿布铺好，然后再换下旧尿布。

❶ 即使已经铺好了防水毯子，也要在宝宝屁股底下加一层尿布或手巾。因为在换尿布的过程中有可能流出污物，再加一层尿布就避免了每天都要洗一遍防水毯子的繁复。

❷ 如果是男婴，阴茎胀得圆圆硬硬的就说明马上要尿尿了。这时要给他盖上尿布直到尿尿。

❸ 用尿布干净的部分或浸湿的纱布擦净宝宝的屁股和阴部，最好用浸湿的纱布代替湿巾。

❹ 如果是女婴，要从前往后擦，这样才能避免细菌通过阴道进入体内。如果是男婴，要把阴茎后部和睾丸都擦干净。敏感的阴茎下部最好用水擦洗干净。

❺ 用干纱布扇风，让水分自然蒸发。

❻ 绑紧尿布，注意查看腰部和大腿是否太紧。如果是男婴，换尿布时要让阴茎朝下。

贴士 尿布疹的预防方法

布制尿布比一次性尿不湿、吃母乳比吃奶粉都更能有效地预防尿布疹。要经常确认宝宝是不是尿了，做到及时更换尿布。时常让宝宝的屁屁暴露在空气中，自然光线是预防尿布疹的天然保护剂。

尽量不要使用湿巾、尿布疹霜、婴儿爽身粉等辅助性物品。如果不得不用婴儿爽身粉，也要选择不含滑石成分的。如果使用布制尿布，一定要用婴儿专用洗剂来清洗，或者直接放在沸水中煮15分钟以上，再在阳光下晒干，这才是最佳办法。

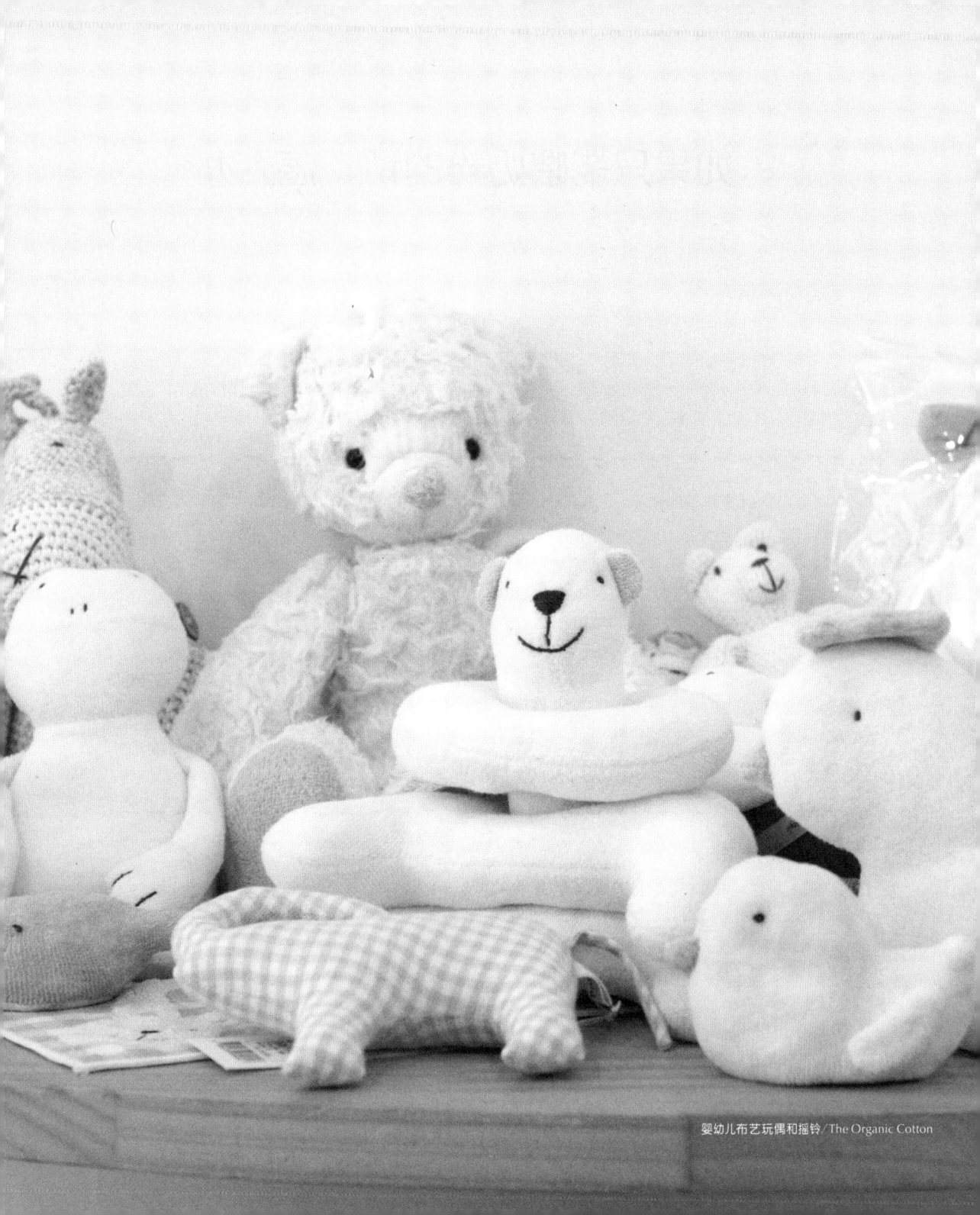

婴幼儿布艺玩偶和摇铃／The Organic Cotton

9.如果只能喂奶粉的话，怎么办

　　不管怎么努力都没有充足的奶水，或者因工作原因不能喂食母乳的上班族妈妈们就会选择喂食奶粉。既然选择了喂食奶粉，最要注意的一点就是卫生。妈妈的乳汁本身就具有消毒灭菌的作用，但奶粉却没有。而宝宝对细菌的免疫能力很弱，所以保管奶粉、冲奶粉和消毒奶瓶时要特别注意卫生。

- -

❶ 喂食奶粉时要准备的物品

·**奶瓶** | 要准备2个125mL的新生儿专用奶瓶，5~6个250mL的大奶瓶。如果是双职工家庭或经常外出的妈妈还需要准备一次性奶瓶。一次性奶瓶的奶嘴和普通奶嘴一样，奶嘴下面的部分是杀菌袋，每次只消毒奶嘴就可以了，十分方便。

·**奶嘴** | 按照奶瓶的个数准备，也可以多准备几个备用。宝宝的月龄不同，奶嘴上小孔的个数也不同，要注意更换。如果小孔已经变旧，也要及时更换。

·**洗涤用刷子** | 有刷毛头和海绵头两种，刷毛头容易使奶瓶内壁产生细小的磨损，而海绵头的则可以洗刷到奶瓶的每个角落而不留一点残渣。

·**奶瓶洗涤剂** | 可以洗掉奶瓶中刷子不易刷掉的油渍。

·**消毒机** | 消毒机的种类很多，有用沸水消毒的不锈钢材料的灭菌消毒机，用电磁消毒的蒸汽消毒机，还有用电的自动消毒机等。

- -

❷ 冲奶粉的方法

①准备好经过消毒的奶瓶和奶嘴。冲奶粉前一定要洗手。

②把煮沸的开水凉到70℃左右，在奶瓶中倒入要喂食的量的1/2或1/3。注意绝不能使用绿茶、决明子茶、牛肉粉或煮小鱼和灵芝的水。

③用计量勺按宝宝月龄量出合适的奶粉量。

④抓住奶瓶左右摇晃，将奶粉冲开。

⑤倒入剩余的水量，拧紧奶嘴，再次摇晃奶瓶至奶粉全部化开。

⑥打开奶嘴把空气放掉。

⑦在妈妈手腕内侧滴一滴冲好的奶粉，确认温度是否适中。感觉暖乎乎时对宝宝最合适。最合适的喂食温度是40℃左右，如果过热，可以更用力地摇晃奶瓶或泡在冷水中降温。

- -

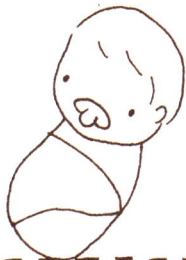

❸ 喂食奶粉的方法

每次喂奶10~20分钟最合适。因为喂奶的同时会有空气持续进入宝宝的口中，时间过长容易导致宝宝胃部发胀。如果宝宝吃奶的时间过长，有可能意味着奶嘴的小孔堵塞住了或是小孔的个数过少。在刚出生的第1个月内，喂奶的间隔时间最好是每3个小时1次，每天7~8次；第2个月内6~7次/天；第3~4个月内5~6次/天；第5~6个月内4~5次/天即可。

❹ 保管奶粉的方法

把冲好的奶粉放入冰箱保存后，再次喂食时要注意充分摇晃，把凝结的块状化开，并泡在约40℃的水中加热。有的妈妈会用微波炉来加热凉奶，但迅速加热容易破坏奶粉中的营养成分，最好不要选择这个方法。另外，奶粉开封后容易变质或受污染，最好在3周内食用完。而开封后超过3周的奶粉，即使觉得很可惜也不要再给宝宝吃。要把奶粉罐存放在干燥通风的地方，并需经常确认盖子是否盖紧。

❺ 如何对奶瓶进行消毒

一直到宝宝出生后6个月，每用过一次奶瓶都要进行消毒，把奶瓶放入沸水中煮2~3分钟即可。

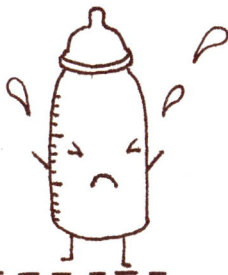

10. 预防接种大百科

可以在冰箱门等比较明显的地方贴上预防接种的时间表。如果比计划的接种日期提前或延后几天也没有太大影响。重要的是在宝宝接种疫苗后一旦发现异常症状，要能及时镇静地处理，以防宝宝受惊。

❶ 预防接种的技巧

①最好上午去接种。

无论是接种疫苗还是去看儿科，最好都是上午去。因为到了下午，一天中的患者已经留下了太多的细菌和病毒，容易传染给宝宝。另外，上午接受预防接种，一旦宝宝出现异常，便可以在当天及时处理。

②如果宝宝发热需推后接种时间。

接种疫苗偶尔会出现发热等副作用，如果宝宝之前就有发热症状，接种后就很难估计副作用的程度，因此最好把预防接种推后几天。

③接种疫苗后第二天再沐浴!

接种当日就洗澡的话，接种的部位容易出现肿胀，让宝宝感到不舒服。

贴士 **预防接种计划表** （编者注：此部分内容源自原文，不作为中国大陆读者参考之用。）

基本疫苗（计划疫苗）		任意选择接种的疫苗（计划外疫苗）	
0～1周	第一次乙型肝炎疫苗	2个月	第一次Hib脑膜炎/肺炎疫苗，第一次轮状病毒性肠炎疫苗
0～4周	BCG（卡介苗）		
1个月	第二次乙型肝炎疫苗	4个月	第二次Hib脑膜炎/肺炎疫苗，第二次轮状病毒性肠炎疫苗
2个月	第一次DPT(百日咳、白喉、破伤风疫苗)、小儿麻痹疫苗(脊髓灰质炎疫苗)	6个月	第三次Hib脑膜炎/肺炎疫苗，第三次轮状病毒性肠炎疫苗，
4个月	第二次DPT、小儿麻痹疫苗		
6个月	第三次DPT、小儿麻痹、乙型肝炎疫苗		流感疫苗（首次接种时隔4周接种2次，之后每年1次）
12～15个月	MMR（麻疹、腮腺炎和风疹疫苗）		
18个月	加种一次DPT	12个月	第一次水痘、流感、甲型肝炎疫苗，第一、二次日本脑炎疫苗
4～6岁	加种一次DPT、小儿麻痹、MMR		
14～16岁	成人用Td（破伤风、白喉疫苗，之后每10年接种一次）	12～15个月	加种一次Hib脑膜炎/肺炎疫苗和轮状病毒性肠炎疫苗
		24个月	第三次日本脑炎疫苗，第二次甲型肝炎疫苗，肠伤寒疫苗（注射）
		6岁/12岁	分别加种一次日本脑炎疫苗
		11～12岁	子宫颈癌疫苗（接种3次）

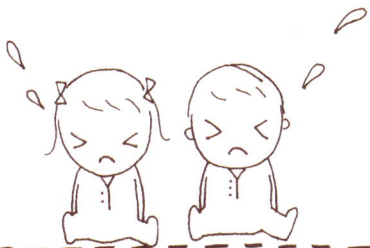

❷ 接种疫苗的种类

· BCG | 这是一种针对儿童结核培养免疫力的疫苗，一般接种在胳膊上。虽然不能100%地预防结核病，但在宝宝出生一年内，可以预防感染结核带来的并发症，如结核性脑膜炎、粟粒结核等。几乎无副作用，但有可能在接种约一个月后，接种部分出现红肿、化脓等现象。这时可以进行简单的消毒，也可以不用清除脓水等待自然痊愈。

· 乙型肝炎疫苗 | 一般接种在大腿上，较疼。此类疫苗有很多种，多次接种使用同一种疫苗即可。宝宝出生后6个月内完成3次接种，第9个月检查抗体。如果此时仍没有产生抗体，则需要重新进行3次接种。

· DPT | DPT分别是白喉、百日咳和破伤风英文的开头字母，也就是将这3种疫苗混合接种。接种后1~3日内，接种部位可能会出现红肿、发热、轻微疼痛等症状，但多数不会有太大异常。最好在上午进行接种，之后让宝宝有充足的休息时间。

· 小儿麻痹疫苗 | 最近已经不再使用口服式小儿麻痹（脊髓灰质炎）活疫苗，而是采用注射式死疫苗。有时可能会出现麻痹等副作用，如果家庭成员有免疫系统问题的，最好提前和主治医生商议后再接种。

· MMR | 是麻疹、腮腺炎和风疹的混合疫苗，接种后可能出现发热，关节痛等副作用。一般在宝宝12个月大时与水痘疫苗一起接种。如果只接种一次的话就需要在4~6岁再加种一次，如果间隔4周接种2次，就不需要再次加种。在麻疹流行时，宝宝需要在6个月大时单独接种麻疹疫苗。另外，由于MMR是使用活菌制成的活疫苗，最好间隔一月以上再接种其他种类的活疫苗。

· Hib脑膜炎疫苗 | Hib感染性疾病一般在小时候比较容易得，所以，如果计划接种，要在宝宝出生后2个月开始接种。这种疫苗预防性能高且副作用较小，但是费用较高。宝宝出生后第2、4、6个月时分别接种一次，第15个月时接种第4次。如果是超过15个月大的宝宝只接种一次即可。

· 水痘疫苗 | 因为水痘具有较强的传染性且容易留下疤痕，所以很有必要接种。虽然接种疫苗后也可能在水痘流行期被传染，但可以减轻病症，让水痘起得少些。但这种疫苗一定得在周岁后才能接种。

· 日本脑炎疫苗 | 在周岁后进行第一次接种，一周后进行第2次接种，以后每年接种一次。到6岁和12岁时各加种一次。如果在初期就接种两次新研制的活疫苗后就不需要再进行加种了。

391

11. 新生儿119手册

宝宝生病了！这是最让新手妈妈们感到慌张的时刻。当宝宝出现发热、咳嗽、呕吐、腹泻等异常症状时，仔细确认以下几点就能沉着并且快速地处理了。

❶ 宝宝烧得小脸红红，该怎么办呢

请首先确认宝宝是否有以下几种症状。

① **肠炎** | 伴随着发热，有呕吐、腹泻和腹痛等症状，大便恶臭。

② **肺炎** | 高烧40℃以上，呼吸困难。

③ **扁桃腺炎** | 伴随着高热，全身发冷，宝宝喉咙红肿，没食欲。

④ **猩红热** | 发热，口腔内出现红色斑点，舌头发红。

⑤ **腮腺炎** | 伴随着发热，耳下、下颌下部和口腔中的淋巴管红肿。

⑥ **中耳炎** | 持续低烧4~5天，耳痛。

⑦ **麻疹** | 低烧，伴有喷嚏和咳嗽。脸部发红症状消失后，体温也会降下来。

怎样处理呢？

① **室内通风换气**。经常将窗户稍稍打开一会儿，以防室温变化过大。合适的室温是19℃~20℃，湿度是50%~60%。

② **服用退烧药**。根据婴儿大小定量服用，不能因为不退烧而一直服用，或同时服用辅助药物。退烧药只是暂时性的解决病痛，如果之后持续发热，一定要到医院就诊。

③ **备好温水浸湿的毛巾**。如果持续发热，可以将毛巾在30℃的温水中浸湿，擦拭额头、脖子和腋窝等发热严重的部位。切勿为图更快退烧而使用凉水或冰水。

④ **让宝宝饮用充足的水**。发烧时宝宝身体会出很多汗，又不能正常进食，非常容易脱水。妈妈要注意给宝宝补充充足的水分。如果出现感冒等症状，宝宝一般会抗拒喝奶，最好减少每次喂食的量而增加次数。

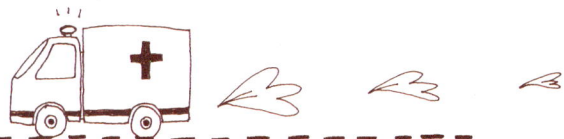

❷ 宝宝拉肚子时，该怎么办呢

请首先确认宝宝是否得了此病。

　　腹泻的原因大致有6种。第一，感冒很严重的时候；第二，喝了太多果汁或吃了以前没吃过的食物；第三，为治疗耳部感染等疾病而服用抗生素等药物；第四，患有因乳糖分解酶活性减弱而引起的乳糖不耐症；第五，患有因肠部运动不畅所引起的过敏性结肠综合征；第六，患有细菌引起的轮状病毒性肠炎。如果得了轮状病毒性肠炎，将会有高烧、腹泻、呕吐等症状，到目前为止，并没有有效的治疗方法。但通过在宝宝出生第2，4，6个月时接种3次预防疫苗可以达到预防效果。

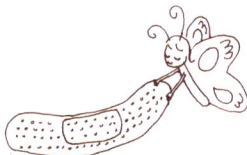

怎么处理呢?

① 腹泻时服用止泻药，有时反而出现反效果，因为腹泻其实是身体排出肠内有害物质的一种表现方式，特别是当引起腹泻的原因是细菌时，要想办法将细菌彻底排出。

② 最重要的就是水分供给。当出现腹泻和脱水症状时，可以到药店买一些含有葡萄糖、糖、盐等成分的溶液来喝，迅速补充身体缺失的盐分和热量。

③ 继续喂食母乳。千万不要因为宝宝拉肚子就不让他/她吃奶。为了减少肠部负担，可以减量喂食。

④ 引起腹泻的病菌一般都是"病从口入"。因此要经常清洗宝宝的手和脸，宝宝的奶瓶和纱布手巾要进行彻底消毒。

⑤ 如果要去医院，可以带着宝宝拉的尿布给医生看，这样医生就能更准确地找到病因和治疗方法。

⑥ 如果得了乳糖不耐症，宝宝的便便会有一股馊味，这是因为乳糖没有得到消化的缘故。如果情况严重，需要停止喂食母乳。

⑦ 如果是过敏性结肠综合征，虽然肠内会有大量的气体，但不会出现发热或呕吐症状。多喂富含膳食纤维的食物会有所帮助。

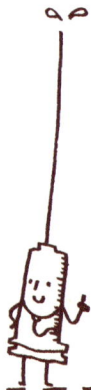

❸ 宝宝得了便秘，该怎么办

请首先确认宝宝是否得了此病。

　　一般是由于肠中含有的水分过少，或大肠和直肠的肌肉没劲所引起的。由于新生儿的肠功能还未发育成熟，所以很容易得便秘。

怎样处理呢？

① 如果是喂食奶粉，可以为宝宝冲得淡一些，直到好转为止。

② 以肚脐为中心，顺时针方向画圆按摩。在宝宝肛门处涂抹婴儿润肤油，轻轻按摩能帮助缓解便秘。

③ 宝宝出生后6个月开始可以喂食果汁。刚开始将水果榨汁喂食，如果宝宝已经适应，可以直接把水果磨成泥状喂食。

④ 尝试刺激宝宝的肛门。把涂抹了婴儿润肤油的棉签塞入宝宝肛门1~2cm左右，轻轻转动刺激肛门。经常灌肠容易形成依赖，所以绝对要避免。

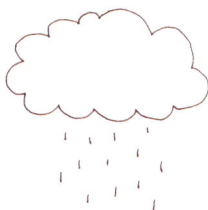

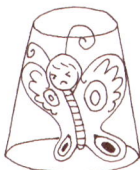

❹ 宝宝严重呕吐，该怎么办

请首先确认是否有以下几种症状。

① **食物中毒** | 严重呕吐、腹泻，症状不断反复，全身松软无力。

② **霍乱** | 排泄出像淘米水一样的白色液体，同时伴有呕吐、发热、腹痛等症状。

③ **胃食管反流** | 如果喂食母乳或奶粉后，宝宝直接吐出来，就要确认是不是患了胃食管反流。

④ **肠穿孔** | 突然哭闹，大便带有血丝。

⑤ **轮状病毒性肠炎** | 初期症状与感冒相似，后来会出现呕吐，腹泻像水一样。

怎样处理呢？

① 由于新生儿的胃部功能还未发育成熟，很容易呕吐。但如果不是单纯的呕吐，伴有高烧、腹泻、痉挛等症状时一定要去医院就诊。

② 把宝宝的头部扭向一边。宝宝出现呕吐症状时，首先要保证不要让口中的异物进入气管。把宝宝的头部扭向一边可以让呕吐物顺利流出。

③ 用浸湿的纱布把口腔擦净。用温水浸湿的纱布把宝宝的口腔擦干净。呕吐后宝宝可能会受惊，应该在宝宝安定下来后再擦拭。

④ 给宝宝补充水分。持续呕吐就会出现脱水症状。可以用汤匙慢慢喂食一点糖水。宝宝呕吐时口中干燥，这时补充水分会让宝宝感到舒服一些。

❺ 宝宝出了痒痒的疹子，怎么办啊

请首先确认宝宝是否有以下几种症状。

① **水痘** | 在过了2~3周的潜伏期后，开始发热37~ 38℃。一天以后，脸部、胸部、腹部等部位开始出现红疹。再过一天后出现水疱，并会在3~4天内散布全身，包括头皮、口中以及生殖器，奇痒难忍。如果此时挠破，会留下永远的疤痕，因此一定要注意。

② **猩红热** | 伴随着高烧、呕吐、头疼、腹痛、咽喉炎等症状，全身会出现粒粒红色斑疹，奇痒。2~3天后，舌头会出现草莓状红色丘疹。之后症状渐渐好转，斑疹消失，伴有脱屑，但不会留下疤痕。

③ **突发性发疹** | 出生6~15个月的宝宝容易得此病。常持续3~4天40℃高烧，偶尔会出现喉咙红肿，耳朵后部的淋巴管肿胀等症状。退烧的同时，全身会出现红色小斑疹，但不痒。有传染的可能性，需要特别注意。

④ **风疹** | 传染性极强。有感冒症状，从脸部开始出疹，很快遍布全身。喉咙、耳后、后脑勺下方的淋巴管肿胀。症状与麻疹相似，但没麻疹严重。全身出疹4天后就会消失，因此又被称为"四天麻疹"。

⑤ **麻疹** | 与感冒类似的症状会持续3~5天，之后突然发热，全身出疹。红斑从脖子、耳后、后腮开始，很快遍布整个脸部，再传到胳膊和前胸，腹部和后背等部位，出疹部位逐渐向下。2~3天后，连脚尖都会出疹，但此时开始慢慢退烧，好转。

⑥ **过敏性皮炎** | 出现瘙痒的红斑及水疱，后结成有脓水的痂盖。反复抓挠会出现炎症和脓水，皮肤会变得厚而粗糙。

怎样处理呢？

① **量体温。** 高烧最容易引起出疹，要先确认是不是因为体温升降而引起的红斑。

② 出疹的原因不同，部位也就不同。把宝宝身上的衣服全部脱掉，**查看并记录头、耳、口腔内、身上、腿等确切的出疹部位。**

③ 如果宝宝经常把手放在出疹部分，就**说明很痒。**注意不要让宝宝的手碰到出疹部位，可以用浸湿的纱布手巾轻轻拍打，以此缓解瘙痒。

④ 出尿布疹时，**要经常更换尿布，并尽量脱掉下身衣服，自然风干。** 经常用水清洗小屁股，并自然风干，也可以有效缓解尿布疹。

贴士 新生儿易患的疾病

①**痱子** | 新生儿容易在头部、前胸、脖子、胳膊肘内侧及膝盖后侧有褶皱的部位生痱子。刚出现痱子时,有很多妈妈习惯使用宝宝痱子粉,但这样就会使宝宝的皮肤更加干燥,不利于症状好转。如果不严重的话,可以经常用纱布手巾沾水擦拭。喂食母乳时,也可以在妈妈胳膊上垫一条毛巾,这样能有效防止宝宝头、颈部生痱子了。

②**鹅口疮** | 鹅口疮是一种由白色念珠菌等真菌引起的口腔黏膜的炎症。如果宝宝吃母乳或吸奶瓶时感觉很吃力,就需要确认是否得了鹅口疮。如果宝宝上颚、腮内侧出现白色斑点,可以用消毒过的纱布手巾沾温水轻轻擦拭口腔内部。如果是奶粉渣,就能被擦掉,否则要去医院就诊。如果一直喂食奶粉,需要经常消毒奶嘴或更换奶嘴;如果喂食母乳,妈妈的乳房也会感染病菌,需要一起治疗。

③**脐带炎** | 切断脐带后,宝宝肚脐周围出现红肿和异味就有可能患了脐带炎。如果不及时治疗,细菌会扩散到全身引起败血病,因此需要立即到医院就诊。切断脐带前,应该用酒精棉在脐带和皮肤之间轻轻擦拭消毒,这样就不用担心患脐带炎了。

④**肠炎** | 如果宝宝有发热症状并且大便很稀,又时常哭闹的话,很有可能得了肠炎。此时最需要注意的就是补充充足的水分。如果症状持续不好转,宝宝又不愿吃东西,很容易带来脱水症状,建议此时去医院就诊。

⑤**新生儿黄疸** | 这是由于宝宝身体中胆红素增加导致皮肤发黄的症状。红血球被破坏时产生的胆红素在正常情况下可以随大便排出体外,但由于新生儿肝功能发育不完善,无法正常排出,从而导致出现黄疸。一般黄疸症状在新生儿出生后2~3天开始出现,4~5天最严重,出生7天后会自然消失。但当宝宝身体发热或发凉时,就会吃不下食物,导致体力透支,此时最好去医院就诊。

⑥**婴儿产痛** | 一般在出生未满6个月的新生儿身上出现。宝宝在半夜里面部突然变黑,哭得喘不上气来时,妈妈肯定会手脚乱作一团。但对于婴儿产痛目前还没有一种有效的治疗方法,妈妈能做的就只有尽量让宝宝安定下来。因此,妈妈需要先镇定下来,为宝宝重新入睡创造一个安静的环境。婴儿产痛一般在产后6个月会自然痊愈。

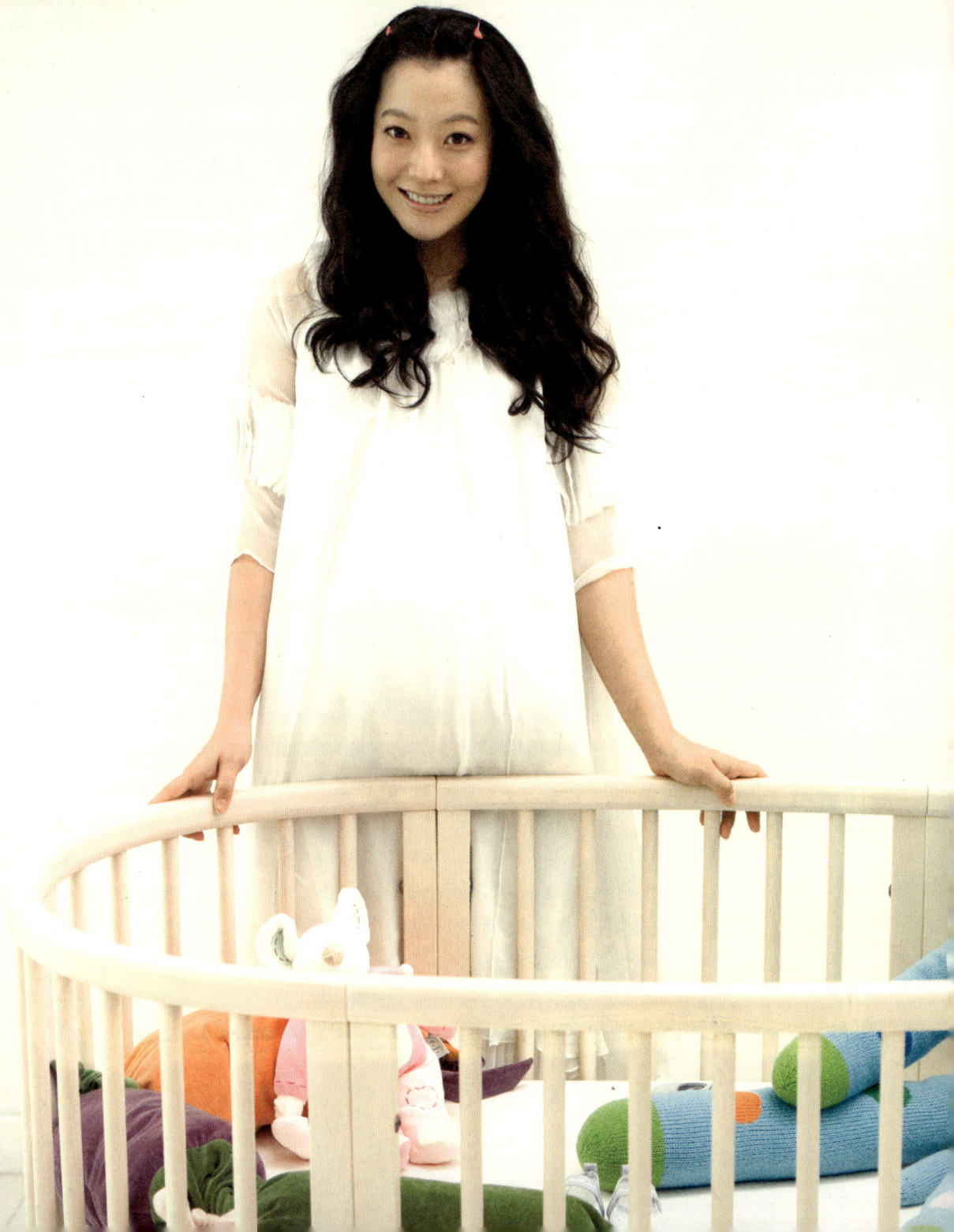

2月25日　星期三

蜷蜷腿，伸伸腰，
笑了又哭，
哭了又笑，
打个哈欠，
皱皱眉头……
我们的小妍儿
已经会用一千种表情
来表达自己的感受了。

宝宝给我
带来的幸福，

让我成为一个
渐渐感受那珍贵幸福
的
HAPPY MOM!

Thanks to

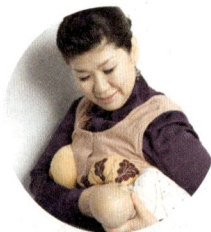

Best Mom 金正熙院长

从来都没有想到母乳喂养这么难！在我紧急求救下，Best Mom母乳喂养119的金院长诚心诚意地前来帮助我！多亏了您啊！

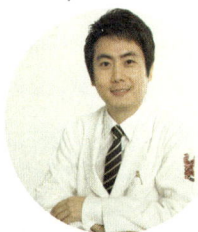

Mi-green 金钟权院长

"中医里面呢，认为生姜的作用是这样的……"细致的讲解和让人亲近的笑容，永远带给病患无限关心照顾的金院长，谢谢您！

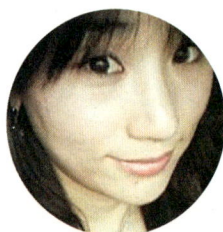

13年的知己，基雨姐

认识了13年的知己基雨姐，从一年前就开始鼓励我出这本书。整个过程中，您可真是受苦了。"姐，您知道我的心意吧？'谢谢'对您来说是远远不够的。"

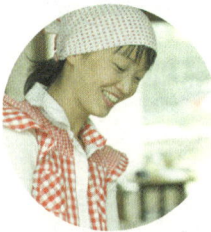

金京美室长

作为前辈妈妈，认真耐心地传授我断奶食品、新生儿玩具的制作方法，是我的DIY老师哦。

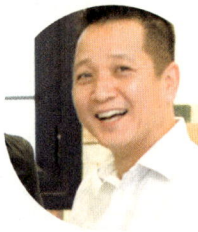

道世勋社长

为了让老公成为一个100%完美的"贤外助"，道社长亲自教授他厨艺。期间，他一直后悔没有在自己妻子怀孕时做好丈夫的角色，真是一位疼爱妻子的好老师呢。

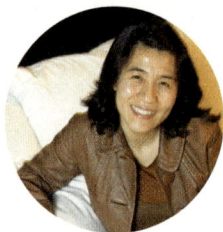

李贞花室长

为我的妍儿公主装饰"小窝儿"的李室长，作为已经生了3个孩子的超级妈妈，手到擒来地给我家宝宝，也给我送来天下最温馨最可爱的小窝儿。

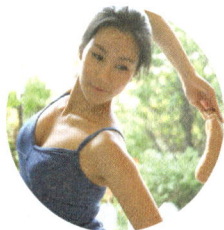

美丽的瑜伽教练Jessica

美丽的瑜伽老师Jessica，让我产生了想把她培养成明星的冲动。她是那么美丽、善良，瑜伽又教得一级棒！

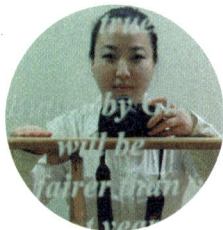

Baby Shower专家李英顺

全权负责我的Baby Shower Party的李英顺室长，为我们创造了满满一屋子感动的泪水和幸福的欢笑。

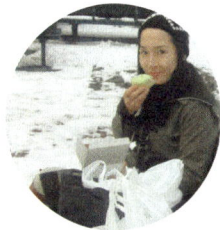

甜点师金贞敏老师

教我制作闪闪发光的婴儿车、小尿布以及小奶瓶模样的饼干来深深吸引Baby Shower Party客人们的心。

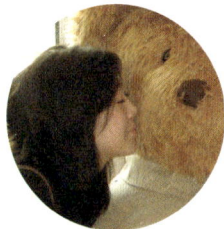

插图师金罗玄

在伦敦学习绘图和视觉设计的才女！认真看完原稿和照片的她，可以在5分钟内画出小巧玲珑的小插图，真是天才啊！

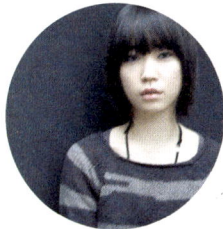

摄影师李京珍

在我准备这本书的5个月的日子里，从我怀孕开始就一直与我同吃同乐的摄影师！为了把我照得光芒四射，把那些你并不熟悉的新生儿用品拍好，真是辛苦啦！

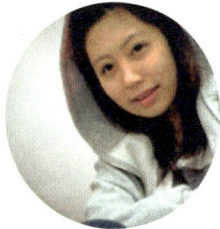

策划人辛尚熙

"喜善姐，别忘了明天的拍照是3点哦。"和我一样爱撒娇的策划人。手脚伶俐，与我配合得真是天衣无缝。最重要的是，我们的书终于完成啦！！！

后记

终于把书的名字定为《金喜善快乐妈咪手记》！
这个名字是老公起的，他还一直向我要书名费呢，是不是还真得给他啊！
其实我的心里还是美滋滋的。
几天前，书的名字还是《妈妈就是超级明星》，
这是因为世上所有的妈妈都是那么伟大。
还叫过《开心畅快的分娩日记》，
是为了共度一段又开心又畅快的怀孕时光。
《金喜善的100分撒娇，100分胎教》，
呵呵，关于这个书名就不做太多说明了啊。

就这样，经过了分娩的阵痛和痛苦，
最终选择了老公起的《金喜善快乐妈咪手记》，
是因为怀孕&分娩的过程，
以及我的小妍儿给我带来的幸福快乐
实在是太多了……

大家一定要成为幸福快乐的HAPPY MOM哦！

快乐妈咪 金喜善
2009.3

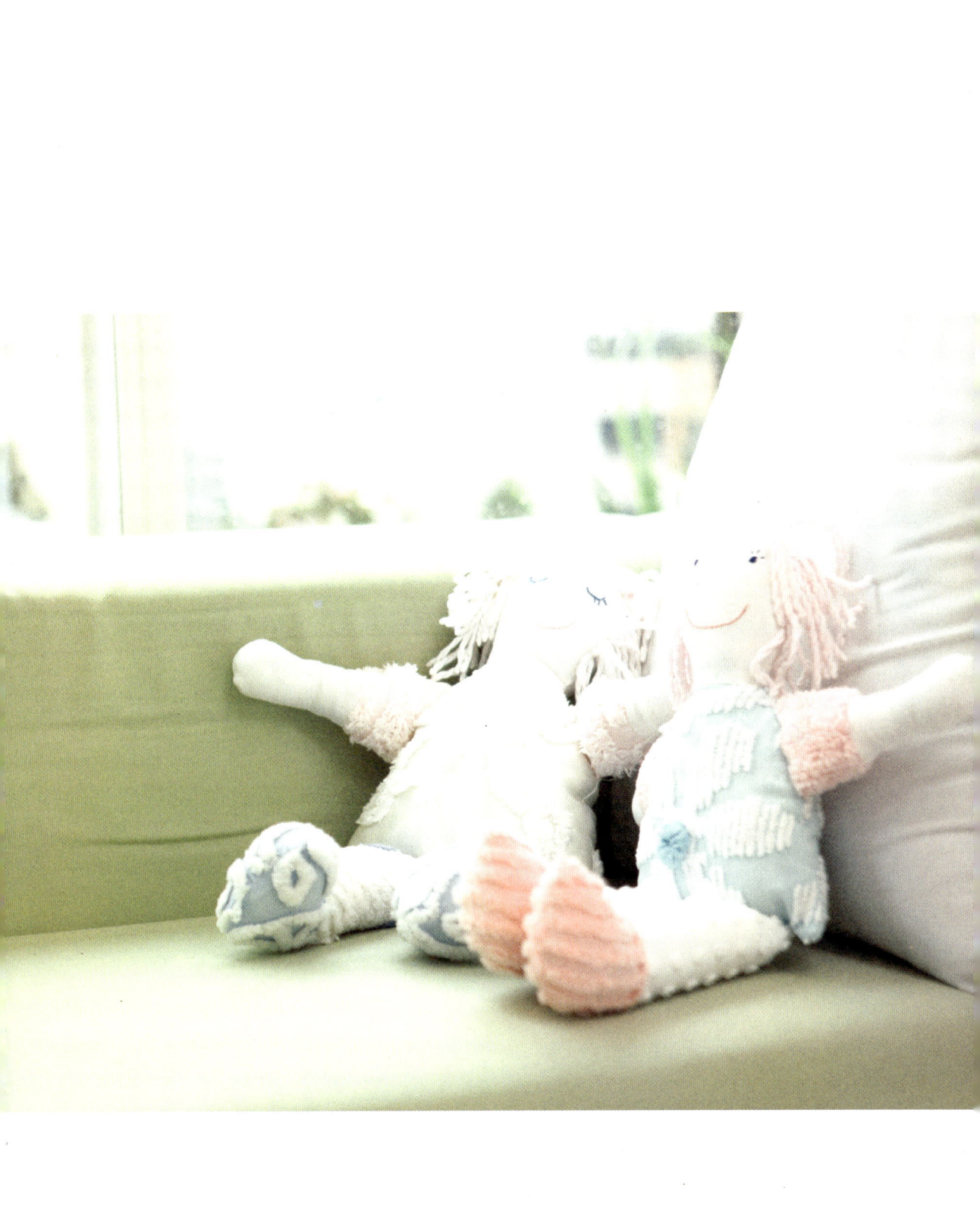

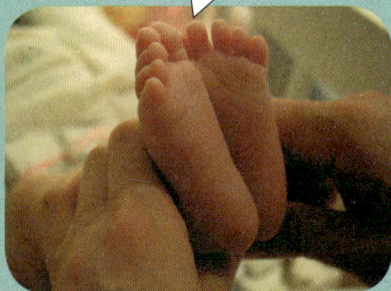